医理探新

雷昌林　著
雷　猛　协助整理

人民卫生出版社
·北京·

版权所有，侵权必究！

图书在版编目（CIP）数据

医理探新 / 雷昌林著 . —北京：人民卫生出版社，
2022.7

ISBN 978-7-117-33251-4

Ⅰ.①医… Ⅱ.①雷… Ⅲ.①中医临床 – 经验 – 中国
– 现代 Ⅳ.①R249.7

中国版本图书馆 CIP 数据核字（2022）第 107994 号

| 人卫智网 | www.ipmph.com | 医学教育、学术、考试、健康，
购书智慧智能综合服务平台 |
| 人卫官网 | www.pmph.com | 人卫官方资讯发布平台 |

医理探新
Yili Tan Xin

著　　者：雷昌林
出版发行：人民卫生出版社（中继线 010-59780011）
地　　址：北京市朝阳区潘家园南里 19 号
邮　　编：100021
E - mail：pmph @ pmph.com
购书热线：010-59787592　010-59787584　010-65264830
印　　刷：北京盛通印刷股份有限公司
经　　销：新华书店
开　　本：710×1000　1/16　　**印张**：13　　**插页**：2
字　　数：193 千字
版　　次：2022 年 7 月第 1 版
印　　次：2022 年 8 月第 1 次印刷
标准书号：ISBN 978-7-117-33251-4
定　　价：69.00 元

打击盗版举报电话：010-59787491　E-mail：WQ @ pmph.com
质量问题联系电话：010-59787234　E-mail：zhiliang @ pmph.com
数字融合服务电话：4001118166　E-mail：zengzhi @ pmph.com

由于中医抽象概念体系，是在哲学思想指导下的具有高度概括性的逻辑体系，故现代不会过时，将来也不可能过时。但问题出在这种古老的抽象概念体系并没有随着时代的发展而不断创新提高，在没有竞争对手时还不易看出发展的滞后，但当面临强劲对手时，其不足之处就自然显现。具体表现在传统的抽象概念体系，已无法完全涵盖现代人所掌握的大量新的生理功能及结构知识，故必然导致解释现代疾病病机的能力下降，指导中医治疗现代病的功能弱化。故现在，创新发展中医抽象概念体系，已成为关系中医生死存亡的大问题。

将两千年前的古老中医抽象概念体系，转变为能够适应现代临床需要的抽象概念体系，关键在于要转变思路。打一个简单的比喻：一只过去编织的只能盛较少鸡蛋的篮子，当现在面临很多鸡蛋时怎么办，积极的办法只有一个，那就是把这个鸡蛋篮拆开，增加新的原料，按照原来的样式，编成一个更大容积的鸡蛋篮。同样的道理，也适用于解决古老中医抽象概念体系的创新上，其具体操作办法有二：一是以现代眼光重新审视原抽象概念体系中的各种概念，通过调整、修正，完善、提高，使其内涵更丰富、更完整，表达更清晰、更准确。二是创新一批新的抽象概念，以补充完善原抽象概念体系的不足。这样就能使中医抽象概念体系，从整体上实现对现代生理功能及结构知识的基本涵盖，这不仅有利于中医基础理论的继承及发展，以提高中医临床诊治现代病的效果，也有利于中西医理论的沟通，并为今后吸纳转化西医理论预留空间。

在现代医学日新月异的今天，我们仍要反复强调创新发展中医抽象概念体系，这是因为：一、中医是老祖宗留给我们的宝贵文化遗产，而抽象概念体系是中医理论的源头、基础及脊梁，没有这个体系中医就不可能存在。作为中医遗产的继承者，没有任何理由能容忍中医衰败在我们手里，故创新发展中医抽象概念体系，是我们义不容辞的责任。二、中医抽象概念体系已经积累了几千年的应用经验，疗效确实，在指导临床诊治及预防、保健等方面都具有重要意义，我们有责任为子孙后代留下一个中国人独创的，具有很好疗效的优秀医学体系。三、丰富多样的中草药及治疗方法，只有在中医抽象概念体系的指导下，才能最大限度地发挥治疗作用。

余从医已五十余年，经过五十余万人次临床实践的心得体会，以及长期对中医基础理论的反复学习感悟，退休后，在雷猛中医师的参与帮助下，写成《医理探新》及《疑难病症中医治验心悟》二书。前者，即本书，反映了笔者对中医新理论、新思路的探索；后者记录了在本书新理论、新思路的指导下，诊治300多例各科急、危、疑、难病例的疗效，体现了新理论的实践性及可行性（已于2011年8月在人民卫生出版社出版）。故建议读者，这两本书可以互相参看，以便加深对本书新理论的理解。

本书的主要特点如下：

一、本书是关于中医基础理论的创新之作。通过创新发展，增加内涵，删繁就简及规范界定，使古老艰涩、难学难懂的中医基础理论，简洁明了，易学易懂，为中医基础理论的发展开辟了一条新的思路。

二、来源于实践，创新于实践，指导于实践。应用该书新理论、新思路指导临床诊治能明显提高治疗效果。

三、能够基本兼容西医知识，"洋为中用"，使本书成为中西医沟通的平台。

四、增强中医学子学习应用中医的信心。本书通过对中医基础理论的整理及创新，使其易学、易用，故能增强学子学习中医的信心，提高应用中医的兴趣，这对中医事业承继及长远发展具有十分重要的意义。

笔者自知学识浅陋，今将苦苦探索一生的心血之作整理出版，实为抛砖引玉，期待与专家读者共同努力，为现代中医基础理论的创新发展，为整个中医事业的创新发展做出更大的贡献。

本书原稿共计 11 篇，将近 30 万字，在与编辑同志长期、反复的沟通中，精简到 10 余万字，以合"探新"之旨。其中《中医功能结构与西医的名词对应》《阴阳对立统一随想》《现代国人健康失衡的基本模式》三篇因与编辑体例不合，暂未载入，《经络新释》《津液我见》两篇内容主要思想已融入他篇中，遂成今日 6 篇之制。笔者衷心希望把我 60 年艰辛劳动成果里最精华的部分奉献给读者、奉献给伟大的中医事业。

本书的出版，与山西交口宋重阳老中医的热情支持分不开，在此表示衷心感谢。

雷昌林

2017 年 5 月

‖前言‖

中医学是在天人合一思想指导下，应用朴素哲学思想，建立的纯自然的医学体系。中医作为中华民族的宝贵文化遗产、世界医学中的奇葩，曾伴随中华民族原始社会的脚步而悄然诞生，随着封建社会的进步而蓬勃发展，如今也必将与时俱进，在现代文明社会中发扬光大。

现代许多中医学子，感到中医基础理论难学、难懂、难用，其实不仅是中医学子，就连一些从事临床数十年的老中医，也未必能将《内经》所含之中医经典基础理论悉数搞懂，其主要原因有六：

一是古代哲学思想不易为现代人理解。中国哲学之精气学说、阴阳学说、五行学说等，在古代是老幼皆知的主流思想，故易于理解，但随着时代的发展，这些思想已逐渐被人们淡化遗忘，故在其指导下创立的中医基础理论，就难于被现代人理解。

二是中医思维方式不易为现代人掌握。中医基础理论是在古代哲学思想指导下构建的抽象概念体系，采用的是抽象思维，即用抽象概念来涵盖具体事物，与现代人熟知常用的形象思维不同，故增加了理解的难度。特别是西医初入我国，借用中医脏腑名称来命名西医器官，造成现代人认知的很大混乱，如将中医抽象的心肝脾肺肾，与西医形象的心肝脾肺肾混同，其实二者有明显不同。如心在现代医学是具有血泵功能的器官的形象概念，但中医的心是内涵人体多功能、多形态的系统抽象概念，具有主血、主脉、藏神等功能。

三是内涵并列的多元学说不易为现代人掌握。中医基础理论不是一种学说演绎的，而是多种学说并列的，每种学说都能独立从整体上解释人体的生理病理变化，并拥有自己独特的辨证方式，如阴阳学说的阴阳辨证、脏腑学说的脏腑辨证、经络学说的经络辨证及气血津液学说的气血津液辨证等，临床既可单独应用，也可联合应用。这虽然能大大丰富中医基础理论的内涵，提供不同角度的诊治思路及多种辨证方式，但也必然会增加现代人理解的复杂程度及应用难度。

四是中医概念内涵不规范不清晰，造成认知的模糊及混乱。如脾清气上升的清气、广义胃（包含脾胃）输出的胃气、肺宣发出的肺气等，看似是不同的物质，其实主要都是指营卫气。真气、宗气、经气、人气、热气、炅气、大气、正气等，名称繁多，但都是卫气的别称。就是人们常说的"正气存内，邪不可干"的正气，也被用来称作"正气者，正风也……其中人也浅"的邪气。这些混乱的表述，不经过系统整理，必然造成现代人理解的含混、认知的困难。

五是中医抽象概念内涵生理功能的不足或缺如，导致对现代疾病病机难以解释，以致中西医理论的无奈混用。如为现代人所熟知的脑的功能、神经、血管及蛋白质、维生素等，在传统中医理论中无明确概念，故只能中西理论混用，以致常出现中医专家的讲座大谈的是西医理论的无奈尴尬局面。

六是中医经典基础理论著作《内经》，年代久远，理论精深，字词含义与现今差异较大，现代中医难以读懂。

要使中医基础理论适应时代要求而完善，易为现代人理解而应用，指导临床治疗而增效，就要在继承基础上创新，在创新基础上发展。本书就是在这种思想指导下，历经数十年苦苦探索而写成。本书内容涉及中医基础理论的多个重要方面，并采用现代思维来论述新理论新思路，期盼对广大读者能有一些帮助。

中医是伟大的医学遗产，中医基础理论的创新发展，是时代的要求，也是广大患者的期望，只有中医理论欣欣向荣，蓬勃发展，才能更好地指导临床诊治，为人民的健康做出更大的贡献。有人说西医是科学，中医是哲学，其实任何自然科学都是在哲学思想指导下发展起来的；有人说中医是经验医学，能够通过几千年、亿万次重复的经验升华的理论也必然是科学；有人说中医是一人一方，世界上每一个人都是独一无二的，故个性化治疗应是人性化医学发展的方向；循证治疗固然重要，但对现代医学难以认识，查不清的疾病，非循证治疗也是最好的选择。中西医各有所长，扬长补短，协同作战，创新发展，必将能为人类的健康做出更大贡献。

雷昌林
2017 年 5 月

‖目录‖

‖第一篇　卫气新论‖

　　卫气又称卫、卫阳，是元气的衍生物，是元气"阳"的特性的重要体现者，也是脏腑功能的产物。卫气集物资之气、功能之气、信息之气、营养之气于一身，在不同的部位及条件下，表现出不同的状态和作用。可以这样说，在人体中，元气是生命的象征，脏腑是生命的基础，卫气则是健康的标志。

　　卫气是中医基础理论中最复杂最特殊的阳气，其功能既多又重要，内涵现代医学中的免疫功能、体温调节功能、运动功能、血循环功能、凝血功能、感觉功能、信息传递功能等，并是促进脑功能及生命活力的营养物质。由于历史的局限，《内经》对卫气许多功能的论述比较简单，含混隐匿，影响了后人对卫气的认识。本人根据长期的临床实践感悟及对《内经》的反复学习体会，试对卫气作一全面论述。

第一章　卫气的化生

第一节　卫气化生的四个条件

卫气来源于水谷精微，如《灵枢·营卫生会》："人受气于谷，谷入于胃，以传与肺，五脏六腑，皆以受气，其清者为营，浊者为卫。"《素问·痹论》言"卫者，水谷之悍气也"。但卫气的化生并不简单，是多因素作用的结果，应具备以下四个条件：

一、元气的激励催化

元气是贯穿生命始终的原动力，故为人的生命之气，其主要功能为激励脏腑及组织的功能活跃，催化体内物资与物质、物资与能量之间的转化，故卫气的化生离不开元气的激励及催化。随着年老元气功能退化，卫气逐渐虚弱。

二、水谷的充足合理

水谷（饮食的代名词）中的悍气是卫气化生的物质基础，只有饮食充足合理，才能化生出旺盛的卫气，若水谷匮乏则卫气虚弱。

三、脾胃的纳运加工

脾胃是利用水谷资源化生营卫气的工厂。脾胃旺盛，则卫气易旺盛；脾胃虚弱，则卫气易虚弱。但需要强调的是，脾胃化生出的卫气是幼稚卫气，并未成熟，属性为阴。

四、清气的融入结合

脾将化生出的幼稚卫气上输至肺，与藏于肺气海中的天之清气融汇结合后，方成熟为真正的卫气，其属性也由阴气转化为阳气。故肺气旺盛吸入清气充足，则卫气成熟的多而旺盛；肺气虚弱吸入清气不足则卫气虚弱；肺气衰竭吸入清气很少则卫气衰弱。

综上所述，卫气化生成熟有赖肾中元气、饮食、脾胃及肺中大自然清气的共同作用。故《内经》卫气出上焦、卫气出中焦、卫气出下焦的三种说法并不矛盾。

第二节　卫气化生的三级资源

卫气是全身阳气，具有不可替代的多种重要功能，故是人体的健康之气。卫气来源的多元化，对于保障卫气的化生具有积极作用。在人体中，除过脾能化生卫气外，营气、阴精及阴形也都能转化为卫气，故将这三种物质称作卫气的三级资源储备。

一、营气是一级资源储备

营卫气都是脾所化生，但脾直接化生的卫气较少，只能满足一时需要，脾化生的营气才是卫气最重要的化生资源，此称为"营化卫"。营气在与卫气同行的过程中，随时都能根据卫气的消耗及需要，直接转化为卫气，以保障卫气的旺盛及功能发挥，故是卫气最主要的资源储备。《素问·生气通天论》说"阴者，藏精而起亟也；阳者，卫外而为固也"。卫气属阳为阳气，故能够"卫外而为固"；营气属阴为阴气，是水谷之精气，故能急起化卫而补充卫气消耗，这也符合《素问·五常政大论》所说"阳和布化，阴气乃随""阴气内化，阳气外荣"的论述。当人体在急性病或遇到非常时刻，需要大量卫气时，元气会迅速启动应急卫气化生机制，催促营气快速大量化生卫气，以满足卫气的抗邪或应急需要，过后，因营气的过度消耗而遗留气虚证。

二、阴精是二级资源储备

阴精为营气所化。在患严重的急慢性病导致脾胃大虚，或特殊恶劣环境下造成饮食极度匮乏时，由于卫气过多消耗而导致营气资源耗尽，元气为了生存及抗邪需要，紧急启动二级资源储备，动员体内所有可利用的阴精陆续逆化为营，营再化卫以补充之，此称为"精化卫"。过后，常遗留气阴两虚证。

三、阴形是三级资源储备

阴形是阴精所化。若阴精又被消耗殆尽，元气紧急动员阴形逆化为精，精逆化为营，营再化卫，以补充卫气的消耗，此称为"形化卫"。病至此若得以恢复，则遗留形气大虚（气衰形瘦），阴阳衰惫。若病不能逆转，则出现回光返照，油尽灯灭，阴阳离决而亡。

需要强调的是，营、精、形化生的卫气都属于幼稚卫气，只有循环至肺气海，与大自然清气结合，才能成熟为正常卫气。卫气化生资源的多元化，增强了机体在困难环境下的生存适应能力。此外，以上三种资源的化卫先后论述，是为了表述清楚，实际上并不能截然分割，特别是后两种，常可能同时进行，但也常有主次之分。

什么是卫气应急化生机制（或称为应急卫气化生机制）？卫气应急化生机制是与生俱来的能力，是元气激励催化功能中的重要内容。为什么会把卫气作为应急化生的主要内容，这是因为卫气具有许多非常重要的功能，如是人体抗邪的主力军，是推动全身血运的动气，是带动形体官窍运动的动力，并具有内助脏腑阳气及功能等作用，故当面临危重疾病的紧急关头，或物资极度匮乏的恶劣环境，为了抗邪及生存需要，元气必须紧急启动应急卫气化生机制，利用营气、阴精及阴形等资源，迅速大量化生卫气，增强卫气功能，以阻止病邪发展，或应对危境，实现转危为安的目的。

卫气应急化生机制，虽是先天本能，但也需要后天的锻炼及强化，如反复多次的野外恶劣环境下的生存训练，或面对突发危险的应对训练等，都能明显提高卫气应急化生机制的效能。同样，人在应对病邪入侵的反复抗击中，也锻炼及强化了这种机制。如经常患病者，机制的启动迅速，反应敏捷，效能高，故身体虽虚弱，病情虽重，但仍能一次次转危为安，并享较高寿命。反之，某些素体强壮而很少病者，该机制得不到有效锻炼，一旦病邪突破卫气的常规抵抗，该机制不能迅速启动化生出大量卫气，形成有效抵抗，则病邪易乘虚内陷脏腑，导致脏腑衰竭，元气耗散而亡，此即强壮者易暴死、久病者多长寿的原因。滥用抗生素，小病大治，无病乱治，是现代导致卫气抗病能力减弱，卫气应急化生机制弱化的一个重要原因。

第三节　运动是激励营化卫的重要方式

"动则生气""动则生阳"，运动是促使人体所有阳气化生及旺盛的必备条件，卫气也不例外。卫气在带动形体运动过程中的消耗，刺激营气化生出更多卫气，以使卫气旺盛，并提高卫气带动形体运动的能力，换句话说，合理的持续运动是促使营气更多化卫的重要条件，如果没有运动的刺激，营化卫无论数量或效率都很差，即使吃得再好，营气再多也无济于事，此称为"动则生卫"。故经常运动者，营化卫机制得到锻炼而强化，卫气旺盛功能强。而久坐多逸者，营化卫机制弱化，卫气虚弱，功能减退，表现为体虚无力，稍动即累，易于外感等。此外，营化卫机制的弱化，反导致营化形机制的强化，故体型易超重或肥胖。合理运动应适度及循序渐进，过度或长期超负荷运动，不仅导致卫气化生资源的过耗枯竭，也造成人体化卫机制的损伤，以致卫气大虚而难复，此称为"过劳伤卫"或"过劳伤气"。若营气大虚，继而导致精形大虚，元气大虚，则易致阴阳衰竭，元气耗散而亡，此称为"过劳死"。总之，卫气是人体健康之气，少劳多逸，少动多坐，必导致卫气化生不足而虚弱无力，健康受损而多病早夭。当下，营养过剩而运动很少的现象普遍存在，特别强调运动是促使卫气化生及旺盛的重要条件，具有极其重要的现实意义。

第二章　卫气运行规律

卫气的运行具有多样性。在《内经》中，卫气的运行规律主要有三种，这是古代医家从不同角度对卫气运行认识的结果。卫气的三种运动方式，反映了卫气运行的多样性、复杂性和随机性。

第一节　卫气与营气共同运行在经络中

卫气运行于脉外，营气运行于脉中，是从古至今的主流认识，但这种认识无论从理论或临床实践上来看都是错误的。这种观点主要来源于《灵枢·营卫生会》的一段经文："营在脉中，卫在脉外，营周不休，五十而复大会，阴阳相贯，如环无端。"

这段经文的主要论点有二：①营气运行脉（脉指经络）中，卫气运行脉外，营卫气同行，循环五十周次而大会于阴。②营卫气交替循行于阳经经脉及阴经经脉中，周而复始，如环无端。

这段经文的错误在于：①在《内经》中，只有经络才有阴经经脉及阳经经脉的称谓，前面是卫行脉外，后边则是"营周不休，五十而复大会，阴阳相贯，如环无端"。前后矛盾，难以理解卫气究竟是在脉外运行，还是在脉内运行。②假设卫气是在脉外运行，而中医理论中并没有第二条与经络完全并行的通道系统，那么运行脉内外的营卫气，如何能共行共会？故营卫只有共行于经络内，才能阴阳相贯，如环无端。

卫行脉内的认识，其实在《内经》中已存在，并有很多论述，如《灵枢·痈疽》"血脉营卫，周流不休，上应星宿，下应经数"，《素问·气穴论》"孙络三百六十五穴……以溢奇邪，以通荣卫"，《素问·调经论》"刺此者取之经隧，取血于营，取气于卫"等。后世也有不少此类论述，如《四圣心源》说"脉以通其荣卫"等。总之，人体内只有经络才具有连通五脏六腑、四肢百骸、五官九窍、皮毛筋肉及脑海，以通行血气的功能，故卫气只有进入经络系统，才能与营气同行到达全身外内、左右、上下各处，发挥其抗御病邪等多种功能。

第二节　卫气运行于经络外气道

卫气是全身阳气，通过全身气道而运布全身，但气道内涵有广义、狭义的不同，广义气道是指卫气循布的所有道路，包括经络（十四经、奇经八脉及所有络脉）及经络外气道（如皮肤腠理、分肉、肓膜等）；而狭义气道就是指后者，如《素问·痹论》所说："卫……不能入于脉也，故循皮肤之中，分肉之间，熏于肓膜，散于胸腹。"经络犹如人体的主要交通网络，而经络外气道就是离开交通网络通向千家万户及边境的小路。卫气为水谷之悍气，抗邪的主力军，慓悍滑疾，故不仅能运行于经络内，还能透出经络，运行于遍布全身的狭义气道中，故卫气在全身无处不到，发挥温煦形体、司管开阖、御邪于外、灭邪于内等多种功能。

一、皮肤之中

指腠理玄府。腠理玄府是人体的最外层，上面密布气孔气道，是卫气透出经络运行敷布的终端气道，卫气因此具有感知四时气候变化、司管腠理玄府开阖、固护肌表、防邪抗邪等功能。

二、分肉之间

分肉在《内经》中有多种含义。

1. **肌肉统称为分肉**　如《灵枢·本脏》所说"卫气者……温分肉"。分肉即肌肉，为五体之一，是形体的重要组成部分，也是卫气主要运行输布之处。

2. **肌肉与肌肉之间的间隙**　为经络分布的地方，是营卫气运行的通道，如《素问·气穴论》："肉之大会为谷，肉之小会为溪，肉分之间，溪谷之会，以行荣卫，以会大气。"

3. **肌肉纹理间细小的间隙**　是密布于每条肌肉内的气道，是卫气透出经络（经脉）运行输布的道路，如《灵枢·痹论》所说"卫者……循皮肤之中，分肉之间"。卫气在这里发挥温煦肌肉、带动肌肉运动等功能。

三、熏于肓膜，散于胸腹

包裹脏腑外的胸腹腔及肓膜（指膈膜及肠系膜等）具有外连形体、内通脏腑的作用，故是人体的半表半里，除经络外，还广泛分布经络外气道，也是卫气经常敷布运行的道路。

总之，无论是经络，还是经络外气道，都是卫气运行敷布的通道气道。经络是主要通路，而经络外气道是经络的延伸及更大分布，这些通道对于卫气的运行、分布及功能发挥也具有重要意义。

第三节　卫气昼行于阳经夜行于阴经

《灵枢·卫气行》说："卫气之行，一日一夜五十周于身，昼日行于阳二十五周，夜行于阴二十五周，周于五脏。是故平旦阴尽，阳气出于目，目张则气上行于头，循项下足太阳，循背下至小指之端。"在《灵枢·邪客》《素问·疟论》等篇，都有相同论述。昼神醒目张，卫气出目，从足太阳经睛明穴（目内眦）循行于足太阳经、手太阳经、足少阳经、手少阳经、足阳明经、手阳明经等阳经二十五周；夜神眠目闭，卫气进入阴经五脏，沿相克之序，"从足少阴注于肾，肾注于心，心注于肺，肺注于肝，肝注于脾，脾复注于肾"，也循行二十五周。昼夜合计五十周，实际应为 50.4 周。

卫气昼行阳经夜行阴经，与卫气阴阳经交替循行的方式完全不同，这是因为二者表达的内涵不同，后者表达的是卫气的基本运行方式，而前者表达的是卫气昼夜运动的主要位置及作用。如卫气昼主要运行于形体，形体居外为阳，卫气带动肢体进行各种功能活动，动则生卫，故卫气旺盛功能强，温煦形体而形体温暖，带动肢体运动而动作灵活，古人将此状态称为卫气昼行于阳。夜眠形体安静，卫气不带动肢体运动，化生明显减少，故肌表阴盛阳弱，形体畏寒，需盖被保暖。卫气在夜晚从形体徐徐进入脏腑，助脏腑阳气化谷消食、生阴蓄气等功能的完成，古人将此状态称为卫气夜行于阴。总之，卫气昼行于阳而夜行于阴，说明了卫气昼动夜安、昼盛夜弱、昼外夜内的状态，体现了卫气功能的时空表达，符合古人日出而作、日入而息的生活规律，是阴阳虚实交替、运动消耗与资源再备交替进行规律的体现。故卫气运行昼夜正常者，昼精夜瞑，阳旺阴盛，身体健康。如《灵枢·营卫生会》说："壮者之气血盛，其肌肉滑，气道通，荣卫之行不失其常，故昼精而夜瞑。"若卫气运行失常，留滞在阴经或阳经，就成为病态。

卫气留于阳，又称"卫气内伐"，即卫气应入阴经反留滞在阳经。《灵枢·大惑论》说："病而不得卧者，何气使然？岐伯曰：卫气不得入于阴，常留于阳，留于阳则阳气满……不得入于阴则阴气虚，故目不瞑矣。"《灵枢·营卫生会》又说："老者之气血衰，其肌肉枯，气道涩，五脏之气相搏，其营气衰少而卫气内伐，故昼不精，夜不瞑。"卫气留阳经时间长，夜晚应眠反动，营气应化阴而反生卫，化阴资源明显减少，此外，化阴充阴需要时间（静则生阴），熬夜失眠必导致化阴时间不足，久之，精血暗耗，阴不制阳而阳盛阴虚。不同年龄段，"卫气留于阳"的原因有差异。老年人多由于元气衰退，阴阳失衡；中青年多由于多虑熬夜、睡眠过少；小儿多由于疾病纷扰，睡眠不安。"卫气内伐"尤对小儿影响很大，因为夜间是生精生形、生长发育的主要时段，睡眠不足导致幼儿形瘦体弱。

卫气留于阴，即卫气应入阳经反留滞在阴经。《灵枢·大惑论》说："病目而不得视者，何气使然？岐伯曰：卫气留于阴，不得行于阳，留于阴则阴气盛……不得入于阳则阳气虚，故目闭也。"昼神醒目张，卫气从里出表，从阴经进入阳经，以带动形体官窍运动完成日常生活和工作，并促进脏腑阳气旺盛。若由于疾病、行为不当，体质虚弱或年老退化，以致卫气应入阳经反留滞在阴经，运动减少，营化卫不足，卫气应盛反虚，功能应强反弱，阴盛阳虚，故白昼精神萎靡，困乏无力，嗜睡懒动。

卫气昼行阳经，夜行阴经，这种规律也是可以改变的，如现代人经常上夜班，变昼动夜眠为夜动昼眠，卫气也能代偿性适应，因为这也符合阳动阴静的规律。但若昼夜皆动，或昼夜皆静，就打破了阴阳动静平衡、虚实交替的规律，必导致卫气虚弱及脏腑功能低下紊乱，或元气衰弱而早夭。

卫气留阳及卫气留阴是现代中医临床常见病机，故只有"营卫之行，不失其常"才能昼精夜瞑，阴阳平衡，健康长寿。

第三章 卫气别名

《内经》成书历时数百年，多人执笔，多种理论，多种认识，多种表达，造成许多概念的重复，这些不规范的表达，必然造成后人对中医基础理论理解的困难及认识的混乱。如常见的许多气的概念，如宗气、真气、经络之气，以及循环全身的大气、抗邪层面上的正气等，仔细分析其实质，都是卫气的别名。

第一节 宗气是经络中的卫气

宗气在传统的中医基础理论中，是四气（元气、宗气、营气、卫气）之一，又称为动气，是由肺吸入的清气与脾胃运化来的水谷之气结合而成，具有推动肺的呼吸和心血运行之功能。但是宗气在临床应用中很少被提及，如辨证论治中没有宗气的病机，没有宗气的病证，也没有相关的治疗方剂与药物。这说明古人对宗气的认识还很模糊。明·孙一奎《医旨绪余》曾说："宗气者，为言气之宗主者。此气搏于胸中，混混沌沌，人莫得见其端倪。"那么宗气的实质到底是什么？笔者认为，宗气就是卫气。当"营在脉中，卫在脉外"的认识已成定论时，经络中的卫气只能以宗气命之。

一、关于宗气实质的三种说法

1. **大气说** 宗气是大自然之清气。《灵枢·邪客》说："宗气积于胸中，出于喉咙，以贯心脉，而行呼吸焉。"此处宗气应为大气。肺通过呼吸，将大气（大自然清气）吸入并藏于肺气海，大气既能上出喉咙，也能与卫气结合后下贯心肺。《靖盦说医》也说："膻中者，大气之所在也，大气即谓之宗气。"《类经》："宗气，大气也……宗气之道出于上焦。"

2. **胃气、营卫气说** 宗气来自水谷，即胃气、营卫气。清·张隐庵《黄帝内经素问集注·平人气象论》："宗气者，胃腑水谷所化生，积于胸中，上出喉咙，以司呼吸，行于十二经脉之中。"清·吴谦《医宗金鉴·刺灸心法要诀》："后天之宗气，是水谷所化者，即人之胃气也。"清·莫文泉《研经言》："人有三气。卫气出于上焦，荣气出于中焦，二者皆气也。二气合行于心肺之间，则积而为宗气。"《读医随笔》："宗气者，营卫之所合也，出于肺，积于气海，行于气脉之中，动而以息往来者也。"

3. **卫气说** 虽没有直接说宗气就是卫气，但根据宗气与卫气都是阳气，都来自于水谷，藏于肺，出于上焦，由肺宣发，运行于形体、皮毛，都能卫外而为固，都能推动经络中营气循运全身等，就可推断出二者实为一气也。如明·肖京《轩岐救正论》："卫气者，为皮毛腠理之司，而护卫于身体之外，主包罗一身者也。宗气者，居膻中，与卫气皆主于肺，及一身内外诸气之宗。"清·陈嘉璂辑《医家秘奥》："宗气，即膻中之阳。此阳属肺，所以通治节而行皮毛，卫外而为固也，即上焦如雾也。"清·陈廷铨《罗遗编》："夫营气者，阴气也，水谷之精气，其精气行于经者为营气，随宗气而行，行于十二经髓中。"《类经》："五谷入于胃也，其糟粕、津液、宗气分为三隧……糟粕之道出于下焦，津液之道出于中焦，宗气之道出于上焦，故分为三隧。"等等。

二、宗气即卫气之理由

1. **宗气与卫气来源相同** 宗气来源于水谷之气，上输于肺，藏于肺气海，经肺宣发至全身，为一身之气。卫气也来源于水谷之气，经脾化生为幼稚卫气，上输至肺气海与天之清气融汇结合而成熟，经肺（上焦）宣发而输布全身，为一身之阳气。通过上述可以看出宗气与卫气的来源相同，都是肺宣发于全身的阳气。

2. **宗气与卫气都是胃气，都能推动血运** 这里的胃气指广义胃气，"胃"包含脾胃两个脏腑，"气"指脾化生的营卫气。如《灵枢·营卫生会》所说："人受气于谷，谷入于胃，以传与肺，五脏六腑，皆以受气，其清者为营，浊者为卫。"由于营气是阴气主静，卫气是阳气主动，故提及胃气的营养作用，主要指营气，提及胃气的动力作用，就是指卫气。《医宗金鉴》说"后天之宗气，是水谷所化者，即人之胃气也"。这里的宗气实际就是指胃气中的阳气——卫气。

《素问·平人气象论》说："胃之大络，名曰虚里，贯膈络肺，出于左乳下，其动应衣，脉宗气也。盛喘数绝者，则病在中；结而横，有积矣；绝不至曰死。乳之下其动应衣，宗气泄也。"虚里在现代人看无疑是心脏，但古人认为虚里只是胃的一个大络，大络里流动的是胃气，也是推动大络（经络）中血气运行的动气。胃气内涵营卫气，具有动能的必然是胃气中的阳气——卫气，故宗气只是卫气在经络中的代名词。经络能贯通五脏六腑，故运行在经络中的卫气就能"贯心脉"。卫气是动气，推动血运有力，故触之虚里就有脉跳而应手的感觉。但若虚里动甚、时数急、时停顿，则卫气已病于脉中；虚里剧烈跳动带动衣服者，为卫气逆动外泄；虚里肿大摸之结横者，为卫气气滞血瘀成积；虚里不跳动为卫气衰竭，元气也随之耗散而亡。卫气对心血的动力作用，对指导中医临床治疗具有非常重要的意义。

由于卫气是推动全身经络血气运行的动气，故不仅能贯心脉，也能贯通全身所有经络，卫气是阳气，对所过之经络及形体都有温煦（温暖）作用，宗气也具有同样作用，如《灵枢·刺节真邪》所说："宗气留于海，其下者注于气街，其上者走于息道。故厥在于足，宗气不下，脉中之血凝而留止。"

3. **宗气与卫气都具有带动视、听、言、动的功能**　卫气为全身阳气，主要运行于形体及官窍，并是带动形体官窍运动的动气（以气带形），故卫气在形体官窍何处就是何处动能之气，如在肌肉就是肌肉之气，在骨为骨气，在目为目气，在耳为耳气等，卫气旺盛，则肢体能动，眼能视，耳能听，口能言，但若卫气虚弱于何处，就能导致该处的功能减弱或废用。而宗气也具有同样的作用，如《读医随笔》所说："宗气者，动气也。凡呼吸、言语、声音，以及肢体运动，筋力强弱者，宗气之功用也。"等等。

4. **宗气与卫气都能抗邪**　卫气为人身之保卫之气，是唯一具有专业抗邪能力的阳气，故称为卫气。卫气是人体抗邪的主力军，具有御邪于外、抗邪于内的功能，而宗气也同样具有御邪抗邪功能。如《灵枢·刺节真邪》说："虚邪之入于身也深……有所结，中于肉，宗气归之，邪留而不去，有热则化而为脓，无热则为肉疽。"而在《灵枢·痈疽》也有类似的经文，但主体是卫气，如："营卫稽留于经脉之中，则血泣而不行，不行则卫气从之而不通，壅遏而不得行，故热。大热不止，热胜则肉腐，肉腐则为脓。"两段经文的含义基本相同，即当外邪侵于肉，则卫气（宗气）集聚（归之），与邪抗争，若胜于邪则局部发热，邪和腐肉腐血形成脓外排而愈；若卫气或宗气不胜邪，则局部不热，阴邪凝聚而形成肉瘤。两段经文中宗气与卫气可以互换，可见二者实为一气。

第二节　真气是卫气的别名

元气是人的生命之气，但在《内经》中并没有元气的名称，于是就有人将《灵枢·刺节真邪》"真气者，所受于天，与谷气并而充身也"中的真气认作元气，其实"所受于天"的"天"并不是指先天，而是指天之清气，天之清气与谷气结合就形成真气，此与卫气的来源相同，故真气实际就是卫气。

同篇经文又说："正气者，正风也，从一方来，非实风，又非虚风也……正风者，其中人也浅，合而自去，其气来柔弱，不能胜真气，故自去……虚邪之中人……搏于肉，与卫气相搏，阳胜者则为热，阴胜者则为寒，寒则真气去，去则虚。"等等。上述经文都说明真气具有抗邪功能，轻微的正风病邪，真气能祛之而去，而较重的阴邪，真气胜则身热而邪祛，邪气胜则身寒而真气去。但在中医理论中只有卫气是保卫之气，是抗邪的主力军，具有御邪抗邪的功能，外邪入侵，必然是卫气与邪气抗争，而绝非元气。因为元气是生命之气，不可能直接与邪抗争，更何况是轻微的病邪。故根据上文的表述，真气的实质就是卫气，用卫气替换真气表达，则含义更清楚。又如《素问·调经论》说，"气泄腠理，真气乃相得"，其含义是经过针刺治疗，邪气从腠理外泄，真气才得以恢复固表的功能。此段用元气很难解释，而以卫气解释就易理解。

第三节　经气就是卫气

《灵枢·本脏》："经脉者，所以行血气而营阴阳，濡筋骨，利关节者也。"经脉有狭义、广义之分,狭义经脉仅指经络中的主干线(纵行线),与经同义;广义经脉,则是经络的代名词,此段经文所说的经脉,就是指经络。行血气是经络的主要功能。在中医理论中,气(即阳气)是推动血运的动力,如明·李念莪说:"荣行脉中,故为血府,然行是血者,实气为之司也。"而推动血运的是什么气?此气就是卫气,明确这一点,对临床治疗血运障碍具有十分重要的意义。

在《内经》中有胃气、真气、宗气、肺气推动经络血运的论述。

如经络中"有胃气则生,无胃气则死",说明胃气是推动血运的动力,但胃气内涵营卫两种气,营气为阴主静,卫气为阳主动,故能够推动血气运行的胃气实质就是卫气。

真气也是推动血运的动气,如《素问·离合真邪论》:"真气者,经气也。"《灵枢·刺节真邪》:"宗气留于海,其下者注于气街,其上者走于息道。故厥在于足,宗气不下,脉中之血凝而留止。"而已如上节所论,真气是卫气的代名词。

肺气也是推动经络中血运的动力,如"肺主气""肺主一身之气""肺主宣发""肺朝百脉"等,而肺宣发的肺气的主要成分是营卫气,故推动经络中血运的肺气就是卫气等。

总之,推动血运的动气、经气,实际就是卫气。

在现今许多中医书籍中,都把心气作为推动心运的动力,这种观点从西医血循环角度来看无疑是正确的,因为心是血泵。但在中医却是错的,在中医理论中,肺主气,心主血,气为阳,血为阴,故只有肺气才具有推动心血全身循环运行的能力。如《灵枢·动输》说:"胃为五脏六腑之海,其清气上注于肺,肺气从太阴而行之,其行也,以息往来,故人一呼脉再动,一吸脉亦再动,呼吸不已,故动而不止……气之离脏也,卒然如弓弩之发,如水之下岸,上于鱼以反衰,其余气衰散以逆上,故其行微。"此论中肺气中的阳气——卫气,才是推动血运的动力。中医吸收西医或其他学科的知识非常必要,但一定要有选择,符合中医基本规律的取,不符合中医基本规律的则不能取,取的目的是充实中医,发展中医,否则易导致中医基本概念的混乱。

第四章　卫气的功能

"故人有阳气，阳气者，卫气也：人有阴气，阴气者，营气也"（《素问·方盛衰论》马莳注）。卫气是人身中最重要也最复杂的阳气，集物资之气、功能之气、信息之气及营养之气于一身，具有抗能、动能、热能、固能、信息载体、营养及内助脏腑阳气等多种重要功能。卫气失调就可导致全身气机紊乱而引发很多疾病，《灵枢·禁服》说"审察卫气，为百病母"，《素问·调经论》也说"病在气，调之卫"。但由于《内经》历史悠久，成书历时数百年，多人执笔，故对卫气的论述过于简单、隐晦，且以多个别名论述，以致造成功能的割裂及混乱。笔者试图还原一个全面完整的卫气功能，分述于下。

第一节　抗能

卫气是人身唯一具有御邪、抗邪、灭邪功能的阳气，故以"卫"命名。如《素问·生气通天论》"阳气者，若天与日……是故阳因而上，卫外者也"，将卫气比喻为天与日，并强调其具有卫外功能，又如《灵枢·上膈》说"卫气不营，邪气居之"，《素问·调经论》"卫气得复，邪气乃索"等，都说明卫气是抗邪的主力军，是人体健康的保卫者。

在中医理论中，正气（或简称正）有广义、狭义二种含义，广义正气是由人体所有阳气、阴形及阴类物质如营气、精、血、津液等，组成的抗病能力的总和。而狭义正气则是指抗邪的主力军——卫气，故卫气是广义正气中的最重要的部分，是唯一专职抗御病邪的阳气，在《内经》中，"正气存内，邪不可干"的正气，实际是指能与病邪直接对抗的卫气。此外，卫气在《金匮要略·水气病脉证并治》中还被称为大气，如"阴阳相得，其气乃行，大气一转，其气乃散"，这种说法很有道理，只要卫气旺盛，循环运行有力，一时留滞于经络中的滞气、津气，或外入的寒气、湿气、风气等，都会被卫气"冲散"（邪聚则病，邪散则愈），而恢复健康。卫气抗邪功能的具体表现主要有三：

一、卫固肌表，防御外邪

1. **固表御邪** 皮肤（含腠理玄府）、肌肉是外邪入侵的第一道防线，而运行敷布于肌表的卫气，就具有防御外邪、固护肌表的职责，如《灵枢·本脏》说："卫气者，所以温分肉，充皮肤，肥腠理，司开阖者也……卫气和则分肉解利，皮肤调柔，腠理致密矣。"卫气旺盛则肌表温暖，腠理致密，外邪难侵，《灵枢·百病始生》又说"卒然逢疾风暴雨而不病者，盖无虚，故邪不能独伤人"，这是卫气旺盛的结果，假若卫气虚弱，腠理疏松，御邪无力则易为邪侵，如《素问·评热病论》所说："邪之所凑，其气必虚。"

2. **卫气固表御邪的三个条件** 卫气旺盛、司开阖正常及运行滑利，是卫气能够固表御邪的三个必备条件。

（1）**卫气旺盛**：只有在营气充足（化源充足）及经常运动（动则生气）的条件下，才能保持卫气旺盛。卫气旺盛则敷布肌肤致密，邪不能侵；若卫气虚弱，肌肤疏松，则六淫病邪易侵入而形成外感病，如《灵枢·五变》所说："肉不坚，腠理疏，则善病风。"

（2）**司开阖正常**：卫气主管腠理玄府开阖，以适应气候环境变化及满足御邪祛邪的需要。若卫气司开阖功能障碍，该合不合，该开不开，则导致出汗异常，如多汗、少汗或无汗等，并导致卫气御邪抗邪能力下降而易外感，如天寒腠理玄府应闭而反开多汗，以致卫气外泄，腠理疏松，而外感风寒，如《灵枢·百病始生》所说"是故虚邪之中人也，始于皮肤，皮肤缓则腠理开，开则邪从毛发入"。若天热腠理玄府应开反合，热不能随汗外泄，则暑热入内蓄积而易中暑。此外，外邪侵入，应给邪出路以利邪出，若卫气司开阖失职，该开不开，则闭门留寇，邪聚而病，如风寒侵表，腠理玄府不开，邪无出路则恶寒难解；热邪内盛，腠理玄府不开，则内热不泄而壮热不止。总之，卫气司开阖障碍是卫气的一种功能失常，也是病邪入侵或病情加重的一个重要条件。此外，六淫病邪入内也可直接扰乱卫气司开阖功能，出现无汗、少汗、自汗、大汗、战汗、盗汗、头汗、半身汗、手足心汗及热汗、凉汗等症。如寒邪侵表，郁阻卫气，卫气司开阖功能失常，则出现恶寒无汗、全身痛等症，通过辛温发汗解表，卫气恢复司开阖功能，则邪随汗出而解。如《素问·至真要大论》所说："太阳之客……开发腠理，致津液，通气也。"

（3）**运行滑利**：卫气只有在运行滑利的状态下，才能发挥固表御邪的功能。卫气在肌表运行不休，《灵枢·邪客》说"卫气者，出其悍气之慓疾，而先行于四末分肉皮肤之间，而不休者也"，《灵枢·卫气行》说"卫气之在于身也，上下往来不以期"。若少动多坐多卧，卫气化生少，运行无力，肌表卫气运行出现艰涩、郁结、停滞，就会导致御邪无力而易外感，故古人特别强调"营卫之行，不失其常"。

二、卫邪相争，卫胜则邪祛，卫虚则邪胜

外邪入侵，"卫气所应"六淫病邪，无论从体表或口鼻进入人体，都会遇到卫气的抵抗，卫胜则邪退病愈，邪胜则卫虚病进，卫邪相持则胶结长期不愈，或形成疽、瘜肉及肿瘤等有形物。

1. **与阴邪抗争** 主要为寒邪、湿邪。如寒邪入侵卫郁营滞，邪盛卫虚，寒邪弥漫于形体则恶寒；卫郁气滞则身疼；卫气不布则形体困乏无力；卫气内收则脉沉。继而在元气激励下，应急卫气化生机制启动，营气大量化卫与邪抗争，卫胜邪，则身热，汗出，脉浮，邪解；若邪卫相持，则表证难愈，或反复外感；若邪胜卫，则内入脏腑，导致病情加重，甚危及生命。

2. **与阳邪抗争** 主要有风热、暑热、燥热等。如风热病邪侵入，邪与卫相争，两者属性都为阳，故病初起，则身热，脉浮数；卫气初较虚，无力敷表则腠理开，汗出，或微恶寒；无力抗邪则邪进，邪热结咽而咽痛；邪热入肺而咳喘。若邪热炽盛，而人体卫气应急化生机制迟缓，卫气不足，难以抵御，则热邪乘虚迅速内入脏腑，导致病情危重，变化迅速，甚至元气耗散而亡。若在此关键时，元气复振，启动卫气应急化生机制，动员剩余阴类资源快速化卫与邪抗争，若最终卫胜邪，则病势逆转而进入恢复期。

3. **卫气抗邪不力，还能形成瘜肉肿瘤** 病邪侵入体内，因卫气抗邪不力，不能驱邪散邪则病邪留著，并劫夺滞营逆化痰脂，形成瘜肉或

肿瘤等有形物，长期留存，缓慢长大。《灵枢·水胀》："寒气客于肠外，与卫气相搏，气不得荣，因其所系，癖而内著，恶气乃起，瘜肉乃生。其始生也，大如鸡卵，稍以益大，至其成如怀子之状。"

三、邪退卫复，增强识别力

《素问·调经论》说"卫气得复，邪气乃索"。卫气依靠自身力量，或借助药物、手术或其他治疗方法的帮助，大胜病邪，则病患进入恢复期。此时病邪大衰，卫气也大虚，以致余邪、病理产物及脏腑功能低下紊乱并存，故在方药调理的同时，还应注意饮食、衣着、行为等方面的调养，以促使卫气恢复，余邪祛尽，恢复健康。此外，卫气在抗击如麻疹、天花、水痘等病的病邪后，识别及抗击这些病邪的能力也会增加。中西医比较，卫气的抗邪能力类同于西医的免疫系统。

第二节　动能

卫气为阳气，阳主动，故也称动气。卫气为全身阳气，故其动能涉及全身。

一、卫气带动形体官窍运动

卫气主要运行于形体官窍，以气带形，是带动形体官窍运动的动气，在何处就是何处动气，如在皮肤就是皮肤之气，在肌肉就是肌肉之气，在筋骨就是筋骨之气，在五官就是五官之气，带动眼、口、鼻、耳、舌的运动，完成视、听、言、动等功能。

1. 卫气带动形体官窍运动的三要素

（1）**卫气的旺盛**：卫气旺盛是完成动能的基础，若卫气化生不足则动能低下。卫气的旺盛，有赖于饮食的充足、脾肺功能的旺盛、运动锻炼（动则生气）和应急卫气化生机制的正常。卫气敷布的密度及范围，决定卫气动能的强度及动能的范围。若敷布稀疏则带动无力；敷布受阻（经络阻滞或不通）则出现痿软或废用。

（2）**卫气的活跃性**：活跃性即兴奋性。卫气数量决定卫气的潜能及耐久性，卫气活跃性决定卫气的单位效能，即效率，二者结合才能表达卫气功能的旺盛及持久。卫气活跃性有强、中、弱的不同。①中度活跃性：为一般人的常态，表现为正常的动能。②强活跃性：超常发挥卫气的带动能力，表现为能量的利用率高、效率高，即使卫气数量少，也能发挥出意想不到的效果。③弱活跃性：效能差，即单位能量利用率低，带动效果差，表现为动作乏力、懒动、迟缓及畏寒、抵抗力降低等。年龄与卫气的活跃性明显相关，如小儿卫气很活跃但数量少，故易动易累，易热易寒；青壮年卫气活跃数量多，故卫气功能旺盛持久；老人卫气数量少活跃性差，故少动，易累，动作迟缓。

导致卫气不活跃的原因很多，主要有：①缺少体能锻炼。体能锻炼能激活和强化卫气的活跃性，若活动很少，卫气得不到运动的激励强化则活跃性差，功能低下。②情志影响。情志对卫气的活跃性影响很大，良好的情志能促使卫气活跃，而不良情志则能导致卫气活跃性异常，如过度喜怒能使卫气病态亢奋，活跃性过强；思忧悲恐或精神长期紧张压抑，则使卫气病态抑制，活跃性差。③肥胖。肥胖者阴形增多而卫气化生减少，卫气行阴经时间长而行阳经时间短（留阳多而留阴少），以致阴盛而卫气虚，活跃性降低。④元气虚弱。先天禀赋元气虚弱，或年老元气功能衰退，导致元气激励作用降低，卫气得不到元气激励，则活跃性降低等。

（3）卫气的运行方向：卫气顺行是卫气能够正常带动形体官窍完成各种功能活动的重要条件。若卫气因自身因素或其他致病因素导致卫气逆行，则带动形体官窍运动的功能就会失常，出现多种不自主运动，如口眼抽动、肢体震颤、痉挛等。

2. 卫气是带动形体官窍运动的动力　卫气主要运行于形体官窍中，通过以气带形，完成形体官窍的各种功能活动。故卫气在形体官窍中的状态，如旺盛或虚弱、活跃或迟钝、顺行或逆行，决定了卫气带动形体官窍运动的有力或无力、灵活或迟钝、正常或异常。若卫气在内外病邪的作用下虚弱，或经络阻滞造成卫气在某形体或官窍分布减少等，都会导致卫气带动相应形体官窍的运动功能减弱，甚或废用。清·王清任的补阳还五汤，大量用黄芪补卫气以治偏瘫，深得其理。

3. 卫气病变导致形体官窍运动失常

（1）卫气功能减退：若卫气的来源不足，或化生障碍，或经络为邪所阻等，都能导致卫气在相应形体官窍敷布不足，以致带动无力，此状态古人称为卫气留阴而不行阳，出现困倦、懒动、多卧、目闭、少言、动作无力迟钝、脉细无力等卫气虚征象。《灵枢·大惑论》："病目而不得视者，何气使然？岐伯曰：卫气留于阴，不得行于阳……不得入于阳则阳气虚，故目闭也。"《灵枢·大惑论》："邪气留于上膲，上膲闭而不通，已食若饮汤，卫气留久于阴而不行，故卒然多卧矣。"又如《灵枢·口问》说："胃不实则诸脉虚，诸脉虚则筋脉懈惰，筋脉懈惰则行阴用力，气不能复，故为亸。"

（2）卫气功能障碍或废用：若卫气被邪郁痹或遏闭，则卫气带动形体或官窍运动障碍或废用。①卫气痹阻，功能障碍。如《素问·痹论》说："卫者，水谷之悍气也，其气慓疾滑利……故循皮肤之中，分肉之间……逆其气则病，从其气则愈，不与风寒湿气合，故不为痹……痹在于骨则重，在于脉则血凝而不流，在于筋则屈不伸，在于肉则不仁，在于皮则寒。"②卫气遏闭，功能废用。如痿证、截瘫、偏瘫、面瘫、眼睑下垂等。《素问·逆调论》说"卫气虚则不用"。《灵枢·刺节真邪》："虚邪偏客于身半，其入深，内居荣卫，荣卫稍衰，则真气去，邪气独留，发为偏枯。"

（3）卫气功能亢奋：卫气在某些因素的作用下，出现生理或病态亢奋，表现为带动形体官窍运动异常及温煦太过。如饮酒较多，酒性大辛大热有助卫气亢奋，以致卫气带动形体官窍运动失常，出现身热汗出、手舞足蹈等表现，此多为生理性亢奋；若疾病或他脏阳亢，导致元气病态亢奋，并启动应急卫气化生机制，导致营气及精、形大量化生卫气，使卫气病态旺盛逆行，功能异常，出现阵发烘热自汗，头晕头痛，烦躁易怒，失眠，坐立不安，甚至中风等病症，或造成狂证，做出许多"皆非素所能"的行为等。

（4）卫气功能逆乱：卫逆能带动形体官窍不自主运动，如痉挛、抽搐、异常行为等，如见于癫痫、狂证、风湿性舞蹈症、帕金森病、抽动秽语综合征等病中。

二、卫气推动血运循环

卫气昼行阳经二十五周，夜行阴经二十五周，是经络中的动气，故能推动经脉中阴属性的内容物，如营气（阴气）及阴血、阴津、阴精全身循环不息。明·李念莪说："荣行脉中，故为血府，然行是血者，实气为之司也。"《素问·离合真邪论》："真气者，经气也。"《灵枢·刺节真邪》言"宗气不下，脉中之血凝而留止"。真气、宗气，亦如上述，都是卫气的别称。

《灵枢·动输》："胃为五脏六腑之海，其清气上注于肺，肺气从太阴而行之，其行也，以息往来，故人一呼脉再动，一吸脉亦再动，呼吸不已，故动而不止……气之离脏也，卒然如弓弩之发，如水之下岸，上于鱼以反衰，其余气衰散以逆上，故其行微。"胃气上输的清气，从太阴而行的肺气，都是指营卫气，而动气就是卫气，在肺有节律的呼吸运动中，所产生的强劲动力的宣肃下，卫气推动经络中血、精、营气、津等物，如弓弩发射，水冲下岸，进入手太阴经脉循经向前运行，随运行距离的延长而力减，如从寸口，上鱼际，到达指端时，其力已衰微。经文中，只言气不言血，是因气血相随，气推血行，言气即言血，省略耳。在《内经》中，虽无卫气推动血运的直接表述，但从病理论述中，可清晰地看到卫气对血运的影响，如《素问·痹论》"卫气，水谷之悍气也，其气慓疾滑利……逆其气则病，从其气则愈，不与风寒湿气合，故不为痹……痹……在于脉则血凝不流"，《灵枢·痈疽》"营气稽留于经脉之中，则血泣而不行"。前段说明风寒湿邪气与卫气在脉中相搏，卫被邪痹阻，不能推动血运则血凝不流；后段说明卫气滞留，则血也滞留不行。从临床来看，凡血滞、血瘀者，都与卫气推动无力有关，卫气滞则血瘀，但只有找出导致卫滞的病因，才是治疗的关键，如《素问·至真要大论》所说"察本与标，气可令调"。

第三节　热能

一、卫气的热能温煦全身形体

《素问·举痛论》说："寒气客于经脉之中，与炅气相薄则脉满，满则痛而不可按……寒气客于背俞之脉则脉泣……按之则热气至，热气至则痛止矣。"上述经文，将脉中阳气——卫气，直接称为热气、气。卫气通过肺的宣发、经络的敷布，其热能温煦于全身。由于卫气主要运行输布于形体，故卫气的热能使全身形体温暖。《灵枢·本脏》说"卫气者，所以温分肉"，《素问·调经论》"阳气受气于上焦，以温皮肤分肉之间"，《灵枢·决气》："上焦开发，宣五谷味，熏肤、充身、泽毛，若雾露之溉，是谓气。"其中的阳气、气，都是指卫气。

《灵枢·刺节真邪》说"虚邪之入于身也深，寒与热相搏，久留而内著"。此段把寒邪与卫气相搏，称为寒与热相搏等，是在突显卫气的温热功能。《素问·通评虚实论》说"从则生，逆则死……所谓从者，手足温也；所谓逆者，手足寒也"，与《素问·痹论》之"卫者，水谷之悍气也，其气慓疾滑利……故循皮肤之中，分肉之间……逆其气则病，从其气则愈"结合来看，指的是卫气，卫气正常顺行则手足温；失常逆行则手足寒。清·周学海在《读医随笔》中说得更清楚："卫气者，热气也。凡肌肉能温，水谷之所以能化者，卫气之功用也。"

"动则生卫"。卫气在带动形体的运动中，不断促使营气化生出更多卫气（营化卫），以保持卫气旺盛，卫气旺盛则温煦有力，形体温暖。

二、卫气内入能温煦脏腑及脑中阳气

平日形体运动能促使卫气旺盛，卫气旺盛通过经络内入脏腑及脑海，不仅能促使脏腑之气及脑气兴奋功能增强，也能将热能传递以助脏腑及脑海温暖；夜晚卫气内行于五脏六腑，温煦并有助脾胃等脏腑阳气化谷消食及化阴蓄气，为来日阳气活跃做准备。

三、司开阖调控温度以保持人体恒温

"卫气者……司开阖者也"(《灵枢·本脏》)。卫气司开阖，是指对皮肤上腠理玄府的开或合具有控制调节作用。腠理玄府开则散热，合则保温。腠理是以透泄的形式散热，散热慢；玄府是以出汗的形式散热，散热快。《灵枢·刺节真邪》说："热则……人气在外，皮肤缓，腠理开，汗大泄，血气减，肉淖泽；寒则地冻水冰，人气在中，皮肤致，腠理闭，汗不出，血气强，肉坚涩。"人气是卫气的代称，天热卫气开多合少，腠理疏松，玄府开泄，多余内热通过频频出汗而得以宣泄；天寒卫气合多开少，腠理致密，玄府关闭，内热蓄积而温暖。故卫气司开阖对于调节体温、恒定体温具有重要意义。

第四节　固能

卫气的固能是指卫气具有统领固摄血液及津液以防外泄的功能。《内经》有脾统血的概念，统，指统领、固摄之意。脾不仅能够统摄血，也能统摄津液。但这些功能靠脾自身无法完成，只能通过脾所化生的卫气来完成。卫气的固摄功能，简称为固能。

一、对血的统摄

清·唐宗海《血证论》说："经云脾统血，血之运行上下，全赖乎脾。脾阳虚则不能统血。""载气者，血也，而运血者，气也……血脱而气不脱，虽危犹生。"脾阳、气，都是指脾化生的阳气——卫气。

1. **卫气统领血运有力，行顺则血不易外溢**　《普济方·方脉总论》载："盖气者血之帅也，气行则血行，气止则血止，气温则血滑，气寒则血凝，气有一息之不运，则血有一息之不行。"《张聿青医案》说："卫气所到之处，则血无不统焉。"以上前贤所说统帅血行之气就是卫气。卫气是经络中的动气，卫气旺盛推动血运有力，则血行顺畅有力而不易外溢。若卫气气虚，或为邪滞，导致卫气推动血运无力，则易气滞血瘀，血瘀阻络则血不循常道而外溢出血。若卫气气逆，或脏腑、内外

病邪导致卫逆，则血也易随卫气而逆行，若导致络破则出现鼻衄、齿衄、眼出血及肌衄等出血病症。此外，肝阳上亢，若带动卫气挟血上逆，冲破脑络，血溢脑海，则易发为大厥。

2. **卫气固摄经脉壁有力而血不外溢**　卫气旺盛，在经脉中不仅能推动血运，还能固摄经脉壁使之致密坚韧，以约束血行，故血不易外溢。若卫气虚固摄经脉壁无力，则经脉壁疏松或硬脆，而易壁破出血。

二、对津液的统摄

1. **卫气统领津运有力则津不易滞溢**　卫气具有统领，即推动津在经络中循环运行的功能，故卫气旺盛推动有力，则津能正常循环及输布，而不易滞郁外溢。若卫气虚弱推动津运无力则气滞津滞，津滞外溢则出现肿胀。年老体弱或体胖所致卫虚者，推动津运无力，晨起易面手肿，下午易腿肿，多为生理性水肿。若病邪邪气干扰导致卫气郁滞，或闭塞不行，所致的水肿为病理性水肿，如《灵枢·五癃津液别》说"邪气内逆，则气为之闭塞而不行，不行则为水胀"。

2. **卫气司开阖正常则汗液不易外泄**　卫气根据人体的生理需要，通过控制腠理玄府的开阖，来调节汗液的排出量，此功能一方面清除了体内的浊气浊热，另一方面保持了体内津液的总量，而津总量的正常是保持人体生理功能及新陈代谢正常的基础。卫气虚弱开阖失司，或卫气不虚而开阖障碍，或内外病邪郁滞卫气等，都能导致卫气司开阖功能的失常，若应合反开，则自汗淋漓，或大汗频频，津液大量丢失的同时，卫气也随津液外泄而更虚，出现气津两虚证或气随津脱证。如《灵枢·决气》说："津脱者，腠理开，汗大泄。"

许多病机都能导致卫气司开阖功能失常。如肝阳上亢证，亢阳常带动卫气上亢而致司开阖失常，出现阵发烘热自汗，或上半身燥热多汗等症；阴虚火旺证，夜间虚火升腾扰乱卫气司开阖功能，则出现潮热盗汗等症。此外，平时行为失常易造成脏腑功能失调，若影响到卫气司开阖功能，则出现多种出汗异常症。如《素问·经脉别论》说："饮食饱甚，汗出于胃；惊而夺精，汗出于心；持重远行，汗出于肾；疾走恐惧，汗出于肝；摇体劳苦，汗出于脾。"

无论什么疾病，只要出汗异常，就说明已导致卫气司开阖功能失常。故在治疗主要病因病机的同时，兼以调理卫气，以恢复卫气司开阖功能。

总之，脾对血及津液的统摄功能，是通过其化生的卫气来实现的。卫气的统领及固摄两种功能，合称为固能。在临床治疗中，补气行血、补气摄血、补气固脱及补气敛汗、补气消肿等，都是常用的治疗方法。

第五节　信息载体

卫气在中医信息系统中处于重要地位，具有感知外来刺激、传递信息及做出应答的功能。

一、卫气是对外界刺激的感知之气

卫气广泛分布运行于人体的形体及体表，是重要的感知之气，当外来六淫之气，或其他刺激，只要触及形体的皮毛腠理、肌肉筋骨，就会被其上的卫气所感知，将这些信息通过经络传递到脑内，成为脑的体验，形成寒热感、湿燥感、风动感、触压感、疼痛感等，卫气还具有感知形体各部位置（本位感）的功能，如姿势体位、运动状态等，并将这些信息传递到脑内。

二、卫气具有携带及传递信息的功能

卫气不仅能将感知到的形体信息，通过经络直接携带到脑内，还能将循环全身所收集到的脏腑信息之气携带至脑内，成为脑气的体验，脑气再将这些信息，通过思维进行综合分析，做出判断，发出应答信息，仍由卫气携带传递至相应的脏腑、官窍、形体，做出应答反应，应答的结果形成反馈信息，由卫气携带至脑，做出修正。

三、卫气是完成应答的功能之气

卫气是带动形体（五体）官窍运动的动力之气，脑发出的由形体官窍完成的应答指令由卫气携带，并由卫气执行，带动形体、官窍的运动来完成。故卫气具有应答功能。

《内经》受历史的限制，未能认识到体内存在的信息系统，故相关论述内容很少，但信息系统客观真实地存在于中医基础理论中，不过以隐匿的形式存在于相关概念内或相关功能影响中。在《素问·玉机真脏论》里，就有一段罕见的与信息携带相关的论述："脏气者，不能自至于手太阴，必因于胃气，乃至于手太阴也。故五脏各以其时，自为而至于手太阴也。故邪气胜者，精气衰也。故病甚者，胃气不能与之俱至于手太阴，故真脏之气独见。独见者，病胜脏也，故曰死。"此段经文包括以下内容：

①脏气不能自至于手太阴：脏气指五脏发出的信息之气，不能直接通过经络到达手太阴经脉，而必须由胃气中的卫气收集携带才能到达。由于卫气通过经络循环逐次到达五脏，故接收各脏信息之气的时间及到达手太阴经的时间也不同。②每个脏发出的信息之气，内涵两种信息之气：一为反映脏气（精气为脏阳气之表述）的信息之气，表达脏气现在的功能状态；二为反映脏体（真脏为脏阴形之表述）的信息之气，表达脏体现在的生存形态，此称为真脏之气。脏气为功能之气，功能显现于外；脏体为阳气载体，形态隐藏于内，故五脏信息之气主要显示脏气的功能信息，脏体信息隐匿在脏气信息之中，故通过脏气的功能状态可以推测阴形的存在状态。③当脏在邪气盛、精气衰、病情危重的状态下，脏气功能衰竭，发出的功能信息之气微弱，而平时隐匿的脏体信息之气则显现，古人将其称为真脏（信息）之气独见。故只要在手太阴经寸口脉诊中发现真脏脉，就说明"病胜脏"，病情危笃，元气将耗散而亡。总之，五脏之气不能自至于手太阴，而由胃气中卫气携带传递，是这段经文的精华。实际上，正因为人体存在信息系统，才可能将脑海与五脏六腑、四肢百骸、皮肉筋骨、五官九窍等联结在一起，形成一个高度统一的有机整体。

在中医理论中，卫气通过经络不仅能将信息传递至脑内及寸口，还能传递到全身各处，形成许多反映区或反映点。故通过探测耳区、面区、手掌区、足掌区及形体的穴位等，就可以测知脏腑、官窍、形体的病变，这就是中医"察外知内""视其外应，以知其内脏，则知所病矣"的理论基础。对这些病态反映区、反映点，采用针灸、按摩等治疗，就能达到从表治里、从下治上、从上治下、从左治右、从右治左的效果，实现祛除疾病、调理脏腑、恢复健康的目的。这就是全身信息论、全身治疗论的依据。

第六节　营养作用

卫气既是物质之气、功能之气、信息之气，也是营养之气。卫气来自水谷悍气，是富含营养、能量的物质之气，具有化生补益元气和脑之动气的作用。

在中医理论中，阳气化生有两种方式：一为阴生阳，这是阳气化生比较普遍的方式，阴指阴类物质，如阴气——营气及精、血、髓、阴形等，大多数阳气，如卫气、脏腑之气和脑之位气等，都是通过阴化阳方式化生的。二为阳生阳，这是阳气化生比较少见的方式，《素问·生气通天论》说"阳气者，精则养神"。神包括神气和神志，神气是元气的外在显现，神志主要是脑之动气的功能状态，故阳气养神气则精神，养神志则精明。

卫气能够以阳生阳的形式，化生补充元气和脑之动气，故具有营养功能。

一、卫气化生元气

元气是生命之气，是生命存在的象征，其外在表现称为神气。元气后天的生长发育及旺盛，依赖的是元气衍生的人体所有阳气，如卫气、脑气和脏腑之气等的共同补益，任何一种阳气的衰竭消亡，都会导致元气的衰竭。但元气对各种阳气补益的需要量不同，以卫气、脑气最多，这是因为卫气来自水谷，数量最多，故得谷则生，失谷则亡。脑之动气为卫气所化生，故脑力劳动者，体力活动虽很少，而脑力活动很多，卫气化生脑气，脑气补益元气，故也能使元气旺盛而长寿。若卫气长期不足，元气化源枯竭，则易导致神气（元气的外显为神气）耗散而早夭。如《灵枢·天年》所说，"失神者死，得神者生也"。元气补益对脏腑之气的需要量最少但不可或缺，元气对脏腑之气缺少很敏感，任何一个脏腑，若阳气衰竭，不能有效救治，缺少对元气的补益，都能导致元气随之衰竭而亡。总之，以阳生阳是补养元气的唯一途径，故任何疾病，导致任何阳气的严重耗伤，都会对元气（生命）产生严重影响，只有控制治愈疾病，恢复阳气对元气的化生补益，才能使元气旺盛。补肾壮阳只是恢复肾阳气的一种方式，并不能解决其他阳气或其他脏腑阳气衰竭的状态，故仅靠补肾来旺盛元气，旺盛生命，是不可能做到的。

"动则生气""动则生阳"是所有阳气化生的基本原则。多食少动，缺乏足够的体力劳动或脑力劳动，即使营养再丰富，阴再盛，也不能化生出各种足够的阳气来补益元气，元气虚弱，激励不足，可导致体弱多病，甚至中年早夭。而坚持合理适度持续的体力劳动或运动，不仅能促使卫气旺盛，也由于卫气旺盛，而使元气旺盛，寿命延长。这就是为什么许多山野村民，一生辛勤劳动，衣食简单，从不补肾，而寿高百岁。而历史上皇帝大臣、富贾巨商，不乏重金补肾者，长寿者几？此不明元气旺盛依赖诸阳气旺盛补益之理。

二、卫气化生脑之动气

脑气分为两种，即脑之动气及脑之位气。脑之位气是位于脑髓上固定不移的气点，为脑髓所化生；脑之动气是在位气上快速运动能联结形成运动链的气，为卫气所化生（详见本书第三篇）。若卫气化生资源不足，或卫气化生障碍，或过劳卫耗过多等，都会导致卫气虚弱。卫气虚弱则供应脑之动气的资源减少，而导致脑动气虚弱，以致脑功能低下。此外，长期过度用脑，不仅大量消耗脑气，也大量消耗卫气，故脑气疲劳，认知功能降低的同时，还伴体力疲劳，表现为全身困倦无力、头晕、嗜睡、畏寒、易感冒等卫虚证，脑气卫气久虚，元气化源匮乏，则衰弱多病，甚或早夭或猝死。故在用脑过程中，适当休息，活动四肢，不仅能使脑气得到休息，也能使卫气化生增多，补充脑动气，有利脑功能恢复。

卫气虽然是化生脑之动气的原料，但脑之动气的化生还有赖"动则生气"，多动多生气，少动少生气，勤用脑者能利用卫气化生出更多脑之动气，而使脑动气旺盛活跃；不爱用脑者，即使卫气再旺盛，也不易转化为脑之动气，以致脑动气虚弱，感知、思维、想象、反应等功能迟钝，敏感性活跃性较差。故许多常用脑的耄耋老人，虽年事已高身体虚弱，但脑气较旺盛（脑中动气对卫气利用率高），故思维敏捷，下笔成文，同时，脑气不断化生补充元气，寿命也较长。

第七节　有助脏腑阳旺阴生

一、卫气有助脏腑阳旺阴生

《灵枢·口问》言"卫气昼日行于阳，夜半则行于阴"。《灵枢·卫气行》说："卫气之行，一日一夜五十周于身，昼日行于阳二十五周，夜行于阴二十五周，周于五脏。"卫气运行正常，在昼夜不同时段，具有带动脏腑运动以生阳，带动脏腑生阴以蓄气的作用。

昼卫气旺盛，不仅能内入温煦脏腑，促使脏腑功能活跃，也通过带动形体运动，促使并带动脏腑运动，而使脏腑功能得到增强，实现内外生理功能相应配合及同步旺盛，卫气先动，脏腑后应，故卫气是促使脏腑之气旺盛的重要动力。夜卫气从表入里，行于阴经，循入脏腑，促使五脏阳气利用营气化生阴精、阴血、阴髓及修复阴形，以补充脏腑白昼运动中阴类物质的消耗，修复损伤的阴形，并为来日阳气的旺盛做好资源准备。

二、卫气促使脾胃旺盛化谷以营养脏腑

卫气旺盛带动形体持续有力的运动，具有促进脾胃功能旺盛的作用，这是因为卫气的运动及旺盛是以消耗大量营气为代价（营化卫），营气的匮乏必然刺激脾胃功能增强及旺盛。故经常锻炼身体，卫气旺盛，脾胃旺盛，食欲好，进食多，运化强，营卫足。多逸少动，卫气虚弱，脾胃虚弱，食欲差，进食少，运化弱，营卫虚。脾胃功能旺盛，气血化生充足，也为人体所有脏腑提供充足的营养，对脏腑阳旺阴生发挥重要作用。

三、卫气帮助脏腑抗邪

人体阳气都具有抗邪功能，但卫气是人体抗邪的主力军，故病邪侵

入脏腑，大量卫气通过经络会聚于病处，助脏腑强力抗邪祛邪，邪祛正安，脏腑清净，功能恢复。若卫气虚弱，助脏腑抗邪无力，则易导致邪盛，脏腑衰竭而亡。如《素问·热论》："（风寒病邪侵入）三阴三阳，五脏六腑皆受病，荣卫不行，五脏不通，则死矣。"

通过上述，可以看出卫气具有重要的功能，故称得上是人体健康之气。卫气的旺盛，不仅需要合理饮食的补充，更需要形体运动的促化，"动则生卫"是卫气化生的重要方式，合理运动能促使卫气的化生及旺盛，而旺盛的卫气对人体所有脏腑组织及脑海的生理功能都能发挥重要的促进作用。可以这样认为，形体运动带来的所有好处，都是卫气功能正常发挥的结果。

第五章　影响卫气的因素

第一节　自然因素对卫气的影响

一、四时之气对卫气的影响

卫气在肌表的功能及位置，受四时气候（春温、夏热、秋凉、冬寒）的影响，一般在正常范围内波动，以适应大自然气候变化，保持身体的健康。如春夏气候温热，热助卫气，故卫气浮盛于表，腠理开泄易汗，卫气滑利，带动血行流利，故肌肤润泽；秋冬气候凉寒，卫气内收沉行，带动血行涩滞，故腠理闭塞无汗，肌肤干燥。但若大自然气候变化过于猛烈持久（暴戾之气），或非其时而有其气，则卫气易受四时之气的影响。

1. **春夏养阳，秋冬养阴**　阳性热，阴性寒，借助四季天地寒热之气，获热助阳，获寒养阴，补其不足，促其复常而旺盛。

（1）**春夏养阳**：春夏天气温热，热能助卫，天阳气助人阳气，故能使卫气旺盛活跃，运行滑利，并开泄腠理，将秋冬滞留于形体中的阴寒湿邪驱除于体外，以利身体健康，此即《金匮要略》所说"大气一转，其气自散"。此外，春夏无频繁风寒邪气侵袭伤阳，故有利卫气的恢复及旺盛。但春夏养阳是借助天之柔和之阳，而非酷热之阳，若天阳暴烈，应避暑降温以防暑害，以防卫气随汗大泄而虚或脱。《素问·举痛论》指出："炅则腠理开，荣卫通，汗大泄，故气泄。"

（2）**秋冬养阴**：天之寒凉有利人阴精的化生充盈。借助秋冬寒凉天气，以清解春夏侵入滞留肌肤及内蓄脏腑之暑热，有利阴精的化生；秋冬寒凉，脾胃功能旺盛，饮食增多，营卫气化生旺盛，阴化资源充足；秋冬夜长昼短，化阴时间得以延长；秋冬室外活动减少，卫气消耗减少，且无持续酷热耗伤津精，有利营气化精而精盈，使血旺、髓盛、液充、形胖而阴盛。但秋冬养阴，是利用天之一般寒凉萧肃之气保健，而应防凛冽严寒天气伤阳，故天气过寒凉应保暖御寒，以防寒重损伤卫阳而导致卫虚。

2. 锻炼能增强卫气对寒热的适应能力 冬寒虽能伤阳伤卫，但经常坚持室外锻炼能强化营化卫机制，增强卫气活跃性及对寒冷的适应性；夏季炎热，室外锻炼能增强卫气对抗暑热的能力。如部队夏季训练，能明显提高战士对酷热的适应能力，提高战斗力。

3. 天气寒热对卫气内促脾胃的能力产生影响 寒冷环境，卫气内促脾胃功能强劲，脾胃运化能力增强，食欲旺盛，纳谷增多，化生出更多卫气以温暖形体，抗御风寒。在温热环境中，由于温热之气助卫温煦，反抑制卫气的化生，导致卫气虚弱，内促脾胃运化能力减弱，故夏季脾胃功能一般较弱，食欲减退，纳谷减少。

二、月亮圆缺对卫气的影响

月亮周期盈缺的引力变化，导致卫气、血、肌肉、经络等也随之出现周期性的强弱变化。《素问·八正神明论》说："月始生，则血气始精，卫气始行；月郭满，则血气实，肌肉坚；月郭空，则肌肉减，经络虚，卫气去，形独居。"新月初生，气血化生不足，故卫气始行较弱而肌肉无力，血始生而较弱，气血不足而经络较虚；满月，气血化生充盈，故经络满，卫气旺盛滑利，肌肉坚实有力；残月，气血化减少而经络虚，卫虚则带动肌肉运动无力，卫虚与形失衡失配则形独居。如月亮圆缺对人体生理的影响，在现代医学研究中也得到证实，月亮潮汐的引力变化，给人体带来周期性影响。"月生无泻，月满无补，月郭空无治，是谓得时而调之"是古人根据月亮圆缺对人体的影响采取的调理原则。

三、昼夜变化对卫气的影响

"卫气行于阴二十五度，行于阳二十五度，分为昼夜……夜半为阴陇，夜半后而为阴衰，平旦阴尽而阳受气矣。日中为阳陇，日西而阳衰，日入阳尽而阴受气矣。夜半而大会，万民皆卧，命曰合阴，平旦阴尽而阳受气，如是无已，与天地同纪。"（《灵枢·营卫生会》）。

本段有两种含义。①卫气随太阳出入运行于阳经阴经：日出为阳为昼，日落为阴为夜，日出卫气行于阳经，日落卫气行于阴经。②阳光对卫气的强弱及运行浮沉滑涩产生影响：阳光为天之阳气，卫气为人之阳气，天阳助人阳，卫气接纳阳光的能量及刺激而旺盛活跃。平旦阳光弱则卫气弱，日中阳光盛则卫气盛，日入阳光衰则卫气衰；天晴日光明媚则卫气浮气血运行滑利，天阴日光晦暗则卫气沉气血运行涩滞。如《素问·八正神明论》所说："天温日明，则人血淖液而卫气浮，故血易泻，气易行；天寒日阴，则人血凝泣而卫气沉。"

中医强调天人合一，大自然的变化必然会对人体的生理、病理产生影响，故在对人体病理的诊治调理中，应重视自然环境的作用。如《素问·八正神明论》所说："观于冥冥者，言形气荣卫之不形于外，而工独知之，以日之寒温，月之虚盛，四时气之浮沉，参伍相合而调之……泻必用方，方者，以气方盛也，以月方满也，以日方温也，以身方定也。"

第二节　人体多种因素对卫气的影响

一、先天禀赋对卫气的影响

先天禀赋是导致后天个体体质差异的重要因素，卫气化生、运行和功能发挥也必然受到影响。如《灵枢·通天》把人分为太阴、太阳、少阳、少阴、阴阳和平等五种人，其中"太阴之人多阴而无阳，其阴血浊，其卫气涩，阴阳不和，缓筋而厚皮"，故卫气弱、行涩，是太阴人的一个重要特征。

先天禀赋从阴阳角度可分为四型，每型卫气的表现都有不同。阴阳俱旺型，卫气旺盛，形壮有力、身温；阴盛阳衰型，卫气虚弱，体胖无力，畏寒，易外感阴邪；阳盛阴虚型，卫气旺盛，形瘦有力，五心烦热，易动；阴阳俱虚型，卫气虚弱，形瘦无力，畏寒畏热。先天禀赋通过后天调理，能得到程度不同的改善，如阴盛阳衰者，通过长期锻炼，动则生阳，可使卫气等阳气活跃旺盛，而实现阴阳平衡。

二、年龄对卫气的影响

年龄是反映元气及卫气生理状态及变化的一个重要指标。婴、少、青、壮、老，与元气的生、弱、旺、盛、衰阶段同步，而卫气是元气的衍生物，卫气的化生、运行及盛衰也与元气的状态同步。《灵枢·营卫生会》说："壮者之气血盛，其肌肉滑，气道通，荣卫之行不失其常，故昼精而夜瞑。老者之气血衰，其肌肉枯，气道涩，五脏之气相搏，其营气衰少而卫气内伐，故昼不精，夜不瞑。"此段说明壮年元气旺盛，气血旺盛，卫气也旺盛，故肌肉滑利，气道通畅，运行滑利，运行不失其常，昼精而夜瞑；人老元气衰弱，气血虚弱，卫气也虚弱，故肌肉枯萎，气道涩滞，五脏气逆，卫气留阳不入阴，昼无精神，夜难入眠。

三、经络及气道对卫气运行的影响

经络及经络外气道，都是卫气运行、敷布的道路，其只有通畅滑利，才能保障卫气的正常运行、正常敷布，正常发挥功能，人体许多疾病都是由于经络气道不通畅，气血郁阻所致。导致经络气道不通畅的原因有很多，如外邪入侵、气血瘀滞、津液阻滞等，只有祛除病因，恢复经络气道的通畅，才能恢复卫气的正常运行。

四、血对卫气化生运行及虚实的影响

1. **血虚则卫虚**　卫气与血同行于经络中，血所载营气是卫气化生的主要资源，故血为卫气之母。故血旺载营充足则营化卫多而卫气旺盛；血虚载营少则营化卫少而卫气虚弱。

2. **血滞则卫郁，血瘀则卫遏**　卫气与血相伴而行，血滞则卫郁，血瘀则卫遏。卫郁则气滞，卫气行迟量少则功能减退，而出现畏寒，形体感觉功能减退，或运动功能障碍等；卫遏则不通，卫气受阻不能到达，则功能废用，导致截瘫、偏瘫、面瘫等。故祛除病邪，活血化瘀，疏通经络，恢复卫气正常运行，才能恢复卫气的功能而使病症消失。

五、饮食对卫气的影响

卫气主要来源于水谷,"卫者,水谷之悍气"(《素问·痹论》)。故饮食的充足均衡,是卫气化生的重要保障。此外,饮食的种类及性味,对卫气的活跃性及功能发挥,也能产生正面或负面影响。

1. **温热饮食助卫,寒凉饮食伤卫** 卫气属阳,温热也属阳,故温热饮食入胃能提高卫气的活跃性,使形体发热而御寒,肢体轻劲而多力。但饮食过热则损伤脾胃阴形及阳气,导致脾胃功能减退,营卫气化生减少而虚弱。寒伤阳气,过寒饮食入胃,不仅寒气能损伤脾胃阳气,还可导致卫气温煦性及活跃性降低。故古人强调"食饮者,热无灼灼,寒无沧沧,寒温中适,故气将持,乃不致邪僻也"(《灵枢·师传》)。

2. **辛辣食品助卫** 食物中,姜、葱、蒜、薤白、辣椒、胡椒、花椒、芫荽等辛辣香窜之品,属性为阳,有助卫气的活跃,故适当食之,身热而易汗,兴奋而言动增多,并有助卫气发挥抗御风寒、化湿透湿等作用。如《灵枢·五味论》所说:"辛走气……辛入于胃,其气走于上焦,上焦者,受气而营诸阳者也,姜韭之气熏之,营卫之气不时受之……辛与气俱行,故辛入而与汗俱出。"但长期过量食用,易使卫气浮躁而汗频气虚,或卫气结而化火生疮痈疖肿。

3. **饮酒少量助卫,过量耗卫** 酒性大热属阳,慓悍滑疾,与卫气同性。酒进入体内,与卫气同行,先从上焦布散肌表络脉,络脉满,入于经脉,而致经脉大盛。《灵枢·经脉》说:"饮酒者,卫气先行皮肤,先充络脉,络脉先盛,故卫气已平,营气乃满,而经脉大盛。"饮酒适量可以助卫,使运行滑利疾数,通经络,行血气,温形体,祛阴邪等。但若饮酒多则伤卫,卫受热过度则身热汗频,卫气随汗外泄而虚,故酒后易出现困乏、嗜睡、畏寒、动作无力等症。

第六章　卫气病变的部位

卫气是全身阳气，主要运行在形体官窍中，并是带动推动五体运动及发挥正常功能的动气，故卫气在皮肤是皮肤之气，在肌肉是肌肉之气，在筋是筋之气，在骨是骨之气，在经络是经络之气（经气），此外，卫气还能通过经络到达脏腑，发挥温煦阴形及促进阳气活跃旺盛的作用。卫气在人体无处不到，无处不有，其各种功能正常发挥则身体健康，但若卫气自身病变或内外病邪导致卫气病变，就会影响到全身。

第一节　皮肤

一、卫虚易感

卫气是人体保卫之气，皮肤是人体之表，为卫气防护的第一道防线，具有防御、对抗及祛除六淫病邪的功能。卫气旺盛则外邪不易入侵，若卫气虚弱御邪无力，则病邪侵入，形成多种外感热性病的表证及多种皮肤病变，如伤寒之太阳病证、温病之卫分病证，以及风疹、湿疹、疱疹、疮痈等多种皮肤病。

二、开阖失司

卫气司腠理玄府开阖，其主要表现为汗出正常，即该出则开，不该出则阖，以适应环境变化及御邪驱邪的需要。若卫气开阖失司，则导致出汗异常或障碍，如自汗、盗汗、多汗、少汗、无汗或一侧肢体有汗、一侧肢体无汗，或上半身有汗、下半身无汗，或局部的不正常出汗等症。

导致卫气司开阖功能失调的主要原因有三：①卫气病变所致，如卫气自身虚弱或过亢，或营卫不和，导致司开阖功能紊乱。②脏腑病变所致，如脏腑自身或之间阴阳失调，若波及卫气就可能导致司开阖功能紊乱。③内外病邪所致，内外病邪影响到卫气，就可能导致司开阖紊乱等。

三、卫虚气滞

卫虚气滞是虚中夹实的病机，本为气虚，标为气滞，多由于卫气运行无力所致，出现此行彼滞，或时行时滞，或受压气滞等，多在睡眠、受压、劳累时出现。此外，卫虚气滞影响血津运行，易产生血滞、血瘀、津滞、津溢等。卫虚气滞主要表现在皮肤失煦及感觉的失常，如畏寒畏风、麻木、疼痛、肿胀、酸困等。

第二节 分肉筋骨

《素问·痹论》说"卫者……循皮肤之中，分肉之间"，《灵枢·本脏》说"卫气者，所以温分肉"。分肉在这里就是指肌肉。若分肉气道不利，则导致卫气运行不利及功能失司，可出现多种病症。

一、主要原因

1. **卫气虚弱运行无力，则分肉气道不利** 卫气为动气，若卫气旺盛运行强劲有力则气道扩张通畅，分肉解利，温暖滑顺；若卫气虚弱运行无力则气道涩滞而不利，温煦不足而畏寒，无力带动肌肉。

2. **元气衰弱气道涩滞** 年老元气衰弱，精血化生减少而肌肉失养僵硬，以致分肉气道狭窄涩滞而卫气运行不利。

3. **内外病邪阻扰气道** 病邪不仅能直接阻滞分肉气道，而且病变过程中产生的气滞、血郁、津滞、痰浊、痰脂等也能阻滞分肉气道，导致卫气运行不利而功能减退。《素问·风论》说："风气与太阳俱入，行诸脉俞，散于分肉之间，与卫气相干，其道不利，故使肌肉愤䐜而有疡，卫气有所凝而不行，故其肉有不仁也。"

总之，无论什么原因，只要气道不利，卫气运行不畅，就必然影响卫气功能的发挥。此外，由于卫气带动肌肉运动，肌肉带动筋骨运动，故卫气也是筋骨的动能之气，故筋骨的病变也与卫气有关。

二、卫气在肌肉筋骨的病变

1. 外感热性病　六淫病邪袭表，若卫不胜邪，病邪由浅入深，从皮肤进入肌肉，则出现《伤寒论》中的阳明经证、少阳经证及温病中的气分病变等。

2. 肌肉关节痹证　风寒湿邪或热邪，侵入肌肉关节阻痹卫气，能形成多种痹证。

3. 疖疮痈疡　各种寒热病邪，若邪结卫郁，则形成多种阳性或阴性的疖疮痈疡。此外，卫气过盛化火也易在肌肤出现痤疮、痈肿等。

4. 痿证　内外病邪导致肺热叶焦，若影响到卫，导致卫气带动肌肉筋骨运动无力或废用，则形成痿证。

由于卫气是带动肌肉筋骨正常运动的动气，故卫气病变能导致肌肉筋骨功能的失常，而肌肉筋骨病变影响卫气的运行及功能发挥，也能导致卫气病变。故肌肉筋骨病变，都要将卫气功能的恢复置于重要位置。

第三节　经络

一、卫虚推动经络内物质运动无力

脾胃虚弱，或病邪导致脾胃虚弱，以致卫气化生不足而虚，卫虚则动能不足，推动经络内营气、血、津、精等阴类营养物质运行无力，以致全身或局部脏腑、五体、官窍等营养不良，出现气虚、血虚、阴虚、津燥等病机，并造成相应脏腑或组织功能减退。

卫虚推动经络内物质运行无力，则易导致血、津、营气及精等物质的滞郁，而产生多种病理产物。如气虚易导致血运障碍，而出现气滞血滞、气滞血瘀、气虚不固出血等；气虚推动津运障碍，则出现气虚津滞、津滞为湿、津溢为肿、津泛为痰等；气虚推动营运精运障碍，则出现营气病化痰脂，或精虚导致阴虚火旺等。

二、卫气在经络中逆乱，易导致形体、脏腑气机逆乱

卫气气逆，气窜经络及形体，则出现肢体或全身游窜疼痛、麻木及阵发运动障碍等病症；若逆气通过经络扰乱脏腑气机，则出现《灵枢》"五乱""五胀"等病症。

三、病邪阻滞经络，卫气不行

内外病邪，若阻滞经络造成经络不通，则卫气不行，导致受害部位卫气输布明显减少，带动形体官窍无力，而出现肢体无力或痿软、偏瘫、截瘫、眼睑下垂、舌蹇等运动障碍病症。

第四节 胸腹腔及脏腑

一、在胸腹腔内

卫气"熏于肓膜，散于胸腹"。脏腑外的胸腹腔及肓膜，外连形体，内通脏腑，是人体的半表半里，其间广泛分布着经络外气道，是卫气敷布运行的道路。若卫气在不良因素的作用下失调，留滞或逆行于胸腹腔内气道，就会阻遏干扰脏腑气机的舒展，出现胸胁及胃部胀满、气逆喘息等症，《灵枢·卫气失常》说："卫气之留于腹中，蓄积不行，苑蕴不得常所，使人支胁胃中满，喘呼逆息者……其气积于胸中者上取之，积于腹中者下取之，上下皆满者傍取之。"《灵枢·胀论》说："夫气之令人胀也……夫胀者，皆在于脏腑之外，排脏腑而郭胸胁，胀皮肤，故命曰胀。"此外，若风寒病邪入侵，卫不胜邪，从表进入半表半里，则易形成《伤寒论》的少阳证，若湿热病邪侵入半表半里，则能形成邪阻膜原证或疟疾病等。

情志、六淫或脏腑病变，若导致运行于胸腹腔气道中的卫气郁滞、逆乱，就可出现胸腹胀疼、窜疼等症；若卫滞津停、津溢，还能出现胸腔积液、腹水等症；若卫郁营滞，营滞病化痰脂，痰脂与其他病邪结合，能形成多种癌症等。

二、在脏腑

卫气通过经络循行脏腑之中，以阳助阳，助脏腑之气旺盛。若因情志或其他病因导致卫气逆乱，就会干扰脏腑气机，导致脏腑功能紊乱。

卫气是人体抗邪的主力军，若六淫病邪侵入脏腑，卫气就会通过经络大量汇聚于病处，协同脏腑之气与病邪抗争，若卫气旺盛协助抗邪有力，则病邪很快消退而愈；若卫气虚弱协助抗邪无力，则脏腑病情加重，甚至危及生命；若邪正相持则转为慢性，长期不愈。

第七章　卫气病变之病机

卫气病变大致可分为五种：卫气虚、卫气脱、卫气滞、卫气逆、卫气实。这五种病机，或单独表现，或合并出现。

第一节　卫气虚与卫气脱

一、卫气虚

导致卫气虚的病因很多，如饮食匮乏、脾肺气虚、运动过少、元气衰弱等，都能导致卫气的化生减少或成熟不足而虚；体力或脑力过劳、内外病邪侵扰等，会导致卫气消耗过多而虚；经络闭阻，阻遏卫气的运行，可导致卫气的输布不足而虚。卫气虚御邪抗邪无力则易外感，温煦不足则畏寒，司开阖失职则自汗或少汗或无汗，带动形体运动及推动血津运行无力，则困倦无力、头晕、轻度水肿（晨起面、手肿，下午腿肿）。

二、卫气脱

卫气脱也称为气脱或脱气，是在卫气虚基础上出现的一种特殊表现形式。

（一）病机

1. 卫虚而脱

（1）卫气消耗过多：过度劳累，或睡眠过少，或长期患病等，导致卫气的直接大量消耗，卫气功能突然脱失，并同时影响到脑，导致脑气一时停止运动，出现突然昏倒，面色苍白，出冷汗，四肢凉，脉沉微等症。移时或经治疗而很快苏醒，但遗留头晕，全身无力，畏寒，嗜睡或恶心等以卫气虚为主的症状。

（2）卫气丢失过多：因大汗、大吐、大泻或大量出血等，导致卫气或卫气化生资源大量丢失，导致卫气虚脱。若长期缓慢丢失，积累到一定程度，也能导致卫气虚脱。

（3）**卫气来源过少**：摄入不足，长期饥饿，或脾胃虚弱纳运无力，或肺气大虚呼吸衰弱等，导致营卫气化生明显减少，或成熟卫气明显不足，以致卫气大虚，则易导致卫气虚脱。

2. **卫抑而脱**　卫气的功能受脑气指挥，当情志（精神）过于紧张，焦虑，亢奋，或因严重精神刺激，或突然恐怖惊吓，或剧烈疼痛等，脑气突然一时停止运转并同时抑制卫气，导致卫气功能脱失，而出现卫气脱证。

（二）卫脱证与阳脱证不同

二者临床症状很相似，但病机及预后有很大不同。

卫脱证是卫气病变，卫气是人的外围阳气，卫虚一时脱失，对脏腑及元气影响不大，故病势较轻，易恢复；阳脱证是元气病变，元气是人的生命之气，元气突然衰竭所表现出的阳脱，病势极为危重，若抢救不及时，元气会迅速耗散而亡。阳脱证多见于脏腑严重病变，或严重外伤，或危重的外感热性病中，全身阳气失能而迅速转为全身阴寒，表现为突然面色苍白，四肢厥冷，大（冷）汗淋漓，神志模糊或昏迷等危重证候。前者在西医称为虚脱，后者称为休克。

第二节　卫气滞

卫气只有在运动的状态下，即动而不休，运行滑利的状态下，才能发挥正常功能。若卫气运行滞郁、遏阻、闭阻，则功能减退或丧失。

一、滞郁

1. **卫气虚导致卫气滞**　卫气虚运行无力则易出现气滞，气虚气滞有全身气滞及局部气滞的不同。全身气滞表现为全身卫气的运行无力，而出现全身胀痛、麻木或功能障碍等症，或为一时性，或持续较长时间。局部气滞，大多为局部受压导致局部气滞所致，如肢体某处受压较久，而出现局部麻木或胀痛，或功能障碍等症，经活动卫气流通则症状消失。

2. **肝气郁滞导致卫气滞** 肝气疏泄升发，有助全身卫气的舒展运行。若肝气郁滞导致卫气郁滞，所出现肢体局部固定性的疼痛、麻木或功能障碍等症，此称为"气滞经络"；若肝气郁滞，继而疏泄失常，并带动卫气逆行气滞，而出现的游走性疼痛、麻木或功能障碍等症，此称为"气窜经络"或"气窜筋骨"。以上无论卫气虚或卫气实都能引起。卫气虚所致症状一般较轻，卫气实所致症状一般较重，前者用补气通络法治疗，后者用行气导滞法治疗。

二、遏阻

遏阻是指卫气运行被病邪阻遏，常出现明显的功能障碍。《素问·痹论》说"卫者，水谷之悍气也……逆其气则病，从其气则愈"。卫气运行顺畅，功能发挥正常则不病，若卫气被病邪阻遏，功能失常则发病。其表现有二：

1. **遏阻于全身** 无论是内外病邪还是自身病变，若卫气运行被遏阻，则会出现多种病变。如风寒病邪侵入，郁卫滞营则形成伤寒病；风热病邪侵入，热壅卫滞则形成温病。若内热遏阻，内外气道不通，卫气不能温煦肌表而外寒，邪热积蓄内炽而内热，出现外寒内热证。若卫气上下运行经络气道遏阻，卫气在上而不能下则上热下寒；在下而不能上则善忘。若卫气运行阴阳经转换遏阻，从阳经不能入阴经则失眠；从阴经不能入阳经则嗜睡。

2. **遏阻于局部** 六淫外邪侵入人体，遏阻卫气于局部，造成卫气郁滞，病邪结聚而发病。如《素问·痹论》说"卫气……不与风寒湿气合，故不为痹"。若风寒湿邪遏阻卫气于肌肉关节，则会形成痹病，表现为局部疼痛、运动障碍及畏寒、重着、无汗等症。若寒邪侵入遏阻卫气于肌肉经络，导致气血不行，寒邪蕴而化热腐肉则会生痈肿，如《灵枢·痈疽》说："夫血脉营卫，周流不休……寒邪客于经脉之中则血泣，血泣则不通，不通则卫气归之，不得复反，故痈肿。寒气化为热，热胜则腐肉，肉腐则为脓。"

三、闭阻

指形体官窍某处经络阻闭，卫气不行，以致无卫气带动，而出现运动能力明显减退或废用的状态。

1. **病邪闭阻经络卫气不行**　各种外来或内生病邪，如风邪、温热邪、湿热邪或寒湿邪等阻遏经络，阻闭卫气，导致卫气不行，而出现面瘫、肢瘫、截瘫等痿证。

2. **病理产物闭阻经络卫气不行**　若因情志刺激，脏腑功能紊乱，或饮食过多，行为不当等因素，导致瘀血、痰脂、逆气、风痰等病理产物，壅滞经络，阻闭卫气，以致相关肢体官窍得不到卫气的敷布带动而运动停止，功能废用，出现眼睑下垂、面瘫、肢瘫、截瘫、失语、失聪、失明等症。

第三节　卫气逆

卫气逆，是指在不良因素作用下卫气运行失常所表现出的逆乱状态，并伴相应症状。卫气逆，不仅指运行方向的逆行，也指运行态势的异常。

一、卫气逆的表现

1. **卫逆化风**　卫气运行，顺行为常，逆行则病。若卫逆化风，其表现有二：①肌肤的异常感觉，如游走性窜痛、抽痛、放射痛，发痒、冰凉感或烧灼感，麻木等。②肢体运动障碍，如某些肢体关节突然不能屈伸、阵发无力失用或不自主异常运动等。这些症状由于像自然界的风一样，时有时无，此起彼伏，飘忽不定，故称其为风动。为什么这类病症是卫气逆乱导致？这是因为卫气主要运行于肌肤关节，不仅是带动肌肤关节运动的动气，还是感知之气、温煦之气，故当卫气运行逆乱，导致功能紊乱时，就会出现上述症状。

卫气逆乱所致的动风，除年老体弱所致卫气功能退化紊乱外，大多为其他疾病如情志病变、脏腑病变及外内病邪等带动所致，如肝风内动、阴虚生风、血虚生风、气血不和及六淫病邪所致的各种动风等，都包含卫气的逆动化风所导致的肌肤感觉或肢体运动的失常。卫逆化风隐匿在这些病机中。

2. **卫气上亢**　卫气上逆的另一种表现形式。卫气上亢的运行方向虽是顺向（阳升阴降），但由于是病态的亢盛，已失去运行的常态及稳定性，故也将其称为上逆。卫气上亢，若温煦太过则轰热、头热、面红、身燥热；司开阖失控则阵发轰热出汗、潮热出汗、频频自汗等；上壅头项经络气道则头痛项强；扰动脑气则头晕、眩晕、烦躁、失眠；带动形体运动失常则形体多动。卫气上亢的典型症状是轰热自汗，也有称烘热自汗，轰热表达的是卫气病态温煦出现的突发性及特殊表现；而烘热仅指热的程度，且易与外感壮热的表现相混淆，特异性不强，故以轰热表达比较形象准确。

二、卫气运行逆乱的病理表现

1. **逆气、风痰、痰火**　卫气在上逆的过程中能产生逆气、风痰、痰火，如卫气上逆则直接产生逆气；逆气滞津则形成风痰；逆气化火，煎津为痰则形成痰火。以上逆于脑为例：①逆气入脑，如大怒，肝气带动卫气上逆入脑，阻遏脑气导致一时停运，就会出现昏倒，意识丧失，移时而醒的表现。逆气是单纯的气，故能很快消散而苏醒。②风痰阻遏脑气或形体官窍，卫气在上逆过程中，逆气与滞津结合，就形成风痰，风痰上扰脑气，导致脑气运行紊乱，以致影响到脏腑、形体、官窍，而出现多种病症，如癔病及视盲、失语、肢体瘫痪等症。一般及时情志开导或针灸、药物治疗，易使逆气消散，滞津复行而愈。若风痰长期不散，滞津煎熬成痰，则症状能长期存在。③痰火，卫气上逆化火，若与肝火、胃火结合，并煎津为痰，结合形成痰火。痰火上扰脑海，脑气紊乱神志失常，导致意识及行为异常。《素问·阳明脉解篇》说："病甚则弃衣而走，登高而歌，或至不食数日，逾垣上屋，所上之处皆非其素所能也，病反能者何也？岐伯曰：四肢者，诸阳之本也，阳盛则四肢实，实则能登高而歌也……热盛于身，故弃衣欲走也。"这里的阳盛，就是指卫气的病态亢盛，带动肢体出现异常行为。

2. **瘀血、出血**　卫气在内外病因作用下，若推动血运无力则易血滞而血瘀；若卫气逆行带动血逆则易络破出血。血瘀可导致出血，出血可导致血瘀。如大怒肝气上逆，带动卫气挟血上逆于脑，逆血冲破脑络而出血，或瘀血块挤压脑髓，阻塞脑窍。

第四节　卫气实

卫气实是指全身或局部卫气过多超过生理需要。卫气实的基本状态就是卫气郁滞（因郁而滞）及卫气壅滞（因壅而滞）。卫气实不仅导致卫气自身功能低下，还壅阻于全身或局部，演化出多种病机。

一、卫气实形成的原因

导致卫气实的因素很多，主要有三：

1. **卫气化生过多**　如摄食过多，尤以炙煿厚物及动物类饮食摄入过多；或元气病态亢奋催化卫气过多（如甲状腺功能亢进、糖尿病等）；或脏腑阳亢导致卫气化生过多等，都可能导致某些人化生出超过生理需要的卫气。

2. **卫气过于活跃**　元气过于活跃导致单位卫气能效高，如青少年新陈代谢过于旺盛等。此外，热助卫阳，若穿盖过厚、环境过热、过食辛辣食品、常饮烈性酒等导致卫气过于活跃，功能过强，则造成卫气实。

3. **卫气壅滞于局部**　由于病邪阻遏或经络阻滞，导致卫气不行，若壅滞于局部，也可能造成局部卫气过多而气实等。

二、卫气实病机表现

1. **卫气壅滞**　神志不舒，脏腑气郁，内外病邪，不当行为或不当运动等，都可能导致卫气郁滞或壅滞，而出现局部或全身胀满、疼痛及运动障碍等症。如常见的岔气、落枕及气滞窜痛、胀痛等。此外，经常从事强体力劳动或运动者，卫气化生旺盛，若突然停止运动，卫气消耗大减，过多卫气壅滞于形体，就会造成全身困乏难受或胀痛不舒等症，随时间推移，卫气化生减少，适应了生理的变化则症状消失。

2. **卫实躁热** 卫气具有温煦形体的功能，若卫气实温煦过多则出现全身躁热，并伴面红、多汗、易动、多语、烦躁、失眠、脉浮有力等症。卫实躁热与卫实化火不同，卫实躁热多见于三种人：

（1）**阳性体质者**：如先天禀赋强、青春期元气活跃者等多为阳性体质，阳性体质易导致卫气化生过多而出现卫气实躁热。

（2）**阴阳失调者**：脏腑功能失调、情志紊乱、年老元气功能退化等，所致阴阳失调，出现五脏阳亢或阴虚阳亢，亢阳易促使元气促营化卫过多而卫气实，并带动卫气上亢，而出现全身躁热及轰热自汗、失眠、面红、头晕等。如常见的更年期综合征。

（3）**病态卫实者**：是指其他疾病导致的病态卫实。这是由于疾病导致元气病态激励催化紊乱，而使卫气化生过多形成卫实证。卫实则导致温煦太过，推动血运过快及带动肢体运动失常等，出现躁热及多汗、消瘦、肢体震颤、多动、抽动、心悸等症。多见于现代医学中的高血压、糖尿病、甲状腺功能亢进等病。

3. **卫实化火** 卫气实化火，是在卫气实基础上部分卫气化为火邪，表现为局部红肿热痛。

（1）**卫气自身气实化火**：如长期高热量饮食，或青春期新陈代谢过于活跃，或元气病态亢奋，以及阳性体质，喜食辛辣，喜饮酒，都易导致卫实化火，出现痤疮、丹毒、疖肿、痈疽、红斑、红疹等火证表现。

（2）**脏腑移火于卫导致火证**：脏腑火邪通过经络移火于形体官窍，导致部分卫气化火而形成火证，如心火、肝火所致的肌肤疮疡、红肿热痛及舌质糜烂溃疡等症。

（3）**六淫病邪与卫实结合形成火证**：若六淫阳邪侵入人体与卫实结合，就易形成火证，而出现咽痛、牙痛、热性疱疹、湿疹、疖痈、皮肤燥裂等病症。

4. **卫实过激** 卫气主要运行在形体及官窍，对内外刺激的反应及时、准确、适度。但若卫气实，对内外刺激应激过度，则易导致过激病症。卫气实对物质刺激的过激反应，造成卫气逆行及化热。如卫逆行所化之风与卫气实所化之热相结合，就能形成风热型皮疹，并具有时有时无、此起彼伏、游走不定的特点。

卫气实能演化出多种病机，主要有卫气壅滞、卫实燥热、卫气化火、卫实过激四种。而这四种病机，或单独出现，或数种并现。如消渴病（糖尿病）所致的卫气实，既能气实化热出现阵发身热自汗；也能气实化火出现多发性疖肿或脱疽等。此外，卫气实与卫气虚并不是绝对的，在一定条件下可以互相转换，也可能并存。如卫气气实化火，若持续时间长，卫气消耗过多，则导致卫气虚，造成气虚火证；卫气虚也常挟卫气实，这是因为卫气虚运行无力易造成局部气滞，局部气滞就可造成局部气实而化火，如反复发作的慢性扁桃体炎、慢性咽炎、多发性疖肿等，气虚热结化火往往是重要病机。

第八章　卫气病变之治法

卫气通过经络循环全身，并能透出经络运行输布于全身气道，故卫气在全身无处不到，无时不有。人体所有疾病的病变过程，都能不同程度地影响卫气的化生、运行及功能发挥，而导致卫气病变，故在治疗主要病机的同时，适时兼顾调理卫气，以恢复卫气的功能，对主要病机的控制及对整个体质的恢复都具有积极意义。

第一节　补卫则盛

对于卫气虚者，补气是促使卫气旺盛的重要治法。补卫主要有药补卫气法、调理脏腑补卫法、祛除病邪补卫法。

一、药补卫气法

中医补气药的主要功能就是补益卫气。故卫气虚者可用补气药直补。补气药主要有参类（人参、党参、太子参等）及黄芪、黄精等药品。用药补气只是一时的、应急的、过渡的治标之法，并不能真正解决卫气虚的问题，只有使人体自身恢复正常的化卫功能才是治本之法。应用补气药补卫气需注意三点。一要对证：只有卫气虚者才需要补气药补卫；二要适量：补卫药的用量，不仅要考虑卫气的虚弱程度，更要考虑患者的接受（吸收）能力，若虚不受补或过量应用，反易化热上火；三防助邪：补气药为温热药，若邪盛火热，用时要防助邪化热，若必须用时，以清火为主，兼以补气。

二、调理脏腑补卫法

卫气的化生、成熟、运行及功能发挥，都离不开脏腑功能的正常及协助，故调理脏腑可促使卫气的旺盛。在调理脏腑中尤以调理脾肺最重要，这是因为卫气的化生在脾，成熟在肺，脾肺功能恢复正常，则卫气易于恢复旺盛。

1. **脾卫气虚应健脾益气** 因脾虚所致的卫气虚称为脾卫气虚，脾虚是因，卫虚是果。因脾虚导致卫气化生不足而虚者，多伴有脾虚证候，如面黄无华，食欲不振，食不知味，腹胀，稍食则胀著，肠鸣，便溏，腹隐痛及消瘦等症。其治疗原则主要是健脾益气，健脾是促进脾运化功能的恢复；益气是脾运化功能恢复后营卫气化生增多的结果。故健脾是益气的基础。笔者认为，当今临床情况与古时大有不同，脾虚的病机很多，非止脾胃虚寒一端，凡能使脾功能恢复的治法，如补中益气、健脾和中、温中健脾、消食导滞、清热燥湿、清热利湿、清热泻火等，都属于健脾的范畴。

2. **肺卫气虚应补肺益气** 若肺气虚，宣发的肺气不足，就会导致卫气虚，故肺气虚是因，卫气虚是果，合称为肺卫气虚。肺卫气虚，除卫气虚的症状外，还伴有胸闷气短、声低息微、呼吸较浅等肺气虚症状。肺卫气虚的治法，以恢复肺功能最为重要，只有肺功能旺盛才能使卫气旺盛。

三、祛除病邪补卫法

卫气有抗邪之功，邪盛则卫耗。若卫不胜邪，病邪扰乱脏腑功能，尤其是脾肺功能，就会导致卫气的化生及成熟减少，而使卫气更虚。采用药物等祛除病邪，就能使脏腑功能得以恢复，化生出更多的卫气，达到卫胜邪，邪祛正安的效果。故祛邪是间接补卫的一种方式，邪祛则卫复。

此外，还有食疗补卫的方法。

第二节　动则生卫

"补卫则盛"是通过药物及食疗，直接或间接促使卫气旺盛。"动则生卫"是通过形体运动促使卫气的化生，运动是卫气化生的促化剂。

卫气是动气，带动形体官窍运动的过程也是不断消耗卫气的过程（动则耗气）。运动中卫气的消耗，促使与卫同行的营气，不断化生出更多的卫气，以补充卫气的消耗及保持卫气功能的旺盛，这种运动促使卫气化生的方式，称为"动则生卫"或"动则生气"。

传统认为卫气是脾所化生。直接从脾化生的卫气仅供一时之用，而与卫同行的营气才是卫气的主要化源。能够促使营化卫的因素有很多，但运动是重要的促化剂，运动的强度及持续时间，决定了营化卫的速率及数量，多动多生卫，少动少生卫，故坚持运动锻炼，能使卫气旺盛，表现为形体温暖，动作有力，肌肉滑利灵活，九窍通利，皮肤致密，抵抗力强；而不常运动者（多坐少动），营化卫得不到锻炼，以致化生慢，数量少，持续时间短暂而卫气虚弱，表现为畏寒怕冷，运动无力，肌肉涩滞欠灵活，皮肤疏松，抵抗力下降易反复外感等。但长期过度形体运动，不仅过度消耗化卫资源（营精及形），也导致脾肺功能的虚弱，以致卫气的化生明显减少而虚惫，此称为"劳则耗气"，表现为较长时间的全身虚弱难以恢复，动作无力，畏寒易感，多病难愈，早衰易夭。故长期坚持合理适度的形体锻炼，才会对卫气的化生旺盛有益。

主动运动能生卫，被动运动同样也能生卫。被动运动是借助外力帮助肢体运动，以达到动则生卫的效果。大凡肢体瘫痪、颜面麻痹、关节僵硬、肌肉萎缩等，病处自主运动能力明显下降或消失，只能依靠患者、家属、医者及器械的被动运动来促使卫气的化生，如按摩、推拿及各种功能训练等。被动运动不仅能促使卫气化生，以恢复肢体的运动功能及防止肌肉进一步萎缩，还能促使经络扩张，使卫气运行恢复流利，使滞气、瘀血、滞津等病理产物得到疏散，故被动运动也成为康复训练的一个重要内容。

需要强调的是，"动则生气"不仅适用于卫气，也适用于人体所有阳气。

第三节　温则卫行

卫气得温运行滑利，受寒运行涩滞。适度温暖能使卫气活跃，经络舒张，有利卫气运行及功能发挥；而寒冷能使经络收缩，增加卫气的运行阻力及动能消耗，以致卫气的运行涩滞迟缓，活跃性降低，功能低下而虚弱，故有"寒伤卫""寒伤气"或"寒伤阳"之说。采用温热疗法，祛除寒湿病邪，改变寒凉环境，有利于卫气的运行及功能发挥。

一、温热疗法的种类

温热疗法种类繁多，大致可分为药物温热、物理温热及饮食温热三类。

1. 药物温热治疗　辛温辛热药能祛散寒湿病邪，温通经络，活跃卫气，故能促使卫气运行滑利及功能发挥。

（1）辛温解表法：对于外感风寒风湿病邪所致的外感证，若卫气未明显虚弱，只要采用辛温的麻黄、桂枝、羌活、独活、藿香、紫苏叶等药组成的各种方剂，助卫气疏风散寒，发汗解表，疏风祛湿，就能达到祛除病邪，恢复卫气正常运行的目的。

（2）益气温经法：卫气虚弱则运行无力，敷布稀疏，功能低下。温煦不足则肌表畏寒；推动血津运行无力则血瘀津溢；带动形体运动无力则困乏无力，甚或痿软瘫痪；抗邪无力则易感寒湿病邪。此时，补益卫气，温通经络，对于促使卫气旺盛，运行滑利，祛除病邪，恢复正常功能具有重要意义。益气温经法就是为此而设。益气温经法就是补益卫气及温经通络药的联用，如黄芪、桂枝、川芎等，达到卫虚得补、经络得通、寒湿得祛、血津得行的效果，此法应用范围很广，如黄芪桂枝五物汤、补阳还五汤、黄芪五苓散等都内含此法。

中医理论中有阳虚的概念，其实阳的实质就是气，阳虚是气虚中的一种证候，表达的是阳属性明显减弱导致的寒凉症状加重。故阳虚同样也可选用益气温经法，但药物的选择有些区别，如选用既能补气又有强烈祛寒燥湿温通经络的药品，如红参、附子、肉桂、干姜及羌活、独活等药。

2. 物理温热治疗　传统的中医物理疗法及吸纳现代科学的物理疗法，共同构成丰富多彩的中医物理温热疗法，如：日光浴、艾灸、刮痧、拔罐、药物熏蒸及电疗、红外线热疗、电磁疗等。

3. 饮食温热治疗　此属于食疗范畴。通过选用适度烹调方式、适量的温热食品，如各种煲汤火锅、辣椒姜葱蒜等辛热调味品，以及牛羊鸡鹿等肉类饮食等，来温暖卫气（助卫温煦），促化卫气，以使卫气旺盛，经络舒张，运行滑利。此外，酒性大热，其气慓悍，运行滑疾，与卫性质类似，适量饮酒也能助卫兴奋活跃。

二、温热疗法的作用

1. **活跃卫气** 温热疗法能使郁滞抑郁的卫气恢复活跃，能效提高。此外，卫气活跃还能促使滞营化卫，使卫气旺盛。

2. **增加卫气温煦力** 卫气的温煦功能是以消耗能量为代价，温热帮助增强了卫气的温煦力。

3. **舒张经络气道减少卫行阻力** 经络气道得热则舒张，得寒则收缩，温热疗法能促使经络气道舒张，减少卫行阻力，提高卫气的运行速度及能效。

4. **有助消散病理产物** 温热疗法能促使卫气活跃，运行滑利有力，使郁滞于经络气道中的病理产物，如滞气、郁血、滞津等，得以消散。正如《金匮要略》所说，"大气一转，其气乃散"。

5. **宣散在表六淫病邪** 在温热的帮助下卫气活跃，司开阖及抗邪功能都得到强化，能促使外感之寒邪湿邪从表而宣散，外入之风热暑热邪从表而透解，邪祛则卫安。

6. **温热有助卫气的化生** 温热疗法能促使脾胃功能的活跃，以化生出更多的营卫气。

7. **温热能刺激元气活跃** 元气活跃能激励脏腑功能旺盛，能催促化卫的速度而使卫气旺盛。

第四节 通则卫顺

卫气主要运行于形体官窍的经络气道，故经络气道通畅，对卫气的运行、输布及功能发挥具有重要作用，此即通则卫顺。在人体中，既有连通上下的纵向通道，也有沟通内外的横向通道，都是卫气运布的道路。前者，如十四经脉已有过许多论述，兹从略；后者论述较少，故本节重点讨论。

沟通内外表里的横向通道，始于体表腠理玄府的气孔气道，经过肌肉筋骨间的经络气道，终于脏腑。这个通道既是内外气机沟通的道路，也是病邪从表入里或从里至表的道路。《素问·皮部论》说："是故百病之始生也，必先于皮毛，邪中之则腠理开，开则入客于络脉，留而不去，传入于经，留而不去，传入于腑。"这个横向通道，最易出问题的是腠理玄府的闭塞，导致卫气郁滞，司开阖失常，故通利腠理玄府对于卫气的输布及功能发挥有益。

一、卫气主管腠理玄府开阖

皮肤上的腠理玄府是形体的最外层，其分布的气孔是卫气透出经络输布的末端，肌肉筋骨是形体的主体，故肌肤气道经络的通畅，对于卫气在形体的运行敷布，发挥感知、司开阖、温煦、御邪及带动肢体运动、推动血运津运等功能具有重要意义。

卫气司开阖功能，只有在肌肤气道通畅，卫气能正常运行敷布的条件下才能行使，开则腠理玄府气孔张开，肌肤及脏腑浊气，通过横向通道泄出体外，保持肌肤及脏腑的清净及内外气道的通畅；合则腠理玄府闭合，但腠理气孔仍保持一定程度的开放，以利浊气的排出，故卫气的正常司开阖，表现为合而不死，开而有度。总之，肌肤脏腑横向气道经络通畅，是卫气能正常司开阖的一个重要条件，同样，卫气司开阖功能正常，也有利肌肤脏腑横向气道经络的通畅及肌肤脏腑功能的正常。

二、肌肤气道经络不通的治疗

1. **大补卫气，宣通肌肤** 卫气旺盛及肌肤气道经络通畅是卫气司开阖功能正常发挥的重要条件。若卫气虚弱及肌肤气道经络不利，则易导致司开阖失常，故补益卫气及温通肌肤气道经络是基本治法。补卫气用黄芪、党参、人参等；温通肌肤气道经络用麻黄、桂枝、羌活、独活、紫苏叶、藿香等辛温散寒通经和络之品。我们对辛温药功效的认识不能只局限于解表，对于无外感表证所出现的卫虚表寒（阳虚阴盛）、卫郁表寒（卫郁失煦）、表腠不通（无汗少汗）、经络不通气滞血瘀（痿软瘫痪）、卫滞水停（肢体水肿）、卫滞血郁（肢体疼痛）、卫郁气滞（局部胀痛）、卫气逆窜（气窜经络）、卫虚内陷（表疏易感）等，都可以通过应用此类药品，达到宣通表腠、温经通络、温经散寒、温经行气、温经活血止痛、温经利水、温经燥湿、温经疏风、宣肺止咳、宣肺利水、活跃卫气、升举阳气等效果。

2. **祛除外邪，恢复气机** 若风寒病邪侵袭阻滞于肌肤，郁卫滞营，气道经络不通，则出现以恶寒发热、头项强痛、无汗、脉浮紧为特征的太阳伤寒证，当以辛温解表治之。此外，还有一种现代很常见，但很不典型的外感轻症，仅以突感全身困乏无力为主，脉沉，而无恶寒发热、头项强痛、脉浮紧等症，此为邪轻卫郁之象，常被误诊为其他疾病而治疗乏效，但以益气解表治之，则很快能使困乏无力症状消失。

3. **疏利脏腑，里解表和** 内在脏腑失调所产生的郁气、逆气、食积、内热等病理产物，只要阻滞内外气道，导致肌表卫气运行输布受碍郁滞，就可能导致司开阖功能失常，出现全身困乏、畏寒、无汗或少汗、易外感等症。如情志不舒肝气郁结，阻滞内外气道经络，以致卫气输布肌肤受碍则司开阖失司，而出现上证，此时若疏肝理气及精神疏导，肝气恢复疏泄正常则内外气机通畅，卫气输布到位，而肌表症状很快消失。又如小儿食积内热，内热遏阻表里气机，导致卫气输布肌肤受碍则司开阖失职，也能出现上证。只要反复泻下食积内热，内外气机通畅，卫气输布到位则肌表症状很快消失。此都属里解表自和。

4. **活血利水，气道通畅** 脏腑在内外病因作用下导致脏腑功能低下或紊乱，若出现外湿浸渍、脾虚湿泛、肾虚水肿、肺气失宣等，就会产生病理产物水湿，水湿阻滞形体及经络气道，卫气运行输布不利，司开阖失职，而导致腠理玄府闭合，推动血津运行无力而滞缓，以致出现无汗少汗、头晕、困乏、畏寒、肢凉及肿胀等症。故在治疗中，不仅要调理脏腑，补卫温通经络，还要清除这些病理产物，以利于脏腑及卫气功能的恢复。

第五节　清热卫平

卫气实化火，是在卫气实基础上部分卫气化为火邪，表现为以局部红肿热痛为特点的火证。火证或来源于卫气自身气实化火，或脏腑移火于卫导致火证，或六淫病邪与卫实结合形成火证等。其表现为痤疮、丹毒、疖肿、溃疡、痈疽等。对于卫实所致的火热证以清热泻火为主，合并脏腑内热者兼以清泄脏腑。

一、清热泻火法

主要有清透、清解、清泄三种。轻者以清凉透泄为主。中度者以清热消解为主。重者多伴脏腑内热，故应表里同治，清透、清解与清泄联用，迅速清热泻火，控制病情。清透是通过清凉透泄之品，如薄荷、桑叶、菊花、蝉蜕、葛根等，使热火从腠理玄府透泄体外。清解是通过清热之品，如金银花、蒲公英、板蓝根、石膏、黄芩、黄连、黄柏等，直接清解火邪，使之回归正常。清泄是清热药与泄下药合用以清泄病邪。

二、补清并用

卫实导致的火证，是部分卫气转化为实火，若卫气化火过多，局部火证（如疮痈）严重或热漫全身，病程时间过长，反复发作长期不愈，卫气过多化火则导致卫气虚，以致火证与卫虚并存，这时应扶正祛邪，即补卫气与清热泻火同用。

三、治疗卫气过激引起的风热证

若卫气受到内外刺激而反应过激，则易导致卫气实而逆行，卫实则化热，卫逆则化风，二者结合就形成风热过敏证，出现红色过敏性皮疹并伴发热、瘙痒等症，其治疗主要有三：①疏风清热，透解卫气所化之风热。②避免接触外致敏原，并调理恢复脏腑功能。③重镇潜阳使阳潜于阴，以抑制卫气的过亢兴奋性等。以上综合应用，常能取得很好的疗效。

第二篇　营气新论

营气来源于水谷精微，是人体最基本最重要的营养物质，能直接或间接化生出人体所有阴类物质及阳气，故是名副其实的营养之气。营气又称荣气、荣、营等，营气之所以称为气，并非它是阳气，而是因其形态微小，如气一样，视之不见。营气属性为阴，为人体阴气，故又称营阴。营气在卫气的推动下通过经络循布于全身，外而营养四肢百骸、五官九窍，内而营养五脏六腑，如《素问·痹论》所说，"荣者，水谷之精气也，和调于五脏，洒陈于六腑"。

营气在中医理论中是抽象的营养概念，包含现代医学中的糖类、蛋白质、脂肪、维生素、微量元素等营养物质，故是人体赖以生存的营养之气。中国人正常传统的饮食结构，即《内经》所说五谷为养，五菜为充，五果为助，五畜为益，通过合理均衡的摄取，能化生出充足正常的营气，以满足人体的各种生理需要。但若外源性饮食或能量供给摄入失常（过多、过少或失衡），或内源性脾脏对饮食的消化、吸收失常，都会导致营气的化生不足或过多，或营清营浊的比例失常，或营气内含的某些营养元素缺乏或过多等，而出现营气病变。营气病变也是现代代谢疾病的重要内容，也是许多疾病的组成部分。

由于营气是人体赖以生存的营养之气，故探求营气的来源、成分、运行、功能及转化规律，对于认识外来饮食内化对人体生理病理的影响，指导中医临床对营气失常的治疗，都具有重要的现实意义。

第一章　营气化生与运行

第一节　营气的化生

一、营气化生的途径

1. 来自脾胃化生的水谷精微　营气主要来源于饮食，古人将饮食称为水谷，现代中医依据古训，也仍用水谷代表饮食进行表述。脾胃利用水谷能化生出营气、卫气、津气三种物质，以营养濡润全身。

中医理论认为，水谷（饮食）经口而入胃，胃接纳腐熟为食糜，下传于脾，在脾的运化（消化吸收）下，水谷精微中的"精专""精气"部分，在脾转化为营气，上输于肺，经肺宣发，进入经络循环敷布于全身。《素问·痹论》说"荣者，水谷之精气也"，《灵枢·营气》说："营气之道，内谷为宝。谷入于胃，乃传之肺，流溢于中，布散于外，精专者行于经隧，常营无已，终而复始，是谓天地之纪。"此经文所说的"胃"为广义胃，内涵脾胃两个脏腑。此外，现代医学中口服及输液中的营养物质，从中医角度也认为是营津的化生原料，经脾运化，生成营气及津气，为人体利用。

2. 来自精、形的逆化　精、形都是脏腑利用营气化生的阴属物质，是人体阴的重要组成部分。但从营养角度来看，精和形都是营气的异形储备，在特殊情况下，如饮食匮乏、化源枯竭，脾胃虚弱不能纳运，或卫邪抗争、营气耗尽等危急关头，元气启动应急卫气化生机制，激励催化部分精、形，逆化为营气，营气再转化为卫气及其他阳气，以满足抗邪及其他基本生理功能需要。故精形逆化营气是营气的第二来源。

二、胃气与营卫气

胃气是《内经》中出现频率很高的名词，但在《内经》中胃有狭义及广义两种概念，广义的胃，包括脾胃两个脏腑，如《灵枢·营卫生会》所说，"人受气于谷，谷入于胃，以传与肺，五脏六腑，皆以受气"。狭义的胃，仅指胃一个腑，如《素问·经脉别论》所说"饮入于胃，游溢精气，上输于脾，脾气散精，上归于肺"等。故胃气也有狭义胃气与广义胃气两种，而以广义胃气的论述较多。

1. **胃自身的功能之气称为胃气**　此胃气也称为胃之阳气或胃阳。狭义胃气的功能，包括接纳、腐熟及排空水谷（食糜）；而广义胃气包括脾胃二者的功能，除狭义胃的功能外，还包括脾的运化功能。

2. **营卫气就是胃输出的胃气**　广义胃（脾胃）利用水谷精微化生出的水谷之气，即胃气，胃气内含的主要就是营卫气，胃气上输于肺，经肺输布于全身，发挥营养及温煦功能。《灵枢·五味》说："胃者，五脏六腑之海也，水谷皆入于胃，五脏六腑皆禀气于胃。"《素问·平人气象论》说："平人之常气禀于胃，胃者平人之常气也，人无胃气曰逆，逆者死。"李杲《内外伤辨惑论》说得更清楚："盖人受水谷之气以生，所谓清气、荣气、卫气、春升之气，皆胃气之别称也。"由于胃输出的胃气来源于水谷，故胃气又被称为谷气、水谷之气、水谷精气等。胃气实际包含营气、卫气和津气三种，在古代由于谷（泛指食品）得之不易，故谷化生出的营卫气，便成为医学家所说胃气的主要内涵。《素问·痹论》说"荣者，水谷之精气也……卫者，水谷之悍气也"。

一般而言，论及胃的功能时，胃气指胃的功能之气；论及胃气对全身的营养作用时，胃气就是指营卫气。后者根据功能不同也有区别，如论及胃气的动能作用时指的是卫气；论及胃气的营养作用时主要指营气。

胃气内涵的营卫气及津气，对人体的健康及生命具有特别重要的意义。即"有胃气则生，无胃气则死"。

三、营气不是阳气而是阴气

中医阴阳是以属性分类，如阳为气，阴为形，凡气都为阳属性，故称为阳气；凡有形物都为阴属性（如精、血、髓、津、液及形体等），故都称阴形。但在《内经》中，又将形态微小的如雾气样的营阴，称为营气，而营气具有滋养、润泽、宁静等功能，性属阴，故营气是阴气而非阳气，常称为营阴。此外，在《内经》中，还有将脏腑阴形的功能表现称为阴气，也有将阴邪及病理表现称为阴气等情况。名称虽都是阴气，但内涵不同，应仔细辨别。

四、营清与营浊

营气是人体非常重要的营养物质，包含营中清气（简称营清）及营中浊气（简称营浊）两种，营清、营浊各有自己的生理特点，二者相互合作，共同完成营气的营养功能。

营清是营气中的清纯之气，性质活跃，具有很强的化卫趋向性，故营清能根据卫气消耗及需要，迅速化卫，以保持卫气的旺盛及功能的发挥。运动中的爆发力，主要依赖营清快速化卫完成。营清在满足卫气生理需要后，多余部分转化为阴精、阴形。

营浊是营气中浊厚之气，性质较迟钝，具有很强的化阴趋向性，如化精、化形等，以满足未成年人的生长发育需要及成年人的阴形修复需要。当营清化卫消耗殆尽，营浊会接替营清化卫，故是人体耐久力的主要后备资源。若体内营浊过多，则化卫功能反被抑制，化精化形增多而肥胖。

从现代医学角度分析，中医的营气基本包含现代医学中的碳水化合物、蛋白质、脂肪、维生素及微量元素等营养物质，而营清主要内含碳水化合物、维生素及微量元素等，营浊主要内含脂肪、蛋白质等。

第二节 营气的运行

一、营气通过经络循布全身

脾化生出营气后，通过经络将其上输至肺，又在肺的宣发下，再次进入经络（"肺朝百脉"），循环往返于全身，为人体各部分提供营养。《灵枢·营气》说："营气之道，内谷为宝。谷入于胃，乃传之肺，流溢于中，布散于外。"《素问·痹论》说："荣者，水谷之精气也，和调于五脏，洒陈于六腑，乃能入于脉也。故循脉上下，贯五脏，络六腑也。"

营气在经络中的运行路线，在《灵枢·营气》中有记载，其主要干线是顺沿十二经脉循行后，再由颃颡部上行，循颠下项，循脊入骶，复络阴器，循腹里入缺盆，下注肺中，复出太阴，形成包括任督在内的十四经循行次序，一日一夜全身运行五十周。营气不仅在主干经脉中运行，还循行于全身所有大络小络孙络中。

二、营气在经络中的运行方式

1. **卫气是推动营气运行的动力**　《灵枢·痈疽》说："血脉营卫，周流不休，上应星宿，下应经数。"营卫是通过经络与血一起周流不息的。阳主动，阴主静，营气是阴气、静气，卫气是阳气、动气。故营气、血、精、津等阴类物质只有在卫气的推动下，才能在经络中全身循环运行，往返不息。

2. **血承载营气运行**　营气进入经络后，由血承载而循布全身，故血中有营，营外有血，营血常并称，《灵枢·寿夭刚柔》也说"刺营者出血"。血能根据人体的生理需要而调整营气的承载量，若饮食过多，脾化生出过多的营气，超过血的承载量，多余的营气只能游离于血外，游离营气易壅滞经络，化生痰脂，导致肥胖，乃至心脑血管病及肿瘤等疾病。

第二章　营气的作用

营气在卫气的推动下，通过经络，循环往返，输布于全身，为人体所有脏腑组织提供营养，故营气的功能就是营养功能。《素问·痹论》说"荣者，水谷之精气也，和调于五脏，洒陈于六腑"。若营气供给不足则会导致许多病症，如《素问·太阴阳明论》说："脏腑各因其经而受气于阳明……四肢不得禀水谷气，日以益衰，阴道不利，筋骨肌肉无气以生，故不用焉。"营气既能化阴，又能生阳。营气的营养功能，主要体现在化精及化气两方面。

第一节　营气化精

营气化精是营气的一个重要功能。营气和精都是人体重要的营养物质，营气是低级的营养物资，而精是高级营养物资，精是由营气所化生，故营气充足则精充盈，如《类经·脏象类·本神》说"精生于气，故气聚则精盈"。营气化生之精，大致可分为五类，即脏腑之精、肾藏之精、生髓之精、化形之精、化血之精、化液之精等。

一、脏腑之精

脏腑之精主要是为脏腑自身服务的阴精，简称脏精或腑精，藏于脏腑阴形内，具有化生修复阴形及化生阳气的功能。若不足，则导致脏腑阴虚，阴形瘦弱或糜烂溃疡不易愈合；或导致脏腑阳气不足（气虚、阳虚），功能低下或衰弱衰竭。正如《灵枢·本神》所说："是故五脏主藏精者也，不可伤，伤则失守而阴虚，阴虚则无气，无气则死矣。"

二、肾藏之精

1. **生殖之精**　生殖之精是五脏六腑之精汇聚于肾而形成，但以肾精为主，《素问·上古天真论》说："肾者主水，受五脏六腑之精而藏之，故五脏盛乃能泻。"

2. **生髓之精** 肾精具有化髓的功能，所化之髓充于骨者为骨髓，充于脑海者为脑髓。

三、化形之精

形体指脏腑外之躯体，为元精所分化，由五体（皮、肉、筋、骨及脉）所构成，是人体的外表形态。《灵枢·经脉》说："人始生，先成精，精成而脑髓生，骨为干，脉为营，筋为刚，肉为墙，皮肤坚而毛发长。"形体是由化形之精所化：当营气通过经络到达形体的五体后，在元气的激励催化下、五脏信息之气的促使下，营气转化为化形之精，化形之精再化形，以满足小儿形体生长发育及成年人形体修复及强壮的需要。若营虚化生化形之精不足，或精化形障碍，都会导致肢体皮毛干枯、肌肉消瘦、筋骨软弱、经脉涩滞等形虚证。

四、化血之精

人体之血主要由脾精、肾精所化，脾精肾精是营气所化生，故营气是血化生的基础原料。

1. **未成年时血主要由脾精所化** 未成年时脾胃功能活跃，食欲旺盛，易饥易食，故能化生出大量营气，不仅能满足生长发育的需要，同时，营气化生脾精，脾精化血，血输经络，载营携津，营润全身。《灵枢·邪客》说"营气者，泌其津液，注之于脉，化以为血，以荣四末，内注五脏六腑"。

2. **成年后血主要由肾精所化** 成年后肾气旺盛，肾利用营气化生出大量肾精，肾精再转化为血，进入经络，以补充血耗。《诸病源候论》说："肾藏精，精者，血之所成也。"而人到老年，元气衰弱，肾化精功能减退，故易造成血虚。

五、化液之精

津与液不同。津乃水之精气，入于经络，循环润泽于全身。液以津为主要原料，与营气所化之精结合而生成，液也常被称为津液，不能入于经络，只在局部发挥作用。液种类繁多，如唾液、胃液、肠液、关节液、脑脊液等，具有不同的功能。

第二节　营气化生阳气

人体各种阳气都是元气的衍生物，也是各种生理功能的具体执行者。营气作为基础营养物质，能直接化生卫气，间接化生出脏腑之气、脑气及元气，故营气充盈是人体各种阳气化生及旺盛的必备条件。

一、直接化生卫气

卫气是人体重要的阳气，营卫同行，营气能随时根据卫气的需要而转化为卫气，以补充卫气的消耗及保持卫气的旺盛，故是卫气最重要的化生资源。影响营化卫的因素很多。

1. **动与静**　运动既能促使营化卫而使卫盛，也同时导致营气资源的消耗而使营虚。卫气在运动中的不断消耗，必然促使与其伴行的营气不断化生出更多卫气。静则形体安静，卫气消耗明显减少，以致营化卫大减，脾化生的营气蓄藏于经络中，为卫再动做好营化卫资源准备。形体动静交替，营卫消长更虚更实在正常范围内处于动态平衡，体现了身体的健康状态。

2. **昼与夜**　昼则神醒目张，卫气从足太阳经睛明穴（目内眦）出目，从阴经进入阳经，从抑制转为兴奋，发挥卫气的各种功能。夜则神眠目闭，形体动作基本停止，卫气化生从旺盛转为虚弱，同时卫气从阳经进入阴经，从形体进入五脏，卫气助脾化谷化营，助脏腑化精化形以盈阴蓄气。若昼动夜不寐，夜不寐则卫留阳经而不入阴经，卫应弱反强，营应蓄反耗，精血形应充反损，此称为卫气"内伐于阴"，久之，精气大虚，体力不支，形体消瘦，面容憔悴；反之，若昼夜嗜睡懒动，卫气应在阳经反久滞阴经，应盛反虚，导致营化卫大减，营化形过多，而体胖臃肿，卫虚阴盛。

3. **寒与热**　四季寒暑转换，阴阳更替，对营卫化生也产生重要影响。从秋入冬，天气转寒，寒冷刺激元气促营化卫加速，卫盛温煦形体以抗寒。从春入夏，气候逐渐炎热，天之阳热能助卫之温煦，故卫气耗能大减，以致营化卫数量减少。

二、间接化生其他阳气

1. **营气化精，精化阳气**　营气先化生脏腑之阴精，脏腑之阴精再化生脏腑之阳气；脑之位气是脑髓所化生，而脑髓是肾利用营气所化之肾精所化生。此即"以阴生阳"。

2. **营气化卫，卫化阳气**　卫气还具有营养功能，能化生元气及脑之动气，此称为以气补气，以阳补阳。

第三章 营气病概述

凡营气化生、运行和转化失常所致的病变，理论上都应称为营气病（类似于现代医学意义上的营养病、代谢病）。营气病在当前中医理论著作中罕有提及，应予以高度重视。

第一节 营虚

由于饮食来源不足，或脾胃虚弱化生无力，或营气化生障碍，或营气消耗过多，或营气被邪阻而不行等原因，导致营虚证。营虚则生阴、化阳不足，或不均衡，影响脏腑、形体、气血阴阳的化生，而出现全身或局部的气虚、血虚、阳虚、阴虚，或气阴两虚、阴阳两虚等病机。

若食物单一、成分不足，或脾胃虚弱，营养成分吸收障碍，或转化障碍，以致体内营气营养成分不全面、不均衡，而出现许多营养病、代谢病。在现代，除极少数地区外，饮食匮乏已很少见，而饮食营养过多，超过脾胃运化能力，以致脾胃壅滞而虚弱，成为口腔溃疡、贫血、甲状腺功能减退、小儿佝偻病等许多营养病、代谢病的重要致病因素。许多人只考虑症状的改善及营养成分的补充，而往往忽视这些疾病属于内源性营养吸收不良，是脾胃虚弱所致，故导致这些营养不良病长期存在，或迁延难愈，或反复发作，给患者带来许多身心痛苦。正确的治疗是纠正不良饮食习惯，并恢复脾胃功能。

第二节 营实

饮食摄入过多，特别是油脂及动物性饮食摄入过多，导致营气化生过多；运动太少，营气消耗太少，造成营气相对过多；或营气转化障碍，不能为脏腑组织吸收利用，而造成营气壅滞。营气过多，超过生理需要，壅滞体内，就会造成营气实（即营气过剩或称为营养过剩），阻滞于体内，影响脏腑气机的舒展及全身气血的运行，而出现全身困乏、欲卧思睡、腹胀、气短等症。若为一时饮食过多所致的营气壅滞，只要增加运动的消耗，或减少后继饮食的摄入，就会使多余营气减少而回归正常；若长期营实，则会导致以下多种病机。

一、营气实易导致卫气虚

营气实是指营气过多，超过生理需要，其对卫气的影响有三。

1. **营气实反抑制营化卫**　卫气为阳，营气为阴，阴盛则阳虚，若营气过多壅滞而实，则导致营化卫功能低下，卫气化生不足而虚，出现畏寒、困乏无力、易外感、脉细或沉细等卫虚症状。

2. **增加卫气推动血运的消耗**　营气过多壅滞于经络内造成营血黏稠，卫气推动血运阻力增大而消耗增多，以致易出现卫虚气滞血瘀，或卫虚气滞津滞或津溢水肿等病证。

3. **营气壅滞降低了卫气的抗邪能力**　若营壅卫虚，肌表疏松，抗邪无力，六淫病邪乘虚而入郁卫（风阻、寒遏、热壅、湿困、燥滞）致病，卫虚若不能及时纠正，易造成病邪滞表，迁延难愈，或从表入里，危及脏腑等。若在祛邪的同时补气，适当减少饮食摄入，消耗过多营气，则有助营化卫机制的恢复，增强卫气的抗邪能力。

二、营气实易致阳盛或气实化火

阳性体质，或某些脏腑功能旺盛者，营化气效率高，过多营气反能直接化生出过多卫气，或间接化生出过多脏腑阳气，而造成整体阳气过盛，出现身燥热、咽干唇燥、口渴喜饮等症；或气实化火，出现火热表现，如口苦、眼红肿、耳肿痛、口腔溃疡、淋巴结肿大、烦躁易怒、痤疮疖肿、苔黄、脉浮大等表现。此即民间俗语"吃得太多太好易上火"的缘由。

三、营气实易病化痰脂

营气实则营气壅滞，营气壅滞则易病化异化为痰脂，成为人体多余的有害的有形物。痰脂沉淀、聚集，或与瘀血、浊液及六淫常邪、六淫毒邪结合，可形成肥胖病、心脑血管病、黄褐斑、肿瘤等多种痰脂病。

四、营气实易为邪劫而化为邪火

营气为卫所用则壮卫气，为邪所用则壮邪气。营卫同行，若营气实壅滞体内，不仅化卫少，还易郁滞卫气，导致卫虚，而易外感六淫病邪，邪侵入既能郁卫，削弱卫气的抵抗力；又能夺壅营，壮己化火而使邪热鸱张。六淫病邪都能夺营壮己，病邪越毒越猛烈则夺营自壮的能力越强。一般而言，六淫常邪，邪势较弱，夺营力量较弱，故邪热及病势较轻；六淫毒邪，毒力巨大，夺营力量较强，故邪热炽盛，病情危重。病邪能在人体内造成极为严重的后果，不断劫夺营气自壮是一个重要原因。

由于邪能夺营自壮，故在邪盛发热期，应选择清淡易消化的流食，这不仅有利于脾胃运化功能的恢复，也由于营气化生数量减少不会壅滞，故有利营化卫，而不利病邪的劫夺，以致病邪无滞营可夺而自衰，卫胜邪退而进入恢复期。反之，若在卫郁邪盛阶段，摄入过多食物，尤其是高油脂及高热量的动物性食品，既碍运化，又使营气壅滞为邪劫夺而使邪盛，高热不退。即使在病邪衰弱的恢复期，过多滞营，也易为余邪劫夺而使邪复热起，古人将此称为"食复"。

五、营气壅滞导致津滞病变

营气壅滞经络，卫气被郁，气滞津滞而出现津病。主要表现有三：①营壅津滞外溢为水。营壅则卫郁，推动津运无力，而导致津滞为胀，津溢为肿。许多人认为胀为气滞，肿为水肿，实际上气滞所致的轻度津滞就是胀，补气可使气行津行而胀消。气滞津滞外溢形成的较重水肿，可利水消肿，肿消气自复。②营壅津滞易形成痰饮。③营壅滞津与病邪结合形成多种湿热或寒湿病变，如外发于肌肤的湿疹、疱疹，下渗的赤白带下等病症。

六、营气壅滞元气虚弱

元气是生命之气，元气的化生是以阳补阳，需要人体所有阳气的参与，如卫气、脑气和脏腑之气等，但以卫气需求最多。若营气壅滞，化卫少而化形多，化生元气资源不足则易导致元气虚而精神差、身体弱、寿命短。

第三节　营不化精

营不化精，是指生理性或病理性的脏腑利用营气化精障碍。精不仅是人体阴的重要组成部分，也是化生各种阴类物质（如化形、化血、化髓、化液）及脏腑阳气的重要资源，故营不化精既可导致阴虚也可导致气虚。

一、阴虚火旺、阳亢

1. 阴虚火旺　若营不化精则导致脏腑阴虚，脏腑阴虚进一步发展易造成阴虚火旺。

2. 阴虚阳亢　营不化精导致脏腑阴虚，阴不制阳，则阴虚阳亢。阴虚阳亢既可能是生理性的，如年老元气催化脏腑化精不足而导致阴虚阳亢，更年期综合征的相关表现即属于此类；也可能是病理性的，如脏腑病变所致的阴虚阳亢，如肝阴虚阳亢、心阴虚阳亢等。

二、血虚、髓空、液少、消渴

营不化精则精少，精少若化血不足则导致血虚；若化髓不足则导致脑髓或骨髓空虚；若化液不足则导致液少而燥等。可导致再生障碍性贫血、脑萎缩、骨质疏松及消瘦、年老消化液明显减少等。

元气病态不足，激励脏腑形体利用营气化精障碍，以致全身精少阴虚，不被利用的大量营气随津下注膀胱，随尿排出体外，营津大量丢失，生理需要营津明显不足，导致口渴咽燥喜饮，食欲亢进多食，化形不足消瘦的三多一少（食多、饮多、尿多和体重减轻）的 1 型糖尿病。若饮食多而运动过少，元气激励形体营化卫、营化精、精化形障碍，不被利用的营气通过膀胱随尿排出体外，以致卫气、精、形不足，而感困乏无力及消瘦，此为 2 型糖尿病。胰岛素的激励催化功能，属于中医元气功能的一部分。

三、形瘦肢痿

营不化精，精少化形不足则全身消瘦。若局部精不化形则出现局部消瘦，痿软无力或废用（痿证），如吉兰－巴雷综合征等。

四、脏腑气虚

脏腑之气利用通过经络到达的营气，化生阴精藏于脏腑内，阴精可化生出脏腑之气并使之保持旺盛。若脏腑利用营气化精障碍，脏腑阴精不足不能正常化生脏腑之气，则脏腑气虚，功能减退。

‖第三篇 脑海新论‖

　　古代中医对脑生理病理的认识非常贫乏，在经典著作《内经》的脏腑体系中就没有脑，脑只能与髓、骨、脉、胆、女子胞等并列，被称为奇恒之腑，对脑的生理、病理认识也不足百字。而时至今日，如果不能充实、丰富、发展中医脑理论及诊治思路和方法，中医就不能成为完善的医学体系，也不能在现代越来越多的脑功能障碍及疾病的诊治中，发挥重要的指导作用。现代中医应按照自身的体系架构创新发展脑理论，余结合数十年脑功能障碍及疾病的诊治经验，以充实发展中医脑理论为宗旨，试做如下论述。

第一章　脑的基本概论

第一节　脑气脑髓及脑络

脑海中脑髓及脑络，是胚胎中先天元气激励元精分化出的一种形态，而脑气是元气衍生出主管脑髓、脑络功能的阳气、动气。只有脑气旺盛、脑髓完整、脑络通畅，三者协同配合，才能完成脑的生理功能。

一、脑气

脑气是脑中无形的功能之气，属性为阳，故为阳气。

（一）脑气的分类

脑气分为脑之动气、脑之位气两种。脑之位气是位于脑髓上的固定气点，每个气点对应管理不同脏腑形体官窍的功能；脑之动气，是在位气上运行的气，通过不同运行途径及方式，启动不同位气的兴奋性，来指挥所管理的形体脏腑的功能活动，多个位气的配合共同完成人体复杂的生理功能。

（二）脑气的主要功能

1. **代五脏总管神志**　五脏产生的魂、魄、神、志、意五神，上输于脑，由脑代为总管，统一应用。五神中的魂、神、意、魄、志，代表不同的思维阶段，《灵枢·本神》说："心有所忆谓之意，意之所存谓之志，因志而存变谓之思，因思而远慕谓之虑，因虑而处物谓之智。"这是五神共同参与的一个统一完整系统的思维过程，体现脑的感知、记忆、思维、想象等认知功能活动。在《内经》中，受封建体制影响，把心称为君主，以心神统代其他四神，以体现君臣等级观念，这种观点无疑是错误的，心神只是五神之一，如上述引文"心有所忆谓之意"，仅表示有了想法，后继还有志、思、虑、智等思维活动，总之，神志是五神共同作用的结果，也是脑代为总管的结果。

2. **指挥全身行为**　脑气具有指挥、控制、协调全身所有脏腑、形体、官窍功能活动的作用，如干什么、怎么干、干到什么程度等都是脑气指挥的结果，以完成生活工作所需的各种行为，以适应内外环境的变化，以及促进人体抗邪抗病能力的发挥，促进病后人体各种功能结构的恢复等作用。

3. **促进全身气血活跃运行** 脑气具有促进全身气血活跃，运行循布有力及功能正常发挥的作用。如脑气舒展，神志愉悦，则气血旺盛；若脑气抑郁，神志不舒，则易导致气血郁滞。

4. **补益元气** 元气衍生的所有阳气，都具有补益元气的作用。脑气活跃旺盛元气可得补益。许多学者，运动很少，但脑力劳动多，动则生气，脑气旺盛，补益元气有力，故健康长寿。

二、脑髓

脑髓是脑的有形本体，属性为阴，故称为阴形。脑髓是元精分化的产物，《灵枢·经脉》说"人始生，先成精，精成而脑髓生"。脑髓的主要作用有三：

1. **脑髓是脑气运行的载体** 只有脑髓形态正常、结构完整，脑气才能在脑髓上正常运行，发挥各种功能。

2. **脑髓是化生脑之位气的资源** 只有脑髓充盈，才能正常化生位气并使位气旺盛，位气主管记忆，故脑髓旺盛才能使位气旺盛记忆力好，脑髓损伤或萎缩，则记忆力差。

3. **脑髓能够制约脑气** 根据阴阳学说，脑髓为阴，脑气为阳，阴能制阳，故滋补脑髓可以防止脑气失制而过亢，滋阴潜阳可使脑内阴阳恢复平衡。

三、脑络

脑络是脑中大络系统，是脑阴形的重要部分，脑络与全身经络相连相通，功能十分重要。脑络主要作用有三：①补充脑营养；②排出脑内产生的浊物；③脑内外信息传递通道。脑络将来自脑外经络中，脏腑所化生的气血津精髓等物质，输布到脑内，以补充脑功能结构营养消耗，而使脑保持正常的功能状态。脑络将脑在功能活动、新陈代谢及疾病演变过程中，所产生的浊物、病理产物，及时传送到脑外。脑与全身的信息往来，包括形体脏腑信息的传入，脑综合分析决定后信息的传出、反馈及纠正等，都是通过脑络完成的。故脑能统一指挥全身，完成各种生活与工作活动等。脑络是脑气功能能够发挥，脑髓形态结构能够完整的重要保障，也是人体行为能够正常进行的保障。

第二节　脑的信息传递

人体与生俱来就存在网布全身的信息系统，受时代局限，两千年前古人难以认识及识别，故传统中医中虽然没有信息系统的表述，但实际客观存在隐含于中，因为脑海与全身脏腑、形体、官窍之间的相互作用，以及全身功能结构的协同配合等，只有通过信息系统的信息传递才能完成。中医的信息系统主要由以下四方面组成：

一、脑是信息中心

脑气将来自全身的信息，进行综合分析后做出决断，及时发出执行信息，指挥肢体、官窍及脏腑执行。

二、经络是信息传递通道

经络是网布全身的信息传递通道，脑与形体脏腑的信息交流，是通过经络信息传递通道来完成的。

三、卫气是经络信息携带者

卫气是全身阳气，能够通过经络循环周流于全身，外而形体官窍，内而五脏六腑，无处不到，无时不有，具有接受携带传递信息到脑及全身的能力，成为人体信息交流传递的信使。在脉诊中，不仅能感知卫气的运行状态，还能感知卫气所携带的全身各种信息。

四、全身阴形是信息传递的终端

人体所有阴形，如五脏六腑、五官九窍及四肢百骸，都是信息传递的终端，而主管脏腑形体阴形的脏腑之气及卫气，都具有发出及接受信息的能力。

脑是人体信息系统中，信息的汇集地及处理中心，非常重要。故人体所有疾病，特别是大病、重病、危病的调治，都要注意发挥脑的作用，脑气的舒展条达，对于疾病的改善、控制或治愈都有助益。

第三节　脑髓脑气的营养供应

张介宾《类经·疾病类》说："五脏六腑之精气，皆上升于头，以成七窍之用，故头为精明之府。"脑髓及脑气，由于形态不同、功能不同、阴阳属性不同，故所需营养资源也不同。

一、脑髓补益

（一）精补脑髓

"脑为髓之海"（《灵枢·海论》）。髓为精所化生，五脏之精皆能通过经络入脑化髓而充补脑髓之不足或消耗。在五脏中，肾精与脑髓最为密切，肾精不仅能通过经络入脑化髓，也能在脊柱中化髓，直接上输补益脑髓。若肾虚化精不足，不仅能导致肾阴虚，也能导致脑髓不足而脑阴虚，出现失眠、虚烦、耳鸣、头鸣、记忆力减退、注意力差、思维不耐久、情感易波动、眩晕等症。《灵枢·海论》说"髓海不足，则脑转耳鸣"。

此外，肾中元气也对肾精的化生及精化髓有促进作用，如青壮年，元气旺盛，激励催化肾化精化髓功能旺盛，则髓海充盈；人老元气衰弱，激励催化功能减弱，则肾化精化髓不足，以致脑髓不足及形态萎缩。

（二）血养脑髓

脾为气血化生之源，脾化生的营血，通过经络进入脑内，补养脑髓。《灵枢·五癃津液别》说："五谷之津液，和合而为膏者，内渗入于骨空，补益脑髓。"若长期饮食匮乏，导致营化精化血不足，则导致血虚，血虚不能上养脑髓，则出现头晕眼花、心悸失眠、烦躁不安等血虚证表现。

（三）液润脑髓

《灵枢·决气》说："补益脑髓……是谓液。"只有充足液的滋养，脑髓形态才能保持丰满及润泽。液来源于饮食中津的上输，与脑内少量精化合而形成，此外，肾精与津在脊髓中化合形成的脑脊液入脑，也具有润泽脑髓作用。若汗吐下利津液大量丢失，或年老精血暗耗等，都能导致脑液缺少，脑髓失润而功能低下，出现头晕恍惚、思维迟钝、记忆力减退等症。

二、脑气化生

脑气有位气和动气两种，其化生途径及营养类型不同。

（一）脑髓是化生脑之位气的资源

脑中位气是由其下的脑髓化生，此为"阴生阳"，脑髓充盈，则位气化生充足旺盛，功能就强。

（二）卫气是化生脑中动气的资源

卫气是五谷精微中慓悍之气，与肺中大自然清气结合所形成的阳气，通过经络上入脑，成为补益脑之动气的资源，此为"阳生阳"。但卫气资源的转化，还需要"动则生气"的方式来促进，故勤用脑（勤读、勤思、勤用）才能促使更多卫气转化为动气，以保持动气的旺盛。若不常用脑，即使卫气再旺盛，也难以化生出充足的动气，而使脑动气功能低下，运行缓慢，易导致思维迟钝、反应较慢等。此外，肢体不经常运动或不能运动者，如高位瘫痪等，脾胃所化生的卫气，通过运动消耗得很少，而卫气主要用来补益脑气，故脑之动气仍能保持旺盛，脑的各种功能活动正常。

第四节　脑与脏腑病变的关系

脑与脏腑通过经络相连，气血相通，信息交流，而形成紧密的生理相关性、病理相及性。五脏正常对脑的正常具有极其重要的作用，而脑的功能也对五脏健康发挥重要促进作用。《灵枢·本脏》说："志意者，所以御精神，收魂魄，适寒温，和喜怒者也……志意和则精神专直，魂魄不散，悔怒不起，五脏不受邪矣。"五脏病变常能导致脑功能的失常或病变，而脑病也能导致五脏病变。

一、五脏病变导致脑功能失常或病变

1. **脾** 脾胃虚弱，营卫气化生减少，易导致头晕眼花、虚烦不安、记忆力减退、注意力难集中、思维迟钝等；营养过剩，脾胃化生过多，营精壅脑，就易导致脑功能低下，食积化热上脑，就会导致头热头痛、头汗多、失眠多梦、烦躁易怒等。

2. **肺** 若邪热蕴肺，不仅出现咳嗽黄痰、气喘息粗等症，还能上扰于脑，而出现烦躁不安、头晕头热、失眠多梦或昏迷、谵妄等。

3. **肝** 肝气郁滞易导致神志抑郁，肝火上扰可导致神志失常、狂乱奔走，肝阳上亢易导致眩晕头痛等症。

4. **心** 心血痹阻易出现胸痛神昏，心肾不交易导致健忘失眠。

5. **肾** 肾阳虚弱易导致神倦阳痿，肾阴亏虚易出现烦热少寐等。

此外，危重的五脏病变，常易导致脑的严重病变，如临床常见的肺性脑病、心性脑病、肝性脑病、肾性脑病等。五脏病变得到控制治愈，脑病也会随之改善及恢复，此即脏清神清，脏和神安。此外，由于脑气对五脏有指挥调节作用，故诊治脏病时，使脑气舒展，神志愉悦，对五脏病变的控制及治疗等也极为有利，此即神安气易顺，神清气易爽。

二、脑病导致五脏功能的失常

许多脑病变，如脑发育不良、痴呆、帕金森病、脑中风、脑萎缩、脑肿瘤，以及焦虑症、抑郁症、癫痫等，都能程度不同地造成五脏的功能低下、逆乱或亢进，出现心悸心慌、脾胃紊乱、阳痿早泄、胸胁胀满、呼吸失律、两便失常，以及五官肢体运动障碍或废用等，通过对脑病的治疗，脑功能改善恢复，则相应症状也随之能得到改善恢复。此外，在治疗脑病时，若同时兼顾五脏的失常及疾病，促使五脏功能的恢复及病变的控制，也有助脑病的改善恢复。

现代临床还经常见到一些心身性疾病，正如《素问·汤液醪醴论》所说："形弊血尽，而功不利者何？岐伯曰：神不使也……精神不进，志意不治，故病不可愈……嗜欲无穷而忧患不止，精神弛坏，荣泣卫除，故神去之，而病不愈也。"只有身脑同治，才能促进疾病的治愈。

第二章 脑病概述

在传统中医理论中，受历史限制，对脑的病机的直接论述很少，而脑的病变主要分散归属于脏腑病变及外感热性病中，本章将其集中于脑病变进行论述。

第一节 脑气病变

脑气为脑之阳气，为脑的功能之气，脑气旺盛则功能旺盛，脑气失常则功能失常。脑气失常主要表现为脑气自身的化生、运行及功能发挥出现异常，此外，脑髓、脑络器质病变也能导致脑气失常。

一、脑气不足

脑力即智力，包括观察力、记忆力、思维力、想象力及创新力等。脑气不足，源于先天元气衍生的脑气缺陷、智力低下者很少，而绝大多数现代人脑气不足的主要原因有：①脑劳过度脑气过耗；②睡眠过少脑气阴两虚；③脑髓脑络病变导致脑气虚；④营养过剩营精壅滞于脑导致脑气化生不足运行无力；⑤脏腑病变上郁脑气；⑥六淫外邪影响阻遏脑气运行等。脑气虚弱，运行缓慢，功能低下，则出现头晕无力、恍惚、记忆力低下、反应迟钝、思维缓慢等，此外，还多伴全身困乏、嗜睡喜卧、畏寒、气短等卫气虚的征象。

二、热扰脑气

情志不遂，五志化热，或饮酒过多，或食积化火等，都可能扰动脑气，出现情志不安、烦躁焦虑、多言多动、失眠多梦，以及头热头痛、面红目赤、大便秘结、溲黄量少等症。

三、脑气逆乱

1. 五志痰火上脑 五志过极，导致肝心化火与胃热结合，生成痰火上扰于脑，导致脑气运行逆乱而神志失常，可出现胡言乱语、狂躁不安、奔走打骂、幻听、幻视、幻想，脉弦滑或弦数，苔黄燥、舌质红等症状。

2. **六淫热邪入脑**　外感六淫热邪入脑，导致脑气运行逆乱。如风寒邪入里化热与肠中糟粕（燥屎）结合形成阳明腑证，邪热上行扰动脑气，导致脑气逆乱，就会出现神志昏迷、谵语狂乱等症；若温邪入营，邪热扰脑，脑气逆乱则时有谵语；血分热邪扰脑，脑气逆乱严重则昏迷谵语，并伴有烦热躁扰、抽搐、颈项强直、角弓反张、牙关紧闭等症。

四、脑气蒙乱

1. **痰浊阴邪入脑**　脑气受抑蒙乱，表现为表情淡漠、语无伦次、喃喃独语、如痴如癫或状如木僵等症。

2. **湿热酿痰入脑**　脑气受抑蒙乱，出现身热不退、朝轻暮重、神识昏蒙、似清似昧或时清时昧、时或谵语等。

3. **痰浊内伏于脑**　平时无症状，当脏气（如肝气）化风入脑，带动痰浊涌动，就会一时蒙蔽脑气而出现痫证，表现出突然仆倒、昏不知人、口吐涎沫、两目上视、四肢抽搐，或口中如做猪羊叫声，移时苏醒，或阵发头痛、腹痛或阵发行为异常等。

五、脑气亢盛

若过度长期用脑、长期熬夜、过度精神刺激、年老阴阳失调（如更年期综合征等）等都会导致脑阴虚阳亢，此外，肝、心、肾等脏腑阴虚阳亢上扰也能导致脑阳亢盛，而出现头晕头痛、失眠、烦躁易怒、轰热面红、潮热自汗、思维耐力及记忆力下降等症。

六、脑气抑郁

精神过于紧张、压力长期过大、严重精神刺激、过度用脑、所愿不遂心理失衡等，都会抑制脑气，导致脑气运行缓慢紊乱，而出现情绪低落、全身无力、孤独静默、多卧嗜睡、自卑抑郁等抑郁症表现。

七、脑气静止

过度用脑、过度紧张、过度刺激或突然受到恐惧惊吓时，脑气突然一时停止运行或出现暂时的昏迷等，但在人体自调机制作用下，脑气又会很快恢复运行而思维正常。脑外伤或中风等，可导致脑气运行静止，以致无感觉无思维，如临床中的植物人状态，可持续数日、数月或数年，恢复很难。

第二节　脑髓病变

《素问·奇病论》说："人有病头痛以数岁不已，此安得之？名为何病？岐伯曰：当有所犯大寒，内至骨髓，髓者以脑为主，脑逆，故令头痛，齿亦痛，病名曰厥逆。"在《内经》论述脑髓病变的内容很少。脑髓病变的病机主要有三：

一、脑髓虚损，阴虚阳亢

用脑过度、长期失眠、营养不足、五志化火、房事过度等，暗耗精血，损伤脑髓或年老脑衰、脑萎缩，会造成脑阴虚，不能制阳则阳亢，导致脑气浮躁紊乱，出现头晕、眩晕、失眠多梦、烦躁、焦虑、震颤或反应过激、思维不耐久、耳鸣、脑鸣、眼干涩、视物不清等症。如《灵枢·海论》所说"髓海不足，则脑转耳鸣"。若脑阴虚导致脑阴虚火旺，就会增加潮热盗汗、五心烦热、口燥咽干等症。

脑髓亏损脑位气化生不足，则位气虚弱兴奋性降低，导致记忆力减退，甚至痴呆；脑动气虚弱可导致思维缓慢、反应迟钝等，可综合表现为脑气阴两虚证或阴阳两虚证。

二、脑髓阴寒，阳气虚弱

多见于年老、体弱、久病之人。若内外阴寒侵入脑髓，或脑阳气虚弱不能温煦脑髓，或元气衰弱激励不足导致脑阳虚阴盛，或心肾阳虚导致脑阳虚阴盛，髓冷气滞，而出现头晕、神倦、多卧嗜睡、记忆力减退、反应迟钝、思维缓慢、不能耐久等，并伴随头冷头痛、背寒肢冷、小便清长等。

三、热邪伤髓，脑气逆乱

多见于急性外感热性病。风热病邪、暑热病邪、燥热病邪等，火热入脑损伤脑髓，脑气失制而逆乱，出现动风、动血、水肿，表现为高热不退、头痛、项强、喷射状呕吐、神昏谵语、循衣摸床或抽搐、昏迷，甚至死亡。若抢救及时，恢复也较快，而少留后遗症。

第三节　脑络病变

脑络病变是现代常见的脑病类型。

一、脑络病变病因病机

过食膏粱厚味，营壅病化痰脂，沉淀脑络，导致脑络硬化狭窄阻塞而不利不通。

多坐少动，卫虚推动血运无力，易导致脑络内气滞血瘀阻络。

脏腑病变，所生逆气、亢阳、风痰、寒湿、湿热、火邪、瘀血等病理产物，入脑阻络，导致脑络痉挛、栓塞、梗阻等病变，使脑络损伤，气血不行。

六淫病邪入脑阻络，导致脑络病变，如受寒收缩等，以致脑功能减退。

脑外伤损伤脑络，导致脑络破裂出血，瘀血堆积，压迫脑髓，导致脑气脑髓病变。

年老精血暗耗，脑络失润硬化，易导致脑络退化性病变等。

二、脑络病变的结果

脑络病变导致脑髓损伤，脑气运行失常，以致脑功能低下或紊乱，出现认知、情感、平衡及指挥等方面的病变，最严重的是引起中风。农耕时代运动多，卫气旺盛推动血运有力，饮食不足无营精壅滞经络，故脑络病变少，现在工业时代，体动过少，卫气虚推动血运无力，饮食过多营精壅滞阻遏经络，过度用脑精血暗耗经络损伤，故多见脑络病变。

第三章　脑病治疗

对脑病的诊断治疗，应进行综合分析，只有找出真正的致病因素及病机，才可能取得快捷的疗效。

第一节　中药治疗

中医诊治脑病的基本原则与治疗脏腑形体病变大致相同，如虚则补之、实则泄之、热则清之、寒则温之、陷则升之、亢则潜之、气滞则行之、气结则破之、血滞则活之、血瘀则攻之、有风则疏之、有燥则润之、有湿则燥之渗之行之透之、风痰则疏风化痰行气开窍、痰浊则化浊涤痰等，但这些基本原则应与脑的生理特点、病理改变相适应。

一、祛外邪以安脑

外感病邪是导致脑气功能紊乱及脑髓损害的一类重要病因。脑一般不易为邪侵，但若病邪势盛，能侵入脑内，阻遏、扰乱、蒙蔽、损害脑气脑髓脑络，就会出现头痛、项强、呕吐、昏迷谵妄、痉挛，甚至导致患者死亡。医者应根据病情及时紧急大剂使用疏风、散寒、清热解毒、泄下、化湿、行气导滞、滋阴凉血、开窍等方药，以祛邪安脑。

二、调脏腑以安脑

脏腑功能正常是脑神志保持正常的生理基础。脏腑病变，不仅致脏腑自身功能失常，也能上波及影响到脑，导致脑功能的紊乱，如脑阴阳失调的阳盛阴虚、阴盛阳虚、阴虚阳亢及阴阳俱虚等；脑气血失常的气虚、气滞、气结、气陷、气脱，血虚、血滞、血瘀、血溢、血脱等；脑形气不谐的形盛气虚、气盛形虚、形气俱虚等，都会出现程度不同的神志失常。故医者应以治疗脏腑病变为首务，脏腑和则脑安。

三、安神以安脑

广义安神法是指一切能使脑功能恢复正常的治法，如药物治疗及手术治疗、物理治疗、行为治疗、饮食治疗等。狭义安神法，是指应用药物的治法。如脑血不足导致神志失养用养血安神法（方选酸枣仁汤、四物汤等）；卫气不足导致脑气不宁用益气安神法（方选补中益气汤、四君子汤等）；心肝阳亢带动脑阳气上亢用重镇安神法（方选朱砂安神丸、镇肝熄风汤等）；肾脑阴虚火旺导致的神志不安用滋阴安神法（方选大定风珠、六味地黄丸等）。此外，针灸、按摩等多种治法也有很好的疗效。

第二节　语言行为治疗

一、语言

对轻度神志障碍者，根据其病因，采用疏导情志的语言，以达到舒畅脑气、情志和缓的效果，如解释、规劝、鼓励、帮助、批评、责难等，晓之以理，动之以情，解其心结，畅其心志，实现从失常到正常的过渡。

二、行为

采用强烈的形体运动，达到身热汗出，甚至精疲力竭（劳则耗气）、神困嗜睡的效果。这种疗法大量耗散卫气，使脑中动气化源不足，导致脑气功能由亢而弱，由逆动到顺静。

采用适度的体力运动，如舞蹈、游戏等，能促使卫气的化生，此即"动则生气"；适度温暖运动形体，如沐浴阳光、热水浴、按摩等，能促使卫气活跃振奋，此即"热则助气"。卫气的旺盛及活跃对脑有两个效果：①卫气旺盛能为脑之动气提供充足的化生原料（以气补气），脑气旺盛则运行有力；②卫气活跃上入脑能促使脑气活跃而振奋，脑气活跃则脑气功能增强。二者共同作用就能使已处于低迷、抑制状态的脑动气重新活跃、兴奋和旺盛，脑功能得以恢复。

此外，传统中医认为，"怒伤肝，悲胜怒""喜伤心，恐胜喜""思伤脾，怒胜思""忧伤肺，喜胜忧""恐伤肾，思胜恐"，应用情志相胜理论进行精神治疗的情志疗法也值得医者在临床中予以重视。如《儒门事亲》曾举一例：一富家妇人，伤思虑过甚，二年不寐，无药可疗，张与其夫商量后，以怒激之，多取其财，饮酒数日，不处一法而去，其妇大怒，汗出，是夜困眠，其病得愈。

第四篇　元气新论

元气，又称原气、神气、元阳。

元者，始也，元气即原始之气、本原之气。元气来源于父母先天，是贯穿人生命始终，推动生命进行的原动力，故元气就是人的生命之气，元气的存在就是生命的存在，元气的消亡就是生命的结束。元气存在于内，其外显的生命活力称为神气或神。《灵枢·天年》说"百岁，五脏皆虚，神气皆去，形骸独居而终矣""失神者死，得神者生也"，《素问·移精变气论》"得神者昌，失神者亡"。

但在中医经典著作《内经》中却没有元气这个名称。后世诸贤将《灵枢·刺节真邪》中"真气者，所受于天，与谷气并而充身也"的真气认作元气。于此，笔者认为，"所受于天"的"天"并不是指先天，而是指天之清气，天之清气与谷气结合就形成真气，而真气是卫气而非元气。

中医理论中的元气概念，散见于先秦以来的古代精气学说、元气学说、阴阳学说、脏腑学说及三焦学说中。历代医学家，尤其明清以来，围绕元气及衍生的命门学说出现了百家争鸣的现象。

第一章　元气的内涵

一、元气的来源及与元阴的关系

《灵枢·经脉》说"人始生，先成精"。《灵枢·决气》说："两神相搏，合而成形，常先身生，是谓精。"元气来源于先天，是父母精卵结合形成的合子的组成部分。合子由元气与元精组成，精卵中的元气与元气结合，形成新生命的元气，元气属阳，故称为元阳或真阳，元气是贯穿人生命始终的原动力，故是生命之气；精卵中的元精与元精（阴形与阴形）结合，形成新生命的元精，元精属阴，故称为元阴或真阴，元精是元气的载体，是人体阴形的最初原始物质，生命的形态。元气与元精，分而为二，合则为一，元精只有藏载元气才有生命力而存活；元气只有藏寓于元精内才能存在，二者都以对方的存在作为自己存在的前提。由于精卵来源于父母，若精卵正常产生正常发育，则元气元精正常，胚胎发育正常，生后身体易健康，反之，精卵任何一方存在不足或缺陷，都可能导致元气元精发育不良而影响后天健康。元气失常，主要表现在功能不足或功能不完整；元精失常，主要表现在形体的异常或缺陷，但二者常互相影响。

二、元气在子宫中的作用

1. 激励元精分化发育为人体各种阴形，如脏腑、形体、官窍、脑海等后，元精的原始形态消失，出生后元气与整个阴形形成阴阳对立统一体。

2. 部分元气随元精的分化，进入并藏于阴形中，成为位元气，位元气的存在，使人体所有阴形都具有生命活力。

3. 元气在激励元阴分化为各种阴形的同时，衍生出各种具体阳气，如脏腑之气、卫气及脑气等进入各种阴形中，完成各种具体生理功能。

4. 五脏分化时，元气藏于肾中，使肾成为元气的"大本营"。

三、元气的特点

元气是生命之气，元气的特点就是生命的特点。主要特点有二：

（一）阳属性

元气为生命之气，元气具有阳属性特点，如通过兴奋、温热、明亮、激励、催化、运动、功能、向上、向外等来展现生命活力。古人将其比喻为天气、太阳，如《素问·太阴阳明论》说"阳者，天气也"。《素问·生气通天论》说"阳气者，若天与日，失其所，则折寿而不彰"。此外，由于元气是人体所有阳气之母，是激励后天各种阳气活跃旺盛的原动力，故元气是人体阳气的总代表，并决定全身阳气的盛衰，观察后天具体阳气的功能状态，就能判断出先天元气的强弱。总之，元气越旺盛，阳属性越强，则生命活力越彰显。

（二）运动性

元气具有持续的运动性，元气在人一生中，不断运动，并不断激励各种具体阳气的运动，才能使人体保持正常的生理功能。肾中元气不断化生并通过经络输布元气于全身。元气释放量的多少、激励作用的强弱有自身的规律，如根据生命的需要，激励脏腑保持各种生命节律的正常运转；根据生理的需要，控制阴阳化生或互化的数量、速度和时间等。元气不能停止运动，停止就是生命的结束。

四、元气的功能

（一）体现生命的存在

元气是来自先天的生命之气，故元气的存在就是生命的存在，元气的生存状态就是生命的生存状态，元气旺盛则生命旺盛，元气衰弱则生命衰弱，元气消亡则生命消亡，故有一分元气就有一分生的希望。人老元气耗尽，神气消散，则生命自然结束。《灵枢·天年》说："百岁，五脏皆虚，神气（元气）皆去，形骸独居而终矣。"

（二）激励功能

元气是人体的原动力，能激励人体所有阳气，如卫气、脑气、脏腑之气的旺盛及活跃，以带动形体、官窍、脏腑等阴形运动，来完成人体各种生理功能，保持人整体的健康。故元气旺盛激励有力，则人体各部分阳气活跃功能正常。元气激励有力表现为脏腑旺盛、神志活跃、形体矫健、气血流通、九窍通利、抗病力强等。元气藏于内，其外在表现常被称为神气、精神。临床观察神气，主要观察面目、神志（认知及情感）、言行及脉象，若目炯有神、面色明润含蓄、思维活跃、语言清晰、行为灵敏、脉象和缓等，则说明元气旺盛，激励正常。若元气虚弱，激励不足，则全身阳气虚弱，功能低下；若元气激励某一种阳气不足，则某一种阳气的生理功能就低下。

（三）催化功能

元气的催化功能，古人称为气化。气化一词，源于古精气学说，该学说认为：宇宙间万物的形态、功能及形式的变化，都是在气的推动下完成的，这个过程就是气化，如《素问·天元纪大论》说："物生谓之化，物极谓之变……在天为气，在地成形，形气相感而化生万物。"但现代人对气化一词难以理解，故余用现代语言"催化"来表达，并且更加形象准确。催化就是催促物质的转化。

元气是人体强有力的催化动力。只有在元气的催化下，阳生阴、阴生阳才能正常进行，以保障阳气的旺盛及功能正常，营精血髓津液等营养物质的充盈及供给，各种阴形的生长发育及损伤修复等。故元气催化功能的强弱，对人一生都会产生很大影响。如元气催化营精化生阳气的偏盛或偏弱会导致人一生或为阳性体质，或为阴性体质；元气催化精化形的偏盛或偏弱，导致人一生或较瘦，或较胖等。元气催化功能包括促使饮食的内化，体内物质的化生，不同物质的互化，物质与功能的互化等内涵。《素问·阴阳应象大论》说："味归形，形归气，气归精，精归化，精食气，形食味，化生精，气生形，味伤形，气伤精，精化为气，气伤于味。"此外，在脏腑学说中也有气化的论述，如《素问·灵兰秘典论》说："膀胱者，州都之官，津液藏焉，气化则能出矣。"此气化的含义是：膀胱气在肾气的帮助下，将所藏津液的绝大部分气化为津气上升后，才有利于尿液的下降排出。此虽指脏腑所具有的气化作用，但也只有在元气的激励催化下才能完成。

1. 催化功能的表现形式

（1）**化生**：元气通过激励脏腑之气的化生功能，促使物质的化生，如将外来饮食内化为营气、卫气及津气，营气化生为阴精，阴精化生为阳气或阴形及精化血、精化髓、精津化液等。

（2）**互化**：元气能促使不同物质的互相转化，如精化气、气化精，精化血、血化精，气化形、形化气等。

2. 元气催化功能失常

（1）**总体失常**：有过亢及不及两种表现。①过亢：元气病态亢奋则催化过强，化生速度过快，数量过多，以致生理功能病态亢进或化火。②不及：元气虚弱则催化无力，化生速度变慢，数量减少，导致阳气及阴类物质不足，以致消瘦无力，或相应生理功能减退低下，若催化衰竭，则精气衰竭，生命结束。

（2）**部分失常**：对某些物质或阳气，出现催化障碍，如催化阳气不足，则气虚或阳虚；催化精不足则阴虚或形瘦；催化液不足则津亏津燥等。

只有元气的催化功能正常完整，才能保障人体阴阳旺盛，精气充盈，气血充足，功能活跃，而身体健康长寿。

（四）繁衍后代

在生殖元气的参与下，才能化生出具有繁衍功能的生殖之精，在男为精子，在女为卵子，阴阳合，精卵在子宫中结合，形成合子的过程中，精卵中元精与元精结合形成新生命的元精，元气与元气结合形成新生命的元气，并逐步发育为成人。先天生殖元气因禀赋不同存在个体强弱差异，以致出生后的个体也会出现体质及功能的强弱差异。

五、元气的养护

元气来源于先天父母，后天依赖大自然清气而生存，依赖卫气、脑气及脏腑之气等所有阳气的共同补益而旺盛。

（一）父母健康，后代健康

父母健康，对于繁衍的后代健康具有重要意义。一般而言，高质量的精子卵子，能带来后代健康的元气，此即俗谓的"父壮子健，母壮子肥"。反之，则会导致后代体质虚弱。

（二）清新空气

元气时刻离不开大自然清气的融合，故良好的生态环境，特别是清新的空气，对于元气的生存极为重要。如广西、新疆、海南等许多长寿之乡，处于边远地区，一般居民也不应用昂贵的营养品、保健品，但环境好，空气清新，大自然清气质量高，故元气旺盛，成为长寿之人。

（三）阳气旺盛，补益元气

后天元气的发育旺盛，依赖人体所有具体阳气，如卫气、脑气及脏腑之气等的共同反哺补益才能实现，故从多方面促使人体各种具体阳气的共同旺盛，才是补益元气旺盛元气之道。

1. **营养充足均衡**　人体所有阳气都依赖饮食内化的补益。合理饮食，脾胃旺盛，营津卫充足，既能化生出血、精、髓、液等所有阴类物质，也能促使卫气、脑气及脏腑之气等的旺盛，阳气的旺盛也为元气的旺盛创造了条件。若饮食不足，脾胃虚弱，营津卫不足，各种阳气化源不足，也导致元气化源不足而虚弱，久之元气衰竭，易病早夭。

2. **适度运动**　动则生阳，动则生气。经常坚持合理适度运动，不仅能促使全身阳气旺盛，元气化源充足而旺盛，也能使元气活跃，神气外显。任何运动，如生活工作中必需的体力脑力运动，以及八段锦、五禽戏、走路、游泳等各种主动运动，或按摩等各种被动运动，都能促使营、精等营养资源化生更多卫、脑气及脏腑之气等阳气，而使人体阳气旺盛，元气旺盛。多坐多卧，多吃懒动，则必然导致各种阳气化生减少，元气虚弱，而短寿早夭。此外，长期过多体力或脑力运动，劳则伤气，营精形资源大量消耗，以致全身阳气化生明显减少而衰竭，也可导致元气衰竭而早夭。

元气是人的生命之气，单靠某一种方法来补元气，如以补肾阳（补肾气）来补元气，以参茸补元气，以各种营养品保健品来补元气等都无法实现。只有通过整体全面系统的调理，才能使元气恢复旺盛而生命旺盛。在中医脏腑调理中，以健脾和胃最为重要，脾胃为后天之本，气血化生之源，诸阳气化生之基础，故在任何时候，任何情况下，都要注意保护及恢复脾胃功能。

第二章　元气、肾气、神气、命门

一、元气与肾气不同

就笔者所见，当下的中医著作，普遍把肾阳气，即肾气、肾阳，认作元气，其实二者是完全不同的两种阳气。

（一）元气是生命之气，肾气是肾的功能之气

元气是生命之气，是贯穿生命始终的原动力，表达的是生命的存在及活力，其外在表现称为神气；肾气是肾的功能之气，属性为阳，故又称为肾阳，肾气表达的是肾的功能状态。

（二）元气与肾气来源不同

元气来源于先天父母之精，先于五脏而存在；肾气是在元气激励元精分化为五脏时，元气所衍生的五脏阳气之一。

（三）元气与肾气后天化生补益不同

元气后天有赖其衍生的各种阳气，如卫气、脑气和脏腑之气等的共同补益才能旺盛，此即以阳补阳，故只有全身所有阳气都旺盛，才能保障元气的化生资源充足而旺盛，即生命的旺盛。肾气是肾中阳气，肾气的化生方式是以阴补阳，即依靠肾精化生肾气来保持旺盛。

（四）元气与肾气运行范围及功能不同

元气大本营虽藏于肾，但位元气分布于全身所有阴形中，以使其具有生命活力，动元气通过经络循环敷布，对全身阴阳的化生、气血的化生、脏腑及组织的功能等都发挥重要的激励催化作用，生殖元气是存在于肾所化精卵中的生命之气，而使胎儿具有生命活力。故元气的分布及功能遍及全身，外显的是生命的存在，故元气旺盛则生命旺盛，元气虚弱则生命虚弱，元气消失则生命终结。肾气是肾脏的功能之气，存在于肾脏体内，带动肾阴形完成肾的藏精、主水液代谢、主纳气等各种功能活动。

元气与肾气，是不同的两种气。肾气的虚弱，如阳痿不育、身材低矮等，并不能导致元气的虚弱，生命的缩短，而元气的虚弱，也不一定

严重影响肾的功能，如体质虚弱，并不影响多孕、多育。元气与肾气（肾阳）并非同一阳气，分清二者，对于临床诊治具有极其重要的意义。

元气是人的生命之气，肾气是肾的功能之气。就养生保健而言，单用补肾气来旺盛元气，延长寿命，也是做不到的。

二、神气是元气外显的状态

在中医理论中，常有神气之说，神气一词概念模糊，笔者认为，神气就是元气的外在表现。

（一）神气是元气功能外显的状态

元气是生命之气，其外在表现称为神气、神或精神。元气旺盛则外显的神气旺盛，观察神气是中医四诊中的重要内容，重点是观察面目、神志、言行及脉象等，神气正常者则目光明亮，面色明润含蓄，思维清楚，表情自然，语言清晰准确，动作灵活，脉象和缓。反之就是失常。神气也常以精神一词来表达，有精神就是神气活跃，精神萎靡就是神气不振。

（二）脏腑与脑是神气旺盛的生理基础

元气有赖全身阳气，如卫气、脏腑之气及脑气的补益才能旺盛。脏腑及脑功能正常是人体所有阳气的化生基础，脏腑及脑气旺盛则元气旺盛，外显的神气也鲜活光彩。《灵枢·平人绝谷》说："五脏安定，血脉和利，精神乃居。"

三、命门之火就是元气

命门之火来源于先天，后天藏于命门中，具有多种功能。但命门在什么位置，历来有多种说法。

（一）命门的位置和命门之火的功用

1. 命门的位置

（1）命门没有具体位置，只是两肾间的动气：明代孙一奎《医旨绪余·命门图说》："命门乃两肾中间之动气，非水非火，乃造化之枢纽，阴阳之根蒂，即先天之太极。"

（2）命门有位置但位于何处有不同看法：①右肾为命门。《难经·三十六难》认为，"肾两者，非皆肾也，其左者为肾，右者为命门。"②两肾都是命门。张介宾《类经附翼》："命门总乎两肾，而两肾皆属命门。"滑伯仁说："命门，其气与肾通，是肾之两者，其实一也。"虞抟《医学正传》"两肾总号为命门"。③两肾之间为命门。《医贯》："命门即在两肾各一寸五分之间，当一身之中……《内经》曰：七节之旁，有小心是也。"④另外，张介宾尚提出"命门为产门、精关"说，他在《类经附翼》中说"肾有精室，是曰命门""夫命门者，子宫之门户也"。

2. 命门之火的功用

（1）为一身之主宰：《难经·三十六难》说："命门者，诸神精之所舍，原气之所系也。"《医贯》说："命门为十二经之主。"《医旨绪余》说："肾间动气者，人之生命，五脏六腑之本，十二经脉之根，呼吸之门。三焦之原……乃造化之枢纽，阴阳之根蒂。"

（2）具有激励全身功能旺盛的作用：《医贯》说："命门为十二经之主。肾无此，则无以作强，而技巧不出矣；膀胱无此，则三焦之气不化，而水道不行矣；脾胃无此，则不能蒸腐水谷，而五味不出矣；肝胆无此，则将军无决断，而谋虑不出矣；大小肠无此，则变化不出，而二便闭矣；心无此，则神明昏，而万事不能应矣。"

（3）具有催化作用：能够促使五脏阳气及阴精的化生。《景岳全书》说："命门为元气之根，水火之宅。五脏之阴气非此不能滋，五脏之阳气非此不能发。"

（4）与生育有关：《难经》说："命门者……男子以藏精，女子以系胞。"

无论命门在右肾，或在两肾，或在两肾之间，或在子宫、精室等，都有一个共性特点，即与肾有关。综合上述，命门之火来源于先天，位于肾中，其功能为：主宰人身及生命，激励脏腑功能，催化阳气阴精的化生，参与生殖繁育等。

（二）命门之火就是元气

元气来源于先天之精，是生命之气，是贯穿生命始终的原动力。在生命之初，能促使元精分化为各种阴形，当五脏始成时，元气藏于肾，继续推动各种阴形发育，直至成熟。把命门及命门之火的来源、位置、功能与元气做以比较，就可以清晰地看出两者是相同的，命门之火就是元气，藏元气的肾就是命门的所在。《难经·三十六难》说："命门者……原气之所系也。"《景岳全书》说"命门为元气之根"。《石室秘录》说"命门者，先天之火也"。

中医理论的形成距今约两千年，由于历史的限制，不可能走结构功能的研究道路，而只能采用"司外揣内"的认识方法，通过对人体生理功能及病变症状的长期观察，来推测内部脏腑及组织的存在，并用抽象的概念，来概括人体的多种功能及形态，故不要以现代医学的结构功能观点来追求命门的位置，古人名称的具体位置并不重要，关键在其功能。

此外，"司外揣内"的认识方法及抽象的概念，能给人带来很大的想象空间，对于元气，不同时代的人，由于理解不同，认识角度不同，给予了多种称谓，如命门之火、先天之火、肾中之元阳、真火、真阳、相火、龙火等，给后学者带来理解的困难及认知的混乱，故还原元气的本质，有利于对元气的认识。

‖第五篇　痰脂新论‖

　　传统中医基础理论中没有痰脂之说，余通过长期临床观察，发现痰脂是在人体失常状态下，营气壅滞或郁滞时病化异化所产生的多余的、有害的、有形固态病理产物。在传统中医理论中，痰脂隐匿于痰饮、癥瘕及中风等诸多疾病的病因及病理过程中，在现代，痰脂及痰脂病更是非常多见。增加痰脂的概念，对临床诊断及治疗具有现实意义。

第一章　痰脂与痰脂病

第一节　痰脂

一、痰脂含义

痰脂之脂，是指痰脂具有类似脂质、脂膏等的性质及形态；痰脂之痰，是指痰脂具有痰的某些特性，如能随气血周流全身而无处不到等。

痰脂与痰饮是截然不同的病理产物。痰饮是水液代谢障碍产生的病理产物，病变主体是津，形态为液状物，具有一定的游动性，津在病化过程中能衍生出多种形态的病理产物，如津滞为湿，湿聚为水，水积为饮，饮凝为痰等，导致多种痰饮病；痰脂是营气在壅滞或郁滞状态下，病化生成的有形病理产物，病变主体是营气，形态是固态物，痰脂或与他邪结合，能形成多种性质、多种形态的痰脂病。

在人体中正常的脂是对人体有益的物质，是营气正常化生的物质，具有肥腠理、充形体、润肌肤及以形蓄气等功能。但营气病化的痰脂不仅不能为人体利用，反成为体内多余的有害的有形物，黏附堆积于形体、脏腑、经络、官窍、脑海内，还能与瘀血、痰饮、六淫结合，形成多种形态、多种性质的有害物，阻遏气血运行，导致受害部位功能减退或紊乱，影响健康，甚则危及生命。

二、痰脂形成的原因

痰脂生成的原因很多，常为多种因素共同作用的结果。

（一）元气激励催化功能紊乱

元气衰退，激励催化功能不足及紊乱，易导致痰脂病的普遍发生，这种情况在老年人尤为多见，如老年斑、息肉、中风等的发生率明显提高。

（二）营气化生过多消耗太少

"脾藏营"。营气为脾所化生，饮食摄入量要与脾的运化能力及人体生理需求相一致。若长期饮食过多，特别是动物类饮食摄入过多，超过脾的运化能力，则化生出大量低质量营气（营浊过多而营清过少），若同时体力活动不足营气消耗过少，超过生理需要的过多营气，壅滞于体内则易病化为痰脂，形成多种痰脂病。如《素问·通评虚实论》说："凡治消瘅、仆击、偏枯、痿厥、气满发逆，甘肥贵人，则高粱之疾也。"《素问·太阴阳明论》说："食饮不节，起居不时者，阴受之……阴受之则入五脏……入五脏则䐜满闭塞，下为飧泄，久为肠澼。"上述的仆击、偏枯、痿厥、肠澼等，大多为痰脂所致的痰脂病。故饮食过多危害很大。故宋·李昉说："谷气胜元气，其人肥而不寿，元气胜谷气，其人瘦而寿。养性之术，常使谷气少，而病不生矣。"

（三）长期精神紧张

《素问·刺法论》说："气出于脑，即不邪干。"长期精神紧张、焦虑、抑郁、沮丧等，脑气郁滞或紊乱，就会导致指挥失常，以致脏腑失调，气血失和，卫气功能下降等，气郁则营滞，营滞则易病化痰脂而形成多种痰脂病。

（四）脏腑功能失调

五脏对营卫气的化生、运行、转化具有重要作用，脾主运化、肺主宣肃、肝主疏泄、心主血脉、肾主气化及纳气的功能失调，都会影响营卫气的化生、运行及转化。在任何地方营气壅滞或郁滞，都可能病化痰脂而形成痰脂病。

此外，先天因素，如现代医学所述的遗传因素，也是痰脂形成的重要原因。

营气病化痰脂不仅是局部表现，常常标志着人体整体功能的低下或紊乱。其中元气虚弱是根本，脑气与脏腑失调是基础，饮食过多、运动过少、精神紧张及六淫侵入等是重要条件，常是多因素共同作用的结果。

在现今社会的多发病中，痰脂导致者占很大比例，主要原因有三：①在大多数地区营养过剩已成为普遍情况。②现代人体力劳动较少，相应地，营气消耗过少，故易壅滞病化痰脂。③人类的平均寿命延长，长寿者增多，相应地，由于元气功能生理性衰退而导致的痰脂病的发生率也显著增加。时代在发展，疾病谱在变化，在中医理论中补上痰脂及痰脂病的概念，对指导临床，对治疗、预防许多现代病是有益的。

第二节　痰脂病

一、痰脂病的特点

痰脂是人体一种特殊的病理产物，有以下基本特点。

（一）成形性

无论痰脂单独聚结，或与他邪结合，都能形成脂质、脂膏、肉样等不同性质的固态有形物，或附着在阴形上，或阻滞于阴形内。古人对痰脂病形成的形态有一定的认识。如《难经》说："故积者，五脏所生……积者，阴气也，其始发有常处，其痛不离其部，上下有所终始，左右有所穷处。"《诸病源候论》说："癥瘕者，皆由寒温不调，饮食不化，与脏气相搏结所生也。其病不动者，直名为癥。"痰脂的大小与痰脂的种类及形成的时间有关，小则肉眼难见，大则如栗如球；形态有多种；位置固定不移；发展一般比较缓慢，历时数月、数年或数十年不等。

（二）周流性

痰脂可随气血全身循环，在适宜处，或沉淀经络内，或进入皮肤、肌肉、骨骼及脏腑，脑海内生长发育，形成包块等。现代医学中的肿瘤转移也可以视为痰脂的周流。

（三）隐蔽性

痰脂早期体形很小，生长缓慢，或体形虽大但未对所在组织产生明显影响，无症状或症状轻微，故不易为人察知或重视，或易被误诊为他病。痰脂与六淫毒邪结合可以形成恶性肿瘤，长期隐蔽，潜伏生长。

（四）阻滞性

痰脂有形，随着体积不断增大，必然要挤占正常脏腑组织的生理空间，阻遏其气机舒展，并影响经络中气血的流通等，以致受害脏腑组织功能减退或紊乱而出现症状。如痰脂在目之晶体里形成白内障，阻碍视力；痰脂沉淀于心脑大络造成管壁增厚硬化狭窄，阻碍血运导致心脑缺血，梗阻或坏死。此外，当痰脂形成的脏腑癥瘤挤压周边组织，阻滞气血输布时，就会造成溃烂、出血、水肿、疼痛及功能失常，而出现症状。若癥瘤阻遏脏腑经络水道，水液运行障碍，则出现心包积液、胸腔积液、肝腹水，或颜面、四肢、全身水肿等病症。

（五）包容性

痰脂不仅单独成形，还能包容痰饮、瘀血、六淫常邪、六淫毒邪等病邪，形成多种形态的包块。如痰脂包裹痰饮形成囊肿，按之柔软有囊状感；痰脂与瘀血结合形成岩，按之坚硬如石；痰脂与六淫常邪结合形成良性肿瘤，推之移动，境界清楚；痰脂与六淫毒邪结合形成恶性癌，生长迅速，坚硬如石，推之不动，形态不规则，境界不清晰。

（六）可逆性

痰脂具有一定的可逆性，即自愈倾向。当元气活跃，脏腑功能恢复正常，卫气重新旺盛，气血运行恢复正常时，痰脂可逆化为营气重新为人体利用，形体缩小或消散，如扁平疣，黄褐斑的减少或消失，肥胖的减轻、肿瘤的缩小或消失等。

二、痰脂病的临床表现形式

痰脂所在的位置不同，其形态以及导致的痰脂病的症状也不同。

（一）体表部位痰脂

痰脂随气血运行留滞凝聚在颜面皮肤上，就会形成黄褐斑、老年斑、痣、疣、息肉等多种痰脂病。皮肤痰脂病的发生，多因卫气虚弱，推动肌表血运无力，以致营郁病化痰脂，留滞颜面经络气道。痰脂聚集在皮下形成肥胖病。营气正常化生的脂质（脂肪）充盈丰满，对人体有益，具有肥腠理、充形体、润肌肤等功能。若脂质化生过多，则成为多余有害的痰脂而形成肥胖病。

（二）官窍或形体痰脂

痰脂黏附沉积聚结于官窍处，阻滞经络，影响气血的通利，导致官窍功能减退或完全丧失。如白内障、鼻息肉、耳内胆脂瘤、声带结节息肉等。痰脂黏附沉积聚结于形体上，形成脂肪瘤、纤维瘤等痰脂病。

（三）脉络痰脂

痰脂黏附沉积于脉络内壁，可致气血运行受阻，则脏腑、形体、官窍等失去营血滋养而阴形受损，阳气化生减少而功能降低或紊乱，病情发展，则气滞血瘀，瘀血阻滞脉络则血不循常道而外溢。中风、真心痛、脱疽等病症均与痰脂密切相关。

（四）脏腑痰脂（肿瘤）

肿瘤是痰脂病的重要部分，故专题论述。

肿瘤是在脏腑功能低下或紊乱，卫气抵抗力降低（免疫功能低下）时，外来或内生的六淫病邪，侵入脏腑组织阴形，劫夺滞营（卫郁营滞）病化痰脂，并藏于痰脂内而形成。六淫病邪包括六淫常邪及六淫毒邪两类。六淫常邪主要指外感的风、寒、暑、湿、燥、火，六淫毒邪则是少见的毒性巨大的病邪。六淫常邪与痰脂结合生成的肿瘤为良性肿瘤，如脂肪瘤、纤维瘤、乳腺增生、子宫肌瘤、卵巢囊肿等；六淫毒邪与痰脂结合生成的肿瘤为恶性肿瘤，如肺癌、结直肠癌、乳腺癌、食管癌、肝癌、骨癌等。

1. 肿瘤的形成　"邪之所凑，其气必虚"，《内经》论述肿瘤的形成有两种状况：

（1）先有脏腑虚弱，后有邪入而生成肿瘤：《灵枢·五变》说："人之善病肠中积聚者，何以候之？少俞答曰：皮肤薄而不泽，肉不坚而淖泽。如此则肠胃恶，恶则邪气留止，积聚乃作；脾胃之间，寒温不次，邪气稍至，稸积留止，大聚乃起。"此句意为：肠胃功能差，邪气便留滞在身体之中，形成积聚病。因为饮食冷热失常，邪气逐渐侵袭脾胃，进一步形成蓄积停留，发生严重的积聚病。脏腑虚弱，是脏腑肿瘤生成的原因。

（2）先有邪入而致脏腑虚弱生成肿瘤：《灵枢·水胀》："寒气客于肠外，与卫气相搏，气不得荣，因其所系，癖而内著，恶气乃起，瘜肉乃生。其始生也，大如鸡卵，稍以益大，至其成如怀子之状，久者离岁，按之则坚，推之则移，月事以时下，此其候也。"以上经文论述肠覃的由来，寒邪侵袭肠体外面，与卫气相互搏结在一起，卫气不能正常运行，寒邪与卫气滞留在身体深处，附着于肠外，病邪逐渐增长，便生成了瘜肉。肠覃病初期，腹部的肿块像鸡蛋那样大，随着疾病的发展，肿块也逐渐增大，完全形成时，腹隆起好像怀孕一样。卫虚邪入，导致脏腑功能低下，是肿瘤形成的另一种原因。

2. **肿瘤随所在部位而命名**　《灵枢·刺节真邪》说："虚邪之入于身也深，寒与热相搏，久留而内著……有所疾前筋，筋屈不得伸，邪气居其间而不反，发于筋溜。有所结，气归之，卫气留之，不得反，津液久留，合而为肠溜，久者数岁乃成，以手按之柔。已有所结，气归之，津液留之，邪气中之，凝结日以易甚，连以聚居，为昔瘤，以手按之坚。有所结，深中骨，气因于骨，骨与气并，日以益大，则为骨疽。有所结，中于肉，宗气归之，邪留而不去，有热则化而为脓，无热则为肉疽。凡此数气者，其发无常处，而有常名也。"在《内经》中肠覃、积聚、大聚、瘜肉、筋溜、肠溜、昔瘤、骨疽、肉疽等，大都是肿瘤的代名词。

综上所述，关于肿瘤形成的理论为：①六淫病邪侵犯，卫不胜邪，邪气久留，卫郁营滞；②邪促滞营病化痰脂，与己结合而形成肿瘤；③病邪与痰脂结合的同时还能兼容瘀血、痰饮等物；④病邪继续夺取滞营病化痰脂而生长，肿瘤体形日益增大。

第二章　痰脂病逆转及治疗

第一节　痰脂病逆转

痰脂病大都是可以逆转的。不良因素能导致营气病化痰脂，有利因素也能促使痰脂逆化为营气，复归正用。痰脂病中痰脂是基础，若痰脂能逆化为营气重新为人体利用，则痰脂病消失。导致痰脂逆化的因素主要有以下几方面：

1. **锻炼身体旺盛卫气**　卫气在以气带形运动过程中不断消耗营气，而使营气不易郁滞或壅滞，营无壅郁则痰脂无由以生，并且在卫气强有力的作用下，痰脂可逆化为营气重新为人体利用，而使痰脂及痰脂病消失。卫气是人体抗邪的主力军，卫气旺盛抗邪能力就增强，卫进邪退，卫强不仅能使邪虚，抑制病邪促营病化痰脂的能力，同时灭邪，而使痰脂孤立，有利痰脂逆化为营气，而使痰脂消失；卫气旺盛能促使脏腑之气旺盛，功能增强，而使营气运行流畅不郁滞，减少了营气病化痰脂的机会，还有可能使原有痰脂逆化而缩小消失等。故锻炼身体旺盛卫气有利痰脂的逆化。

2. **脾胃功能旺盛及适度减少饮食**　脾胃功能旺盛，营气化生正常，营气不易郁滞，也有助已有痰脂的逆化。此外，对于偏重及肥胖者，饮食的适度减少，营气化生减少，也有利痰脂逆化营气。

3. **脑气舒展**　许多痰脂病的形成都与重大或长期精神刺激，造成脑气压抑有关。若使情志恢复正常脑气舒畅，则有利脏腑气机的舒展，有利营卫气的运行及功能发挥，故也有利痰脂的逆化及痰脂病的治疗。

4. **调理脏腑**　恢复脏腑功能，促使脏腑关系的协调及脏腑内营气的流畅，则营气不易壅滞，痰脂不易产生，同时，也有利痰脂的逆化。

第二节 痰脂病的治疗

1. **单纯性痰脂病** 单纯痰脂聚集而形成的痰脂病为单纯性痰脂病。营气可以在人体任何部位，如形体、脏腑、官窍、脑海等处病化痰脂，并生长聚集，进而影响局部功能。单纯性痰脂病病种也很多，如黄褐斑、老年斑、肥胖病、脂肪瘤、脂肪肝、白内障、中风、真心痛、脱疽等。

卫虚推动无力易导致形体官窍营郁营壅及代谢产物堆积，而形成痰脂及痰脂病的发生，故治疗形体官窍的痰脂病，治本以调理脏腑，恢复其功能，治标以旺盛卫气，提高卫气功能，此外，辅以疏通经络、活血化瘀、虫类钻透、软坚化结等治法，而使痰脂病减轻或消失，此对单纯性痰脂病，是行之有效的治疗方法。

脏腑脑海中的痰脂病，如脂肪肝、心血管病变等，先有脏腑、脑络失调，营气郁滞，而后有痰脂化生。痰脂积聚到明显阻滞脏腑或脑络气机，造成功能明显下降，经络明显狭窄气血运行障碍时才会出现症状，故恢复脏腑功能最为重要。治疗常采用行气导滞、活血化瘀以舒展脏腑气机疏通经络气道，补益卫气、健脾益气以使气血运行滑利，使痰脂逆化等综合调理。

此外，规范健康的行为也十分重要，如控制饮食、适度运动、生活规律、忌烟限酒、平衡心态等，其目的就是，扶助正气祛除病邪。

2. **复合型痰脂病** 痰脂若与体内痰饮、瘀血等病理产物结合，或与外来六淫病邪结合，就形成复合型痰脂病。如各种疣，各种肿瘤等。其主要治法就是祛邪扶正，祛除病邪才能使痰脂孤立，逆化而愈。如扁平疣是痰脂与六淫常邪结合而生成，通过清热疏风散结，病邪祛除，则易使孤立的痰脂逆化为营气而病愈，特别在急性发作期效果最为明显。复合型痰脂病以肿瘤最具代表性。

良性肿瘤，生长缓慢，境界分明，一般对全身或局部功能影响不大，无症状或症状很轻，一般无需药物治疗，通过坚持身体锻炼、合理饮食等，改善全身状态，使卫气旺盛、脏腑活跃协调功能正常、经络气道通畅、气血运行滑利，就能控制或延缓肿瘤的发展或逐步恢复正常。

恶性肿瘤的治疗原则主要有：①攻毒。恶性肿瘤是以六淫毒邪为主导，故攻击削弱六淫毒邪最为关键，若能将六淫毒邪明显削弱，则痰脂易与其分离而逆化，使肿瘤体积缩小或消失。六淫毒邪的类型很多，如热毒型、风热毒型、湿热毒型、寒湿毒型等，根据不同的毒邪，采用大剂清热解毒，或疏风清热解毒，或清利湿热，或温散寒毒等方药，以重挫病邪。治疗肿瘤的药物一般用量较大，如白花蛇舌草、半边莲、半枝莲等，用量一般应在30g以上，此外，还常配以全蝎、蜈蚣、白花蛇、蟾酥、守宫、黄药子等，药峻力猛，以毒攻毒。②攻散。如活血化瘀以消瘀血，利水以除痰饮，软坚化结，虫类攻逐以消散痰脂等。③扶助正气，增强抗邪能力。恶性肿瘤患者，尤其是晚期患者，肿瘤已广泛转移，患者精气大衰，脏腑虚弱，饮食大减，形体羸瘦，体力不支，此时，若专一攻邪，不仅无效，反会使脏腑及精气更为衰弱，加速病情恶化。此时，扶助正气成为唯一的选择，通过恢复脏腑功能，尤其是恢复脾胃功能，使患者能食能化能运才有生的希望。此外，还可根据病情补气、壮阳、滋阴、补血等，以改善患者体质，提高整体抵抗力。对正气的扶助，有利抑制病邪的发展，达到与瘤共存，改善症状，延长寿命的目的。④治疗宿疾。宿疾是指与肿瘤并存的慢性病。宿疾与肿瘤，能从不同角度对脏腑造成伤害，降低人体的抵抗力，故控制或治愈宿疾，对恢复脏腑功能，提高抗御肿瘤的能力，具有积极意义。⑤舒畅情志。神宁则气顺，患者能从恐惧趋于平静，从自悲中恢复自信，而配合医生治疗，这对控制病情发展具有十分重要的意义。

客观地说，当前中医治疗恶性肿瘤的效果还不是很理想，这是因为还未找到具有普遍意义的特效方药和疗法。故现在手术、放疗、化疗、介入等，仍是治疗恶性肿瘤的主要方法。但中医仍有很大的施展空间，特别对于恶性肿瘤晚期不宜手术及放化疗者，中医治疗常能缓解症状，减轻患者痛苦，延长患者寿命。

‖第六篇　脏腑新论‖

　　脏腑学说是中医基础理论的核心，每个脏腑都属于抽象概念，内涵西医多个器官组织的功能及形态，如五脏，代表人体五个功能系统，几乎涵盖了人体所有器官的生理功能及形态。由于西医初传入我国时是借用中医抽象概念脏腑来命名西医形象解剖学脏器，故造成中西医同名脏腑长达数百年的认知混乱，以致至今仍需要反复强调二者的不同。中医抽象脏腑是多功能、多形态、多组织的集合体，可能内含西医同名脏器的功能及形态，也可能部分含有，甚或毫不相关。故分清中西医同名脏腑内涵的不同，对于学习、理解、应用中医脏腑理论，具有十分重要的意义。

　　古老中医脏腑学说的形成距今已两千多年，任何学说都要紧随时代的脚步前进，只有在继承基础上不断创新，在创新基础上不断发展，才能与时俱进，发扬光大。但遗憾的是，中医脏腑学说的理论仍基本停留在距今两千年的《内经》时代，已不能完全适应时代的要求，故创新发展传统脏腑学说，已成为当务之急。本文对脏腑学说的创新，主要在于用现代思维来阐述脏腑的功能及形态，充实内涵，修正错误，解疑释难，以使脏腑学说易学易懂，并希望能为当前中医临床提供新思路，以利于诊治水平的提高。

第一章　五脏总论

　　五脏是抽象逻辑概念，主要表达的是人体的各种生理功能，并非解剖意义上的脏器组织，而是泛器官、多功能、多形态的集合体，与同名西医解剖器官相比，可能相似，也可能截然不同，故绝不能用西医的形象思维来看待中医的抽象五脏。

　　中医五脏虽然各有不同的功能及结构，但作为脏一类，也有其共性特点，掌握这些特点对理解五脏功能结构很有帮助。

第一节　五脏系统的基本构成

　　中医五脏，代表的是人体五个生理功能系统，故五脏不仅包括五脏本体，还包括脏属子系统、表腑和相关经络。

一、五脏本体

五脏本体包括脏气及脏形（脏体）两部分。

（一）脏气

　　指五脏的功能之气，属性为阳，又称脏之阳气，简称脏气或脏阳，具有带动脏体完成各种生理功能及发出和接受信息等作用。

（二）脏形

　　指五脏形体，属性为阴，又称脏阴形或脏阴。脏形内含的脏精、脏络和脏藏物，都是脏形的重要组成部分，对脏形保持正常形态及脏气保持正常生理功能具有重要意义，分述于下：

　　1. **脏精**　又称五脏之精，是五脏之气带动五脏阴形，利用来源于经络中的营气，化生出的高级营养物质，藏于脏阴形中，成为脏阴的重要组成部分，若脏精不足，常称为脏阴虚。脏精具有营养濡润脏阴形及化生脏之阳气等功能。

　　脏精的其他多种作用还包括：①对子系统阴形的生长及阴形完整有促进作用。少量脏精通过经络输出到达五体、五官后，能促使其利用营气化精，以满足生长发育。如脾精到达肌肉，促使营气化精化形，使肌肉阴形丰满滑利，若脾阴虚则肌肉消瘦。②化生生殖之精。《素问·上古天真论》说："肾者……受五脏六腑之精而藏之，故五脏盛乃能泻。"生殖之精就是五脏六腑之精汇聚于肾，在元气的参与下化合而生成。若某脏衰竭，少精或无精入肾，则易导致生殖之精化生减少。③补益他脏脏阴。A. 补益相生脏脏阴，若脏精不足，不仅导致本脏阴虚，也易导致相生脏阴虚。B. 脾肾补促所有脏阴。在五脏中只有脾精、肾精具有补促其他四脏的作用，脾肾精不足，不仅导致本脏阴虚，也易导致其他脏阴虚，如脾阴虚能导致脾肺阴虚、脾心阴虚、脾肾阴虚、脾肝阴虚等；肾阴虚能导致肾肝阴虚、肾脾阴虚、肾肺阴虚、肾心阴虚等。

2. **脏络**　指网络脏体的大络系统。每一个脏腑阴形内都有一个为脏腑自身服务的大络系统，大络系统包括大络、小络及无数孙络，具有运行血气及排出浊物等功能。脏络通过与脏相连的经脉与全身经络相通，故也是经络系统的重要组成部分。

3. **脏藏物**　是指脏体内所藏的营养物质。如肾藏之精，心肝所藏之血，肺藏之津，脾藏之营气等，由于这些物质具有流动性、营养性，并能通过经络周流全身，故能对全身脏腑组织发挥重要作用。脏藏物是五脏精华，故也可称为脏精，或称脏阴精，但此脏精与五脏之精名称相似，用途不同，脏藏物通过经络周流全身，主要为全身服务，而脏之精藏于五脏阴形内，主要为本脏服务。

二、脏属子系统

五脏子系统包括：五体、五窍及其华所荣等组织。如心所主之脉（五体之一）、舌（五窍之一）、（其华在）面，肝所主之筋、目、爪，脾所主之肌肉、口、唇之四白，肺所主之皮、鼻、毛，肾所主之骨、耳、发等，都属于五脏的子系统。子系统虽与脏相距很远，但脏通过发出信息及输出阴精的补促，以使子系统能够正常生长发育及保持正常的生理功能及形态。观察子系统的功能及状态，就可以推断出脏的形气变化。此外，从脏治疗子系统，也是临床常用之法。

三、表腑

每一个脏都有一个腑与之构成特殊的表里、阴阳及主次关系。脏为主，腑为次；脏为里，腑为表；脏为阴，腑为阳，如心与小肠、肝与胆、脾与胃、肺与大肠、肾与膀胱等，两者阴形或直接相通，或通过经络相连，五脏发出的信息可促使腑气的功能活跃，而腑的气机顺畅也可促使脏的气机舒展，脏与腑在生理上相互促进，相辅相成，在病理上相互关联，相互影响，腑病可传及脏，脏病也可传及腑，而形成脏腑俱病。

四、与脏相连的经络

脏内大络系统及与脏相连的同名经脉，虽然都是经络系统的组成部分，但也是五脏系统的组成部分。①脏内大络系统：网布五脏阴形的大络系统，外与同名经脉相连相通，通过大络、小络、孙络，输送气血津精以营养五脏，是五脏阳气能正常运作，阴形能保持正常形态的保障，故也成为五脏阴形的重要组成部分；②与脏相连的同名经脉：如手少阴心经、足厥阴肝经、足太阴脾经、手太阴肺经、足少阴肾经，都与五脏直接相连，其中气血流注并贯通五脏，使五脏成为全身气血循环的重要环节，以完成气血的全身循环。

此外，脏内大络系统及与脏相连的同名经脉，不仅能通过全身经络输出本脏藏物及接纳他脏藏物（血、营、津、精），还能输出本脏信息及接收全身信息，使五脏与六腑、形体、官窍及脑海，共同形成一个生理相连，利害攸关的有机整体。

总之，中医理论的五脏，不是解剖意义上的五脏，而是赋予更多内涵的五个功能系统，包括脏本身、子系统、表腑和相连的经络，涵盖了整个人体的结构及功能，是系统论的古代表达。

第二节 五脏阳气及阴形的总体功能

一、五脏阳气的总体功能

五脏阳气，简称脏气，既是物质之气、功能之气、信息之气，也是营养之气。

（一）以气带形，发挥功能

脏体为阴形，阴主静，性寒；脏气为阳气，阳主动，性热。故脏阴形只有得到脏阳气的温煦才能温暖，只有在脏阳气的带动下才能运动。以肺为例，肺气旺盛才能带动肺阴形运动，共同完成司呼吸、主宣发肃降、主通调水道等生理功能。

（二）化阴生气，阴充阳盛

脏气旺盛才能使脏精的化生及转化保持在正常状态，实现阳盛阴充。脏精是脏气带动阴形将来自经络的营气转化而成，并藏于阴形内，脏精既是脏阴的重要组成成分，也是化生脏阴各种物质及脏阳气的原料，如精化血、精化形、精与津结合化液及精化气等，故脏气旺盛对于生阴生阳都具有重要意义。

（三）化生五神、五志之气

五脏分主五神（神魂魄意志）、五志（喜怒悲思恐），五脏阳气是化生五神、五志的功能之气。

（四）发送、接收信息

受历史的限制，传统中医理论中没有信息的概念，但信息及信息系统真实而隐匿在中医生理功能的描述中，如果没有信息系统的客观存在，中医就不可能是一个完整的医学体系。中医的信息系统，主体在脑海，终端分布在全身各处，信息交流的通道是网布全身的经络系统，信息交流的载体是循环往返于经络中的卫气。五脏是人体五个系统的主体，五脏发出的少量具有生物活性的信息之气，通过经络中卫气的携带而传递至脑及全身，同时，五脏又不断接受脑及全身其他脏腑和组织发送来的信息之气，实现全身信息的互通互享，使人体成为紧密相连的有机统一体。五脏发送和接收信息之气的内容及作用主要有：

1. **五脏与脑之间的信息传递**　五脏脏气不断向脑发送信息，并接受脑的信息指挥，以保持五脏功能的正常和相互的协调。

2. **五脏与所属子系统之间的信息传递**　五脏向所属子系统如五体、五官等发出信息，激励其生长发育及保持正常功能状态，并接收其传递来的信息。《灵枢·脉度》说："五脏常内阅于上七窍也，故肺气通于鼻，肺和则鼻能知香臭矣；心气通于舌，心和则舌能知五味矣；肝气通于目，肝和则目能辨五色矣；脾气通于口，脾合则口能知五谷矣；肾气通于耳，肾和则耳能闻五音矣。五脏不和，则七窍不通。"若五脏有病，发出的是病态信息，就会干扰五体五官的功能，导致失常而出现症状。

3. **五脏与其他脏腑之间的信息传递**　五脏与其他脏腑之间的信息传递，具有促进、制约、协调等作用，以保持正常和谐平衡的脏腑关系。如脏腑表里关系的和谐，以及五脏之间相生、相克等。

4. **五脏信息的全身传递**　五脏发出的信息是通过经络携带传递的，由于经络网布全身，故从理论上讲，有经络的地方都可探知五脏状态，如中医脉（经络中的动脉）诊中的全身三步九候，常用的腕部寸口的三部九候等。

（五）化生元气

元气来源于先天，但需后天阳气如卫气、脑气及脏腑之气等，不断共同化生以补充，才能保持元气的旺盛，此称为"以阳补阳"。

二、五脏阴形的总体功能

（一）以形载气，共同完成脏的功能活动

脏形为体，脏气为用；以形载气，以气带形。故脏形是脏气运动的舞台，而脏气是带动阴形运动的动力，两者共同作用，才能完成脏的各种功能活动。

（二）化生五脏之精，以补阴生阳

五脏之精是在阳气的带动下，阴形利用营气所化生。阴精不仅能化形，促使小儿脏体生长发育、成人脏阴形损伤修复及营养濡润脏体等，还能化生脏之阳气，补充脏气的消耗，保持脏气的旺盛。

（三）与脏气共化脏藏物

五脏之气带动脏形体化生出营、精、血、津等物，藏于五脏而成为脏藏物，脏藏物是脏阴的重要组成成分。

（四）以阴制阳，保持阴阳平衡

阳主动，阴主静，只有动静有度才能保持阴阳平衡。阳易动易亢，但因有脏阴制约，故阴阳才能保持正常的动态平衡。

第二章　五脏分论

第一节　心脏

心为抽象概念，具有多种功能，其中也内含现代医学心器官的结构及部分功能。

心居于左胸内，有四窍，内藏心血，与肺相邻，外有胸腔保护。脏体内有营养心脏的阴精，网络心脏的大络系统，心与手少阴经脉相连相通，与小肠相表里，五体主脉，五窍主舌，其华在面。其功能有：主血脉，主神及排出心内藏血助卫血运等。《素问·六节藏象论》说："心者，生之本，神之处也，其华在面，其充在血脉，为阳中之太阳，通于夏气。"《灵枢·本神》"心藏脉，脉舍神"。《素问·阴阳应象大论》说"心……在窍为舌，在味为苦，在志为喜"。《素问·痿论》说"心主身之血脉"。《灵枢·脉度》说"心气通于舌，心和则舌能知五味矣"。

一、心主血、主脉

心血是人体非常重要的物质，全身之血都为心所主，《素问·五脏生成》说"诸血者皆属于心"。心血之化生在脾肾之精（成年之前主要为脾精；之后主要为肾精）；心血之宣发在肺；心血之循环在经络；推动心血循环运行的动力是卫气；心带动心阴形排出心内血有助卫气血运；心血之藏调在肝。此外，元气对心血的生、运、布、藏、调、摄等全过程都起着激励催化作用。

（一）心主血

1. **中医血是营养概念**　在中医理论中，血是抽象概念，也有广义及狭义之分，广义血是营养概念，我们常说的气血就是广义概念，气指全身的生理功能，血指全身的营养物质，《难经·二十二难》说"气主煦之，血主濡之"。濡是浸润的意思，引申为血具有营养润泽全身脏腑、形体、官窍及脑海的功能，也是化生人体阳气的资源。狭义血指运行于经络中的血，其实质是载携营气津气的工具（血载气），与西医血清运载营养的功能类同。血的外在形象，中西医认识是相同的，无论人体任何部位出血，如鼻衄、呕血、便血、崩漏等，都认为是出血，但病机不同，中医认为是经络破裂出血，而西医认为是血管破裂出血。而在血的功能认识上也截然不同，西医认为血是运载氧气的工具，而中医血是运载营津（营养）的工具，代表营养概念，故中医的血盈表明营养充足、功能旺盛，血虚表明营养不足、功能低下。古人常说的气血，现代人常感到模糊，其实很简单，就是人体功能与营养的关系。中医的血虚，即营养不良，可以导致气虚证、血虚证、阳虚证、阴虚证等不同类型，而与血虚同名的血虚证，仅是血虚所致的一个证候。

2. **血是载营携津的工具**　在中医理论中，血是在经络里循环运行于全身的，如《灵枢·本脏》"经脉者，所以行血气"，《灵枢·经水》"经脉者，受血而营之"等，故中医的经络内涵西医的血循环系统。而在经络中运行的血，是载营携津的工具，血的营养作用是血载营气的功能，血的润泽作用是血携津气的功能，二者都可称为血载气，此与西医血清内涵营养的功能相似。

3. **血虚证只是血载营携津不足的一种病机**　心所主血是全身之血，故全身各处的血都为心血。血虚证是以血虚直接命名，故血虚证并不代表血虚，而是血虚病理表现出的一种类型。血虚证的临床表现主要有二：①心血虚证。心主血，若心血不足则出现心悸心烦，健忘，失眠多梦，头晕或眩晕，面白无华，唇舌色淡，脉细弱等症。②肝血虚证。肝所藏的血仍是心血，由于为肝所藏，故称为肝血，若肝藏血不足，就会出现面色无华，眩晕，多梦，耳鸣如蝉，眼睛干涩，视物模糊或成雀盲，肢体麻木或筋脉拘急，肌肉瞤动，爪甲不荣，经量少或经闭，舌淡脉细等症。此外，血虚证不能等同西医的贫血，无论是否贫血，抑或是西医的神经症，或西医的某些营养不良等，只要出现中医的血虚证候，就可诊断为血虚证。心血虚携津不足导致的津亏，也不以血虚命名，而直接以津燥证论之，其表现为唇干咽燥、口渴喜饮，皮毛干枯，大便干结，小便黄少及消瘦等症。

4. 血虚产生的原因 血虚产生的病因主要有三：营气不足、阴精暗耗及失血过多。

（1）营气不足导致血虚：脾是气血化生之源，而脾化生的营气是血化生的基础原料，《灵枢·决气》说"中焦受气取汁，变化而赤，是谓血"，《灵枢·邪客》说"营气者，泌其津液，注之于脉，化以为血"。但营气并不能直接化生血，而营气化生的脾精、肾精才是化血的直接原料。若脾化生营气不足导致脾精肾精减少，或脾精肾精自身化血障碍，都能导致血的化生减少而出现血虚。故凡血虚，以及出现的心血虚证，大都伴有脾虚表现，如食欲不振，纳少，或能食难化（胃强脾虚），稍食则腹胀，腹隐痛，肠鸣，腹泻等。故将脾虚导致的心血虚证，称为心脾两虚证。

（2）阴精暗耗导致血虚：中医认为精血互化，精主要指肾精，如《张氏医通》说："气不耗，归精于肾而为精；精不泄，归精于肝而化清血。"张隐庵《黄帝内经素问集注》说："肾之精液，入心化赤而为血。"肾精充足则血易充盈。若长期体力过劳或脑力过劳，长期精神紧张或压抑焦虑，或过度熬夜睡眠很少，或性生活频繁过度，或年老肾衰精化不足等，都能导致肾精亏耗，精化血减少而出现血虚。

（3）失血过多导致血虚证：心主血是主全身之血，故人体不论何处外伤或疾病，导致局部大出血或慢性出血，都会造成心血不足而出现心血虚证。

5. 血养神 心血具有养心神（五神之一）的功能，心血充足则心神旺盛。

（二）心主脉

脉是运送心血的管道，也为心所主。《灵枢·九针论》称"心主脉"，《素问·六节藏象论》称"心者……其充在血脉"，《素问·痿论》说"心主身之血脉"。心主脉，脉是心的子系统，本应在心子系统来论述，但由于心血与脉关系极为密切，故在本节论述。

1. 心血与脉的关系 脉就是指经络，在谈论运行血气功能时，常将经络称为脉。脉能够约束心血营津等循环运行而不致外溢，故"脉为血之府"，"壅遏营气，令无所避，是谓脉"。心血的运行离不开脉的管道约束，脉也离不开心血的滋养，二者相辅相成，共同完成心血的全身循环及输布。

2. **卫气是推动心血在经络中循环运行的动力**　在中医理论中，肺气是推动血运的动力。心主血，血属阴，主静；肺主气，气属阳，主动，心阴血只有在肺气的推动下才能循环全身，故有"肺朝百脉""一呼一吸脉行六寸"之说。肺输出的肺气主要包括三种气，即营气、津气及卫气，由于营气、津气都属阴，而卫气属阳为动气，故推动血在脉中全身循环运行的动力就是卫气，卫气就是经络中的经气、动气。

3. **脉就是经络系统**　在距今两千年的《内经》时代，人们还不可能完全掌握血循环系统的解剖知识，古代医学家通过对人体的简单粗浅的解剖、临床的观察及外伤或针刺中出现的各种出血现象分析归纳，推知人体内存在气血上下往来"如环无端"的循环系统，并将其与临床针灸结合，逐步形成中医理论中唯一具有网络全身、运行气血、循环往返的形态及功能的经络系统。

脉是经络系统的简称，古人通过观察及推理，描述出脉的多种状态，如能出血的称为"血脉"，能搏动的称为"动脉"，纵行的主干脉称为"经脉"，表浅能看到的称为"络脉""浮脉"，此外《灵枢·血络论》还有动静脉出血的描述，如"其血滑，刺之则射……其血黑以浊，故不能射"等，近代有些人认为"经络与血脉的概念不同、起源不同、所描绘的对象不同"；《内经》中提及的"血脉"是血管，而经络系统是未被认识的经气传感系统，"是秦汉医家为解释感传现象，参照当时的水利工程学理论所构筑的"（《中医药学高级丛书·中医基础理论》）等。这种观点有一个认识误区，即把距今两千年建立的经络当作形象概念来理解，经络与中医许多概念如阴阳、气血、脏腑等都属于抽象概念，是多形态、多功能的集合体，而感传系统，即传统经络模型，只是其中一种形态功能而已。

中医是通过许多抽象概念组成的概念体系，来涵盖人体所有生理功能的，作为抽象概念的经络，包含了现代医学的血循环系统、神经系统及未知的感传系统的功能及形态。

（1）经络具有现代医学血循环系统的主要特点

1）运行的是血：现代医学血循环中流动的是血及血清，而经络里流动的是血气。《灵枢·经水》"经脉者，受血而营之"，《灵枢·本脏》"经脉者，所以行血气"。《灵枢·邪气脏腑病形》："十二经脉，三百六十五络，其血气皆上于面而走空窍。"《灵枢·百病始生》："阳络伤则血外溢，血外溢则衄血；阴络伤则血内溢，血内溢则后血。"经络中运行血气是共识，也是常识。

2）广泛分布性：经络广泛分布于全身上下、左右、内外、前后，网络人体所有阴形，如形体、脏腑、官窍及脑海。如《灵枢·海论》："夫十二经脉者，内属于脏腑，外络于肢节。"

3）密闭管道性："脉为血之府"。经络所涵的血循环系统，具有密闭的外实中空管道的特点，营血运行其中而不能外溢，如《灵枢·决气》所说："壅遏营气，令无所避，是谓脉。"营血同行，言营即言血。

4）循环流动性及永不停止性：血气在经络中定向运行流动不息，环周不休往来无端，故一日一夜能五十周于身。《灵枢·邪气脏腑病形》说："阴之与阳也，异名同类，上下相会，经络之相贯，如环无端。"

5）提供营养带走浊物：血在循的过程中载营携津提供营养，同时带走体内浊物使经络清静。《灵枢·本脏》说："经脉者，所以行血气而营阴阳，濡筋骨，利关节者也……是故血和则经脉流行，营复阴阳，筋骨劲强，关节清利矣。"

6）可探知可观察：经脉在内不可见，但通过寸口脉的搏动切而知之，可探知血气的虚实；皮肤上表浅的络脉，肉眼能观察，针之能出血。如《灵枢·经脉》说："经脉者，常不可见也，其虚实也，以气口知之，脉之见者，皆络脉也。"《素问·经络论》："经有常色，而络无常变也……阴络之色应其经，阳络之色变无常，随四时而行也。寒多则凝泣，凝泣则青黑，热多则淖泽，淖泽则黄赤，此皆常色，谓之无病。"

7）长度可测量：经脉（血管）的长度与骨的长度大致相同，故可以测量，如《灵枢·脉度》说"手之六阳，从手至头，长五尺……足之六阴，从足至胸中，六尺五寸……督脉、任脉，各四尺五寸"。

（2）**经络具有现代医学神经系统的主要特点**：由于经络网络全身，通过气血循环携带传递信息，故能将人体内外、上下、前后、左右及五脏六腑、五官九窍、四肢百骸、皮肉筋骨及脑海等各部分联结在一起，形成一个高度统一的有机体，这个功能与现代医学神经系统的功能相似，故可以认为中医的经络也包含了神经系统的功能。

（3）**经络具有未知的感传效应**：经络的感传效应与现代医学的神经系统的反应不同，故被广泛认为是人体内另一种特殊系统。人体的感传系统至今仍未被现代医学现代科技搞清其生物基础，但中医发现并利用这种功能却已长达两千多年。

我们学习中医，必须用抽象思维来理解中医的各种概念，揣度理解古人的观点，从现象看本质，从功能推测结构，从零碎论述探求其系统规律，并从局部看整体，从整体推测细节，从不同的说法中寻找正确答案等。如果用西医标准来要求两千年前的古人应该如何表达，既不现实，又很荒谬，"中医不科学"就是这种思维的"杰作"。

二、心藏神

《内经》中有多处心与神关系的论述。如《灵枢·本神》"心藏脉，脉舍神"，《素问·灵兰秘典论》"心者，君主之官也，神明出焉"，《灵枢·邪客》"心者，五脏六腑之大主也，精神之所舍也"，《灵枢·本神》"所以任物者谓之心"，《素问·六节藏象论》"心者，生之本，神之处也"等。心藏之神是五神之一。

1. **心神并不能代表神志**　在《内经》中，五脏分藏五神，《素问·宣明五气》说："心藏神，肺藏魄，肝藏魂，脾藏意，肾藏志。"心所藏神只是五神之一，为狭义之神。五神合一才能完成认知过程。《灵枢·本神》说："心有所忆谓之意，意之所存谓之志，因志而存变谓之思，因思而远慕谓之虑，因虑而处物谓之智。"单靠一个心神，是无法完成上述认知活动的。

在《内经》中，心被尊为君主，《素问·灵兰秘典论》说"心者，君主之官也，神明出焉"，《灵枢·邪客》说"心者，五脏六腑之大主也"。这是成书于两千年前的《内经》，把脏腑按封建君臣体制等级化，将心置于君主地位，凌驾于其他脏腑之上，带有明显的历史烙印，也是违背生理现实的。五脏没有尊卑贵贱之分，心神只是五神之一，只有与其他四神一起，才能完成人的认知功能。心本身就是五脏之一，五脏各有独特的不能为其他脏所代替的重要生理功能，都是人整体生理功能的组成部分，五脏中任何一脏有病变，都可能对其他脏腑产生影响，如乘、侮、母病及子、子病累母等，任何一脏的严重病变，都会导致"十二官危"。

2. **五神和五志的关系** 五神和五志（喜、怒、忧、思、恐）的功能合称为神志。神志代表人的精神活动，包括认知和情感。五神与五志不能分割，五神是五志产生的基础，五志是五神的表达，两者密切相关，互为影响。五神与五志的协调配合，是健康的一个重要保障，如《灵枢·本脏》说："志意者，所以御精神，收魂魄，适寒温，和喜怒者也……志意和则精神专直，魂魄不散，悔怒不起，五脏不受邪矣。"但若五志情感过度，则可导致五神认知功能的降低或逆乱，如《灵枢·本神》说："心怵惕思虑者则伤神，神伤则恐惧自失……脾愁忧而不解则伤意，意伤则悗乱……肝悲哀动中则伤魂，魂伤则狂妄不精，不精则不正……肺喜乐无极则伤魄，魄伤则狂，狂者意不存人……肾盛怒而不止则伤志，志伤则喜忘其前言。"

3. **脑代五脏总管神志** 脑是人体的重要器官，其主要功能是代五脏总管神志，这是生物进化的结果，也是人类社会能够快速发展的重要因素。但在《内经》时代，由于受历史局限，还无法对其功能有深刻认识，故其论述非常简单，但现在的中医理论应还其生理功能和价值。

4. **神气** 在中医理论中经常提到神气，什么是神气，神气与神志有什么不同，是需要明确的问题。神志与神气是两个不同的概念。神气是元气的外在表现，即元气藏于内，显外是神气，元气是生命之气，故神气表达的是元气的存在状态，即生命的存在状态。神志是指脑代五脏总管的认知及情感功能，神志是神气外显内容之一，神气包括了神志的表现。

5. **神在《内经》等古籍中有多种含义**　古籍中的"神"，词简义繁，需要了解不同语境中神的多种含义。

（1）**神是先天之精的生命表现**：父母之精是生命的来源，神是生命活力的外现，故神与精含义相同，可以互相通借。如《灵枢·决气》说"两神相搏，合而成形，常先身生，是谓精"，《灵枢·本神》又说："生之来谓之精，两精相搏谓之神。"

（2）**神指元气**：见"元气新论"部分。

（3）**神指神志功能**：神志主要包括人的认知和情感功能。《荀子·天论》说："形具而神生，好恶，喜怒，哀乐藏焉。"《素问·八正神明论》说："请言神，神乎神，耳不闻，目明心开而志先，慧然独悟，口弗能言，俱视独见，适若昏，昭然独明，若风吹云，故曰神。"

（4）**神指自然规律的有序变化性**：如《素问·阴阳应象大论》说"玄生神，神在天为风，在地为木"。

（5）**神指某类气，或是某类气的功能表现**：其含义有三。①极清极精不可见的气称为神。《正蒙·太和》说："散殊而可象为气，清通而不可象为神。"②将卫气称为神：见本书"卫气新论"。③神指气：在《内经》中，有的经文将气称为神，换句话说，把气在外的表现称为神。故神与气可以互为通用。如把心气称为神，《灵枢·本神》"心气虚则悲，实则笑不休"，《素问·调经论》"神有余则笑不休，神不足则悲"，两者含义相同。

（6）**神指气的运动变化**：如"神转不回，回则不转，乃失其机"（《素问·玉机真脏论》），张景岳注释曰："神即生化之理，不息之机也。五气循环，不愆其序，是为神转不回。若却而回返，则逆其常候而不能运转，乃失生气之机矣。"

（7）**将血称为神**：血是人体赖以生存不可或缺的物质，为了强调其重要性，也称为神。如"血者神气也"（《灵枢·营卫生会》），"血气者，人之神，不可不谨养"（《素问·八正神明论》）。

（8）**神指神秘、神奇，即不可测度的变化性**：如"阴阳不测谓之神"（《素问·天元纪大论》），《素问·八正神明论》所说"神乎神……"的前一个神字等。

三、心的子系统

（一）心的子系统包括舌、脉、面

1. **开窍于舌** 《素问·阴阳应象大论》说"心主舌……在窍为舌"。心与舌通过手少阴经脉相连，《灵枢·经脉》说："手少阴之别……循经入于心中，系舌本。"舌的主要功能是司味觉及表达语言，《灵枢·脉度》说"心气通于舌，心和则舌能知五味"，《灵枢·忧恚无言》说："舌者，音声之机也。"

2. **五体主脉** 脉是五体之一。《灵枢·九针论》说"心主脉"，在《素问·六节藏象论》又说"心者……其充在血脉"，《素问·痿论》说"心主身之血脉"。

3. **其华在面** 《素问·六节藏象论》说"心者……其华在面"，心与面部是通过手少阴经别相联系，"手少阴之正……属于心，上走喉咙，出于面……"。

（二）心对子系统的促进作用

1. **通过心气促使其功能旺盛** 不断释放出少量内含信息的心气，由卫气携带，通过经络到达舌、面，促进舌、经络、面部保持正常功能状态。

2. **通过心精促使其形体正常** 少量心精通过经络到达子系统，营养子系统及促使子系统利用营气化精，精化形，以使阴形生长发育及修复损伤的阴形。

3. **通过心血为其提供营养和濡润** 心血所携带的营气和津，能使脉柔润滑利通畅、舌体荣润红活居中、颜面荣润含蓄等。

（三）心对子系统的病理影响

心有热则舌质红；心火上炎则口舌生疮；心血不足则舌质淡红；心气不达，舌窍不开则失语或舌蹇；心血瘀结则舌下青紫或舌体紫暗。心血不足则面色无华；心气化热上扰则面红；心阳上亢能引起面红烘热；心气不足，心血瘀痹则面色青暗，或两颧紫红。心络瘀阻则心痛。

四、心与小肠相表里

心为脏在里，属阴，小肠为腑在外，属阳，心通过手少阴经脉下络小肠，小肠也能通过手太阳小肠经上络于心。若心火下移于小肠，则可致小便赤涩、尿道灼痛、尿血等症；小肠有热也会导致心脏有热，出现心悸、心烦等症。

五、与心有关的几个问题

（一）心包络作为脏的概念应剔除

心包络是心的组成部分，其生理功能、病理机制都应归于心。《内经》的作者受时代的影响，把封建等级制度带入中医理论中，人为地把心奉为君主，至高无上，不能受到侵害，心的病变则由其内臣心包络代君受邪。《灵枢·邪客》说："心者，五脏六腑之大主也，精神之所舍也，其脏坚固，邪弗能容也，容之则心伤，心伤则神去，神去则死矣。故诸邪之在于心者，皆在于心之包络。"清·叶天士《外感温热论》所论"温邪上受，首先犯肺，逆传心包"也是这种思想的反映。古人为了与六腑对应，又把心包络提升为脏，形成所谓六脏，其实心包络只是心的组成部分，心包络的病变就是心的病变，将心包络另列为一个独立的脏，从封建礼制着眼可以成立，但从生理结构来看则毫无必要，故心包络脏的概念应该剔除。

（二）心与卫气、虚里的关系

由于历史原因，中医理论中各脏腑的形态结构，是简单粗浅解剖与司外揣内相结合的产物，真实与想象并存，故一物有多名的混乱。

《素问·平人气象论》说："胃之大络，名曰虚里，贯膈络肺，出于左乳下，其动应衣，脉宗气也……乳之下其动应衣，宗气泄也。"此段经文引出两个概念，虚里和宗气。根据虚里的位置及表现分析，肯定指心脏，故应归入心的概念。心脏与虚里为一物，而宗气是脉中的卫气。

（三）心阴、心阳及心气、心血

1. **心阳与心阴**　阴阳是一组抽象概念，代表事物在对立统一状下不同的特性。如心脏就存在心阳及心阴两种对立的阴阳属性：心阳，为心之阳气，是心之功能之气，简称心气；心阴指心之阴形、形体，为心之有形物，简称心阴，心阴还包括阴形内的脏精、脏络及脏藏物心血等。中医理论还将抽象的阴阳属性概念，赋予具体内容并以属性命名，如将心气虚中寒象明显或症状较重的一类病机，称为心阳虚证，以与一般心气虚相区别，这对细化病机及针对性治疗有帮助。

心阴内涵较多，但相约俗成，将脏精不足称为心阴虚，而将心血不足称为心血虚。心精、心血都属阴，故其不足，都会出现心悸怔忡、失眠多梦等一般阴虚表现，但精与血是两种不同的物质，故其临床表现各有自己的特点，如心阴虚表现为五心烦热、潮热盗汗、两颧红赤、舌红少津、脉细数等；心血虚表现为眩晕、健忘、面色淡白无华，或萎黄、口唇色淡、舌色淡白、脉象细弱等。在治疗中虽有养血补血或滋阴生精的不同，但因精血互化，而常精血兼治。

通过上述，可以看出古人对阴阳的应用很灵活，心气属阳，就是阳气；形体属阴，就是阴形，阴形内的物质，常加属性标志，以强调其属性特点。以属性代替气或阴类物质进行表达，是中医病理学中的一个特点，它不是什么特殊的物质，不过是气、形病变中一种特殊类型。在以后脏腑病变论述中，会遇到同类问题，不再重复论述。

2. **心气与心血**

（1）**心气**：是心之阳气，既是物质之气、功能之气，也是信息之气及营养之气。心火、心气虚、心阳虚、心阳上亢、心阳暴脱等都是心气病变的不同表现形式。

1）心火：在中医理论中，心火的含义有二。①将心生理功能称为心火。心在五行中属火，故心的正常生理活动表现，可以心火表达；②将心病理之火称为心火。心在病理状态下产生的火邪也称为心火，其来源主要有二。一为内生之火，如心气气实化火，即心气实壅滞而化火，或心气郁滞（七情郁结）而化火，或脏腑移热于心而致心气化火等；二为外来病邪如六淫病邪或疫疠病邪等，入心表现出来的邪火，也可称为心火。心火的临床表现为：心胸烦热，夜不成眠，面赤口渴，溲黄便干，舌尖红绛，或生舌疮，腐烂疼痛，脉数无力。或见狂躁谵语，或见吐血、衄血，或见肌肤疮疡，红肿热痛等。

2）心气虚与心阳虚、心阳暴脱：心气虚是心气不足的表现，心阳虚是心气虚中寒象明显或病情较重的类型，心阳暴脱是在心阳虚基础上，瞬间出现的心气暴脱证，是心气虚中最严重的证候，易致阴阳离决而死亡。三者的共有症状，为一般心气虚的表现，如心悸怔忡，胸闷气短，活动后加重，自汗及面色淡白，舌淡苔白，脉虚等症；心阳虚是在心气虚基础上，增加畏寒肢冷，心痛，面色晦暗，舌淡胖，苔白滑，脉微细等阴寒症状；心阳暴脱是在心气虚基础上，出现突然冷汗淋漓，四肢厥冷，呼吸微弱，面色苍白，口唇青紫，神志模糊或昏迷，舌质淡紫青滑，脉微细欲绝等气脱症。故三者都是心气虚的不同类型。

3）心阳上亢：是心气上亢，表现出阳属性病态亢盛的一类病变，为了准确表达，故将其称作心阳上亢。心阳上亢的来源有：心脏自身心阳上亢，或他脏阳亢带动心阳上亢，如肝阳上亢带动心阳上亢等，或肝肾阴虚导致肝心阳亢等。心阳上亢的临床表现为：心悸，失眠，面红，烘热自汗，脉左寸浮大或浮弦等症，若心阴虚导致阳亢，称作心阴虚阳亢，在上症基础上伴有五心烦热，盗汗，口燥咽干，舌红少津，或焦虑不安，健忘，脉细数等心阴虚表现。

（2）**心血**：已在心藏血一节中做了论述，此处略。

（四）心火与肾水互济

心火与肾水互济，是五行学说、阴阳学说及脏腑学说结合而形成的心肾相交学说。此理论的主要内容为：心属阳、属火，火性温热炎上；肾属阴、属水，水性寒凉润下。心肾相交，水火互济，才能保持人体阴阳水火的平衡。若心肾阴阳不交，肾水不升，心火无寒水制约，则独亢于上，或化为火邪；心火不降，肾水无心火温煦，则寒凝于下，形成寒邪。心肾不交的临床表现主要有失眠，面红，烦躁，心悸，胸以上汗多，或轰热自汗，以及腰以下肢体酸困、冰凉或水肿，小腹冰凉寒痛，阴冷，月经错后，血暗块多，白带多，或男子阳痿，舌薄黄舌暗淡，脉寸浮尺沉等上热下寒证。

心肾相交学说的实质，是以心肾代表阳阴，说明人体的上部为阳、下部为阴，只有阴阳上下升降交融，才能实现阴阳的互动、互济、互制，保持人整体的阴阳动态平衡。后代有些医学家认为心肾相交学说，还不能准确反映五脏阴阳的交会状态，又衍生出心肺居上属阳，肝肾居下属阴，脾为至阴的说法。但五脏中有三脏属阴、两脏属阳似乎仍不平衡，于是又有人加上胃阳，形成三阴三阳的状态，其内容为：肝肾之气上升，上至极而下，心肺之气下降，下至极而升，上下升降则阴阳相交；脾胃居中，为全身气机枢纽，清气上升，浊气下降，推动全身阴阳之气的上下升降，以完成阴阳的相交相融等。在中医理论中，特别注重人体各层次的平衡，如阴阳平衡、脏腑平衡、气血平衡、形气平衡等，心肾相交学说就是强调人体上下阴阳应处于动态平衡状态，"以平为期"，这对中医理论的发展具有促进作用。

此外，脏腑辨证中也有心肾不交的病机，但此与心肾相交学说中的心肾不交含义不同，是指心阳亢盛耗伤肾阴，或肾阴暗耗心阳亢盛，导致的肾阴虚心阳亢证，其临床表现以失眠为主症，伴见心烦，心悸不安，头晕耳鸣，健忘，腰酸遗精，五心烦热，咽干口燥，舌红，脉细数等症。

第二节　肺

肺为抽象概念，内涵多种功能，包括现代解剖肺之形体及主要功能。

肺居胸中，左右各一，与心相邻，位居五脏之上，故古人称肺为华盖，外有胸腔保护，上有咽喉气道以通天气，肺内有气海，肺藏津为水之上源，脏体内有营养肺脏的肺精，网络肺脏的大络系统，肺脏外与手太阴经脉相连相通，与大肠相表里，五体主皮，五窍主鼻，其华在毛。其功能为：主气，主通调水道，主魄，主忧（悲）等。《素问·六节藏象论》说："肺者，气之本，魄之处也，其华在毛，其充在皮，为阳中之太阴，通于秋气。"《素问·阴阳应象大论》说"肺……在窍为鼻，在味为辛，在志为忧，忧伤肺"，《灵枢·脉度》说"肺气通于鼻，肺和则鼻能知臭香矣"，《素问·痿论》说"肺主身之皮毛"。

一、肺主气司呼吸

肺气的内涵有二：一为肺的功能之气，是完成肺的呼吸、宣发、肃降、通调水道等功能的肺气；二为肺宣发于全身的肺气，此肺气主要指营卫气。营卫气经肺气宣发，进入经络，循环输布于全身，由于营卫气本身就是水谷之气（营养之气），故能化生全身所有阳气，此即《素问·六节藏象论》"肺者，气之本"及《素问·五脏生成》"诸气者皆属于肺"的内在含义。

（一）肺司呼吸

1. 肺司呼吸　呼吸是人体重要生命体征之一。肺通过呼吸运动，不断吸入大自然清气藏于肺气海，大自然清气与卫气、元气结合，而使身体健康，生命旺盛，不断呼出肺中及通过经络来自全身的浊气，使体内清爽净安。

（1）天气对人体的作用：《素问·阴阳应象大论》说"天气通于肺"。天气通过肺吸入肺气海而进入人体。在《内经》中有许多对天气的论述。《素问·生气通天论》说："夫自古通天者，生之本，本于阴阳。天地之间，六合之内，其气九州、九窍、五脏、十二结，皆通乎天气。"《素问·六节藏象论》说："天食人以五气，地食人以五味，五气入鼻，藏于心肺，上使五色修明，音声能彰。"人是大自然的产物，人赖天地之气而生，天气为天之阳气，进入人体助人之阳气，是人生命必不可少的物质，故为生之本。现代天气的概念已被大自然清气概念所代替，这是因为天气是由许多成分所组成，而其中大自然清气（氧气）是人生命不可缺少的物质。

（2）肺呼吸运动具有重要的生理功能：吸入天之清气是生命存在的基本条件，而呼出体内浊气也是全身生理功能能够正常进行的保障。在中医理论中呼吸运动还具有推动全身气机运动的功能。

（3）肺呼吸功能正常的条件：肺保持呼吸功能正常的三个基本条件即肺气旺盛、肺阴形正常及肺内外气道通畅。肺气虚弱，呼吸无力，或肺阴体损伤变形，纳气减少，或气道阻塞等，都会导致肺呼吸功能低下，出现呼吸轻浅、微弱、急促等表现。肺吸入清气不足则肺气海清气藏量少，肺呼出浊气无力则浊气蓄积多，可致元气、卫气得不到正常清气融合而衰弱，进而导致全身气虚，功能低下。

2. **肺主皮肤呼吸**　在中医理论中有腠理能随呼吸而鼓伏之说，清·赵晴初《存存斋医话稿》："人知息道从口鼻出入，不知遍身毛窍俱暗随呼吸之气以为鼓伏。""肺主皮"，皮肤表面密布的腠理（气孔）是内外气机出入交会的场所，能随肺的呼吸而鼓伏张合，此即皮肤的呼吸运动。其作用为排浊纳清，宣通肺气。

（二）通过呼吸调节营卫气输布

肺通过呼吸来调节卫气的成熟数量及营卫气输往全身的数量及速度。如形体运动时，肺呼吸加深加快，大量摄入天之清气，促使成熟卫气快速增加，与营气一起，经肺宣发输布全身满足生理需求；睡眠时肺呼吸缓慢，摄入天气少，成熟卫气减少，肺宣发的营卫气也减少。

（三）肾肝有助肺呼吸运动

肾的纳气，肝的升发，有助肺的呼吸运动，是肺呼吸不可缺少的助力。

1. **肾的纳气有助肺吸气功能**　肾主纳气，就是将肺气海中的清气，摄纳沉潜于肾之下气海以与元气结合。而肾纳气产生的动力有助肺的吸气，成为肺吸气运动的必需助力，有些学者过于强调肾的这个作用，称"肺主呼气，肾主纳气"，此言过其实，呼吸运动的主体仍是肺，肾纳气只能有助于肺的吸气功能。在临床中，大凡虚喘证，出现纳气无力，呼多吸少而喘，或呼吸均无力，呼吸轻浅，或频数，或呼吸断续等症时，除肺气大虚，多伴有肾虚所致的肾不纳气，肺肾两虚，故肺肾应同治。

2. **肝的升发有助肺呼气功能**　肝的升发疏泄，具有促使全身气机上升宣发的作用，故肝的升发疏泄带来的动力有助肺的呼气功能，是肺呼气运动的必需助力。在正常情况下，两者互相协作，以保持呼气正常。若情志抑郁，肝气郁滞，疏泄失常，以致肝气上逆于肺，干扰肺的气机及呼吸功能，而出现胸胁胀满，呼吸不利，阵发叹气，或阵发胸闷气短，或阵发呼吸急促而气喘，或阵发屏气等症，此为肝郁逆肺，应疏肝降逆。

二、肺主宣发肃降

肺主宣发肃降，是通过肺呼吸运动所产生的动力来实现的。

（一）宣发肃降对营卫气的作用

营卫气虽化生在脾，但宣发在肺，肺主一身之气，主要就是指敷布全身的营卫气，故肺与营卫气关系极为密切。《灵枢·决气》说："上焦开发，宣五谷味，熏肤、充身、泽毛，若雾露之溉，是谓气。"李东垣《脾胃论》说："脾胃一虚，肺气先绝。"肺对营卫气的作用具体有二：

1. **通过宣肃使营卫气历经百脉循布全身**　"肺朝百脉"是指肺与百脉相通，百脉就是经络的代名词。肺通过宣肃，将肺气（营卫气）输入经络，而卫气就成为经络中的经气、动气。卫气除自身的动力，还借助肺呼吸产生的宣发肃降动力，推动血、精、津、营气等在经络中循环往返，运行不息，以温煦、营养、润泽所有脏腑形体，促使它们发挥正常功能，此即"气行则血行"。在正常状态下，肺一呼一吸，气血在经络中行进六寸，一日一夜，循环全身五十周。《灵枢·五十营》说："故人一呼，脉再动，气行三寸；一吸，脉亦再动，气行三寸。呼吸定息，气行六寸。"《素问·经脉别论》说："经气归于肺，肺朝百脉，输精于皮毛。"《诸病源候论·妇人妊娠病诸候》说："五脏六腑，俱受气于肺。"明·兰茂《滇南本草·沙参》说："肺气盛则五脏六腑之气皆盛。"此外，肺气宣发，还能促使卫气透出经络，运行于经络外气道，敷布于经络未达之处，如皮肤中、分肉内、肓膜及胸腹腔内等处，如《素问·痹论》所说："卫……不能入于脉也，故循皮肤之中，分肉之间，熏于肓膜，散于胸腹。"

2. **肺的宣发有助卫气抗御外邪**　卫气通过肺的宣发，进入经络敷布于全身肌表，发挥御邪抗邪功能。故肺气旺盛，宣发有力，则卫气运行有力，敷布肌表数量多，御邪抗邪功能强盛，反之则弱。如《理虚元鉴·劳嗽症论》说："肺主皮毛，外行卫气，气薄而无以卫外，则六气所感，怯弱难御，动辄受损。"

（二）肺通过宣降影响全身气机运动

1. **肺气宣降带动全身气机升降**　呼气宣发，带动全身之气向上向外运动；吸气肃降，带动全身之气向内向下运动，一上一下，一外一内，升降出入，新陈代谢，全身气机呈现活跃运动状态，这是保持脏腑、形体生理功能正常发挥的一个重要条件。

肺气的宣降运动带动脏腑气机升降，如随着肺气的升发，带动肝气升发疏泄，脾清气上升至肺，肾寒水上升清凉于心，及膀胱津液气化上升至肺等；随着肺气的肃降，带动心火下行温暖于肾，胃浊气下降于肠，小肠气下行泌别清浊，大肠气下行传导糟粕，胆气下行助脾消化，肾气下行促使膀胱尿液排出体外等。

肺气具有清凉肃杀的特性。肺既秉寒凉秋气，又为水之上源，肺气清凉湿润，故能制约脏腑气实化火上炎，如心火上炎、肝火上炎等。此外，肺气肃降所具有的下行动势，能制约脏腑之气的上逆，如肝气上逆、胃气上逆等。在古籍中对肺气这种特性和功能有许多论述，如《素问·六节藏象论》说"肺者……通于秋气"，《医门法律》说"肺气清肃，则周身之气莫不服从而顺行"，《血证论》说"肺之令主行制节，以其居高，清肃下行，天道下际而光明，故五脏六腑皆润利而气不亢""肺为清虚之府，其气能下行以制节诸脏"。肺气这种功能实际是人体自我调节机制的组成部分，但若肺的肃杀之气太过，也会损伤其他脏腑阳气及脏腑的升发功能，导致脏腑功能的低下。

2. **肺气宣降带动全身气机节律性及周期性运动**　白昼肺呼吸较快较深，而夜晚肺呼吸较慢较浅，相应全身气也随肺呼吸的昼夜周期性变化规律，表现出昼气动而夜气静，昼气快而夜气慢的变化规律。昼则脏腑之气，营卫气及脑气活动旺盛，气血运行快，新陈代谢快；夜则脏腑之气，营卫气及脑气活动减弱，气血运行慢，新陈代谢慢。肺气带动全身气的节律性及周期性变化，与自然界运动的节律性及周期性相一致。人气应天顺时与自然和谐共处，才能保持健康状态。

三、肺主通调水道

通调水道是肺的又一重要功能，只有在肺正常呼吸及宣肃下，才能完成通调水道功能。如清·唐容川在《血证论·肿胀》所说："肺为水之上源，肺气行则水行。"

（一）津在人体运行的水道

在《内经》中"水"字言简意赅，内涵很多，无论饮食中的水、津、液或风水、石水等，都可称为水。而肺主通调水道，实际是指对津循环运行及敷布的推动作用。

在人体中津运行的通道有多种称谓，如津道、水道及气道等。津来源于水，故津道就是水道；津形小如气，故津道又称为气道。无论津道、水道、气道，其实就是网布全身的经络及经络外的气道。

1. **经络** 《素问·经脉别论》说："饮入于胃，游溢精气，上输于脾，脾气散精，上归于肺，通调水道，下输膀胱，水精四布，五经并行，合于四时五脏阴阳，揆度以为常也。"清·高士宗在《黄帝素问直解》认为，"故阴阳揆度，天人合一，以为人身经脉之常。此饮入于胃，行散转输而为经脉之正也"，强调水精（津气）是通过经络行散转输于全身的。津为阴，阴主静；卫为阳，阳主动，只有在卫气的推动下，津才能在经络系统中全身循环运行和分布。

2. **经外气道** 在中医理论中气道有广义狭义的不同，广义气道指津气能随卫气运行于全身的所有气道，包括经络及经络以外的气道，而狭义气道专指经络以外的气道。津随卫气透出经络运行敷布于经络外所有气道，如皮肤之中、分肉之间、肓膜和胸腹中等，如《素问·痹论》所说："卫……不能入于脉也，故循皮肤之中，分肉之间，熏于肓膜，散于胸腹。"津被人体组织利用后形成的浊液的排出，也是通过经络及经络外气道完成的。如《灵枢·五癃津液别》说："天暑衣厚则腠理开，故汗出……天寒则腠理闭，气涩不行，水下流于膀胱，则为溺与气。"

（二）通调水道是肺的重要功能

肺为华盖，肺所藏津，成为水之上源，肺通过宣发肃降，促使全身水道通畅调顺，以保障肺津全身运行和敷布。

1. **以气行津，气旺津利** 肺主气，肺通过两种方式，达到以气行津的目的。

（1）**肺通过宣肃使水道通调**：肺在宣肃时所产生动力，推动肺气进入经络，促使经络舒张，而使水道通调。故肺气旺盛，宣发肃降有力，则经络水道的通畅度好，则津气运行流利顺畅；若肺气虚，宣发肃降无力，则经络水道舒展度差而滞涩，津气运行不通畅，以致津留滞于肺。与此同时，肺接纳脾上输津的能力减弱，又导致脾津留滞而湿困脾土，以致脾运化无力，出现水走肠间的腹泻及饮留胃中的泛恶清水等症。

（2）**肺通过宣肃的卫气推动全身津运**：在肺成熟并由肺宣发肃降的卫气，是经络中的经气、动气，具有推动津在经络及气道中循环不息的能力。故肺气旺盛，则卫气旺盛，推动津运有力；若肺气虚，卫气虚，以致推动津运无力，则津易滞留形体，出现晨起面、手肿胀，下午腿肿胀等症。

2. **通过呼吸调节津配**　肺通过呼吸运动的强弱，来控制调节水道中津的输出量及分配量，以适应环境的变化。

3. **通调肺内水道，自润而气顺**　肺为娇脏，喜润恶燥，肺内水道的通畅，保障了肺的自润及功能正常。

（1）**气津通道**：循环全身的经络流经肺脏时，部分津透出经脉，进入肺内气道，其作用有二：①润泽滑利肺之气道，保障呼吸气道的湿润、柔顺、通畅，如呼出之气湿润，含有津，就是明证。②将脾上输大量之津，通过呼吸宣发入经络敷布全身，此即水之上源之义。

（2）**血津通道**：指肺之大络系统，包括无数的小络孙络，主要为肺阴形（体）服务，其中所含之津，润泽肺之阴形，并参与营气化生肺精、肺精化生阴形、阳气的过程，以保障肺阴润滑，肺气旺盛。

4. **通调水道有利排浊**　肺通调水道不仅有利津的全身循环，也有利全身浊液的外排，如形体浊液通过出汗从腠理玄府排出体外；脏腑浊液通过经络下渗膀胱，从尿道排出等，以完成全身津液的新陈代谢。

5. **通调水道有利通便**　肺与大肠相表里，肺气肃降，有助大肠腑气传导，排出糟粕；肺通调水道，也有助津液下溉肠道，保持肠道润滑，以利糟粕排出。若肺气虚，通调水道失职，则肠道失润，便秘难下，此即津燥便秘。

四、肺主魄、主悲（忧）

（一）肺主魄

肺所主魄为五神之一，脑代为总管。

《灵枢·本神》指出，"肺藏气，气舍魄"。《灵枢·本神》说"故生之来谓之精……并精而出入者谓之魄""肺喜乐无极则伤魄，伤魄则狂，狂者意不存人"。《类经》说："魄之为用，能动能作，痛痒由之而觉也。精生于气，故气聚则精盈，魄并于精，故形强则魄壮。"清·汪蕴谷《杂症会心录·魂魄论》说："魂者阳之神，魄者阴之神。所谓神者，以其主乎形气也。故言魂魄，而神即在其中矣。人之形骸，魄也。形骸而能运动，亦魄也。梦寐变幻，魂也。聪慧灵通，神也。分而言之，气足则生魂，魂为阳神，精足则生魄，魄为阴神。合而言之，精气交，魂魄聚，其中藏有真神焉。"

（二）肺主悲（忧）

肺主悲，悲为五志之一，为脑代为总管，是神志中悲忧情感的表达方式。

《灵枢·本神》说"因悲哀动中者，竭绝而失生……愁忧者，气闭塞而不行"，《素问·举痛论》说"悲则气消""悲则心系急，肺布叶举，而上焦不通，荣卫不散，热气在中，故气消矣"，《灵枢·邪气脏腑病形》说"愁忧恐惧则伤心"。

适度的悲忧可以疏散郁结的肺气及脾气等，可以制约肝气的逆上及化火等。过度或长期的悲忧则耗伤肺气，导致呼吸无力、胸闷气短、言低声微、气不足息等肺气虚证的表现；肺气虚则卫气输布不足，而出现全身畏寒、困乏无力、嗜睡、易外感等卫气虚证的表现。此外，过度的悲忧，还能耗伤心气，抑制脾气和肾气，郁滞肝气和胃气，导致脏腑功能的低下或紊乱，而出现心慌心悸、纳呆腹胀、胸胁胀满、腰膝酸软、性功能低下或月经不调等症。

五、肺的子系统

肺的子系统，包括皮、毛、鼻。

（一）肺主皮，其华在毛

肺五体主皮，毛发是皮肤产物，也是肺气外荣征象。《素问·五脏生成》说："肺之合皮也，其荣毛也。"

1. 肺对皮毛的作用　《素问·经脉别论》说"肺朝百脉，输精于皮毛"。肺通过经络（肺朝百脉）发送信息之气及输出肺精至皮毛，促使全身皮毛的生长发育及保持正常功能状态。肺宣发营卫气及津气至皮毛，发挥营养、濡润、温煦皮毛的作用。故肺气旺盛，宣发有力，则皮肤润滑致密，御外有力，感觉灵敏，毛发光泽柔顺乌黑坚韧。若肺气虚，宣发营卫及津至皮肤不足，或六淫病邪通过口鼻入肺，病及皮毛等，都会导致皮肤失润枯燥，感觉迟钝或异常，毛发憔悴，或易于外感，汗出异常或出现多种皮肤病等。《灵枢·经脉》说："手太阴气绝，则皮毛焦。"若皮肤有病，再感外邪，不解，内传于肺，也能引起肺病，如《素问·痹论》说："皮痹不已，复感于邪，内舍于肺。"此外，毛发正常与否，还与先天元气、肾精、血等诸多因素有关。

2. 皮肤的功能

（1）皮肤上腠理、玄府的特点和功能：腠理、玄府都是开口于皮肤上大小不同的孔隙，是人体末端的气孔气道，外与大自然清气相通，内与体内气道经络及脏腑相通，是卫气敷布运行的末端，内外气机交会之处，纳清排浊（浊热、浊气、浊液）之道。腠理和玄府功能相似，结构不同。

腠理即皮肤上密布于纹理上的孔隙，因与肌肉气道相通，故常将它们共称为肌腠。腠理密而多，其孔小道细，平时保持一定的开放状态，是卫气、元气及津运行敷布的末端。腠理能随肺之呼吸而鼓伏张合，使大自然清气有规律地进入人体，与卫气结合，促使卫气兴奋活跃，功能增强，与此同时排出皮肤及脏腑浊热，使皮肤清爽，气道通畅，脏腑安宁。

玄府又称为汗孔、汗空、鬼门、气门等，稀疏分布在皮肤上，其孔大道粗，泄热泄浊多而快，是汗液排出的主渠道。玄府是腠理功能不足时的重要补充，其主要功能是宣泄内热，排出浊液，调节体温。

（2）皮肤下脂肪层的功能：皮下脂肪是皮肤的组成部分，是腠理厚肥的基础，具有保温、润泽及营养功能。皮下脂肪为营气所化生，是营气的异形储备，营气多余时，化为脂肪储存，营气不足时，脂肪逆化为营气，为皮肤或全身利用，故其厚薄具有动态波动性。皮下脂肪过多过少对人体都不利。

（3）**皮肤中卫行津行**：皮肤是全身气津循环运行的末端，津随卫行敷布于皮肤。若卫虚推动津运无力则津滞，津滞外溢，溢少则皮肤胀，溢多则皮肤肿。无论是外湿（水湿浸泡、久雨湿盛）浸渍或内湿泛滥，都能导致皮肤湿盛，遏制卫气运行，以致卫滞津停津溢，而出现皮肤胀重、寒凉、麻木、水肿等症。

（4）**卫气是皮肤的功能之气**：卫气在形体何处就是何处之气，在皮肤就是皮肤的功能之气，完成多种生理功能，如具有司腠理玄府开阖、温煦皮肤、抗御外邪、信息感知传递和推动血、津、精、营气在皮肤循环敷布等作用。卫气分布于皮肤腠理，与天气接触，腠理随肺之呼吸而鼓伏张合，天气自由进出于腠理，与卫气交会，故卫气能够感知天气的寒热润燥变化，司开阖，来适应天气变化，保持正常体温，实现天人和谐。六淫病邪常随天气进出腠理，若卫气旺盛，腠理致密，御邪有力，病邪随四气进入腠理表浅，不能深入故不病；若卫气虚弱，腠理疏松，不能御邪，病邪可乘虚从腠理深入而病。故四时气过盛（或乖张）时，增加节令之药有三大好处：一为改变腠理受四时之气而出现的偏寒偏热状态；二为祛除随四时之气进入腠理的病邪；三为有利卫气运行输布以增强卫气的抗邪能力。这是防患于未然之法。李东垣深得此奥，在《脾胃论·脾胃将理法》中说："夫诸病四时用药之法，不问所病，或温或凉，或热或寒，如春时有疾，于所用药内加清凉风药；夏月有疾，加大寒之药；秋月有疾，加温气药；冬月有疾，加大热之药。"

（二）肺开窍于鼻

1. **肺鼻功能相辅相成**　肺开窍于鼻，故鼻是肺的子系统。肺气发出信息之气及输出肺精至鼻，能促使鼻的生长发育和保持正常功能。肺宣发肺气中的卫气，是鼻的功能之气，具有带动鼻腔运动、保持鼻道通畅温暖、抗御病邪侵入鼻道等多种功能。故肺气旺盛，则鼻功能增强，若肺气虚功能降低，则鼻功能减退，并易为外邪侵入。《灵枢·本神》说"肺气虚则鼻塞不利，少气"。

2. 肺和则鼻嗅觉正常　《灵枢·脉度》"肺气通于鼻，肺和则鼻能知臭香矣"，若肺气虚弱，则鼻的嗅觉功能低下。

六、与肺有关的几个问题

（一）肺阴、肺阳、肺气、肺血

1. 肺气与肺阳　都是指肺的功能之气，由于肺气的属性为阳故称为阳气。

2. 肺阴　肺脏体属性为阴，故称为肺阴。肺脏体内含的脏络、脏精和脏藏物属性自然也都属阴，故将脏络称为阴络；脏精称为阴精；脏藏物津称为阴津等。肺藏津不足称为肺燥，肺精不足称为肺阴虚。阴虚大多指阴精不足，但实际往往包含肺叶、肺络及肺津程度不同的损伤。

3. 肺血　肺血对于肺自身的功能，以及全身血循环都有重要意义。肺血有在经、在络的不同。

（1）肺经之血：肺是全身血循环的一个重要环节，上下都连通经络的主干——经脉，来自全身的血都要经过肺，肺朝百脉就是将来自全身的血再宣发至全身，循环往返不息。若肺气衰，宣发无力，不能将进入肺内的血气完全排入肺外经脉中，则导致气滞血瘀而肺瘀血，肺瘀血又导致全身血循受阻，表现出胸闷气喘、口唇青紫、舌暗、脉结代等肺气衰竭征象（即现代医学之肺心病）。临床治疗应以大补卫气为主，可用独参汤、参附汤等，以气行血，气行则血行，兼用活血化瘀、温经通脉之品，更助气行。

（2）肺络之血：肺络是为肺脏自身服务的大络系统，来自主干经脉侧支的血气进入网布肺体的大络系统，故肺络血气滑利是肺功能及新陈代谢正常的一个重要保障。若内外病邪入肺，干扰肺络血气运行，如肺燥气逆、肺热伤络、肝火刑肺等，可导致肺络破裂，出现咯血、咳喘、胸痛等症。

（二）关于肺辅心行血之说

笔者认为，肺辅心行血之说不准确，这是将西医理论强行插入中医理论的一个典型。根据西医理论，心脏搏动是血循环的动力，但在中医理论中，是肺主气，心主血；气为阳，血为阴；阳主动，阴主静，故只有肺宣发的阳气——卫气，才是推动心阴血运行的动力，卫行则血行，全身循环如环无端。明·皇甫中《明医指掌·喘证》说："夫肺为五脏之华盖，主持诸气，所以通荣卫统脉络，合阴阳，升降出入，营运不息，循环无端。"明·王绍隆《医灯续焰》说："肺主一身之气，气非呼吸不行，脉非肺气不布。"肺辅心行血之说，是把肺主一身之气，推动血运的主导动力作用，降为辅助位置，而把心主血脉的阴属性，更改为具有推动血运的阳属性，这是违背中医基本理论的。笔者在前文已有论述：推动心搏的应是卫气。

中医发展到今天，仍认为卫气推动心搏似乎难以接受，但若把西医的心是血循环动力的概念强行植入，更不符合中医理论的基本规律。

笔者认为，应将西医心推动血运的动力作用分解为二：一为心气是推动血出心之动力。心气为心之阳气，具有带动心阴形运动，把来自全身进入心窍的心血，有规律地挤压入心外经脉中的能力，这是心血出窍的动力。这对用中医理论解释现代医学心脏病变有意义。二为卫气是推动心血全身循环的动力。卫气为阳气、动气，借助肺的宣发之力，能够推动血营津精等阴类物质，通过经络全身循环不息。这符合中医理论中气行血行、气滞血瘀的观点。通过分解就能在符合中医理论自身规律的前提下，把现代心脏的血泵功能有选择地融入中医理论中。

（三）肺宣发的卫气是抗邪主力

卫气是人体抗邪的主力军，是抗邪层面的正气，而卫气的成熟在肺，宣发在肺，肺气旺盛卫气也旺盛，肺气虚卫气也必虚，故"肺卫"常并称。《灵枢·决气》说："上焦开发，宣五谷味，熏肤、充身、泽毛，若雾露之溉，是谓气。"《灵枢·平人绝谷》说"上焦泄气，出其精微，慓悍滑疾"。都是指肺气宣发的营卫气，其中卫气慓悍滑疾，运行敷布于形体皮毛，发挥温煦、司开阖、御邪的作用。故肺主表，是通过卫气来实现的，肺卫气旺盛，皮肤才能成为御邪、抗邪的重要屏障。《灵枢·百病始生》说："风雨寒热不得虚，邪不能独伤人。卒然逢疾风暴雨而不病者，盖无虚，故邪不能独伤人。此必因虚邪之风，与其身形，两虚相得，乃客其形。"肌肤中卫气旺盛，邪不能入侵，若卫气虚，肌肤空疏，则邪易侵而发病。"邪之所凑，其气必虚"也是这个道理。

（四）肺为娇脏

肺阴形质地娇嫩，柔软喜润恶燥，易于内伤。过劳、言语过多、过食寒凉、吸入烟雾等，都易致肺脏受损。小儿肺叶稚嫩肺气不足，老人肺叶萎缩肺气大衰，更易受害。肺与天气相通，易为外邪所伤。六淫病邪常随天气从口鼻进入于肺，导致肺病。肺朝百脉，百脉通肺，若五脏六腑病变产生的邪气通过经络上犯于肺，则导致肺气逆乱，轻则胸闷气短，重则咳嗽气喘。

第三节　脾

脾为抽象概念，内涵多种功能，但不包含现代解剖器官脾的形体及功能。

脾居腹内，与胃以膜相连，脏体内有营养脾脏的脾精，网络脾脏的大络系统，内藏物为营（包含营气、卫气及津气），营舍意，外与足太阴经脉相连相通，与胃相表里，五体主肉，五窍主口，其华在唇。其功能主运化，主统血，为气血生化之源，主意，主思。

中医理论形成于距今两千年的《内经》，该书成书历经数百年，在多人参与下共同完成，此书中胃的概念兼收并蓄，有广义及狭义的不同。广义胃内涵胃脾两个脏腑的功能，如《灵枢·营卫生会》之"人受气于谷，谷入于胃，以传与肺，五脏六腑，皆以受气"，《素问·五脏别论》之："胃者，水谷之海，六腑之大源也。五味入口，藏于胃，以养五脏气……是以五脏六腑之气味，皆出于胃。"而狭义胃，就是五脏六腑中的胃，不包含脾。脾胃功能分开，是中医基础理论的一次进步，明乎此，有益于对《内经》脾胃含义的分辨及理解。

在中医理论里脾胃常并称，但脾胃一词却有两种概念内涵。

总体抽象概念：脾胃内涵整个消化系统功能，也是整个消化道功能的代称，涵盖所有饮食加工处理及营养吸收利用等功能，脾胃旺盛，指人体饮食加工处理有力、营养吸收利用充足；脾胃虚弱，指饮食加工处理无力或障碍，或营养吸收利用不足或不均衡。升清降浊是脾胃功能的形象表述，脾气升清，是指饮食中营养物质被脾吸收，转化为人体可利用的营气、卫气及津气，上输到肺，布达全身的过程；胃气降浊，包括饮食从食管、胃下降到脾，以及残渣糟粕从小肠、大肠下降排出体外的全过程。

具体抽象概念：即脾胃各自内含的具体功能，如胃的接纳、腐熟及下排，脾的消化、吸收、运布及转化等。

中医脾与西医解剖脾同名，但二者功能截然不同。在古代由于接受《难经》的认识，一直将处于左肋内解剖器官脾作为中医脾的形象代表。解剖脾是人体最大的淋巴器官，与中医脾主运化（消化吸收功能）毫无关系。中医脾，主运化，从《素问·太阴阳明论》所说"脾与胃以膜相连"的观点来认识，应是十二指肠及所包裹的胰腺，此观点的依据在后有详细论述。

一、脾主运化

主运化是脾最重要的功能。《素问·玉机真脏论》说："脾为孤脏，中央土以溉四傍……太过则令人四支不举，其不及则令人九窍不通，名曰重强。"《太素》注："不行气于全身，故身重而强。"脾主运化，实际内含化、运、转三种功能。

（一）脾化功能

脾化，是脾将来自饮食中的水谷化生为能为人体利用的物质的过程。"化"可分为消化吸收及化生营卫津两个阶段。

1. **消化吸收阶段**　是脾化功能的第一步。在古籍中水谷是饮食的代名词。在秦汉以前，五谷是人们的主要食物，故谷成为中医食物的代表、总称；水，指饮食内含的原生态水。化，指脾的化物功能。水谷进入胃，先经过胃的初步消化，此过程称为腐熟，经胃腐熟后的水谷食糜，下传到脾，再经过脾进一步消化，使水谷中的水谷精微与水谷残渣分离，水谷精微（又称为水谷精气）被吸收进入脾阴，这是脾化的第一阶段。

2. 化生营卫津阶段 经过脾消化吸收进入脾阴的水谷精微，再经过脾气的加工，转化为营气、幼稚卫气和津气，藏于脾阴，此是脾化的第二阶段。在转化过程中，谷精微中的"精专"部分化生为营气，"慓悍"部分化生为幼稚卫气，而水精微化生为津气（津形体微小如气，故称津气）。

（二）脾运功能

脾运，是指脾将所化生的卫气、营气和津气，通过经络运送到全身各处的过程。这个过程并非由脾自身完成，而是由肺及脾化生的卫气来实现的，脾将营卫津上输至肺，经过肺的宣发肃降进入经络（肺朝百脉），再由卫气推动循环输布于全身，发挥各自的功能。《灵枢·决气》说："上焦开发，宣五谷味，熏肤、充身、泽毛，若雾露之溉，是谓气。"《灵枢·五味》说："谷始入于胃，其精微者，先出于胃之两焦，以溉五脏，别出两行营卫之道。"《素问·经脉别论》说"饮入于胃，游溢精气，上输于脾，脾气散精，上归于肺，通调水道，下输膀胱，水精四布，五经并行"。

脾运既然是由肺及卫气来实现的，为什么还要说脾主运，这是因为通过经络将营津运布全身的动力，就是脾化生的卫气，脾功能旺盛，卫气就旺盛，推动营津运行有力而循环输布全身，为全身各脏腑组织利用，这种因果关系，导致古人将运的功能归于脾，称脾主运。若脾虚化生卫气不足，卫气虚就难以正常推动营津运布全身，导致营津输布减少而致脏腑组织虚弱，功能降低，古人认为其责在脾，称脾运无力或脾失健运。

（三）脾转功能

脾转功能是脾的一个重要功能，但未被古人认识及强调。

脾转功能非常重要，是饮食摄入内化的最终目的。无论是什么原因，如脾自身原因，或内外病邪，或元气退化，或情志影响，或脏腑组织病变等，只要造成脏腑组织不能正常吸收利用营津，出现营津转化不足或转化障碍，所致的营养元素缺乏病症，都要责之于脾，称为脾转失常。在治疗时，不仅要祛除导致脏腑组织利用转化营津障碍的病因病机，同时还应健脾益气，恢复脾转功能。

二、脾为气血生化之源

气血来源于饮食，为脾所化，故脾称为气血生化之源。

（一）化生阳气

阳气，是指具有阳属性特征的气，是人的功能之气。在人体阳气中，元气代表生命的存在，而元气衍生出的各种阳气，是完成元气所赋予的各种生理功能的具体阳气。人体阳气可分为三个层次，核心之气是元气，为生命之气；基础之气是脏腑之气，是生命能够存在的基础；周围之气，是运行于形体官窍的卫气。卫气既是元气生命活力的外现，也是脏腑功能正常的产物，也是保卫人体的健康之气。脾利用饮食化生出的营气、津气及卫气，都具有营养功能，能直接或间接转化为人体各种阳气。

（二）化生阴血

中医血的概念有广义与狭义的不同。广义的血是营养概念，包括血、精、髓、津、液等营养物质；狭义的血，是指循环于全身的血，具体功能是运携营津的工具，而营津是人体最基本的营养物质。营津来源于脾，也是血化生的基本原料，故脾也被称为血的化生之源。

1. **营津是血化生的基本原料**　《灵枢·营卫生会》说："中焦……此所受气者……化其精微，上注于肺脉，乃化而为血，以奉生身，莫贵于此，故独得行于经隧，命曰营气。"《灵枢·邪客》说"营气者，泌其津液，注之于脉，化以为血，以荣四末，内注五脏六腑"。《读书随笔·气血精神论》说："夫生血之气，营气也。营盛即血盛，营衰即血衰，相依为命，不可分离也。"但营津并不能直接化血，营津被脾肾利用后化生的脾精肾精，才是化血的直接原料。水谷精微来源充足，脾化营化津功能正常，脾肾旺盛化精化血功能正常，是阴血化生必备的三个条件，其中，脾的运化功能是非常重要的一个环节。

2. **中医血与西医血功能不同，而形象相同**　中医血是抽象的营养概念，但血的全身循环及溢于外的形象则与西医血相同。中医的血虚与西医贫血是两个不同的概念，中医血是载营携津的工具，血虚，载营不足则营虚（营养不足），可导致多种虚证，如血虚证、气虚证、阴虚证、阳虚证等，而血虚证仅是血虚的一种表现形式，二者不能等同。此外，血虚证也不等同于西医的贫血，贫血可能出现血虚证表现，也可能不出现血虚证表现，无论贫血与否，只要临床表现出血虚证候，就可诊断为中医的血虚证，并按血虚证进行治疗。

三、脾主统血

脾统血，是指脾具有统领及固摄血的功能。《血证论·脏腑病机论》说："血之运行上下，全赖乎脾，脾阳虚则不能统血。"脾统血功能是由脾化生的卫气来实现的。

卫气是经络系统中推动血运全身循环不息的动力之气，简称经气，或动气，故有"气为血帅，气行则血行"之说。卫气旺盛在经络中运行有力及顺行，则推动血运有力而顺行（血循常道），血不易外溢。若卫气虚滞或郁滞，推动血运无力而气滞血瘀，或卫气逆行，带动血行逆乱，都易导致血不循常道而外溢出血。

四、脾主意主思

（一）脾主意

脾主意，意是五神之一，是神志中认知功能的一部分。《灵枢·本神》说"脾藏营，营舍意""心有所忆谓之意""脾愁忧而不解则伤意，意伤则悗乱，四肢不举，毛悴色夭"。脾藏意，忧愁太过且长期不能解除，就会伤意。意被伤，就会使人感到心胸苦闷烦乱，并出现手足举动无力等症状；再进一步发展，则毛发憔悴凋零，皮色枯槁无华。

（二）脾主思

脾主思，思是五志之一，是神志中情感活动的一部分。"思则气结"，过度思虑，则导致脾气郁结，出现食欲不振，食不知味，运化无力，气血化生减少，或影响其他脏腑功能。

五、脾与胃相表里

脾胃为表里关系，关系密切，功能相连。如脾为脏，胃为腑；脾为里，胃为表；脾为阴，胃为阳；脾清气上升，胃浊气下降；脾主运化，胃主纳腐；脾喜燥恶湿，胃喜湿恶燥等，两者相辅相成，相得益彰。《素问·太阴阳明论》说："帝曰：脾病而四肢不用，何也？岐伯曰：四肢皆禀气于胃，而不得至经，必因于脾，乃得禀也。今脾病不能为胃行其津液，四肢不得禀水谷气，气日以衰，脉道不利，筋骨肌肉皆无气以生，故不用焉。"该段经文是说，水谷入胃，经过胃的腐熟后，还须经过脾的运化，才能吸收并化生为营卫气及津气而输布全身，四肢得到充足的营养，筋骨肌肉脉道才能旺盛和通利，若失去营卫气及津气的温煦、营养、濡润，则四肢痿软或废用。一般而言，胃纳腐功能强，脾运化功能就好；胃浊气下降功能好，脾清气上升功能就强，同样，脾运化旺盛则胃纳旺盛，脾升清有力则胃降浊有力。两者比较，脾旺盛最重要，脾弱胃强，脾虚不易恢复；脾强胃弱则胃气较易恢复，此即运化促使接纳的缘故。

六、脾主肌肉，其华在唇，开窍于口

（一）脾主肌肉，其华在唇

《素问·五脏生成》说："脾之合肉也，其荣唇也。"《素问集注》注释曰："脾乃仓廪之官，主运化水谷之精，以生养肌肉，故合肉；脾开窍于口，故荣在唇。"唇吻处（唇之四白）为脾之荣华外显之处。故观察肌肉及唇，就可测知脾功能的强弱，如肌肉丰满强劲，唇色红润是脾气旺盛，气血充足的标志；肌肉瘦削无力，唇色淡白，是脾气虚弱，气血不足的标志。

（二）开窍于口

脾"在窍为口"（《素问·阴阳应象大论》），"脾气通于口，脾和则口能知五谷矣"（《灵枢·脉度》）。口指口腔，口腔包括唇、龈、齿、舌、腭、颊等。舌虽为心所主，但因在口腔内，与脾经脉相连（足太阴脾经"从脾络胃……连舌本，散舌下"），故舌的味觉功能也为脾所主。口腔内的齿、舌及分泌的唾液所具有的对饮食的咀嚼、消化等功能，实际应属脾运化功能的一部分。

七、脾的生理特性

（一）喜燥喜湿

脾素有喜燥恶湿之说，其实这只是与胃喜湿恶燥相对比而言。脾其实既喜湿也喜燥。喜湿，是因为其工作环境必须有湿，脾无水难化食物，无津难化营卫气，故湿的存在及参与，是脾能够正常发挥运化功能的重要条件；喜燥，是因为脾运化完成后（营卫气及津全部上输于肺），有一个燥的过程，这有利脾的休息、蓄能及功能恢复，为再次运化做准备，故湿而不困，燥而不焦，燥湿有序交替，是脾功能旺盛的重要条件，故脾既喜湿又喜燥。若脾湿困或燥干则为脾恶，并导致脾运化功能减退或紊乱，而出现病态。

1. 脾为湿困 不断饮食导致脾无燥的休整恢复阶段，或过食冰冷导致脾阳虚脾不化津，或雨水过多外湿入脾等，都会导致脾气虚弱而为湿困，以致脾化物无力，运物不足，而出现腹胀痛、肠鸣、便溏及全身困倦、头晕头闷、畏寒等症。

2. 脾过燥则干 土干难生物，脾燥难化物。若饮食中水过少，或大病后、慢性病或年老体弱等，导致脾虚化津无力，或某些病导致津化液障碍等都会造成脾燥证，出现口干咽燥，甚自感口腔无唾液，口渴喜饮或频饮，全身皮肤、皮毛干燥，舌燥，脉浮大无力等症。脾燥缺津，不仅导致脾功能低下化物无力，营卫虚弱，津液匮乏，还影响营化卫、营化精、精化气、精化形等体内物质的转化，而出现全身气阴两虚证，这是因为外物内化，内物互化，都需有津参与。这也是古代医学家，为什么对脾胃虚弱或全身虚弱者极力推荐粥食的缘故。粥食内含大量水分而使脾阴湿润，有利化谷，同时，粥经久熬谷烂而易于为脾消化吸收，这些都有利脾功能的恢复及全身气阴的恢复。

（二）喜静恶躁

静与躁，是古人对脾生理功能不同状态的描述。静指清静、清爽、有序及无干扰的状态，是脾能够保持正常功能的必备条件；而躁指躁动、躁乱，被干扰的状态，导致脾功能的失常紊乱。喜静恶躁，是脾正常工作状态的要求，也是人体所有脏腑的要求。

（三）喜升恶降

"脾气主升"是指脾输出的脾气，即营卫气，上升于肺，并敷布全身的态势。脾气上升，也称中气上升、清气上升。脾气上升的含义有二：一为脾化生的营卫气能正常上输至肺并布达全身；二为脾发送的信息之气能输送至脑、肌肉、四肢、口、唇等处，并产生生物效应。故脾气上升是脾功能正常的表现。若脾气下陷，或脾气下逆，则为病态。

脾气下陷，也常称中气下陷、清气下陷。主要表现有三：①水谷下流。若脾气虚或脾阳虚，则运化无力，水谷难化而下走肠道，以致营卫气化生减少，而出现腹胀纳少、食后尤甚，腹部喜温喜按，肠鸣便溏，及头晕，少气懒言，困乏，消瘦，苔白腻，脉沉细等症。②气不摄血。若脾虚下陷，统摄无权，以致冲任失固，经血失制，而形成崩漏，此外，气不摄血也能导致便血等症。③脏腑下垂。脾虚导致脏腑气虚，以致阴形下垂。

若肝气犯脾扰乱脾之气机，或肝气下逆带动脾气下逆，都能导致脾气下逆，并波及小肠大肠，而出现腹部阵发胀痛，或游走性窜痛，时作时止，得温则缓，伴肠鸣、欲便不下或溏薄不利等症。

（四）喜温恶寒

脾喜温恶寒。温能助气，寒能滞气，故脾的运化功能，只有在适宜温暖的条件下才能正常进行。过食寒凉饮食，或腹部受凉，或过用寒凉药品等，都能导致脾寒气滞，功能下降，出现食欲减退、腹部胀痛、肠鸣、便溏等症。

八、与脾有关的几个问题

（一）脾气、脾阳、脾血、脾阴

1. **脾气** 脾气有两种含义，即主管脾功能之脾气，及脾化生输出的脾气，二者功能相关。脾虚、脾气虚、脾气不足，含义相同。

2. **脾阳** 脾阳的实质就是脾气，脾气的属性为阳，故脾气就是脾之阳气，或称为脾阳。在病理状态下，为了将一般性脾气虚与阳属性明显减弱的脾气虚相区别，故将后者称为脾阳虚，其临床表现就是脾气虚中偏寒的一类证候，如腹部喜温喜按，肠鸣，大便溏薄，四肢不温，肢体困重或周身浮肿等。总之，脾阳虚只是脾气虚的一种表现形式而已。

3. **脾血** 脾内存在两种流动的血：①全身经络之血。脾上下连通经脉，全身之血通过经络贯穿于脾，是完成人体血循环的主干道。②脾大络之血。脾大络网络脾阴形，外与脾外经络相连，为脾输送气血。故脾大络内血的盛虚及行滞，都会对脾气的功能及脾脏体的修复产生重要影响。如脾络涩滞狭窄，血供不足，轻则脾功能减退，重则气血不通，造成腹部剧痛、高热等急危病症，如十二指肠溃疡穿孔、急性胰腺炎等。

4. **脾阴**

（1）**脾阴的结构及功能**：脾阴指脾脏体（阴形）及脏体中的脏络、脏精与内藏物。脏体是脾的形体，承载脾气，并在脾气的带动下共同完成脾的功能活动；脏络是网布脏体，流动气血，供应营养的通道；脏精是脏体内的营养物质，具有化生脾气及化生脾阴形的作用；内藏物指被吸收入脾阴的水谷精微，在脾气的作用下化生并暂时储藏于脾阴的营卫气及津气，由于营气化生最多，故以营气作代表，称为"脾藏营"。

（2）**脾阴虚**：脾精是脾阴的重要组成部分，脾精不足则脾阴虚。导致脾阴虚的原因很多，如饮食来源不足、脾虚化精不足、过劳脾精过多消耗、外感热性病或内伤疾病导致脾精大耗等。脾阴虚的主要表现形式有三：脾阴虚、脾阴虚火旺、脾阴虚阳亢。

1）脾阴虚：脾阴虚多为亚健康状态，不仅表达的是脾精不足，还反映脾藏营不足。脾阴虚不仅造成自脏功能紊乱，还因脾输出精少，导致子系统阴虚，甚或全身阴虚，出现全身肌肉消瘦，身躁热（夏天尤著，不耐热），皮肤枯燥，毛发憔悴，唇干咽燥等症。精不化形故肌肉消瘦，阳盛于阴则肌肤易燥热，这是脾阴虚的标志症状。脾阴虚是一种营养不良表现，一般对人体影响不大，但若较严重，可通过食疗或药疗调理。脾阴虚的调理与其他脏阴虚不同，不是以滋阴为主，而是以健脾益气为主。这是因为脾是人体营养生化之源，只有脾气带动脾阴运动，才能化生出营卫气，营充才能化精补阴。可选用西洋参、太子参、山药、莲子、薏苡仁、扁豆、银耳、龙眼、大枣、粳米及麦冬、石斛、沙参、玉竹、百合、桑椹、蜂蜜等。在治疗脾阴虚时，佐以滋补肾阴之品，如熟地、枸杞、山萸肉等效果更好，这是因为肾阴精充足能输出阴精至脾，补益脾阴并促脾阴化精。此外，少量补肾阳之品，如肉桂等，也具有助脾阳气运化的功能。

2）脾阴虚火旺：脾阴虚火旺是脾疾病的表现形式，或其他脏腑疾病波及的结果。主要症状为腹部灼热，潮热（低热或中度热）盗汗，五心烦热，舌质红，脉细数等。症状大致可分为三类：一为脾自身阴虚火旺症状，如上中腹部有灼热感或灼痛，有较强饥饿感，或饥饿样难受，但不敢多食等；二为波及子系统的阴虚火旺症状，如口燥咽干唇红，口腔及唇糜烂、溃疡等；三为波及全身的症状，如潮热盗汗（低热或中度热为主），五心烦热，溲黄便干，或舌质红，脉细数等症。脾阴虚火旺，从传统理论上讲是由脾阴虚发展而来，阴不制阳而导致脾阳偏盛化火，但从临床看来，脾阴虚火旺大多是内外疾病所致，常见于慢性消耗性疾病，如各种结核病及恶性肿瘤后期等，故脾阴虚火旺是疾病表现，一旦发现，就要迅速查明病因进行治疗。中医对脾阴虚火旺的治疗，轻者，以滋阴为主兼以降火，甘寒滋阴之品本身就具有降火作用；重者，以降火药为主辅以健脾滋阴。降火药应选用不伤阴之品，如知母、黄柏、地骨皮、胡黄连、白薇、玄参、生地等，火降则阴易复；同时，兼以健脾滋阴之品以扶正，以防止降火药进一步伤脾。

3）脾阴虚阳亢：脾阳上亢的主要病机，为脾功能亢进，而脾阴形虚弱难承难容，临床表现为食欲亢盛有强烈饥饿感，但不敢食，食则难受难化，腹胀，消瘦，或伴中上腹、全腹、腹胸部、腹背部等阵发烘热等。脾阴虚阳亢大多与全身阴虚阳亢相伴，故治疗应从全身着眼，以滋阴潜阳为主。即在滋阴药基础上，增加牡蛎、珍珠母、龙骨、代赭石等潜阳药。

（二）中医脾在现代医学中大致位置

1. **古代对脾位置的认识**　中医脾的主要功能是主运化，故脾的位置必然对主运化有利，关于脾的位置有两种说法：一为《素问·太阴阳明论》所说的"脾与胃以膜相连"，根据此说，脾的位置应在胃之下，与胃阴形相连，中间有膜相隔。一为《难经·四十二难》所说,"脾重二斤三两,扁广三寸,长五寸,有散膏半斤,主裹血",这种认识与西医解剖脾相同。《难经》对脾位置的认识,成为古今共识,即使现在中医学院教材及相关书籍也是这样表述。但非常遗憾,这种认识是错误的。脾在现代医学中只是重要的淋巴器官,并没有对饮食的消化吸收及转化功能,我们应重新对《内经》的有关描述进行评估。

2. 中医脾包括十二指肠及被其包裹的胰腺

(1)十二指肠的解剖特点:十二指肠全长约25cm,在胃之下,通过幽门与胃直接连接,幽门平时关闭如膜,将胃与十二指肠隔开。十二指肠壁厚较粗,固定附着在腹腔后壁上,与十二指肠以下能够游离活动的细软小肠(空肠、回肠)相比,有较明显的形态差异。十二指肠呈"C"形包绕胰头形成一个较大形态范围,古代粗糙解剖很有可能将十二指肠及包裹的胰腺认作脾脏,而将以下的空肠、回肠认作小肠,如《素问·太阴阳明论》所说,"脾与胃以膜相连耳,而能为之行其津液"。《素问·六节藏象论》说:"脾、胃、大肠、小肠、三焦、膀胱者,仓廪之本,营之居也,名曰器,能化糟粕,转味而入出者也。"这段经文直接将脾认作容器,胃、脾、肠并列,共同组成消化道,发挥加工处理水谷的功能。将脾的位置定于消化道是合理的,脾若不能直接与水谷接触,如何能消化水谷、吸收水谷精微,以及化生出营气、卫气和津气。此外,脾还包括具有强大消化功能的胰腺。

(2)脾的位置在胃之下肠之上是历代共识:《灵枢·本脏》说:"脾下则下加于大肠,下加于大肠则脏苦受邪。"周之干《慎斋遗书》卷九《腹痛》说:"大腹痛,脾胃之部也,食积停饮也,脐中为脾。"李中梓《医宗必读·心腹诸痛》说"脐以上痛者为太阴脾"。脾的位置并不在左胁肋内,而在胃之下、肠之上,体表投影在脐中偏上,中医常将其称为中腹或大腹,这个位置与十二指肠及所包绕的胰腺的位置基本相同。

(3)中医脾与西医十二指肠在消化吸收功能上相似:西医小肠是消化食物和吸收营养的主要场所,而十二指肠是最重要的一段,此与中医脾主运化(消化吸收)的功能相同。

（4）中医小肠化物功能考查：《素问·灵兰秘典论》说："小肠者，受盛之官，化物出焉。"《类经》解释说："小肠居胃之下，受盛胃中水谷而分清浊，水液由此而渗于前，糟粕由此而归于后，脾气化而上升，小肠化而下降，故曰化物出焉。"笔者认为，小肠化物升清其实是脾的功能，化物糟粕分流才是小肠的功能。小肠消化吸收水谷精微而清气上升为脾的功能，而最重要的区段是十二指肠，故应为脾的主要位置；小肠化残渣而分流浊液及残渣，应为中医小肠的功能，主要应在十二指肠以下的小肠（空肠、回肠）部分，这与《内经》所说脾在胃之下，与胃以膜相连，脾胃小肠大肠都是容器，具有"转味而入出"功能的论述完全吻合。

综合上述，脾的主要位置应在十二指肠及所包裹的胰腺，明确此，对临床诊治现代脾病具有现实意义。

（三）脾虚与健脾

1. **健脾与益气是两种概念**　传统治疗脾虚的原则是健脾益气，但仔细分析，健脾益气并不是一个概念，而是健脾与益气两个概念的结合，健脾是恢复脾运化功能，益气是促使卫气营气的旺盛，简单说，健脾是方法，营卫气旺盛是目的。从临床应用来看，补气（益气）有两种方式：间接补气及直接补气。间接补气，就是通过健脾（药用白术、扁豆、山药、薏苡仁、莲子等）促脾功能旺盛，恢复运化功能，以能化生出更多营卫气。健脾虽然是治本，但消除导致脾虚的病机及恢复脾运化的功能，都需要较长时间，适宜于慢性脾虚疾病的诊治，或体质虚弱者的调理，而对于急性气虚病症，或严重气虚病症，则不能很快见效。直接补气就是通过人参、党参、黄芪、黄精等补气药直接补气，以改善气虚的状态，达到治疗疾病的目的。

2. **脾虚的两种类型**　时代及社会环境的变化，导致古今脾虚的原因有很大差异，古代营养不良导致的脾虚，与现代营养过剩导致的脾虚，症状相似，病机不同。

在中国几千年的发展史中，营养不良性脾虚非常普遍。营养不良性脾虚的表现主要有三：脾运化无力而功能低下、脾阳不足虚寒而喜暖、营卫气化生减少而营卫气虚。临床表现为：面色萎黄无华，全身困乏无力，形体消瘦，畏寒，少气懒言，食后腹胀，腹部寒凉喜温喜按，大便溏薄，易外感风寒，舌淡苔白，脉弱等症。营养不足型脾虚的治则为健脾益气，其内涵细分有三：恢复脾功能的健脾、祛除虚寒的温脾及促使营卫气化生的益气。中药治疗的代表方剂有四君子汤、补中益气汤、参苓白术散、理中汤等。现代中国的高速发展，食品已非常丰富，营养不良已被营养过剩取代，过多过频的饮食摄入，造成的营养过剩，不仅大大超过人体生理需要，也导致脾不堪重负而脾虚。营养过剩型脾虚特点主要有四：运化功能减低，腹大食胀、大量低质量营气壅滞体内、营气过多反抑制营化卫机制而卫虚。临床主要表现为面黄无华，身体困倦，偏胖或肥胖，食而无味，食后腹胀，苔薄黄或舌质胖大有齿痕等，伴见多种代谢性、基础性疾病。营养过剩型脾虚，行为治疗及药物治疗应同时兼用。行为治疗重点是合理饮食，坚持合理体力运动，有助脾运化功能的恢复。同时，辨证与辨病相结合，跳出传统健脾益气法的束缚，开阔思路，从更大范围来寻找导致现代脾虚的各种病因病机。

第四节　肝

肝为抽象概念，包含多种功能，也内含现代解剖肝之形体，但功能有很大不同。

肝位于膈下，右胁内，内藏肝血，血舍魂，脏体藏有肝精，形体内网布大络系统，肝阴体与足厥阴经脉相连相通，与胆相表里，五体主筋，五窍主目，其华在爪。其功能有主疏泄、主藏血、主魂、主怒等。

一、主疏泄

疏，有疏导、疏通之义；泄，有发泄、散发之义。肝气疏泄实际就是肝气工作状态的表述，故肝气疏泄正常，则肝气气机舒展、顺畅，肝的各种功能处于正常状态。肝主疏泄也内含肝喜升发恶沉降，喜条达恶抑郁的生理特性。

肝气疏泄带来的升发之性，具有鼓舞全身阳气活跃、升发、舒展、条达的作用。故肝气疏泄有助全身气机的升降、气血的和调、情志的舒畅及脏腑之气的活跃。肝气疏泄还能促使元气的活跃和化生，故肝气疏泄正常，则胸怀宽广，愉悦快乐，为健康长寿的重要条件。

1. **肝气疏泄能激励元气活跃及化生数量增多**　肝气疏泄是肝阳气能量输发表达的一种方式，具有动力作用，故能带动肝阴形（脏体）完成各种功能活动。肝气疏泄所输出的信息之气，也是肝阳气能量输发表达的一种方式，它通过经络到达肾中元气大本营，能激励元气兴奋活跃，带来全身功能的活跃。若情志抑郁，肝气郁结，对元气的促化功能降低，元气化生减少，活跃性降低，激励全身阳气不足，则导致精神萎靡不振，困倦无力，头晕嗜睡，食欲不振等。

2. **肝气疏泄能激励脑功能活跃**　肝气疏泄是脑功能正常发挥不可或缺的助力。《灵枢·本神》说"肝气虚则恐，实则怒""肝悲哀动中则伤魂，魂伤则狂妄不精"。

3. **肝气疏泄正常则肝经经络正常**　肝气疏泄发出的信息之气，通过肝经经脉（足厥阴肝经）输送到肝外脏腑及子系统等发挥促进作用。

4. **肝气疏泄有助全身脏腑的气机舒展升降**　肝气疏泄所致的升发之气，具有带动全身脏腑如脾胃、肺、肾等气机升发的作用。

（1）**肝气疏泄有助脾胃功能的旺盛**：①肝气疏泄有助脾胃升清降浊。肝气疏泄带来的升发动力，有助脾清气上升，清升则浊降。若肝气郁滞，横犯脾胃，则造成脾胃升清降浊气机逆乱，出现食欲不振，胃部腹满，恶心呕吐，腹满窜痛，肠鸣，腹泻等症。②肝气疏泄有助脾胃对津的化运。若肝气疏泄失常，犯脾犯胃，则导致水不化津而水留胃肠；津不上输而湿困脾土，出现胃脘痞满，泛恶欲吐，或呕吐清水，腹部胀满，肠鸣辘辘，腹泻便溏，或头身困重，肢体浮肿，小便短少，或目肤黄疸等症。③肝气疏泄有助胆汁排出。肝胆相连，胆汁化生在肝、藏储在胆，肝气疏泄正常则有利胆汁的顺利排出。若肝气疏泄失常，造成胆气郁滞，排出不畅，则脾运化功能降低，而出现恶心、口苦、腹胀、腹泻等症。若肝胆气郁化热并移热于脾胃，则造成肝胆脾胃湿热，出现全身皮肤黄染，恶心，厌油腻，食欲不振，小便黄赤，或伴发热，苔黄腻，脉浮弦等症。④肝气疏泄有助脑气舒展进而促使脾旺。肝气疏泄有助脑气愉悦舒展，脑气愉悦舒展则能促使脾胃旺盛，食欲增加，此即脑舒醒脾醒胃。若肝气郁滞，脑气不舒，则脑郁抑脾抑胃，而出现食欲不振，纳呆，厌食，腹满等症。

（2）肝气疏泄有助肺呼吸宣肃：肝气疏泄带来的升发效应，有助肺气的宣发及呼吸运动的正常进行。若肝气疏泄失常影响到肺，则导致肺气的宣发及呼吸运动失常：①肝气上逆肺气郁滞。表现为胸胁胀满，阵发胸闷气短，长出气则舒，或唉声叹气，或呃逆频频，或咽有异物感等症。②肝气上逆肺气逆乱。出现随情感波动的呼吸紊乱，如阵发呼吸短促急迫，或阵发气喘，或阵发屏气，或阵发干咳少痰等。③肝郁化火犯肺。出现咳逆阵作，咳嗽胸痛，黄痰或痰中带血，胸胁胀满，口苦咽干等症。④肝郁气逆肺气宣发受碍。若长期情志不舒，肝郁气逆，肺气宣发功能降低，以致卫外不固而易外感，津气不足则皮肤干燥毛发憔悴。

（3）肝气疏泄有助肾功能的发挥：①肝气疏泄影响男性性功能，有助宗筋发育及功能正常，肝气有助肾气的疏泄，肾气舒展，则性功能活跃。②肝气疏泄影响女性性功能、月经、带下、妊娠等。肝疏泄正常则月经正常。肝气郁结则月经易紊乱，如月经错前错后，量少不利，或痛经，或闭经，白带清稀等；肝的疏泄过多而阳亢或化火，则月经提前，量多或崩漏，白带或黄带多。此外，肝血的濡养，也是胎儿生长发育必不可少的条件，故有"女子以肝为先天"之说。③肝气疏泄对"肾主水"有促进作用。肝气疏泄，可以促进津的全身运行，故有助于肾主水。若情志抑郁，肝气疏泄失常，干扰肾及膀胱，可出现腰腹窜痛，小便不利或小便频数量少（不痛不热）等症状。

（4）肝气疏泄有助卫气的化生、运行及功能发挥：①肝郁影响卫气的化生。肝气疏泄有助脾胃旺盛。若肝气郁结则导致脾胃虚弱，卫营气化生不足而卫气虚。卫气虚敷布形体肌表不足，可导致畏寒，困倦，无汗、少汗或自汗等症。②肝郁影响卫气运行。肝气疏泄有助卫气运行。若肝气郁滞则能影响卫气的运行，导致卫气郁滞运行缓慢，以致全身气血运行缓慢，出现形体胀满，困倦，或手足青暗等症。若肝气疏泄逆乱则导致卫气运行逆乱，而出现全身游走性或阵发性窜痛、困痛、麻木或局限性功能障碍等症。临床常称为"气窜经络""气窜筋骨"。③肝郁卫病津病。肝郁导致卫虚，卫虚推动津运无力，则卫郁津滞，可出现清晨颜面肢体肿胀、自汗盗汗等。

二、主藏血

（一）心血与肝血的关系

《素问·痿论》说"心主身之血脉"，《灵枢·本神》说"肝藏血"。

1. 心主全身之血，肝藏部分心血　心所主血包括全身所有血，如经络之血、脏腑之血、形体之血等，故全身之血均为心所主。而肝藏之血就是指藏于肝阴形内的心血。

2. 心血与肝血的功能不同　心血主要是循环血，犹如大江大河之水系、水网，通过经络循环运行于全身；肝藏之血，是肝阴形内藏的心血，犹如湖泊，主要发挥调节循环血容量的作用。《素问·五脏生成》说"诸血者皆属于心……故人卧血归于肝"。

（二）肝藏血的作用

1. 储藏血液

（1）肝藏血是肝阴的重要组成部分：肝为刚脏，体阴用阳，肝阳易动，只有在肝阴（包括肝阴形、肝精及肝藏血）充盈柔润的状态下，才能制约肝阳，保持肝阴阳的平衡，由于肝藏血是肝阴的重要组成部分，故肝藏血充盈，则肝阴不易虚，若肝藏血不足，则易致肝阴虚，或阴虚火旺，或阴虚阳亢。

（2）肝藏血濡养子系统：《素问·五脏生成》说："故人卧血归于肝，肝受血而能视，足受血而能步，掌受血而能握，指受血而能摄。"若肝血虚不能濡养子系统，则易出现眼花视物不清，筋脉拘急痉挛，爪甲苍白干枯等肝阴血虚症状。

2. 调节血量　人体各种活动状态对营津的需求不同，故对血的需要量也不同。肝藏血就具有调节循环血容量的作用，如人动（白昼或运动），营津需求大，故要求血运输量增大，此时肝将藏血输入循环经络中；人卧（休息或睡眠），营津需求少，血运载量也少，部分心血回流藏储于肝阴中。

3. 肝摄血

（1）肝气疏泄正常则血行常道而不易外溢： 肝气正常疏泄，则气血行顺，顺则血不易外溢，如清·唐宗海《血证论》所述："肝属木，木气冲和条达，不致遏郁，则血脉得畅。"若肝气疏泄失常，则易导致血外溢，其病机有二。①肝气疏泄无力则易气滞血瘀而出血：肝气虚则疏泄无力，疏泄无力则肝气易滞，肝气滞则肝血易滞易瘀，新血不能循常道而外溢出血。此即《女科准绳》所说的"肝虚不能摄血"。②肝气逆则易伤经络而出血：肝气逆乱运行易损伤经络而出血，或逆气化火导致血热络破而出血。

（2）肝阴形正常有利藏血摄血： 肝阴形是肝储藏血的容器，肝阴形形态正常，不仅有利藏血，也有利肝血出入通利。

（3）肝阴阳平衡有利官窍及脑海气血顺行： 肝阴阳平衡，不仅有利本脏气行血顺，也有利官窍及脑海气行血顺。若肝阴阳失衡，肝阳上亢或阴虚阳亢，以致肝气亢逆，带动卫气挟血上逆头脑官窍，损伤络脉，则出现鼻衄、吐血、眼出血、脑出血等。《素问·生气通天论》说："阳气者，大怒则形气绝，而血菀于上，使人薄厥。"《素问·调经论》说："血之与气并走于上，则为大厥，厥则暴死，气复反则生，不反则死。"

（4）肝气疏泄正常有助卫气统血摄血： 脾所主统血，实际是由脾化生的卫气来实现的，此即气统血。肝气疏泄正常有助卫气的运行及统血。

三、肝主魂、主怒

《素问·宣明五气》说"肝藏魂"，《灵枢·本神》说"肝藏血，血舍魂""两精相搏谓之神，随神往来者谓之魂"。魂与生俱来，是神志的一部分，由肝所主所藏，由脑代为总管。

肝失调对肝魂神志功能病理影响主要有二。①肝血不足则肝魂不安：肝藏血不足，血不能养魂神，则魂神不安，表现为谋虑不周，优柔寡断，多梦易惊，烦躁不安，注意力不易集中，记忆力减退等。②肝气疏泄失常导致肝魂紊乱：情志不舒，所愿不遂，精神刺激，导致魂神失常，出现神志错乱，意识异常，行为怪异，如癔病、癫狂等病症。《灵枢·本神》说："肝悲哀动中则伤魂，魂伤则狂妄不精，不精则不正。"

怒是情感表达的一种方式。怒在酝酿期，能促使肝精大量化生肝气，并促使元气亢奋催化出全身更多阳气，故在怒的发作期，表现出人精神的过度亢奋，言语激昂，动作有力，做出过分的语言及行为。适度发怒对人体有益，但大怒、暴怒、久怒，则肝气疏泄失常，可致肝气横逆犯脾胃、上逆犯心肺、下逆犯肾及膀胱大小肠或导致卫气运行逆乱而出现气窜经络或筋骨等病证，若肝气亢逆，带动卫气及血上逆，扰阻于脑海，则会出现神志失常或脑内出血等急症。

四、肝与胆相表里

肝与胆，一脏一腑，一阴一阳，一表一里，形体相连，气机相通，功能相关，阴阳相济。胆汁化生在肝，储藏于胆，故王叔和《脉经》说："肝之余气，泄于胆，聚而成精。"由于胆汁清稀，故称为"精汁"，胆也被称为"中精之腑"。肝气疏泄有利胆气舒展、胆汁排泄；而胆气舒展、胆汁排泄，也有利肝气疏泄及胆汁的化生。

肝胆之气，对全身之气有鼓舞升发作用，其表现为气机的舒展、活跃及功能的正常发挥。此外，肝气疏泄，胆汁排入小肠，就成为脾功能的一部分，而具有化谷消食之功，此即"肝木疏土"的内容之一。若肝气疏泄失常，胆汁排出不利，则导致脾虚化谷无力。

五、肝主筋，其华在爪，开窍于目

（一）肝主筋

《素问·宣明五气》说"肝主筋"。筋，又称筋膜、宗筋、筋脉等，包括现代解剖学的肌腱、韧带和筋膜，是联络关节肌肉，约束关节专司运动的组织。筋是肝的子系统，关系密切，《素问·经脉别论》说"食气入胃，散精于肝，淫气于筋"。

1. **宗筋的含义** ①筋膜集合汇聚之处，多附着于骨，聚于关节，有利关节运动。此即《素问·痿论》所述"宗筋主束骨而利机关也"。②宗筋所聚形成男性的阴茎。此即《素问·厥论》所述："前阴者，宗筋之所聚。"

2. **肝对筋的作用** ①肝气、肝精，具有促进筋生长发育及保持正常生理功能的作用。②肝气升发能鼓舞筋内卫气活跃，带动筋体运动灵活有力。③肝血有营养、濡润、滑利筋阴形的作用等。肝功能正常，则筋功能正常，表现为滑顺润泽，伸缩自如，运动有力。

3. **肝病导致筋病** 肝脏疾病，或肝气衰（年老体弱功能退化），或肝血虚，或六淫病邪侵扰于肝等，都能导致筋的功能失常。如肝气虚弱造成筋的运动无力，肝血不足造成筋体失养等。《素问·痿论》说："肝气热，则胆泄口苦，筋膜干，筋膜干则筋急而挛，发为筋痿。"《素问·上古天真论》说男子"七八，肝气衰，筋不能动"。肝病是引起筋病变的重要原因，筋的病变也可内传导致肝病，《素问·痹论》说："筋痹不已，复感于邪，内舍于肝。"

（二）其华在爪

《素问·六节藏象论》说"肝者……其华在爪"。"爪为筋之余"，爪位于四肢末端，是筋的余气所化生，为筋之延续，故仍为肝所主，通过观察颜色、润枯、形状，就可探知肝气肝血是否正常。如肝气旺盛，肝血充盈，则其光华荣于爪，爪甲外观形态正常，红润含蓄，坚韧光滑，色泽均匀，压后血复迅速。若肝气虚、肝血虚、瘀血停滞、病邪干扰等，导致爪不能荣，则爪甲变薄而软，或爪甲干枯，或色泽枯槁，或脆裂易碎，或粗糙变形等。

（三）开窍于目

目在《内经》又称"精明""命门"，为肝所主，《素问·金匮真言论》说肝"开窍于目"。

肝对目的生长发育和保持正常功能有重要促进作用，肝血对目有营养濡润作用。

肝气及输出的阴精，进入足厥阴肝经，运行到目系（足厥阴肝经从下而上，连于目系），促进目的生长发育和保持正常功能。如《灵枢·脉度》所述"肝气通于目，肝和则目能辨五色矣"，《素问·脏气法时论》说"肝病者……目𥉂𥉂无所见"，《灵枢·天年》"五十岁，肝气始衰……目始不明"。

肝血对目的营养濡润是通过血载营携津功能来实现的，故肝血充足对目具有重要意义，《素问·五脏生成》说"肝受血而能视"。肝血不足导致的营气不足及肝精不足，都能使目阴形及功能失常，导致两目干涩、视物不清、夜盲、白内障或其他眼病。

六、与肝有关的几个问题

（一）肝阴与肝阳

肝阳的实质就是肝气，肝阴的实质是指肝脏体及肝脏体的肝络、肝之藏精、肝之藏血等，即肝的所有有形物。

以阳代气命名是中医理论中的一个特点。肝气的温煦、上升、发散、运动等特性，是阴阳学说中阳概念的属性，故肝气就是具有阳属性的阳气，在一般情况下不提其属性，是不需要特别强调。当肝气疏泄太过而上亢，表现出强烈的病态阳属性时，为了与一般肝气病机（如肝气郁结、肝气化火等）相区别，故以属性代替气，命名为肝阳上亢。以阳代气命名，给抽象属性赋予具体内涵是中医理论的一个特点，故肝阳并不是肝气以外的物质。肝阴是一个较大概念，肝精不足、肝形受损、肝血亏耗，都能导致肝阴虚，但相约俗成，将肝阴精不足称为肝阴虚。总之，肝阴阳表达，体现"气为阳，形为阴"的内涵。

（二）肝阴与肾阴

"肾藏精"，肾精通过经络输布五脏，其作用有二：一是补益其他四脏阴精；二是促进其他四脏阴精的化生。肾精对肝阴精的充盈有促进作用，反之，肾阴虚也易导致肝阴虚。肝木生于肾水，母旺则子壮，肾水充盈则肝阴精充足，肾水不足则肝阴精易虚，故临床肝肾阴虚常同见。肝阳易动易亢。肝阴只有借助肾阴共同制约肝阳，才能保持肝阴阳的平衡，反之，肝阳上亢不仅消耗肝阴也耗伤肾阴，导致肝肾阴虚，故临床平肝潜阳还需要滋补肝肾之阴。

第五节　肾

肾为抽象概念，包含多种生理功能，也包含现代解剖肾之形体及主要功能。

肾位于腰部，脊柱两侧各一。脏体网布大络系统，内有肾之精及脏藏的多种精。肾与足少阴经脉相连相通。肾主志，主恐，与膀胱相表里，五体主骨，五窍主耳，主两阴，其华在发。肾的功能很多，如肾藏精，主水液代谢，主纳气，主生长发育，主生殖，主骨生髓等。

一、肾主藏精

精，在中医理论中有广义、狭义之分。广义精，泛指人体内所有有形的能流动的物质，如血、精、津、液等都可称为精，《读医随笔·气血精神论》说："精有四：曰精也，曰血也，曰津也，曰液也。"《内经》也有"水之精气""水谷精微""五脏六腑之精气"等提法。狭义精，为具体之精，种类多而复杂，来源不同，功能不同。

肾精包括肾之阴精与肾藏精两类，这两种精易于混淆，但功能有很大不同。肾之阴精主要为本脏服务，具有化生肾阴形及化生肾气的功能；肾藏精，即肾的内容物，内藏多种功能不同的精，主要为全身服务。《灵枢·本神》说"肾藏精"，《素问·六节藏象论》说"肾者，主蛰，封藏之本，精之处也"，《素问·金匮真言论》说"夫精者，身之本也"。所述之精主要指肾藏之精，肾藏之精主要有三种：先天之精、生殖之精和水谷之精。

（一）藏先天之精

先天之精，源于父母，"人始生，先成精"，先天之精，内含元气和元精。即元阴及元阳两部分，元精为形，元气寓于元精之中，二者阴阳互动，精气互化。在胞（子宫）中，元气激励元精分化发育为人体各种阴形，如脏腑、形体、脑海、官窍、经络等后，元精消失，而与此同时，部分元气也在元精分化过程中进入各种阴形中，而使阴形具有生命活力。此外，元气在发育过程中，也在元精的滋养、承载下，发育成熟，并衍生出各种阳气，带动阴形，完成各种不同的生理功能。元气在肾脏初萌后，进入并藏于肾中，使肾成为元气大本营，元气大本营不断化生出新的元气，根据生理需要，输入不同数量的元气进入经络，敷布全身，发挥激励催化功能。由于元气是先天之精的组成部分，故肾中元气也可称为肾中之精。

（二）藏生殖之精

人发育成熟后就会产生生殖之精以繁衍后代。生殖之精并不完全是肾精化生的，而是五脏六腑之精汇聚于肾之睾丸卵巢，在元气的参与下，化合而生成。生殖之精男女形态不同，在男称为精子，在女称为卵子。

（三）藏水谷之精

肾利用来自水谷精微的营气化生的肾精，称为水谷之精。

1. **充盈脏精**　肾化生的水谷之精，首先要充实肾之脏精，脏精是为肾自身服务的精，故脏精充盈则肾气旺盛。若肾化生水谷之精不足则脏精不足，既能致肾阴虚或阴虚火旺；也能致肾气化生不足，导致肾气虚、肾阳虚。

2. **生髓充骨**　肾主骨，肾化生的水谷之精具有化髓充骨，促使骨发育及坚壮的作用。在青少年，肾水谷之精大量化髓充骨，促使骨迅速生长发育。若少儿肾虚，肾化精化髓不足，则导致骨发育不良，并影响皮肤、肌肉、经络、筋腱的发育，出现身矮骨小，"解颅"及"五迟""五软"等；在成年，肾水谷之精化生旺盛，化髓充骨，使骨骼坚硬结实，轻劲多力；在老年，由于元气衰弱，促肾化精化髓功能降低，导致精虚髓少，骨质疏松，骨弱无力，以致出现腰膝酸软、腰背困痛、足跟痛，或头倾、背驼、腰弯及易骨折等。

3. **生髓补脑**　肾化生之水谷之精能生髓补脑，在少儿肾精大量化髓以充盈脑海，促使脑的生长发育及神志的发育，若脑髓化生不足，则小儿脑发育迟缓，智力低下，呆钝愚笨；成年人肾精化髓旺盛，则脑功能及神志正常；老年人元气衰弱，促肾化精化髓功能降低，精虚髓少，以致髓海不足，出现耳鸣眼花，记忆力减退，思维缓慢，反应迟钝或痴呆等病症。

4. **精化血**　肾化生的水谷之精，是成年以后血的主要化源。肾精在骨髓内转化为血，进入经络，补充血耗，以保障正常的血容量。老年人由于肾虚，肾精化血不足，故易贫血。

5. **补益五脏阴精** 肾化生水谷之精功能旺盛则肾藏精充盈，部分精进入经络，输布于其他四脏，不仅能补益其他四脏脏精，还能促使四脏自身阴精的化生，使五脏阴精充盈。若肾阴虚藏精减少，导致肾精输布不均，易导致某些脏阴虚，如肝肾阴虚、心肾阴虚、肺肾阴虚、脾肾阴虚，若肾藏精大虚，敷布五脏明显不足，则导致五脏阴皆虚，甚或阴虚火旺。

二、肾主水

肾主水，是指肾对全身津液新陈代谢具有调控能力。如对津的循环运行、液的生成、浊液的气化、浊液的排出及全身津液总量的保持等都发挥着重要作用。故《素问·上古天真论》说"肾者主水"。肾脏在水液代谢中具有举足轻重的地位。

（一）肾主水（津液）的内涵

1. **肾气有助津的全身循环及全身浊液下渗膀胱** 卫气是推动经络气道中津循环的主要动力，但肾也有助力作用，如肾的气化功能有助经络气道中津的上行，而纳气功能有助经络气道中津的下行，此外，肾的纳气功能还可助脏腑、形体、官窍、脑海等组织产生的浊液下行渗入膀胱而排出体外。若肾纳气功能降低，不仅呼吸功能障碍，出现胸闷气短、气喘等症，还因促使浊液下流无力，而导致津留滞于上，出现清晨睡起，面、眼睑、手肿胀等症。

2. **肾的气化有助膀胱津液的升清降浊** 若肾虚气化无力，不能助膀胱升清降浊，则水液代谢紊乱，主要表现有二：①肾虚不固，津液下流。表现上津燥而干，下不固而流，如咽干欲饮，饮则尿频，尿急，夜尿多，小便清长，或遗尿，或尿失禁及腰膝酸软等，严重者口燥咽干严重，大量饮水，频繁小便（如尿崩症等）。②肾虚关门不利，尿排出不畅。表现为尿少或淋沥不尽，或无尿小腹胀满癃闭形成尿潴留，或外溢下肢水肿，甚或全身水肿，并伴腰酸困痛等症。

3. **肾精与津结合生成液** 液，是津与精结合的产物。肾藏精，肾精与津结合而生成的液，具有濡润、充养、润滑全身的作用，精充津足则津液旺盛。但当年老元气衰弱，激励催化功能退化，导致肾虚化精明显减少，以致肾输出于全身的精也减少，缺少肾精的滋润及促化，则全身脏腑、形体、官窍、脑海等普遍阴精不足，阴精不足则化液减少而出现内燥，表现为全身皮肤干燥，毛发干枯，眼泪少而干涩，唾液少而口燥咽干，消化液减少而消化不良，关节液少而屈伸不利等，故老年液燥，应以滋阴补精为主。

（二）肾对其他脏腑的水液代谢具有促进作用

肺、脾、肾分别是人体上部、中部、下部津循环及新陈代谢的枢纽。肾主水，对脾与肺津循环的升清降浊功能均有促进作用，如肾阳温煦脾阳，促进脾对津的吸收及升清降浊；肾的纳气功能，有助肺的呼吸、吐故纳新及宣发肃降、通调水道等功能的正常进行。肾虚主水无力，不仅影响下焦的升清排浊，也影响脾肺的升清降浊，导致全身水液循环及新陈代谢紊乱。

（三）肾藏元气对津液的化生及循环运行具有激励作用

元气藏于肾，具有激励脏腑功能、激励气血循环、激励水液新陈代谢正常进行的作用。若元气衰弱，激励催化不足，则易致脏腑功能低下，气血津循环敷布减慢而见肿胀，液化生减少又见燥象。

三、肾主纳气

肾的纳气功能增强了肺的吸气功能，使呼与吸的力度得以平衡，保障了呼吸的正常进行。古人强调肾对纳气的作用，但客观地讲，呼与吸都是肺的功能，任何脏腑都不可能代替，肾的纳气只是增强了肺的呼吸运动，换句话说，肾的纳气功能，是肺吸气运动中不可或缺的一个助力，在治疗吸气不足所致的气喘时，应考虑是否存在肾的因素。

肾主纳气是元气生存及旺盛的重要条件。元气与大自然清气不断融合是元气能够生存及旺盛的必备条件，肾通过纳气功能将肺气海中的天之清气，下摄于肾与元气融合。

肾主纳气是全身气机升降循环的需要。肾主纳气是全身气机升降的一部分。肾主纳气能促进气血的循环及脏腑气机的下行。肾的纳气运动，具有一定动力作用，能助肺气肃降，将营卫气推入经络系统中（肺朝百脉），循环敷布于全身。若肾不纳气，不能助肺气下降，则气壅于肺，上逆而气短气喘，严重者导致胸高气喘，呼多吸少，气短难续；若影响到心，则致心气不降而心内气滞血瘀，心悸频作，面色青紫晦暗；若影响到胃，则致胃气不降而脘腹痞满等。

四、肾主骨，生髓，化血

（一）肾主骨

《素问·宣明五气》"肾主骨"，《素问·六节藏象论》说肾"其充在骨"，骨为五体之一，是人形体的主干；骨之余为齿，都属于肾的子系统。在人体胚胎中，元气激励元精分化为各种阴形，并促使其继续生长发育，胎儿出生时，五脏已具有稚嫩的形态及功能，五脏在不断接受元气激励发育的同时，也发出信息之气及输出阴精，促使子系统的生长发育。如肾不断发出信息之气及输出藏精，通过经络到骨，促使骨的生长发育。骨具有支撑人体、保护内脏、带动五体发育及运动的功能。故骨决定人体的高度及宽度，是形体的主干。如《灵枢·经脉》所说"人始生，先成精……骨为干……"，牙齿为骨之余，肾盛则骨壮，骨壮则齿生、齿更、齿坚，如清·徐灵胎《内经诠释·上古天真论》说："齿乃骨之余，肾主骨，肾盛则齿更。"

先天骨的异常责在元精、元气：出生前，若先天元精缺陷则导致骨生长发育缺陷，出现骨的残疾或病变；若先天元气激励异常则导致骨生长发育过慢或过快，如瘦小低矮，侏儒症，或高大无力，巨人症，以及成人肢端肥大症。

后天骨的异常责之肾虚：出生后，骨的形态、坚度及功能的病理改变，多责之肾虚。肾虚的原因，多为肾精化源不足，或化生障碍，或消耗过多所致，如营养匮乏，或脾虚化营不足，或肾虚不能利用营气化精，或患大病或长期慢性消耗性疾病，或长期过劳，或长期饮食过多而运动过少，或年老肾衰等，肾虚导致骨病，是因为肾虚发出的信息之气及输出的藏精至子系统不足，以及肾精化髓不足，髓不养骨所致，在小儿易造成骨发育迟缓或畸形，如身矮、鸡胸、驼背、膝内翻或膝外翻、囟门闭合差、牙齿迟出等，在中老年人则出现骨质疏松、骨质增生、椎间盘突出及各种骨关节病等，表现为腰膝酸软，腰背困痛，动作失敏，骨软无力，走路不稳、震颤，骨折，驼背等。此外，骨病，还与形体运动的匮乏或过多，以及日照不足等有关。骨的病变，也能波及于肾，引起肾病，如《素问·痹论》所说"骨痹不已，复感于邪，内舍于肾"等。

（二）肾精生髓

肾精化生之髓具有充养骨骼及补养脑髓的作用。

1. **肾精化髓，充养骨骼**　《素问·阴阳应象大论》说"肾生骨髓"。髓能生骨、壮骨，故小儿骨骼的生长发育，成年人骨骼的修复保持，都离不开骨髓的充养，髓充则骨坚，骨坚则轻劲多力。若年老肾虚，精亏髓损，髓损则骨软，骨软则无力而惫，如《素问·脉要精微论》所说："骨者，髓之府，不能久立，行则振掉，骨将惫矣。"若内外病邪侵扰于肾，伤精损髓，则易致骨痿。如《素问·痿论》说："肾气热，则腰脊不举，骨枯而髓减，发为骨痿。"

2. **肾精化髓，充养脑髓**

（1）肾精是脑髓化生的主要来源:《灵枢·海论》说"脑为髓之海"。脑髓是在先天元气激励下，由先天元精分化而生成，如《灵枢·经脉》所说"人始生，先成精，精成而脑髓生"。但脑髓出生后的发育及日常耗损的补充，皆由后天充养。化生脑髓之精的来源有三：一为肾精化髓；二为五脏之精上脑化髓；三为营气入脑生精化髓（《灵枢·五癃津液别》"五谷之津液，和合而为膏者，内渗入于骨空，补益脑髓"）。三者比较，以肾精化髓为主，只有肾气旺盛，肾精充足及化髓正常，髓海才能充盈。

（2）肾精脑髓病理互为影响：营气不足、劳役过度、房事过频等因素，导致肾精化生不足或消耗过多，以致肾阴虚，肾阴虚则易致脑阴虚。反之，用脑过度、睡眠太少，或长期精神紧张，或思欲无穷等，导致脑髓耗损过多，则形成脑阴虚或脑气阴两虚，脑阴虚易致肾阴虚（髓耗太多肾精虚），形成脑肾阴虚或脑肾阴虚火旺，出现眩晕或头晕、健忘、虚烦、耳鸣、头鸣及腰脊酸软、咽干颧红、潮热盗汗等症。

（3）肾藏元气有促化精生髓功能： 元气有激励脏腑功能及催促物质之间互相转化的作用。人老元气衰弱，激励不足则肾功能减退而肾虚；促化不足则肾化精化髓减少，而易致脑髓不足。元气衰弱所致肾脑阴虚，是肾气化精生髓功能低下所致，即使能食也难以恢复。

（三）肾精化血

血化生的来源有二：未成年人血的来源，主要在脾精化血；成年人血的来源，主要在肾精化血。这是因为肾在成年后才成熟旺盛，肾化精藏精充盈，才能在骨化髓生血，补充血的消耗，保持血的旺盛。当人老肾虚精衰骨髓空虚时，就易于贫血。

五、开窍于耳，其华在发

（一）开窍于耳

《灵枢·五阅五使》说"耳者，肾之官"，《灵枢·脉度》说"肾气通于耳，肾和则耳能闻五音矣"。明·赵献可《医贯》说："耳者，肾之窍，足少阴之所主。人身十二经络中，除足太阳、手厥阴，其余十经络，皆入于耳。惟肾开窍于耳。故治耳者，以肾为主。"《灵枢·海论》说"髓海不足，则脑转耳鸣"。肾通过经络作用于耳，脑海与耳相通，功能相关，脑髓充盈则耳功能正常。但若肾精不足，化髓减少，髓海空虚，则耳功能失常，出现听力减退、耳鸣耳聋等症。故《医经精义》说："肾主脑髓，耳通于脑，路甚直捷，所以肾开窍耳也。"

（二）其华在发

精生发（精生形），血养发，肾功能旺盛，生精藏精充足，精化血充盈，则发质良好。人老体弱，肾虚精血不足则发质差，表现为细软易脱、枯燥无华等。清·徐灵胎《内经诠释·上古天真论》所说："发乃血之余，肾资血，血充则发长。"

六、肾藏志，主恐

（一）肾藏志

《灵枢·本神》说"肾藏精，精舍志""意之所存谓之志"。若志伤，则意志不坚，精神恍惚，记忆力减退。如《灵枢·本神》所说："肾盛怒而不止则伤志，志伤则喜忘其前言。"

（二）肾主恐

《素问·阴阳应象大论》说"肾……在志为恐，恐伤肾"，恐是神志中情感中的一种。《素问·举痛论》说"恐则气下"。若大恐、暴恐，或长期处于恐惧状态下，则导致肾气下陷，功能低下或紊乱，出现骨酸痿厥，腰膝酸软，阳痿，早泄，滑精，小便频数或遗尿等症。《灵枢·本神》说："恐惧而不解则伤精，精伤则骨酸痿厥，精时自下。"若恐的情绪造成肺心肝脾胃等脏腑的气机紊乱，则出现胸闷气短，心悸不安，食欲不振，脘腹痞满，烦躁，两胁胀满等症，《素问·举痛论》说："恐则精却，却则上焦闭，闭则气还，还则下焦胀，故气下行矣。"《灵枢·本神》说"恐惧者，神荡惮而不收"，若恐的情绪影响到神志，则表现为坐立不安，神志不定，意志涣散等。

七、肾与膀胱相表里

肾为脏、为里、为阴，主水，主气化；膀胱为腑、为表、为阳，主藏津液。两者互为表里，形体相连，功能相关，都是人体水液代谢的重要脏腑。《灵枢·本输》说："肾合膀胱，膀胱者，津液之府也。"肾气能助膀胱，使之功能旺盛，封藏有度，开启有节，并能助膀胱对所藏津液进行处理。

八、与肾有关的几个问题

（一）元气与肾气的关系

元气为先天之气，生命之气，而肾气是肾中阳气，是肾的功能之气，二者是截然不同的。

（二）天癸及生殖

天癸在历代医籍里有多种解释，如《素问·上古天真论》王冰注曰"癸为壬癸，北方水，干名也"，肾属水，癸在天干中也属水，故称作"天癸"。宋·陈自明《妇人良方》："天谓天真之气，癸谓壬癸之水，故曰天癸也。"《医宗金鉴》："天癸乃父母所赋，先天生身之真气也。"《景岳全书·阴阳篇》："元阴者，即无形之水，以长以立，天癸是也，强弱系之，故亦曰元精。"《针灸甲乙经·形气盛衰大论》将天癸称为"天水"。综上所述，天癸的解释虽有多种，但主要集中在是天真之气，还是元精。天癸究竟是什么，又有哪些功能？

1. **天癸的含义**　天癸中的天，是指先天元气；癸为干名，壬癸指北方水，引申为肾。故天癸的含义应是：人体发育至肾气旺盛时（青春期前），在先天元气的激励下，肾气化生出一种具有专门促性及性征发育的阳气，这种阳气就是天癸。天癸之所以是阳气，是因为具有激励功能，符合阳气主动的特性。而阴类物质属阴主静，不具有主动及激励的特性。

2. **天癸的作用**　天癸是专门促性器官发育的阳气，故天癸生成后（天癸至）具有促性征发育、生殖能力成熟、性欲产生及月经按期排出和妊娠等功能。《素问·上古天真论》说："女子七岁，肾气盛，齿更发长；二七而天癸至，任脉通，太冲脉盛，月事以时下，故有子……七七，任脉虚，太冲脉衰少，天癸竭，地道不通，故形坏而无子也……丈夫八岁，肾气实，发长齿更；二八，肾气盛，天癸至，精气溢泻，阴阳和，故能有子……五八，肾气衰，发堕齿槁……七八，肝气衰，筋不能动，天癸竭，精少，肾藏衰，形体皆极。"

（三）虚火就是实火

在中医理论中阴虚火旺，大都是指肾阴虚所产生的虚火，其实五脏阴虚都能产生虚火。虚火与实火是两种不同的火似乎已是定论，但笔者认为，虚火就是实火，这是通过长期临床观察及诊治体会而得出的感悟。

1. **虚火实火都是阳盛所化之火**　实火是阳盛化火；虚火是阴虚不能制阳，阳偏盛所化之火，二者都是阳盛所化之火，故火的性质相同，但由于阳盛的程度、化火的程度及阴虚伤损的程度不同，故临床表现形式、诊治原则及清火药物的选择就有一定的差异。

2. **虚火（阴虚火旺）产生的两种途径** 一为先有阴虚后有火旺（虚火），虚火是在阴虚基础上产生的，这是因为阴虚不能制阳，导致阳偏盛化火；二为先有火旺后有阴虚，内外病邪所产生的邪火，耗伤人体阴精而导致阴虚。阴虚与火旺的并存，就是阴虚火旺。

3. **阴虚火旺内涵病机** ①阴虚是生理的不足：阴精化生不足，或亏耗或伤损而致阴虚，阴虚则精亏而燥，以及阴阳失衡而阳偏盛，表现出口干咽燥，头晕，耳鸣，虚烦，健忘，失眠或多梦，遗精，腰膝酸软，头发及皮肤干燥，或消瘦，舌质较红等症；②火旺是疾病的表现：无论是内外病邪化火，或阳偏盛气实化火，所致火旺都是实火，但由于阴亏症状明显，所产生的证候与一般实火的表现有差异，故将此病机称为阴虚火旺，导致阴虚火旺的邪火称为虚火。阴虚火旺在临床多见于各种结核病、热性病恢复期及恶性肿瘤中后期等许多疾病的病程中。

阴虚与阴虚火旺是不同的证候，单纯的阴虚与病邪无关，只是阴阳失调的一种表现形式，症状较轻，对日常生活工作一般影响不大，为亚健康表现，不需治疗；而阴虚火旺，是明显的疾病表现，应积极就诊检查治疗。

4. **实火与虚火的临床特点** 实火与虚火性质相同，都是实火，如都具有发热、面红、出汗、口干、溲黄、便干、脉数等火的基本症状特点，但实火与虚火在程度及表现上也存在差异。

（1）**实火与虚火消耗人体的资源不同**：实火病邪多致急性病，阴精不虚，营气充足，卫邪俱盛，相争激烈，病情急重。虚火病邪多致慢性病，病久体弱，营虚化卫少而卫虚，故卫邪相争，态势较弱，病情相对较轻较缓。

（2）**实火与虚火发热昼夜时间不同**：阴主夜，阳主昼，阴虚明显者，夜阴制阳能力减弱，以致阳相对偏盛明显而化邪火增多；而卫气昼盛夜弱，夜间卫气抗邪能力降低，故阴虚火旺者，虚火夜甚而发热著，而昼轻；实火者阴不虚，昼人体营气充足，卫气旺盛，故昼卫邪俱盛，交争激烈而发热著。

（3）**实火与虚火的表现症状不同**：实火正邪俱盛，抗争激烈，故易出现壮热（高热），烦渴，神昏谵语，腹胀满痛拒按，尿赤，便干，苔黄，脉洪数滑实等症；虚火正邪都较虚，阴精消耗严重，故火势较轻，表现为潮热（一般为低热、中度热）盗汗，五心烦热（足手心及心胃区烦躁发热），面红（两颧艳红），舌质红，脉细数等症。

5. **实火与虚火的治法同中有异**　实火的治疗原则为清热泻火；虚火的治疗原则为清热降火，二者清的都是实火，但有轻重及治疗方法的不同。虚火阴虚明显，故清虚火之药以不伤阴为原则，并多配以生地、旱莲草、女贞子、龟甲、鳖甲等滋阴之品。需要强调的是，滋阴药并不单纯滋阴，同时也具有清热降火的作用，但与清热降火药相比相对较弱。

由于实火与虚火性质相同，故清虚火药也是清实火药。以著名的两个清虚火方剂为例，《证治准绳》中的清骨散，其药物组成中，除鳖甲、炙甘草外，其余六种清虚火药都能清实火，如银柴胡（甘微寒，清热、凉血）、胡黄连（苦寒，清热燥湿、解毒杀虫）、秦艽（苦辛，清热燥湿、祛风通络）、青蒿（苦寒，清暑、截疟）、知母（苦寒，清热降火、润燥滑肠）、地骨皮（甘寒，清实热、凉血）等。又如《温病条辨》的青蒿鳖甲汤，除鳖甲、细生地外，青蒿、知母、丹皮（苦辛微寒，清热凉血、活血散瘀）都能清实火。在中医疮疡治疗中，无论实火虚火所致疮疡，外用药基本相同。此外，治实火药也同样能治虚火，参见余所著《疑难病症中医治验心悟》中治疗各种结核病的案例。明确实火与虚火都是实火，开阔了治疗虚火的思路，对于提高疗效很有帮助。

（四）肾主潜藏，肾恶燥

1. **肾主潜藏**　《素问·六节藏象论》说"肾者，主蛰，封藏之本"，《格致余论》说"主闭藏者，肾也"等。肾气为功能之气，肾气浮越则易耗、易散；肾气潜藏则能闭、能盛。但肾之藏非永藏，闭非死闭，而是藏而有出，闭而有开，藏出有序，闭开有度，简言之，藏的目的是用，闭的目的是出，这正如《内经》所说："升降出入，无器不有。"

若肾气功能低下或紊乱，导致潜藏失司，就会出现多种病症。如固摄无权则遗精、滑精、早泄及赤白带下清稀量多；肾不纳气则呼吸异常，胸高气喘；肾不固经则月经过多、崩漏；肾不固胎则流产、早产；肾虚对津液气化无力或对二便固摄不足，则小便频数、淋沥（虚淋、膏淋等）、夜尿多清长、遗尿及大便频稀溏薄等。《景岳全书·泄泻》说："盖肾为胃关，开窍于二阴，所以二便之开闭，皆肾脏之所主。"吴澄《不居集·遗精白浊例方·经旨》说："盖肾受五脏六腑之精，受而藏之。气盛之人，输泻有常，随泄随生；虚劳之人，精不化气，气不化精，脏气已亏，邪气乘之，则封藏不固，或遗精，或赤白浊而漏失无常也。"《诸病源候论·淋病诸候》认为膏淋是"肾虚不能制于肥液，故与小便俱出也"。

2. **肾恶燥** 《素问·宣明五气》说"肾恶燥"。肾为阴脏，主藏精，主水，故有喜湿润、恶燥的特性。

（1）**肾津燥**：肾主水不足导致全身津液减少而燥，原因很多，如水摄入不足，津的来源减少，或肾固摄无权，津液大量丢失（如尿崩、频泻），或津液耗伤过多（如长期发热出汗等）等。肾津燥的治疗一般较易（通过饮水或输液，补充足够的水，就能使肾主水功能恢复正常）。

（2）**肾阴虚**：肾阴精不足则肾阴虚，表现为肾燥热，如口干咽燥不喜饮，头晕耳鸣、虚烦、躁热、健忘，失眠或多梦，遗精、腰膝酸软，头发及皮肤干燥等症。病因有多种，如饮食匮乏肾精来源不足，或各种疾病及过劳导致肾精暗耗，或性生活及遗精滑精过频，或液丢失过多导致精燥（精津化液），或肾功能低下化精障碍，或年老元气催化精功能减退等。肾精不足，输往其他脏腑精减少，也易导致全身脏腑及脑海阴虚。

（五）气根于肾

肾中有肾气，还藏有元气（元气的大本营在肾），故肾对全身气的化生运行具有重要作用，古人将肾称为气之根。肾对气的主要作用有四：气生于肾、纳气于肾、气化于肾、气运于肾。

1. **气生于肾** 元气是先天之气，原始之气，人体各种阳气都由元气衍生，故元气就是人体阳气之根。元气大本营在肾，故将肾称为气之根。

2. **纳气于肾**　①肾纳清气与元气结合，此即天阳（大自然清气）补人阳（元气）。②肾纳气有助肺主气，"肺主气"有赖肾纳气的帮助。

3. **气化于肾**　①肾藏元气的气化功能：元气的气化功能主要指元气的催化功能。由于元气的大本营在肾，故称气化于肾。②肾气的气化功能：肾气自身也有气化功能，肾的气化功能有助膀胱气化，此即《素问·灵兰秘典》所说："膀胱者，州都之官，津液藏焉，气化则能出矣。"

4. **气运于肾**　气在全身循环中存在三大枢纽，上部为肺（胸以上及头面上肢），中部为脾胃（胸以下，大腹以上），下部为肾（腰及小腹阴部下肢）。故肾作为气的下部枢纽，对全身气的升降循环具有助力作用：有助经络中气的升降，有助脏腑气机的升降运动。

第三章 六腑概述

第一节 六腑总论

六腑也是抽象概念，但大都包含西医同名器官的形态及主要功能，但也含有许多不同的功能，二者有同有异。

六腑，是胆、胃、小肠、大肠、膀胱、三焦的总称。六腑总的生理功能，是参与完成外来饮食的加工和处理。综合来看，六腑有三个生理特点。

一、传化物而不藏

水谷进入六腑，经过胃的腐熟、小肠的泌别清浊、大肠的传导排泄、膀胱的藏储浊液、三焦的决渎及胆的排泄胆汁，使进入人体的水谷，经过加工处理，完成水谷精微被脾吸收转运全身，糟粕浊液排出体外的全过程。由于六腑具有有水谷则实，无水谷则空，"实而不满""泄而不藏"的特点，古人将其称为"传化物而不藏"并有六腑"以通为用""以通为补""以降为顺"之说。在《内经》中，对六腑这种功能有多处论述，如《素问·五脏别论》说："六腑者，传化物而不藏，故实而不能满也。"若六腑功能障碍，不传不化则满，满则为病。

二、虚实更替

《素问·五脏别论》说："水谷入口，则胃实而肠虚，食下，则肠实而胃虚。"水谷经过六腑及脾的加工处理，从上向下有节律地传送运动，完成纳谷、磨谷、化谷、吸收、运转及排浊等加工的全过程。水谷在胃则胃实而肠虚，入肠则胃虚而肠实，胃虚待谷，胃实磨谷，肠虚待传，肠实排浊，虚实有序的更替运动，是六腑工作规律的正常表现。

三、脾参与六腑对水谷的加工处理

脾不是六腑，但脾所主运化功能，却是水谷加工处理中一个非常重要的环节，胃腐熟后的食糜，只有经过脾的消化，并将水谷精微吸收入脾阴，在脾阴中转化为营气、卫气及津气，才能为人体利用而营养全身。脾主运化是水谷加工过程中的一个重要环节，故脾的主要位置应在消化道内，与六腑一起来加工处理水谷，这种观点在《内经》中就有体现，如《素问·六节藏象论》说"脾、胃、大肠、小肠、三焦、膀胱者，仓廪之本，营之居也，名曰器，能化糟粕，转味而入出者也"，明确将脾与胃、小肠及大肠并列在一起，且形态相同，都是容纳处理水谷的容器。

第二节　六腑分论

一、胆

胆腑也是抽象概念，包含现代胆囊的功能及形态。胆腑位于右胁内，附于肝上。腑体藏有胆精，并有网布腑体的大络系统，胆内储藏有清净味苦的黄绿色胆汁，古人称为"精汁"，故胆腑又称为"中精之府"（《灵枢》）、"清净之府"（《难经》）、"中清之府"（《备急千金要方》）等。胆腑外与足少阳经脉相连相通，与肝相表里。胆汁的化生在肝、贮藏排泄在胆，其用在脾。

（一）胆的功能

1. **胆腑贮藏排泄胆汁**　《灵枢·本输》说："胆者，中精之府。"《难经·四十二难》说，胆内"盛精汁三合"。胆不断接纳来自肝化生、由肝胆管流入的胆汁，贮藏及浓缩，胆汁藏泄，进出有度。

2. **胆汁助脾胃化谷**　肝胆均属木，故胆也能疏土。其作用有二：一为胆气疏泄，有助脾胃功能旺盛，并促使脾胃清气上升浊气下降；二为胆气疏泄促使胆汁排入十二指肠，成为脾功能的一部分，发挥运化作用。

3. **胆气升发有助全身气机升降**　"肝木主春升之令"，胆从属于肝，也为木。故肝胆之气都与春气相类。胆为少阳之气，胆气生发促使体内阳气萌发；胆气上升带动全身阳气上升。胆又与少阳经脉相通，主半表半里，具有输转一身内外阳气的作用。李杲《脾胃论·脾胃虚实传变论》说："胆者，少阳春升之气，春气升则万化安。故胆气春升，则余脏从之。"吴瑭《医医病书》说："胆为足少阳，主开阳气之先，输转一身之阳气。"肝胆气的疏泄能促使全身阳气升发，主要是因为肝胆气能促使元气振奋，元气激励脏腑有力，化生出更多有活力的阳气，表现出全身阳气升发活跃的态势。

在现代，胆主升发的内涵，多被肝的疏泄功能代替。其实，肝胆都属木，肝为脏为里，胆为腑为表，二者具有相互促进的关系，故肝气旺则胆气旺，胆气旺则肝气旺，肝气升发正常，则胆气升发也常会正常。

4. **胆主决断**　胆具有参与神志中认知活动的功能，《素问·灵兰秘典论》说："胆者，中正之官，决断出焉。"笔者认为：①决断是五神共同努力的结果；②决断是肝魂神功能的表达。

（二）胆病综述

1. **胆病的病因**　①肝病及胆：胆与肝相表里，两者关系密切，形态上相连相通，生理上相辅相成，在病理上互相影响，如肝病可致胆病，胆病也可致肝病。如肝气疏泄太过，则胆气也易疏泄太过；肝气郁滞，则胆气也易郁滞等。②六淫病邪入胆。③胆自身病变：如胆气郁滞、胆气上逆、胆气郁化火、胆气滞血瘀、胆汁郁滞等导致多种病症。④其他脏腑病变波及于胆：如胃热移胆，胆汁上逆；脾病及胆，胆脾湿热等。⑤情志所致：大怒、抑郁、惊恐等，都能影响胆气的正常疏泄及胆汁的排泄。《素问·奇病论》说："肝者，中之将也，取决于胆，咽为之使。此人者，数谋虑不决，故胆虚气上溢而口为之苦。"

2. **胆病的病机**

（1）**胆气犯胃**：多由于情志不舒，导致胆气犯胃或胆气化热犯胃等，表现为胃胀痛或灼痛，或喜长出气，或咽不舒，食管段有气滞阻塞感或灼热痛，口苦，恶心，或呕吐出黄绿色胆汁等症。《灵枢·邪气脏腑病形》说"胆病者，善太息，口苦""邪在胆，逆在胃"。

（2）**胆郁脾虚**：木郁克土，胆郁易致脾虚。若情志不舒导致胆气郁滞，引起胆汁排出不畅而淤积，进入肠道胆汁减少而致脾虚，运化无力，或饮食油腻过多，胆气负担过重而郁滞，不仅导致气滞血瘀、胆汁淤阻，也因横逆脾胃，而引起脾虚及胃逆。胆郁脾虚易导致营卫气化生减少而致肺卫气虚，表现为全身困乏，或嗜睡，头晕，畏寒，气短等症，若胆气上逆干扰心肺气，则伴阵发胸闷气短，或阵发胸痛，或阵发心悸等症；若胆汁反流，则伴十二指肠、胃及食管炎症，溃疡等病。肝郁脾虚多见于急慢性胆囊炎、胆管炎、胆石症等病症中。临床若见到以"胃"病及脾虚消化不良治疗而疗效不佳者，应想到胆病的可能。

（3）**肝胆湿热**：多见于外感湿热病邪侵及肝胆，或过食肥甘厚腻，脾胃湿热移及肝胆等，导致肝胆湿热。

（4）**胆郁痰扰**：多见于情志原因导致胆失疏泄，生痰化火，痰火上扰于头脑官窍，则表现为惊悸不寐，烦躁不宁，口苦呕恶，胸闷胁胀，头晕目眩耳鸣，舌苔黄腻，脉弦滑等症。《灵枢·邪气脏腑病形》说："胆病者，善太息，口苦，呕宿汁，心下澹澹，恐人将捕之。"

二、胃

胃腑也是抽象概念，内涵现代医学中胃的形态及功能。胃腑又称为胃脘，位于膈下，可分为上脘、中脘、下脘三部分，与脾以膜相连，与足阳明经脉相连相通。胃与脾相表里。由于胃能纳容水谷，故称胃为水谷之海；水谷能化生气血，故又称胃为气血之海、气血化生之源等，如《灵枢·海论》说"胃者为水谷之海"，《灵枢·玉版》说"胃者，水谷气血之海也"。其功能主要为受纳、腐熟和下传水谷。

（一）**胃有广义、狭义之分**

广义胃包括胃和脾的功能，如《灵枢·营卫生会》说"人受气于谷，谷入于胃，以传与肺，五脏六腑，皆以受气"。狭义胃仅指胃的功能，而不包含脾的功能。《素问·经脉别论》说"饮入于胃，游溢精气，上输于脾，脾气散精，上归于肺"。

（二）**胃有受纳、腐熟、下传水谷三大功能**

在传统中医基础理论中，胃的功能主要强调收纳及腐熟，其实下传水谷也是一个重要功能，故将其列为第三大功能。

1. **受纳水谷**　《灵枢·五味》说"水谷皆入于胃"。接受、容纳水谷，是胃的重要功能，也是胃功能的开始。食欲，是脾气胃气共同作用的结果，脾主欲望及进食的感受，如脾气旺盛则思食，喜食，食之有味，《灵枢·脉度》说"脾气通于口，脾和则口能知五谷矣"；胃主接纳，胃气活跃则愿意接受饮食。若脾虚胃强，则能食而无味；脾强胃弱，则欲食而食不下。

2. **腐熟水谷**　腐熟水谷是对水谷的一种加工方式，是胃的重要功能。《难经·三十一难》说"中焦者，在胃中脘，主腐熟水谷"，《灵枢·营卫生会》说"中焦如沤"。若胃气不足会导致水谷不能完全腐熟，以致水谷在胃留置时间延长，易形成胃中食积，造成不思食，胃脘胀实或疼痛，嗳气吞酸或呕吐酸腐食物等症。

3. **下传水谷**　水谷在胃中加工成食糜后，胃气下降，通过连续向下收缩推挤，将食糜排入小肠，而形成胃空肠实的状态。故胃气下降水谷下传，是胃的又一个重要功能。而胃肠交替的更实更虚，是保持食物的摄入、糟粕的排出、营卫气及津气的化生的重要条件，使生命得以延续。若胃虚无力，不仅腐熟水谷差，水谷下排也无力，导致胃气郁滞或上逆，出现胃脘胀满，食欲减退，或饥不敢多食，食易呕吐等症，多见于胃轻瘫、胃下垂、胃神经性呕吐或胃幽门病变等。

胃的受纳、腐熟、下传水谷三大功能，是一个连续有序的过程。

（三）胃气以通降为顺

通降的正常，意味胃气功能及胃体形态的正常。通，指胃形态完整，水谷道路滑利顺畅；降，指胃气收缩有力，能将食糜从胃向下推入肠中。故胃气以降为顺，以通为和，以通降为补，以通降有序为常。胃气下降的含义有广义、狭义的不同：狭义指胃本身的气机下降；广义指整个消化道的气机下降。

（四）胃脾功能相辅相成

脾胃为表里，关系密切，功能相连。如脾为阴，胃为阳；脾为脏，胃为腑；脾为里，胃为表；脾主运化，胃主纳腐；脾清气上升，胃浊气下降；脾喜燥恶湿，胃喜润恶燥等，两者相辅相成，相得益彰。脾的升清与胃的降浊功能互相促进，先有胃的降浊，后有脾的升清，降浊带动升清，升清带动降浊，二者共同作用才能使脾胃成为人体气血来源，后天之本。脾胃升清降浊所产生的功能动力及营养动力，不仅使脾胃成为人体经络中全身气血循环的中部枢纽，还同时带动全身气机的升降，如肝气、心气、肾气的上升及肺气、胆气、膀胱气、肾气等的下降等。

（五）与胃有关的几个问题

1. **胃气**　在《内经》中，"胃气"一词出现频率很高，但胃气内涵广泛，故只有搞清其在不同语境下的内涵，才能准确领会古人的思想。

（1）**胃气是胃自身的功能之气**：胃气属阳为阳气，胃体属阴为阴形，只有胃气带动胃阴形才能完成接纳、腐熟、下传水谷的三大功能。故胃气就是胃的功能之气、动力之气。若胃气虚则胃功能降低，出现纳呆、胃脘痞满或恶心呕吐等症。如清·程杏轩《医述·医学溯源·脏腑》说："胃之有阳气，又何气也？曰：阳气之与胃气，一而二、二而一者也。"

（2）**输布全身的胃气就是营卫气**：营卫气来源于水谷，故营卫气古人将其称为谷气，谷气进入经络，古人将其称为胃气，胃气上运到肺的态势，古人称为清气上升，营卫气到肺后再经过肺的宣发，通过经络的运输而布达全身，外而形体，内而脏腑，发挥温煦营养功能，故胃气旺盛，则五脏旺盛，气血充盈，形体有力，九窍通利。若胃气不足，则气血匮乏，脏腑虚弱，形瘦无力，九窍不利。

（3）**卫气是胃气中的动气**：胃气所包含的营卫气，卫气是阳气、动气；营气是阴气、静气。胃气进入经络，能够推动经络中血精津及营气等阴类物质全身循环，往来不息的动气就是卫气，故卫气就是胃气。

（4）**胃气有时也代表元气**：元气是生命之气，人之生死由元气的存亡决定。由于胃气是谷气，是元气后天化生的基础之气，若无胃气则元气化源枯竭而亡，故为了强调胃气的重要性，以胃气代表元气来预测生死。

2. **人以胃为本**　这里的胃仍指广义胃，由于包含脾和胃的功能，故将广义胃称为"后天之本""水谷气血之海"，下述胃都是指广义胃。胃在人体营养的摄取中占有重要地位，民以食为天，人体后天所需的营养，包括胃自身的需要，都来自饮食中的水谷精微，故胃功能正常，才能保障饮食的摄取及全身营养的供给。故"人以胃为本"。在疾病病变过程中，饮食量的减增，常预示疾病的转归。若饮食量逐步减少，则表示胃功能减退，营卫气化生减少，抵抗力减弱，病势逐步加重；若饮食量由少渐增，说明病邪渐退，胃气渐复，营卫气化生增多，病势趋好。

三、小肠

小肠也是抽象概念，包含现代医学中小肠的部分功能及形态。

根据《内经》对脾及小肠功能及位置的论述，笔者认为，脾主化运的位置应在十二指肠及所包裹的胰腺。故应将小肠分为两部分：十二指肠（约 25cm）为脾，十二指肠以下的空肠和回肠（共长 500～700cm）称为小肠。

小肠位于腹中，上连通于脾，下连通于大肠之阑门。腑体内藏脏精，有大络系统网络阴形，小肠外与手太阳经脉相连相通，与心相表里，其功能为受盛化物，泌别清浊。

（一）小肠的功能

1. **受盛化物** 传统认为受盛，是接受从胃下传的已腐熟的食糜；化物，有两个含义，一为化物，二为分化。化物，是指小肠将来自胃下传的食糜进行消化，清者由脾吸收，转化为清气（营卫津气）上升于肺，浊者食物残渣，通过阑门下注小肠；分化，是将食物残渣中的水液（浊液）及糟粕分化开，前者下渗膀胱，后者下传大肠。这种观点就出现一个矛盾，小肠的化物（消化）与脾的化物（消化）功能相同，而出现不应该出现的功能重叠，故可认为，小肠前端的十二指肠及所包裹的胰腺应为脾，十二指肠以后的小肠才是中医的小肠，故小肠的化物功能，就是将脾吸收后的食物残渣中的水液及糟粕分化开。

2. **泌别清浊** 泌的原意为涌出的泉水；别的含义为辨别、区别、分别。泌别的含义是，脾将胃下传的食糜中水谷精微运化（消化吸收）后，剩下的食物残渣下传于小肠，先经过受盛化物，将食物残渣水分及糟粕分化开，再通过泌别清浊，将分离开的清液（即水液、浊液）像泉水一样下渗膀胱，剩下的糟粕（浊物）下传入大肠。清浊只是对水液及糟粕的比较而言，其实清液也是被利用过的浊液。

（二）小肠泌别清浊对大便的形态及小便的数量有重要影响

在正常情况下，小肠泌别清浊，残渣中的大部分水分被小肠吸收而渗入膀胱，残渣进入大肠称为糟粕，糟粕中所含少部分水分，再经过大肠吸收渗入膀胱后，糟粕就成为固态，此时尿量正常，大便软硬适中成形而利。若小肠泌别清浊功能失常，渗入膀胱的浊液过多，则小便量多而大便干结难下；渗入膀胱的津液过少则小便黄少，大便溏薄稀软；若小肠泌别清浊功能严重失调，频繁水泻，则导致小便很少，全身水液代谢紊乱，甚至造成元气消散而亡。

（三）小肠与心相表里

心为脏在里，属阴；小肠为腑在外，属阳。心通过手少阴经脉下络小肠，小肠也能通过手太阳小肠经上络于心。若心火下移于小肠，可有小便赤涩、尿道灼痛，甚则尿血等症；小肠有热也会影响心脏，出现心悸、心烦等症。

四、大肠

大肠也是抽象概念，基本内涵现代医学中大肠的形态及功能。

大肠居腹中，古人将其称为回肠（广义）。大肠上口通过阑门与小肠连通，下口为肛门，与外界相通。腑体藏有腑精，并有网布腑体的大络系统，与手阳明经脉相连相通，大肠与肺相表里。其主要功能为传化糟粕。

（一）大肠主传化糟粕

大肠的主要功能为传化（传道变化）糟粕，《素问·灵兰秘典论》说："大肠者，传道之官，变化出焉。"传，是传递，将从小肠接受下来的食物残渣，通过肠道，经肛门排出体外；化，是在下传的过程中，将食物残渣中的水分吸收并下渗膀胱，使稀软松散的残渣，变化为软硬适中的糟粕排出体外，这就是大肠的变化出焉。

（二）大肠传化糟粕的功能也受其他脏腑及卫气的影响

1. **与脾、胃、小肠等脏腑功能互为影响**　大肠与这些脏腑气血相通，形体相连，水谷传递，功能衔接，故易于互相影响。《灵枢·平人绝谷》说："胃满则肠虚，肠满则胃虚，更虚更满，故气得上下，五脏安定，血脉和利，精神乃居。"

2. **受肺气宣发肃降功能的影响**　《医经精义》说："大肠所以能传导者，以其为肺之腑，肺气下达，故能传导。"肺主气，肺气的肃降，有助大肠气下行传导糟粕变化而出。若久咳喘息肺气虚者，肃降无力，则大肠气易虚易滞而数日不行；肺为水之上源，津液充足，水道通畅，润滑肠道，则大肠排便顺畅。

3. **受肝气疏泄的影响**　肝气疏泄及升发，带动肺气及大肠气功能活跃则糟粕传化正常。若肝气郁滞，影响肺气的宣发肃降，则大肠气也易郁滞；若情志不舒，肝气横逆犯脾，不仅导致脾虚水湿下注，也导致大肠气机逆乱，而出现腹部窜痛、肠鸣腹泻及大便频数等症（常见于肠易激综合征等）。

4. **受肾功能的影响**　肾主二便。肾气有助大肠气下行排空，若肾气（阳）虚则虚秘难下；肾精有助大肠精盛，若肾精不足则大肠精燥艰涩，若阴虚火旺则耗伤肠津，便秘难下；肾主水，津液充足则大肠润泽而利，肾燥则肠燥便秘干结。

5. **受卫气的影响**　卫气外而敷布温煦带动形体，内而助脾胃化谷及肠道排空。故卫气旺盛者，形体有力，大肠气盛，传化糟粕顺畅有力，若少动久坐则卫气虚，以致大肠气虚气滞，糟粕排空无力，大便数日一行，易便秘。

五、膀胱

膀胱也是抽象概念，基本内涵现代医学中膀胱的形态及功能。

肾与膀胱相表里，《灵枢·本输》说"肾合膀胱"。肾对膀胱的功能有促进作用，其表现为二。①肾气化带动膀胱气化：在肾气气化功能的帮助下，膀胱将所藏浊液中的绝大部分，气化为津气，重新为人体利用。如《血证论》所说："肾又为水之主，肾气行，则水行也。经所谓'气化则能出'者，谓膀胱之气载津液上行外达，出而为汗，则有云行雨施之象。"②肾气促使膀胱排尿功能正常：肾气有助膀胱发挥正常的排尿功能。若肾功能失常、低下，则造成膀胱排尿功能紊乱或低下。

肺为水之上源，肺气宣肃水道通畅，才能"水精四布，五经并行"，为全身脏腑组织利用，津利用后成为浊液而下输膀胱。《血证论》说：
"小便虽出于膀胱，而实则肺为水之上源，上源清，则下源自清。"

肝主疏泄，具有促进全身气机升清降浊、出入顺畅的作用。若肝气
郁滞或逆乱，则干扰膀胱气的正常功能，现代医学中的神经性尿频多与
此有关。

六、三焦腑

三焦腑也是抽象概念，但基本内涵现代医学中尿道、阴茎的形态及
功能。

在中医理论中有两个名称完全相同的三焦，一个是脏腑学说中的三
焦，即三焦腑；另一个是三焦学说中的三焦，即上焦、中焦及下焦的合
称。这两个三焦的概念内涵完全不同，但千余年却被混为一物而争论
不休。

三焦学说的三焦，代表的是人的全部功能结构，包括脏腑学说、经
络学说等所有功能，而脏腑学说三焦腑只是五脏六腑中一个连属膀胱的
腑，其主要功能是决渎（排尿等）。《灵枢·本输》说："三焦者，中渎
之腑也，水道出焉，属膀胱，是孤之腑也。"笔者认为，脏腑学说的三
焦腑，是六腑之一，十二官之一，其实质就是尿道、阴茎，讲清三焦腑
的形态及功能，对诊治三焦腑病变有重要意义。

脏腑学说中的三焦腑是六腑之一，简称为三焦。三焦腑位于膀胱
下，女性短而藏于腹内，男性长而延伸于腹外，开窍于外阴。三焦腑有
两个上口，一个连通于膀胱，是膀胱尿液排出（决渎）的通道；另一个
上口连通于肾，是生殖之精排出的道路。三焦腑阴形内藏有腑精，有网
布阴形的大络系统，与腑体外手少阳经脉相连相通。三焦腑具有排尿、
性交及射精功能。

（一）三焦腑的功能

1. **排尿功能** 《灵枢·本输》说："三焦者，中渎之腑也，水道出
焉，属膀胱，是孤之腑也。"该段经文说明三焦腑是位于膀胱下，连属
连通于膀胱的一个独立形态的腑，是膀胱尿液排出的水道。《素问·灵
兰秘典》又说："三焦者，决渎之官，水道出焉。"决，在《说文解字》

解释为"决，下流也"，引申为水把堤防冲开，如《汉书·武帝纪》"河水决濮阳，泛十六郡"；渎，在《说文解字》解释为"渎，沟也"，引申为水沟、水渠、水道。决渎合起来，就是描述河堤突然决口，大量河水一涌而下的态势。这与膀胱中尿液积满而排尿时的态势完全相同。

三焦腑作为六腑之一，必然与其他五腑（胃、胆、大肠、小肠、膀胱）一样，都具有中空（容器）并能物流的形态，也都是人体水谷加工处理的组成部分。《素问·六节藏象论》说"脾、胃、大肠、小肠、三焦、膀胱者，仓廪之本，营之居也，名曰器，能化糟粕，转味而入出者也"。在人体水谷加工处理的过程中，除了脾的运化功能外，六腑都参与其中，包括三焦的决渎尿液在内，才能形成一个完整的水谷加工处理体系。总之，根据三焦腑属膀胱、孤之腑、决渎之官、水道出焉的特点来判断，三焦腑就是人体的尿道。

2. **性交功能** 在男性，三焦腑（阴茎）与肾所属睾丸相通，故三焦腑成为性交的工具，射精的通道，繁衍后代的重要器官。

（二）三焦腑与皮腠的关系

1. **三焦腑与皮腠形态上具有相应性** 腠理是皮肤上连通内外的空隙，即气孔，或称气门。皮肤腠理既受肺、卫气的影响，也受肾、膀胱及三焦腑的影响。足太阳膀胱经主一身之表，而足太阳膀胱经与膀胱腑关系密切，膀胱又上与肾为表里，下与三焦腑连属，故肾、膀胱、三焦腑都能通过足太阳膀胱经而影响到皮腠的形态，表现出三焦腑、膀胱腑与皮腠形态上的相应性及相关性，在不同体质的形态上有所体现。《灵枢·本脏》说"肾合三焦膀胱，三焦膀胱者，腠理毫毛其应""密理厚皮者三焦膀胱厚，粗理薄皮者三焦膀胱薄，疏腠理者三焦膀胱缓，皮急而无毫毛者三焦膀胱急，毫毛美而粗者三焦膀胱直，稀毫毛者三焦膀胱结也"。

2. **三焦腑与皮腠在生理病理上的相互影响** 《灵枢·五癃津液别》说："天暑衣厚则腠理开，故汗出……天寒则腠理闭，气涩不行，水下流于膀胱，则为溺与气。"若三焦腑排尿过少而皮肤不出汗，则全身气滞肿胀；三焦腑排尿过多而皮肤出汗也多，则全身津燥气虚。

内外疾病可导致皮腠及三焦腑同时病变：如风寒袭表，皮腠恶寒无汗，若又下扰膀胱、三焦腑则小便不利。若外感风邪，肺失宣降不能通调水道，影响到肾、膀胱、三焦腑，则出现风水证，表现为恶风，发热，肢节酸楚，无汗或少汗，小便不利，全身浮肿等症。

（三）三焦腑与其他脏腑的关系

1. 三焦腑与肾的关系　肾主二便，故三焦腑也为肾所主。肾的主水、藏精功能，都离不开三焦腑的配合。肾主水，主管人体水液的新陈代谢，而三焦腑是水液新陈代谢的一个重要环节，是体内浊液外排的水道，故也为肾所主，二者生理相关，病理相连，如肾气旺盛，则三焦腑开阖有序、有力，尿道通畅，排尿正常；肾气虚则三焦腑开阖紊乱、排尿失常。

肾主生殖，三焦腑是生殖功能的一部分。肾气旺盛则三焦腑气也旺盛，表现为坚挺有力，精道通畅；若肾气虚则三焦腑（阴茎）气也虚，表现为早泄、阳痿等。

2. 三焦腑与肝的关系　阴茎为宗筋之会，肝主筋，故三焦阴茎又为肝所主。肝气虚或肝气郁结不疏，易致性功能低下，见早泄、阳痿；而阳强证则多见于肝阳亢盛者；肝气逆乱，下扰膀胱、三焦腑，导致三焦腑气机逆乱，则小便频数，欲解不利等。程文囿《医述》引《医参》云"肝主筋，外肾不兴则肝衰矣"。

序

数学既是人类知识体系中基本的科学语言，也是人类探索和改造世界的重要科学工具。数学的广泛应用从根本上推动着科技的进步，深刻地影响着文明的进程。特别是近半个多世纪以来，随着计算机和信息技术的迅猛发展，数学不仅在工程、技术、自然科学等领域发挥着越来越重要的作用，而且以空前的广度和深度向着经济、管理、金融、医学、环境、能源等其他领域渗透交叉，成为当代高新科技的基础和重要组成部分。

在运用数学方法解决实际问题的过程中，人们在很多时候会利用基于经验直觉或科学规律的假设，来简化原本的现实问题，使用数量、公式等形式来表示问题内部的客观联系，从而得出供人们分析、预报、决策或控制的定量结果，这个过程就是通常所说的数学建模。数学建模是联系数学世界和现实世界（包括自然世界和人类社会）的桥梁，有时也是最具挑战性的步骤。建立数学模型的过程中，既需要将错综复杂的实际问题简化、抽象为合理的数学结构，也需要通过调查、收集数据资料，研究实际对象的固有特征和内在规律，更需要从纷纭的关系中抓住问题的主要矛盾，建立起反映问题本质的数量关系，这样才能利用数学的理论和方法去分析和解决问题。为了实现这些目标，我们不仅要掌握扎实的数学知识和方法，还要具备对实际问题的浓厚兴趣、与问题相关的多学科知识与技能，并发挥敏锐的想象力和深刻的洞察力。

可喜的是，近年来数学建模在科技研发、工程建设、经济社会发展中的作用越来越受到重视，数学建模能力已经成为现代科技工作者必备的重要能力之一。数学建模进入各级各类学校课堂已经成为世界教育的潮流。

数学建模从 20 世纪六七十年代开始进入部分西方大学，在 20 世纪 80 年代初被引入中国的大学课堂。三十多年来，为了适应科技进步和培养高质量、复合型人才的需要，数学建模课程和讲座已经进入了绝大多数本科院校和许多专科学校，并且逐渐向中小学教育延伸。目前，数学建模作为数学学科核心素养已经进入我国高中课程标准之中，以便更有针对性地培养学生利用数学方法分析和解决实际问题的能力。实践证明，数学建模是提升学生基本科学素养和综合创新能力的有效方法，也是科技创新教育的题中应有之义。

数学建模教育需要分阶段、成系统并持之以恒地开展，特别是要密切联系生产生活和社会发展的实际，采用动态的眼光、灵活的形式、生动的案例来调动学生的兴趣、开拓他们的思维。这就对数学与工程等学科的学者提出了更高要求，也给广大中小学数学教师带来了新的挑战。以我的经验，在这种快速发展的学科领域中，要写出一本优秀的科普读物乃至教材并不容易，但这项工作却是至关重要、不可或缺的。

朱浩楠老师的这本书就是一本别开生面的数学建模科普读物，可以作为国内数学教材的有益补充。从艺廊监控到图片去雾霾，从作为等宽图形的井盖形状到水面映字的形变分析，书中收录了三十多个与学生日常生活息息相关的话题，很多话题甚至具备让学生动手操作和实验的可能，部分话题还配有视频和音频辅助理解，这对增加本书的阅读趣味很有帮助。不仅如此，朱浩楠老师通过对知识点和文字的精妙打磨，使得绝大多数章节只需要高中数学水平就可以读懂，部分内容甚至只需初中数学水平就能很好地理解。虽然本书所使用的数学知识并不高深，但是话题背后所涉及的领域都具有十分深刻的延展性，例如三角函数与极小曲面、等宽图形与活动标架法、图片形变与共形映射等，读者不仅能被这些有趣的素材所吸引，也为将来更加系统、深入地研究各个数学分支打下了基础。相信这也是这本书可以带给读者的另一个收获。

这本书适合作为数学水平较高的中学生和低年级本科生的数学补充读物或训练参考资料。希望未来有越来越多的此类读物面世，不断推动数学建模知识与技能的普及。

张平文

中国科学院院士

北京大学数学科学学院教授

北京大学副校长

2021 年 7 月 16 日

自序

这不是一本数学教材，而是一本数学体验集。我希望通过这本书，让仅具有高中知识背景的读者——那些青春洋溢、热爱科学、渴望思考、憧憬价值的青少年，可以在课内学业的重压之下，重拾对于数学的喜爱，并建立通过数学来观察、描述、解析和传递世界之美的信念，激发继续学习数学的渴望——尤其是，以数学建模的方式。

自 2000 多年前的阿基米德时代，数学建模就已经存在，阿基米德的杠杆模型是有史可循的第一个数学模型。从那时起，数学建模的过程就被固定下来：发现问题、提出问题、提出基本假设、建立模型、求解模型、检验模型和应用模型。在随后的 2000 多年中，数学建模帮助数学学科内部发展出丰富的数学结构以刺激生长，为数学应用于其他基础科学提供沟通桥梁，为基础科学的工程实践提供方法支撑，为信息时代的数据挖掘提供理论依据。公元 1 世纪托勒密的《天文学大成》、17 世纪牛顿的万有引力定律、19 世纪麦克斯韦的电磁学方程组、20 世纪香农的信息论，这些耳熟能详的先贤大师的旷世杰作都来自数学建模（图 1）。从某种意义上说，人类文明在这 2000 多年中的发展，正是数学建模在基础科学、应用科学和社会生产生活三方面发挥作用并将其逐渐贯通的过程。

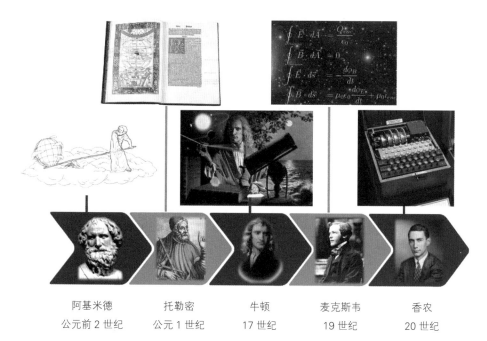

| 阿基米德 | 托勒密 | 牛顿 | 麦克斯韦 | 香农 |
| 公元前 2 世纪 | 公元 1 世纪 | 17 世纪 | 19 世纪 | 20 世纪 |

图 1　历史上先贤的旷世杰作

发展到今天，我们的日常生活已经离不开数学建模（图 2）。防盗门之所以能防盗，要仰仗三角形的稳定性，推拉门的灵活变形得靠四边形的不稳定性，估计窗外树枝的平均直径需要应用几何平均数，描述草原上狼和兔子之间的"相爱相杀"离不开动力系统，给图片去雾霾可以借助矩阵和一次函数，压缩文件离不开信息熵和最优编码，外卖和快递小哥的工作调度被蒙日-安培方程所优化——所有这些都是数学建模。人们每天自然地享受着数学建模所带来的便利，无须停下匆忙的脚步去思考这些便利背后的原理。但就像 2000 年前古希腊人面对着漫天繁星，旷日持久地"发呆"之后创造出璀璨文明一样，我们在享受便利的同时，也应当保有经常性的思考和好奇，才能将这些便利背后的原理、科学、思想和文化传承和改进。这种传承和改进需要数学教育对学生从小就进行铺垫和引领，数学教育应该具备这种意识和能力，以及加强培养富有好奇心的全面的人的功能。

庆幸的是，基于几代前辈数学家和数学教育家的努力，数学建模终于从 2020 年开始正式进入国家高中数学课程标准。各版本国家教材均将数学建模作为必修章节分配了专门的课时，北师大版高中数学教材更是将数学建模作为高中课程的主线之一。全国范围内的学生活动、教师培训和选拔、教材教法分析和高考命题改革也在如火如荼地展开。

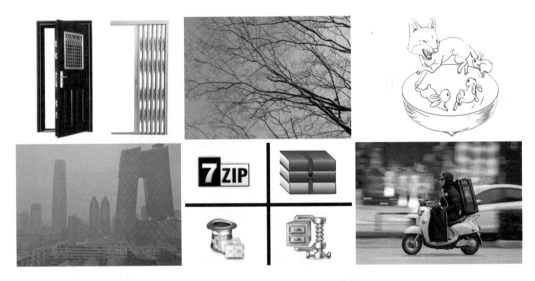

图 2 日常生活已经离不开数学建模

大学数学建模从 20 世纪 80 年代就开始推动，到 2010 年前后已经相当繁荣。目前各优秀高校不仅开设了数学建模课程，有的高校还组织了数学建模社团，各种面向大学数学建模的教材和读物如雨后春笋般涌现。在中小学数学建模教育方面，除刚面世的各版国家教材之外，2017 年国际数学建模挑战赛组委会出版了《数学建模教学与评估指南》，当中基于国外多年实证研究的成果介绍了从幼儿园到大学各学段的数学建模培养目标和教学建

话题 1:
日常生活中的等差数列和等比数列

数列是高中数学的重要组成部分,在生活中随处可见,兔子繁殖、楼梯攀登乃至汇率计算,都会涉及数列。而作为数列中最基本的研究对象——等差数列与等比数列,在自然和社会中自然也有着丰富的投射。本讲就来讨论等差数列和等比数列在城市交通、商品估价和药物医疗方面的应用。

本讲适合在讲授或学习完高中数学的数列章节、离散随机变量及其分布列后,作为数学建模材料在日常教学中讲授或学习。本讲内容包括但不限于:

1. 城市中交通路线的平均长度——等差数列与堆垒求和;

2. 估计商品的价位——等比中项与几何平均;

3. 住院病人给药时间表的设计——等比数列求和与极限控制法。

1. 城市中交通路线的平均长度 —— 等差数列与堆垒求和

假设我们处在这样一个城市里:它的道路呈现为一个 $n \times m$ (n 行 m 列) 的方形网络,网络中的每个节点为一个公交站点,相邻站点的间距为 L ,如图 1-1 所示。[1]

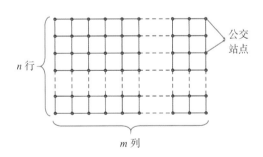

图 1-1 形如方形网络的城市交通网

现在的问题是:从该城市中的一个站点到另一个站点的平均长度为多少?这里不允许走回头路,也不允许兜圈子(即只允许向目的地行进,不能走过了再返回来这样故意浪费行程),这样在方形网络中,从一个选定站点到另一个选定站点的不同走法有着相同的路程,于是可以假设两个站点之间的行程中最多转弯一次（图 1-2，如果两个站点在同行和同列，则不转弯）。

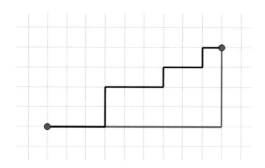

图 1-2　因为假设了不允许兜圈子，所以两个站点间的路程与路线选取无关，
于是可以假设两个站点之间的行程中最多转弯一次

首先考虑方形网络的每一行。每一行有 m 个站点，每一个都可能是公交行程的初始站，也可能是行程的终点站。从第 i 个站点出发向东走，可能经过 $1, 2, 3, \cdots, m-i$ 个长度为 L 的路程，于是从第 i 个站点出发向东走的所有可能路程之和为

$$\left(1+2+3+\cdots+\left(m-i\right)\right)L = \frac{\left(1+m-i\right)\left(m-i\right)}{2}L \tag{1}$$

考虑不同的始发站 $i = 1, 2, \cdots, m$，可得每一行中可能的向东路程总和为

$$\begin{aligned}
L\cdot\sum_{i=1}^{m}\frac{\left(1+m-i\right)\left(m-i\right)}{2} &= \frac{1}{2}\sum_{i=1}^{m}\left(m-i+m^2-2mi+i^2\right)L \\
&= \frac{1}{2}\sum_{i=1}^{m}\left(\left(m^2+m\right)+i^2-\left(2m+1\right)i\right)L \\
&= \frac{1}{2}\left(\left(m^2+m\right)m-\left(2m+1\right)\sum_{i=1}^{m}i+\sum_{i=1}^{m}i^2\right)L
\end{aligned} \tag{2}$$

其中 $\sum\limits_{i=1}^{m}i = \dfrac{\left(m+1\right)m}{2}$，$\sum\limits_{i=1}^{m}i^2 = \dfrac{m\left(m+1\right)\left(2m+1\right)}{6}$。这里我们介绍一下 $\sum\limits_{i=1}^{m}i^2$ 求和公式的推导方法，注意到

$$\begin{cases}
\left(m+1\right)^3 = m^3+3m^2+3m+1 \\
m^3 = \left(m-1\right)^3+3\left(m-1\right)^2+3\left(m-1\right)+1 \\
\left(m-1\right)^3 = \left(m-2\right)^3+3\left(m-2\right)^2+3\left(m-2\right)+1 \\
\qquad\qquad\vdots \\
2^3 = 1^3+3\times1^2+3\times1+1
\end{cases}$$

类似于等差数列通项公式的证明，将上述方程组中每个方程累加到一起可得

$$(m+1)^3 = 1^3 + 3 \cdot \left(1^2 + 2^2 + 3^2 + \cdots + m^2\right) + 3 \cdot \left(1 + 2 + 3 + \cdots + m\right) + m \quad （3）$$

进而可得

$$
\begin{aligned}
1^2 + 2^2 + 3^2 + \cdots + m^2 &= \frac{(m+1)^3 - 1^3 - 3 \cdot (1 + 2 + \cdots + m) - m}{3} \\
&= \frac{2(m+1)^3 - 3m(m+1) - 2(m+1)}{6} \\
&= \frac{(m+1)\left(2(m+1)^2 - 3m - 2\right)}{6} \\
&= \frac{m(m+1)(2m+1)}{6}
\end{aligned} \quad （4）
$$

这种方法被称为堆垒求和方法，用这种方法可依次求出 $\sum\limits_{i=1}^{m} i^2$、$\sum\limits_{i=1}^{m} i^3$、$\sum\limits_{i=1}^{m} i^4$ 等和式的公式。

回到（2）式，可得每一行中可能的向东路程总和为

$$
\begin{aligned}
\sum_{i=1}^{m} \frac{(1+m-i)(m-i)}{2} L &= \frac{1}{2}\left((m^2 + m)m - (2m+1)\sum_{i=1}^{m} i + \sum_{i=1}^{m} i^2\right) L \\
&= \frac{m^3 + m^2 - (2m+1)\dfrac{(1+m)m}{2} + \dfrac{m(m+1)(2m+1)}{6}}{2} L \\
&= \frac{\dfrac{6m^3 + 6m^2}{6} - \dfrac{(2m+1)(1+m)3m}{6} + \dfrac{m(m+1)(2m+1)}{6}}{2} L \\
&= \frac{3m^3 + 3m^2 - m(m+1)(2m+1)}{6} L \\
&= \frac{m(m^2 - 1)}{6} L
\end{aligned}
$$

因为可以向东走，也可以向西走，于是每一行中可能的路程总和为

$$\frac{m(m^2 - 1)}{3} L$$

再考虑不同行之间的穿插，一段复杂的行程可能会跨越很多行，n 行两两配对共有 n^2 种可能。于是 $n \times m$ 方形网络东西向的所有可能的路程总和为

$$\frac{n^2 m(m^2 - 1)}{3} L$$

南北向的计算是完全类似的，只需要将上式中的 m 和 n 对调，得到 $n \times m$ 方形网络南北

向的所有可能的路程总和为

$$\frac{m^2 n\left(n^2 - 1\right)}{3}L$$

二者作和，可得 $n \times m$ 方形网络中可能的路程总和为

$$\left(\frac{n^2 m\left(m^2 - 1\right)}{3} + \frac{m^2 n\left(n^2 - 1\right)}{3}\right)L = \frac{mn(mn-1)(m+n)}{3}L$$

因为方形网络中共有 mn 个站点，每个站点到其余 $mn-1$ 个站点都可以成为路程，所以任取两站点之间的平均路程为

$$\frac{mn(mn-1)(m+n)}{3mn(mn-1)}L = \frac{(m+n)L}{3}$$

奇妙的是，这刚好是方形网络最外围周长的 $\frac{1}{6}$。

感兴趣的读者可以思考：如果是矩形网络，结论是否依然成立？为什么？

2. 估计商品的价位 —— 等比中项与几何平均

假设现在我要去买一件换季的衣服，为了做出粗略的预算，我需要事先估计一下此行的目的地——百货商场内男装的"平均"价格。

一般来说，我们不太可能拿到百货商场的进货清单，再对所有男装价格取平均值，而且为了买一件衣服也不至于这样大动干戈——我需要的是一个快速、有效、哪怕精度不是很高的、可以应用也符合常理的推算。百货商场的男装价位极差很大，贵的上万元，便宜的不到百元，我们关注的其实不是平均价格，而是平均价位，这可以由平均价格的数量级来反映。

假设百货商场最贵的男装为 20 000 元 / 件，最便宜的男装为 100 元 / 件，如何计算平均价格的数量级呢？显然取算术平均数并不合理，因为在对二者取算术平均数时，100 元的价格相对 20 000 元的价格可以被忽略。实际上，很多商品单价上万元的店铺的赠品价格都不止 100 元。

这个时候，几何平均数，或者换个称呼，等比中项，就发挥了它的作用。20 000 和 100 的等比中项为 $\sqrt{20\,000 \times 100} = \sqrt{2} \times 1000 \approx 1414$ 元，这就是二者的平均数量级。我们完全可以将这个价格近似地看作百货商场男装的平均价位，这和日常感觉也相吻合。

一般地，给出两个正数 a, b，它们的几何平均数为 $\sqrt{ab}$，也就是二者的等比中项，这

是因为

$$\frac{b}{\sqrt{ab}} = \frac{\sqrt{b}}{\sqrt{a}} = \frac{\sqrt{ab}}{a}$$

关于等比中项和算术平均数（等差中项）有不等式

$$\sqrt{ab} \leqslant \frac{a+b}{2} \qquad\qquad (5)$$

二者之差为

$$\frac{a+b}{2} - \sqrt{ab} = \frac{1}{2}\left(\sqrt{a} - \sqrt{b}\right)^2 \qquad\qquad (6)$$

所以（5）式中" = "成立当且仅当 $a = b$。

对于百货商场男装售价的这个例子，最高价格和最低价格之间相差悬殊，所以取算术平均和取几何平均在结果上差距很大。

类似的方法还可以用来估计一座城市的平均收入水平。例如：北京市内企业职工（不算老板和个别高管）的高收入大约为 100 000 元 / 月，低收入大约为 4000 元 / 月，二者的几何平均数为 $\sqrt{100\,000 \times 4000} = 2 \times 10^4$ 元 / 月。北京市内一般工作 5~10 年的中青年职工的收入就是这个水平。但是如果取算术平均数，那么就会得到 52 000 元 / 月的平均收入，这显然不合理。

使用几何平均数的另一个好处在于，即使对于最大值和最小值的估计，也并非那样准确，例如：在百货商场的例子当中，最贵的男装可能是 30 000 元，而非 20 000 元，重新计算可得平均价位为 $\sqrt{30\,000 \times 100} = \sqrt{3} \times 10^3 \approx 1732$ 元。最高售价 50% 的涨幅只带来了平均价位 22.5% 的涨幅。实际上，如果我们将几何平均数 $\sqrt{ab}$ 看作以 b 为变量的函数 $f(x) = \sqrt{ax}$，则函数值 $f(x)$ 的相对变化率 $\dfrac{\Delta f(x)}{f(x)}$ 与自变量的相对变化率 $\dfrac{\Delta x}{x}$ 的比值可以反映 x 的单位浮动对 $f(x)$ 造成的影响，这里考虑相对变化率而非绝对变化值是为了消除数量级和单位的影响，计算可得

$$\frac{\Delta f(x)}{f(x)} \bigg/ \frac{\Delta x}{x} = \frac{\Delta f}{\Delta x} \cdot \frac{x}{f(x)}$$

对上式取极限 $\Delta x \to 0$，可得近似

$$\frac{\Delta f(x)}{f(x)} \bigg/ \frac{\Delta x}{x} \approx f'(x) \cdot \frac{x}{f(x)} \qquad\qquad (7)$$

将解析式 $f(x) = \sqrt{ax}$ 代入上式可得

$$f'(x) \cdot \frac{x}{f(x)} = \frac{a}{2\sqrt{ax}} \cdot \frac{x}{\sqrt{ax}} = \frac{ax}{2ax} = \frac{1}{2}$$

这意味着当自变量 x 相对变化 $2n\%$ 时，函数值 $f(x)$ 仅会发生 $n\%$ 左右的相对变化。

那什么时候用算数平均数（等差中项），什么时候用几何平均数（等比中项）来反映平均水平呢？我们借助离散随机变量的期望来分析这件事。

假设有关于离散型随机变量 X 的分布列，其中 $p \in (0,1)$，$q = 1 - p$，x_1 和 x_2 为两个相异正数，$\{x_1, x_2\}$ 为构成随机变量 X 的可能取值的集合（表 1-1），则 X 的期望为 $E(X) = x_1 p + x_2 q$。

表 1-1 只有两个可能取值的离散随机变量的分布列

X	x_1	x_2
P	p	q

如果 $E(X) = \dfrac{x_1 + x_2}{2}$，则有

$$x_1 p + x_2 q = \frac{x_1 + x_2}{2}$$

$$x_1 \left(p - \frac{1}{2} \right) + x_2 \left(q - \frac{1}{2} \right) = 0$$

注意到 $q = 1 - p$，代入上式可得

$$(x_1 - x_2) \left(p - \frac{1}{2} \right) = 0$$

由于 $x_1 \neq x_2$，于是 $p = \dfrac{1}{2} = q$，这意味着随机变量 X 服从均匀分布。

如果 $E(X) = \sqrt{x_1 x_2}$，则有

$$x_1 p + x_2 q = \sqrt{x_1 x_2}$$

$$p \left(\sqrt{x_1} \right)^2 + (1 - p) \left(\sqrt{x_2} \right)^2 - \sqrt{x_1 x_2} = 0$$

$$p \left(\sqrt{x_1} \right)^2 - p \left(\sqrt{x_2} \right)^2 + \left(\sqrt{x_2} \right)^2 - \sqrt{x_1 x_2} = 0$$

$$p \left(\sqrt{x_1} + \sqrt{x_2} \right) \left(\sqrt{x_1} - \sqrt{x_2} \right) + \sqrt{x_2} \left(\sqrt{x_2} - \sqrt{x_1} \right) = 0$$

$$\left(p \left(\sqrt{x_1} + \sqrt{x_2} \right) - \sqrt{x_2} \right) \left(\sqrt{x_1} - \sqrt{x_2} \right) = 0$$

由于 $x_1 \neq x_2$，于是可得

$$p = \frac{\sqrt{x_2}}{\sqrt{x_1} + \sqrt{x_2}}, \quad q = \frac{\sqrt{x_1}}{\sqrt{x_1} + \sqrt{x_2}}$$

即 $p : q = \sqrt{x_2} : \sqrt{x_1}$。

上面的分析说明，如果随机变量 X 的分布列更接近均匀分布，则期望 $E(X)$ 越接近 x_1 和 x_2 的算数平均数；如果随机变量 X 的分布列更接近右偏分布，且取较大值的概率小，取较小值的概率大，则期望 $E(X)$ 更接近 x_1 和 x_2 的等比中项（几何平均数）。

例如：在估算窗外柏树树枝的直径时，因为柏树树枝中细幼的树枝数量明显多于粗壮的树枝数量，一般成年柏树最细的树枝直径约为 1 厘米，而最粗的树枝直径约为 40 厘米，所以根据前面的分析，我们采用几何平均数来估计其平均直径约为 6.3 厘米，比较符合直观感受。

3. 住院病人给药时间表的设计 —— 等比数列求和与极限控制法

以下案例改编自参考文献 [2]：假设病人 X 在住院期间需要长期规律性地注射针剂 A（假设药物经针剂注射后直接释放到血液中，使血液中药物浓度，即血药浓度瞬间提升）。俗语说"是药三分毒"，如果针剂 A 在人体内的血液浓度超过 H mg/ml，则会引起中毒；如果血药浓度低于 L mg/ml，则不起效果。已知药物每次的注射量为定值，每次注射使得血药浓度在当前基础上提升 C_0 mg/ml，根据渗透压原理，血药浓度越高，人体对药物的吸收速度越快，亦即血药浓度的下降速度越快。设 t 时刻（单位：小时）血药浓度为 $C(t)$ mg/ml，如果不再给药，根据渗透压原理，经过 T 小时后将衰减为 $C(t) \cdot e^{-\lambda T}$ mg/ml，其中 $\lambda > 0$ 代表吸收率，$T > 0$ 为固定的给药时间间隔，单位为"小时"。

设第 k 次给药后的瞬间血药浓度为 R_k，第 $k+1$ 次给药前的药物浓度为 Q_k，则有

$$\begin{cases} R_{k+1} = Q_k + C_0 \\ Q_{k+1} = R_{k+1} \cdot e^{-\lambda T} \qquad k = 1, \ 2, \ 3, \ \cdots \\ R_1 = C_0 \end{cases} \tag{8}$$

于是可得

$$R_1 = C_0$$
$$R_2 = C_0 + C_0 \cdot e^{-\lambda T}$$
$$R_3 = C_0 + C_0 \cdot e^{-\lambda T} + C_0 \cdot e^{-2\lambda T}$$
$$\vdots$$
$$R_n = C_0 + C_0 \cdot e^{-\lambda T} + \cdots + C_0 \cdot e^{-(n-1)\lambda T}$$

根据等比数列求和公式，注意到 $0 < \mathrm{e}^{-\lambda T} < 1$，可得

$$R_n = C_0 + C_0 \cdot \mathrm{e}^{-\lambda T} + \cdots + C_0 \cdot \mathrm{e}^{-(n-1)\lambda T} = C_0 \frac{1 - \mathrm{e}^{-n\lambda T}}{1 - \mathrm{e}^{-\lambda T}}$$

令 $n \to +\infty$，可得

$$\lim_{n \to +\infty} R_n = \frac{C_0}{1 - \mathrm{e}^{-\lambda T}} \tag{9}$$

$$\lim_{n \to +\infty} Q_n = \frac{C_0 \mathrm{e}^{-\lambda T}}{1 - \mathrm{e}^{-\lambda T}} \tag{10}$$

这两个极限可以分别表征住院时间充分长之后，每次给药前的血药浓度和每次给药后的血药浓度。根据实际情景，病人希望药物有效、不会中毒且充分发挥血液中药物的治疗功能（即，血药浓度马上要低于最低有效浓度 L 时再注射），于是可以利用血药浓度阈值 H 和 L 来限制数列 $\{R_n\}$ 和 $\{Q_n\}$ 的极限

$$\begin{cases} \lim\limits_{n \to +\infty} R_n = H \\ \lim\limits_{n \to +\infty} Q_n = L \end{cases} \tag{11}$$

即

$$\begin{cases} \dfrac{C_0}{1 - \mathrm{e}^{-\lambda T}} = H \\ \dfrac{C_0 \mathrm{e}^{-\lambda T}}{1 - \mathrm{e}^{-\lambda T}} = L \end{cases} \tag{12}$$

解得

$$T = \frac{1}{\lambda} \cdot \ln \frac{H}{L} = \frac{\ln H - \ln L}{\lambda} \tag{13}$$

（12）式和（13）式实际上给出了合理的给药时间间隔的计算方法（也可以顺便算出适合的 C_0），注意这里 T 的取值和 C_0 无关，仅和吸收速率 λ 以及药物浓度阈值 H 和 L 相关。

感兴趣的读者可以思考：如果药物不是通过针剂注射，而是通过口服，即血液中药物浓度并非瞬间提升，而是缓慢提升，那么应该如何修正模型得到对应的给药时间间隔 T？

话题2：
二次和三次函数样条与数据的插值

在数学建模的过程中，当我们面对若干二维数据点，将其描绘在平面直角坐标系中并用适合的函数拟合时，往往可以得到对其趋势的观察和预测。当拟合函数经过每一个数据点时，往往会造成过拟合的问题。过拟合的函数对于数据整体趋势的预测效果不好，但是某些特殊的过拟合函数却可用于进行数据插值，即估算真实采样点之间的数据走势。本讲就来讨论如何利用二次和三次函数进行数据插值。

本讲适合在讲授或学习完高中数学的基本初等函数章节、三角函数章节和导数章节后，作为数学建模材料在日常教学中讲授或学习。本讲内容包括但不限于：

1. 一次函数、二次函数、三次函数的统计和物理意义及三者在牛顿运动力学中的统一性；

2. 数据拟合（或数据插值）的三阶样条方法，以及解释为什么用二阶样条无法完成；

3. 例 2-1——三阶样条法实际上就是利用数学完成学习函数图像时所用的"描点作图法"，给出了具体的算例和图例；

4. 例 2-2——将例 2-1 中的结果转化为可播放的曲谱，便于直观比较，尤其注意不同的插值函数对应的增补采样曲谱和原始曲谱的听感比较；

5. 解释为什么插值方法不方便做大范围预测。

多项式函数是形如

$$p(x) = a_n x^n + a_{n-1} x^{n-1} + \cdots + a_1 x + a_0$$

的函数，其中 a_n，a_{n-1}，a_{n-2}，$\cdots$，a_1，$a_0 \in \mathbb{R}$，$n \in \mathbb{N}^*$，$a_n \neq 0$。当 $n = 1$ 时，$p(x)$ 为一次函数；当 $n = 2$ 时，$p(x)$ 为二次函数；当 $n = 3$ 时，$p(x)$ 为三次函数。

一次函数、二次函数、三次函数是中学阶段最基本的三类函数，其中一次函数的单调性由其一次项系数唯一决定；二次函数的单调性由其二次项系数（决定开口方向）和对称轴位置联合决定；三次函数的单调性比较复杂，需要用到导数作为研究工具，有可能在定义域上是单调函数（例如：$y = x^3$），也可能先增后减再增（例如：$y = x^3 - x^2 - x$），或者先减后增再减（例如：$y = -x^3 + x^2 + x$）。

在现行的高中课本中有关于线性回归的介绍 [1]，线性回归其实就是找到一条"最恰当"的直线去反映给定数据点集的趋势，如图 2-1 所示。

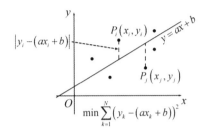

图 2-1 回归直线的求取依赖于最小二乘法，实际上是一个无约束最值问题

二次函数图像又被称为抛物线，在物理课堂上经常被提及。在无阻力下的平抛、上抛和下抛问题中，被投掷的质点轨迹在投掷平面上被观察，都是二次函数图像的一部分。所以在很多中小学的数学课堂上，经常以"弹道计算"这样的问题来说明二次函数的实用性。

在牛顿运动力学中也有一次函数模型和二次函数模型。我们假想一台在直线道路上单向行驶的汽车，设其行进的路程（单位：m）为关于时间的函数 $S(t)$，其中 $t \in [0, +\infty)$（单位：s）。$S'(t)$ 即为该车在时刻 t 的速度 $v(t)$（单位：m/s）（注意：在端点处的导数取单侧导数，下同），$S''(t)$ 即为该车在时刻 t 的加速度 $a(t)$（单位：m/s²）。如果固定该车行驶的加速度，即规定 $a(t) = a$ 为常数，则速度函数为一次函数

$$v(t) = at + v(0)$$

路程函数为二次函数

$$S(t) = \frac{1}{2}at^2 + v(0)t + S(0)$$

按照这个思路稍作调整，就可以将一次、二次、三次函数都通过牛顿运动力学形成统一的模型。实际上，在现实情境中，如果一辆汽车启动时被瞬间赋予一个很大的恒定加速度——就好像我们坐过山车时，轨道车从静止开始突然被弹出——坐在车上的我们也将受到一个很大的推力。这是因为，根据牛顿运动力学，我们所受的力等于质量和加速度的乘积，即 $F = ma$，当 a 突然很大时，我们的后背就必然会突然被施加一个很大的力。如果我们假设某个成年人的体重为 70 千克，瞬间施加的加速度为 10 m/s²，则他瞬间受到的力就是 $70 \times 10 = 700$ 牛顿，这个力相当于单手抓起一个 70 千克的成年男子所用的力。这就是坐过山车时，一开始的启动会让很多人不舒服的原因。

在平时开车时，为免起步很突兀，保证司机和乘客的舒适度，一般会缓慢给油，此时车的加速度是一个缓慢提升的过程。简单起见，如果假设加速度的加速度（在运动力学中

也被称为"急动度"）为 c（单位：m/s^3），那么加速度就是关于时间的一次函数

$$a(t) = ct + a(0)$$

进而速度函数就是关于时间的二次函数

$$v(t) = \frac{1}{2}ct^2 + a(0)t + v(0)$$

进而路程函数就是关于时间的三次函数

$$S(t) = \frac{1}{6}ct^3 + \frac{1}{2}a(0)t^2 + v(0)t + S(0)$$

上面的讨论也相当于指出：日常生活中的一维运动力学局部上都可以被至多三次函数表达。

注 2-1：对于一维运动力学来说，当整体上看路程函数 $S(t)$ 不再是简单的多项式函数，而是更为复杂的函数时（例如可能带有指数项和对数项，甚至三角函数系数），那么我们想要得到某个局部的日常物理量，只需要在这一点处做到 3 次的泰勒展开即可，并不需要做高于 3 次的泰勒展开，因为展开到 3 次就足以得到局部的急动度、加速度、速度这些信息了。

我们在前面指出了一次函数、二次函数和三次函数的物理意义。下面我们将说明二次和三次函数在数据插值中的强有力作用。所谓插值，就是在原有数据点之间的"空档"处，添加符合数据规律的"模拟数据"。这在通信、数字音乐等工程及生活领域有非常重要的应用。

简单起见，假设现在平面内有 3 个数据点 $P_1(x_1, y_1)$、$P_2(x_2, y_2)$、$P_3(x_3, y_3)$，不妨设 $x_1 < x_2 < x_3$。我们先求取一个由两段"至多二次函数"拼接而成的函数

$$f(x) = \begin{cases} s_1(x), & x \in [x_1, x_2] \\ s_2(x), & x \in [x_2, x_3] \end{cases}$$

其中 $s_1(x) = a_1x^2 + b_1x + c_1$，$s_2(x) = a_2x^2 + b_2x + c_2$（$a_i, b_i, c_i \in \mathbb{R}$，$i = 1, 2$），使得

（ⅰ）$f(x_k) = y_k$，$k = 1, 2, 3$，即 $f(x)$ 经过每一个数据点；

（ⅱ）$f(x)$ 在 P_2 处连续；

（ⅲ）$f(x)$ 在 P_2 处存在一阶导数；

（ⅳ）$f(x)$ 在 P_2 处存在二阶导数。

其中（ⅰ）在说函数 $f(x)$ 的图像经过每一个数据点，这自然蕴含着（ⅱ）。（ⅳ）相当于在说函数 $f(x)$ 的函数图像不仅连续可导（加速度连续），而且光滑（可求急动度），这自然蕴含着（ⅲ）。注意到 $f(x)$ 为分段函数，要满足（ⅲ）和（ⅳ），就需要 $s_1(x)$ 和 $s_2(x)$ 在 P_2 处的一阶和二阶导数值相等。读者很容易将上面的诸多条件化成下面的方程组

$$\begin{cases} s_1(x_1) = y_1 \\ s_1(x_2) = y_2 \\ s_2(x_2) = y_2 \\ s_2(x_3) = y_3 \\ s_1'(x_2) = s_2'(x_2) \\ s_1''(x_2) = s_2''(x_2) \end{cases}$$

代入数据，根据上面方程组中的 6 个方程，不难求出 a_i, b_i, c_i（$i = 1, 2$）的取值，进而确定函数 $f(x)$ 的解析式。值得注意的是，此时求出的 $f(x)$ 由数据点唯一确定。

然而，类似的操作无法对多于 3 个数据点实施。假设现在有 N 个数据点 $P_k(x_k, y_k)$（$k = 1, 2, \cdots, N$，$N > 3$），其中 $x_1 < x_2 < \cdots < x_N$。如果用类似的方法去寻找分段函数

$$f(x) = \begin{cases} s_1(x), & x \in [x_1, x_2] \\ s_2(x), & x \in [x_2, x_3] \\ \quad\vdots \\ s_{N-1}(x), & x \in [x_{N-1}, x_N] \end{cases}$$

其中 $s_i(x) = a_i x^2 + b_i x + c_i$，$a_i$, b_i, $c_i \in \mathbb{R}$，$i = 1, 2, \cdots, N-1$，使得

（ⅰ）$f(x_k) = y_k$，$k = 1, 2, \cdots, N$；

（ⅱ）$f(x)$ 在 P_k 处存在直到二阶导数，$k = 2, \cdots, N-1$。

那么需要解如下方程组：

$$\begin{cases} s_k(x_k) = y_k, \ k = 1, 2, \cdots, N-1 \\ s_k(x_{k+1}) = y_{k+1}, \ k = 1, 2, \cdots, N-1 \\ s_k'(x_{k+1}) = s_{k+1}'(x_{k+1}), \ k = 1, 2, \cdots, N-2 \\ s_k''(x_{k+1}) = s_{k+1}''(x_{k+1}), \ k = 1, 2, \cdots, N-2 \end{cases} \tag{1}$$

方程组（1）由 $4N-6$ 个方程构成，而我们的未知数仅有 $3N-3$ 个。当 $N > 3$ 时，$(4N-6) > (3N-3)$，方程的个数大于未知数的个数，这意味着这个方程组很大概率上是无解的。

为了让之前的方法可以从 3 个点扩展到 N 个点，我们必须放入更多的参数。一个好的想法是将分段函数 $f(x)$ 的每一段由二次函数替换为三次函数，即

$$f(x) = \begin{cases} s_1(x), x \in [x_1, x_2] \\ s_2(x), x \in [x_2, x_3] \\ \quad\vdots \\ s_{N-1}(x), x \in [x_{N-1}, x_N] \end{cases}$$

其中 $s_i(x) = a_i x^3 + b_i x^2 + c_i x + d_i$，$a_i, b_i, c_i, d_i \in \mathbb{R}$，$i = 1, 2, \cdots, N-1$。此时的未知数个数为 $4N-4$，大于方程组（1）的方程数 $4N-6$，这意味着该方程组一般会有无穷多组解，亦即函数 $f(x)$ 有无穷多种可能。为了固定其解，就需要在方程组（1）中额外再添加两个方程。一般来说，可以通过控制函数 $f(x)$ 在第一个数据点与最后一个数据点处的导数，即，给定 $\alpha, \beta \in \mathbb{R}$，使得在满足方程组（1）的要求下，下面的方程组（2）也成立，它们一般也被称为边界条件。

$$\begin{cases} f'(x_1) = \alpha \\ f'(x_N) = \beta \end{cases} \text{即} \begin{cases} s_1'(x_1) = \alpha \\ s_{N-1}'(x_N) = \beta \end{cases} \tag{2}$$

这样就相当于从 $4N-4$ 个方程中解 $4N-4$ 个未知数了，这在一般情况中会得到唯一解。这样就将刚才 3 个数据点利用二次函数的拼接完成的事情，推广到了对 N 个数据点，利用三次函数的拼接去完成。这种方法在工程上被称为"三阶样条方法"（cubic spline method）。

当我们得到 $f(x)$，也就得到了插值的办法，比如我们可以在 $x_1 < x < x_2$ 的带状区域内添加数据点 $\tilde{P}(\tilde{x}, f(\tilde{x}))$。这个数据点不属于原来的数据集，但是在（ⅰ）~（ⅳ）的意义下符合原数据集的趋势，可以被"假装"当作数据集中的点。

注 2-2：我们对方程组（2）的意义追加解释：正如我们在前文指出的，我们的目的是寻找数据的插值。方程（2）中的 $f'(x_1) = \alpha$，相当于给出了函数 $f(x)$ 的"入射角度"；方程 $f'(x_N) = \beta$ 相当于给出了函数 $f(x)$ 的"出射角度"。上面的推导说明了，如果想要通过三阶样条方法对数据进行插值，仅仅依赖数据点的信息是不够的，还需要诸如入射角度和出射角度这类的附加信息，才能够确定插值函数 $f(x)$。熟悉微分方程（组）理论的读者也可以将方程组（2）当成微分方程组（1）的第二类边界条件。边界条件的存在使得拟合函数更加符合不同情景下的现实需求。

例 2-1：三阶样条法实际上就是高中时在三角函数章节中描绘三角函数图像所用的"五点作图法"[2]。在用"五点作图法"描绘正弦函数图像时，首先要描画出一个周期内正弦函数图像上 5 个典型的点 $(0, 0)$，$\left(\dfrac{\pi}{2}, 1\right)$，$(\pi, 0)$，$\left(\dfrac{3\pi}{2}, -1\right)$，$(2\pi, 0)$，然后用"光滑"曲线顺次连接它们。下面用三阶样条来模拟这个过程。将数据点代入方程组（1），将 $\alpha = \beta = 1$ 代入方程组（2）可得插值函数

$$f(x) = \begin{cases} \dfrac{4(5\pi-22)}{7\pi^3}x^3 + \dfrac{24(3-\pi)}{7\pi^2}x^2 + x, \ x \in [0, \ \dfrac{\pi}{2}) \\[3mm] \dfrac{4(10-\pi)}{7\pi^3}x^3 + \dfrac{12(\pi-10)}{7\pi^2}x^2 + \dfrac{11\pi-96}{7\pi}x + \dfrac{3\pi-16}{7}, \ x \in [\dfrac{\pi}{2}, \ \pi) \\[3mm] \dfrac{4(10-\pi)}{7\pi^3}x^3 + \dfrac{12(\pi-10)}{7\pi^2}x^2 + \dfrac{11\pi-96}{7\pi}x + \dfrac{3\pi-16}{7}, \ x \in [\pi, \ \dfrac{3\pi}{2}) \\[3mm] \dfrac{4(5\pi-22)}{7\pi^3}x^3 + \dfrac{24(4\pi-19)}{7\pi^2}x^2 + \dfrac{151\pi-768}{7\pi}x + \dfrac{26(3\pi-16)}{7}, \ x \in [\dfrac{3\pi}{2}, \ 2\pi] \end{cases}$$

容易看到，插值函数 $f(x)$ 在中间两段上解析式相同，于是可将解析式合并化简为

$$f(x) = \begin{cases} \dfrac{4(5\pi-22)}{7\pi^3}x^3 + \dfrac{24(3-\pi)}{7\pi^2}x^2 + x, \ x \in [0, \ \dfrac{\pi}{2}) \\[3mm] \dfrac{4(10-\pi)}{7\pi^3}x^3 + \dfrac{12(\pi-10)}{7\pi^2}x^2 + \dfrac{11\pi-96}{7\pi}x + \dfrac{3\pi-16}{7}, \ x \in [\dfrac{\pi}{2}, \ \dfrac{3\pi}{2}) \\[3mm] \dfrac{4(5\pi-22)}{7\pi^3}x^3 + \dfrac{24(4\pi-19)}{7\pi^2}x^2 + \dfrac{151\pi-768}{7\pi}x + \dfrac{26(3\pi-16)}{7}, \ x \in [\dfrac{3\pi}{2}, \ 2\pi] \end{cases}$$

用计算机在平面直角坐标系中画出 5 个数据点以及 $y = \sin x$ 和 $f(x)$ 的图像（图 2-2），可见拟合效果较好。

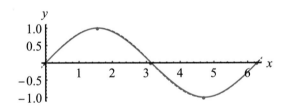

图 2-2 用三阶样条拟合正弦函数 $f(x)$（两端导数均为 1 的情形），
虚线为正弦函数图像，实线为拟合函数 $f(x)$ 的图像

如果将边界条件换为 $\alpha = \beta = 0$，则重新求出插值函数（记为 $g(x)$）后绘制的图像如图 2-3 所示，可以看到拟合效果相较图 2-2 有所下降。

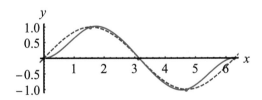

图 2-3 用三阶样条拟合正弦函数 $g(x)$（两端导数均为 0 的情形），
虚线为正弦函数图像，实线为拟合函数 $g(x)$ 的图像

从下面的**拟合残差图**（图 2-4）中，我们也可以看出不同的入射角度和出射角度对结果的影响。从图 2-4 纵坐标的数值来看，二者的拟合效果相差了整整一个数量级。

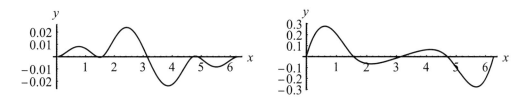

图 2-4　$\alpha = \beta = 1$（左）和 $\alpha = \beta = 0$（右）的拟合残差图，分别为函数 $y = \sin x - f(x)$ 和函数 $y = \sin x - g(x)$ 在区间 $[0, 2\pi]$ 上的函数图像

例 2-2：为了更加直观地感受例 2-1 的结果，作者利用例 2-1 中的结果编写了 4 段乐曲，其曲谱分别如下，其中 M_t^h 表示一个音阶为 h、音长为 t 秒的音符，它们依据 "[]" 中的顺序依次排列：

（a）$\left[M_{\pi/4}^0,\ M_{\pi/4}^2,\ M_{\pi/4}^0,\ M_{\pi/4}^{-2},\ M_{\pi/4}^0 \right]$，

（b）$\left[M_{\pi/12}^0,\ M_{\pi/6}^1,\ M_{\pi/6}^2,\ M_{\pi/12}^1,\ M_{\pi/12}^0,\ M_{\pi/6}^{-1},\ M_{\pi/6}^{-2},\ M_{\pi/12}^{-1},\ M_{\pi/4}^0 \right]$，

（c）$\left[M_{0.266}^1,\ M_{0.520}^1,\ M_{0.520}^2,\ M_{0.266}^1,\ M_{0.266}^0,\ M_{0.520}^{-1},\ M_{0.520}^{-2},\ M_{0.266}^{-1},\ M_{\pi/4}^0 \right]$，

（d）$\left[M_{0.423}^0,\ M_{0.363}^1,\ M_{0.363}^2,\ M_{0.423}^1,\ M_{0.423}^0,\ M_{0.363}^{-1},\ M_{0.363}^{-2},\ M_{0.423}^{-1},\ M_{\pi/4}^0 \right]$。

这四段曲谱是按照如下方法制作的。

首先，对于例 2-1 中给定的 5 个数据点

$$(0,\ 0),\ \left(\frac{\pi}{2},\ 1\right),\ (\pi,\ 0),\ \left(\frac{3\pi}{2},\ -1\right),\ (2\pi,\ 0)$$

构造 5 个音符，其音阶依次为这 5 个数据点的纵坐标乘以 2（之所以乘以 2，是为了使音阶区分听起来更明显，下同），且持续时长为数据点横坐标间隔的一半，即 $\frac{\pi}{4}$（之所以时长取间隔的一半，是为了避免音符拖得太长，难以形成曲目整体乐感，下同）。这样就制作出了曲谱（a）。

然后，利用目标函数 $y = \sin x$ 进行插值，得到带有插值的增补数据点

$$(0,\ 0),\ \left(\frac{\pi}{6},\ \frac{1}{2}\right),\ \left(\frac{\pi}{2},\ 1\right),\ \left(\frac{5\pi}{6},\ \frac{1}{2}\right),\ (\pi,\ 0),\ \left(\frac{7\pi}{6},\ -\frac{1}{2}\right),\ \left(\frac{3\pi}{2},\ -1\right),\ \left(\frac{11\pi}{6},\ -\frac{1}{2}\right),\ (2\pi,\ 0)$$

类似于曲谱（a），构造 9 个音符，其音阶依次为这 9 个数据点的纵坐标乘以 2，且持续时长依次为数据点横坐标间隔的一半，即

$$\frac{\pi}{12},\ \frac{\pi}{6},\ \frac{\pi}{6},\ \frac{\pi}{12},\ \frac{\pi}{12},\ \frac{\pi}{6},\ \frac{\pi}{6},\ \frac{\pi}{12},\ \frac{\pi}{4}$$

最后一个音符的时长依然设定为 $\frac{\pi}{4}$，以保证不同曲谱的播放时长相等。这就制作出了曲谱（b）。

第三步，利用图 2-2 中的插值函数 $f(x)$ 进行插值，得到带有插值的增补数据点（这里插值点的计算精度取小数点后 3 位）

$$\left(0,\, 0\right),\ \left(0.531,\, \frac{1}{2}\right),\ \left(\frac{\pi}{2},\, 1\right),\ \left(\pi-0.531,\, \frac{1}{2}\right),\ \left(\pi,\, 0\right),$$

$$\left(\pi+0.531,\, -\frac{1}{2}\right),\ \left(\frac{3\pi}{2},\, -1\right),\ \left(2\pi-0.531,\, -\frac{1}{2}\right),\ \left(2\pi,\, 0\right)$$

类似于曲谱（a），构造 9 个音符，其音阶依次为这 9 个数据点的纵坐标乘以 2，且持续时长依次为数据点横坐标间隔的一半，即依次为

$$0.266,\ 0.520,\ 0.520,\ 0.266,\ 0.266,\ 0.520,\ 0.520,\ 0.266,\ \frac{\pi}{4}$$

这样就制作出了曲谱（c）。

最后，利用图 2-3 中的插值函数 $g(x)$ 进行插值，得到带有插值的增补数据点（这里插值点的计算精度取小数点后 3 位）

$$\left(0,\, 0\right),\ \left(0.846,\, \frac{1}{2}\right),\ \left(\frac{\pi}{2},\, 1\right),\ \left(\pi-0.846,\, \frac{1}{2}\right),\ \left(\pi,\, 0\right),$$

$$\left(\pi+0.846,\, -\frac{1}{2}\right),\ \left(\frac{3\pi}{2},\, -1\right),\ \left(2\pi-0.846,\, -\frac{1}{2}\right),\ \left(2\pi,\, 0\right)$$

类似于曲谱（a），构造 9 个音符，其音阶依次为这 9 个数据点的纵坐标乘以 2，且持续时长依次为数据点横坐标间隔的一半，即依次为

$$0.423,\ 0.363,\ 0.363,\ 0.423,\ 0.423,\ 0.363,\ 0.363,\ 0.423,\ \frac{\pi}{4}$$

这样就制作出了曲谱（d）。

图 2-5 给出了四段曲谱在计算软件 Mathematica 程序中的可视化形式。图 2-6 附有 mp3 音频文件的试听二维码，读者可以扫描相应的二维码来比较不同曲谱的演奏效果。

观察图 2-5，配合对 mp3 文件的听感比较，可以得到：

● 曲谱（a）因为数据点（即采样点）比较少（只有 5 个），只能呈现 5 个音符，而其他曲谱则因为插入了插值数据点（即增补虚拟采样），拥有较多的数据点（9 个），从而得到了细节更为丰富的曲谱；

● 曲谱（b）因为是由正弦函数插值得到的，所以可以被看作"原始曲谱"，曲谱（a）

可被视为原始曲谱的采样结果，而曲谱（c）和曲谱（d）可以被视为对采样结果（a）的修正；可以看到，不同的入射角度和出射角度计算出不同的插值函数，而不同的插值函数的修正结果有差别，但是都比曲谱（a）更加接近原始曲谱（b），尤其是用插值函数$f(x)$得到的曲谱（c），从听感上与曲谱（b）几乎难以分辨。

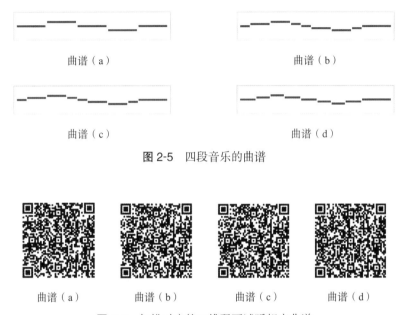

曲谱（a）

曲谱（b）

曲谱（c）

曲谱（d）

图 2-5 四段音乐的曲谱

曲谱（a） 曲谱（b） 曲谱（c） 曲谱（d）

图 2-6 扫描对应的二维码可试听相应曲谱

在本讲的结尾，还需要说明一点，就是三阶样条作为插值方法，并不适合做大范围预测。这里的预测指的是根据数据点的模式去预测$x < x_1$或$x > x_N$时的现象。这是因为，三阶样条方法虽然考虑了边界条件，但是边界条件仅仅体现x_1和x_N附近的性态，如果要得到距离二者比较远时的真实世界的性态，就无能为力了。利用现有数据进行数据范围外的预测，一直是一个困扰人类的问题，例如：股票的预测[3]、地震的预测等[4][5]，本讲不再赘述。

话题 3:

指数函数与对数函数的普适价值

　　指数函数与对数函数是基本初等函数的重要成员，它们出现在很多场合，反映了事物发展的不同趋势和规律。关于指数函数与对数函数有很多材料，它们往往关于增长率和天文学，本讲将从增长的积累效应与主观选择的角度来讨论指数函数和对数函数在生活中的应用，并介绍双指数型函数的普适意义。

　　本讲适合在讲授或学习完高中数学的指数函数章节、对数函数章节、数列章节、导数章节和随机变量及其分布列后，作为数学建模材料在日常教学中讲授或学习。

　　本讲内容包括但不限于:

　　1. 指数爆炸及其出现的原因;

　　2. 种群数量为什么长期来看不符合指数爆炸规律;

　　3. 如何利用对"最快增长速度"的观察来估计种群的"极限规模";

　　4. 在一串稀疏随机事件发生的过程中，允许主观选择下的总耗时，相比强制接受下的总耗时，不仅需要乘以数据规模的差异系数，还需要乘以一个对数量级;

　　5. 选读——以《自然》杂志上的一篇论文结果为载体，阐述双指数型函数的普适性，并呈现其应用在北京市某区部分年级近期三次考试的数据分析中的效果图。

1. 指数函数与累积效应

　　我们都了解指数增长的可怕之处，在经典的数学故事里，那个运气不好又无知的国王答应在围棋盘的第一个格子里放一粒稻米，在后面每一个格子里放前一个格子内两倍数量的稻米，但没等到放完整个棋盘，国家就破产了。实际上，想要放满围棋盘上共 $18 \times 18 = 324$ 个格子，所需要的稻米总粒数为

$$2^0 + 2^1 + 2^2 + \cdots + 2^{323} = 2^{324} - 1$$

这个数字在十进制下大约多大呢? 可以用以 10 为底的对数函数来计算其十进制下的数量级:

$$\lg\left(2^{324} - 1\right) \approx \lg\left(2^{324}\right) = 324 \times \lg 2 \approx 97.5$$

所以在十进制下表示 $2^{324}-1$ 需要 98 位数，写出来是下面这个数字：

$$34175792574734561318320347298712833833643272357706$$
$$4443191526665725155515612490248800367393390985215$$

假设优质稻米大约每粒重 $1/12$ 克，那么 $2^{324}-1$ 粒稻米的重量约为

$$\frac{2^{324}-1}{12\times1000\times1000}\approx2.8\times10^{90}\text{（吨）}$$

根据统计年鉴 [1]，2017 年中国人均粮食消耗量为 130.1 千克，按照 2017 年中国人口总数 139 008 万人计算，中国粮食消耗总量约为 1.80 亿吨，就算将这些消耗的粮食全部当作稻米计算，上面这么多稻米也至少可以养活 2.19×10^{91} 个中国人。

上面的例子很生动地体现了"指数爆炸"这一现象的可怕，但本讲要讨论的是为什么会出现指数爆炸？或者换句话说，什么情况下会出现指数爆炸？

在刚才的例子中，有一个非常重要的递推关系

$$a_n=2a_{n-1}，\quad n\geqslant2，\quad n\in\mathbb{N}$$

这是一个等比数列的递推公式。但是它内涵丰富，对它做一下变形后可得

$$a_n-a_{n-1}=a_{n-1}，\quad n\geqslant2，\quad n\in\mathbb{N}$$

这意味着，数列 $\{a_n\}$ 的增长量与其状态量成正比。

一般地，如果首项非零的数列 $\{a_n\}$ 满足对于某个实数 λ 有

$$a_n-a_{n-1}=\lambda a_{n-1}，\quad n\geqslant2，\quad n\in\mathbb{N}，\quad a_1\neq0$$

容易证明，只有当 $\lambda\in[-2,0]$ 时，数列 $\{a_n\}$ 才有界，否则无界。实际上由递推公式容易得到

$$a_n=a_1(1+\lambda)^{n-1}，\quad n\in\mathbb{N}^*$$

当 $\lambda\in(-2,0)$ 时，$1+\lambda\in(-1,1)$，于是随着 $n\to+\infty$，$a_n\to0$；当 $\lambda=-2$ 时，$a_n=a_1(-1)^{n-1}$，$n\in\mathbb{N}^*$；当 $\lambda=0$ 时，$a_n=a_1$，$n\in\mathbb{N}^*$。

如果将上述讨论迁移到函数上来呢？假设有某个关于时间 $t\in\mathbb{R}$ 的函数 $y=f(t)$（为了研究方便，一般假设它是可导并且导函数连续的），它可能反映的是某个和时间相关的量的变化情况。类比于前面数列 $\{a_n\}$ 的递推式，这里我们假设

$$f(t+1)-f(t)=\lambda f(t)，\quad\forall t\in\mathbb{R}$$

由于连续函数处理的是连续变化的事物，因此我们对下面的递推式更感兴趣，它可以被看作上式的一个推广，上式即为下式中 $\Delta t = 1$ 的特殊情况：

$$f(t + \Delta t) - f(t) = \lambda f(t) \cdot \Delta t, \quad \forall t \in \mathbb{R}$$

由上面 $\Delta t = 1$ 的情况过渡到上式其实有很强的实际意义：某个事物的量每经过单位时间 1，增加当前状态量的 λ 倍，那么线性地扩张出去，每经过时间 Δt，增加当前状态量的 $\lambda \Delta t$ 倍，就得到上式了。再经过简单整理，可得如下的差分方程：

$$\frac{f(t + \Delta t) - f(t)}{\Delta t} = \lambda f(t), \quad \forall t \in \mathbb{R} \tag{1}$$

一般情况下，我们研究连续函数，是希望得到连续变化的模式，所以希望上面的时间间隔 Δt 尽可能小，这样观察到的现象就越接近连续。于是对差分方程（1）左右两边取极限 $\Delta t \to 0$，根据在 t 处导数的定义，可得

$$f'(t) = \lambda f(t), \quad \forall t \in \mathbb{R} \tag{2}$$

像（2）式这样带有函数的导数的方程称为微分方程。微分方程的解是函数而非数字。方程（2）很容易解，实际上由方程（2）可得：

- 当 $f(t) > 0$ 时，$\dfrac{f'(t)}{f(t)} = \lambda$，即 $(\ln f'(t)) = \lambda$，于是 $\ln f(t) = \lambda t + C_1$，即 $f(t) = e^{\lambda t + C_1}$，其中 $C_1 \in \mathbb{R}$ 为任意常数，于是 $f(t) = Ce^{\lambda t}$，其中 $C = e^{C_1} > 0$ 为任意正实数；

- 当 $f(t) < 0$ 时，$\dfrac{f'(t)}{f(t)} = \lambda$，即 $(\ln(-f'(t))) = \lambda$，于是 $\ln(-f(t)) = \lambda t + C_2$，即 $f(t) = -e^{\lambda t + C_2}$，其中 $C_2 \in \mathbb{R}$ 为任意常数，于是 $f(t) = -Ce^{\lambda t}$，其中 $C = e^{C_2} > 0$ 为任意正实数；

- 一般地，函数 $f(t)$ 的解析式形如 $f(t) = Ce^{\lambda t}$，其中 $C \in \mathbb{R}$ 为某个实数。

要想最终确定函数 $f(t)$ 的解析式，只需再给定函数图像上某点的坐标。对于实际问题来说，这个坐标一般是事物最初的样子，即 $(0, f(0))$。将此点代入函数解析式，可得 $C = f(0)$，这给出了函数 $f(t)$ 解析式中系数 C 的实际意义。

上面的推导告诉我们：如果一个事物的量的瞬时增量与其瞬时状态量成正比，那么它一定服从指数函数的变化规律，最多相差横纵方向上的拉伸量或平移量。

　　自然界中的很多事物在生长过程中都遵循瞬时增量与其瞬时状态量成正比，你如果在生物实验室观察过培养皿里菌落的初期生长，就会非常认同这一点。但是奇怪的是，无论如何都不可能有事物的量随时间一直呈指数增长，正如种群数量不可能一直呈指数增长，否则用不了多久，地球就承载不了这么多资源了，别说小小的培养皿，连宽阔的操场也支撑不了太长时间。

　　所以问题出在哪里呢？实际上，对于种群数量来说，方程（2）在每个时刻确实都成立，但是其系数 λ 并非是一成不变的常数，而是随着时间变化的变量 $\lambda(t)$。而且对于种群生长，我们可以想象：随着时间的推移，有限的资源越来越紧张，种群中的竞争越来越激烈，那么增长的速度也就会越来越放缓，直到降为 0。因此可认为 $\lambda(t) = \mu(M - f(t))$，其中 M 为环境中所能容纳的 $f(t)$ 的上限，$M - f(t)$ 表征了还有多少空间提供给种群生长，$\mu > 0$ 为比例系数。于是可得

$$f'(t) = \mu\big(M - f(t)\big)f(t)，\quad \forall t \in \mathbb{R} \tag{3}$$

根据方程（3）的假设，$f(t) \in (0, M)$，于是有

$$\frac{f'(t)}{\big(M - f(t)\big)f(t)} = \mu$$

不难得到

$$\left(\ln \frac{f(t)}{M - f(t)}\right)' = M\mu$$

进而可得

$$f(t) = \frac{M}{1 + Ce^{-M\mu t}}，\quad \forall t \in \mathbb{R}，\quad C = \frac{M}{f(0)} - 1$$

　　当 $f(0) = 1$，$M = 10$，$\mu = 0.1$ 时，$C = 9$，$M\mu = 1$，进而

$$f(t) = \frac{10}{1 + 9e^{-t}}$$

其函数图像如图 3-1 所示。

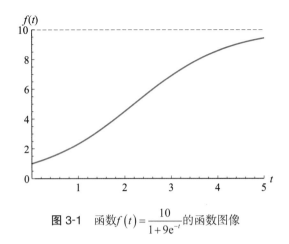

图 3-1 函数 $f(t) = \dfrac{10}{1 + 9e^{-t}}$ 的函数图像

从图像上看，这个函数在一开始增长速度逐渐加快，后面增长速度逐渐放缓，并且随着时间的增加，越来越接近 $y = 10$ 这条直线。所以，中间必有一处是增长速度最快的时刻，实际上，

$$f'(t) = \mu\big(M - f(t)\big)f(t) \leqslant \mu\left(\frac{\big(M - f(t)\big) + f(t)}{2}\right)^2 = \frac{\mu M^2}{4} \tag{4}$$

其中"="成立当且仅当 $M - f(t) = f(t)$，即 $f(t) = M/2$ 时。这其实从数学角度证明了生物学中的一个重要定律：种群规模在极限规模的一半处增长速度最快。

利用这个原理，可以在种群接近极限规模之前，通过观察种群数量达到最快增长速度时对应的种群数量来预测未来的极限规模。一方面，确切地说，如果通过观察 $[0, t_1]$ 之间的观测点，观察到期间单位时间平均增长率先增大后减小，且在 $t = t_0$ 处（这里 $t_0 \in (0, t_1)$，但 $t_1 < 2t_0$）达到增长率的最大值 $f'_{\max}$，则根据（4）式，种群的极限规模应为 $2\sqrt{\dfrac{f'_{\max}}{\mu}}$；另一方面，根据上文推导，种群的极限规模也可表示为 $2f(t_0)$。一般情况下，由于实验和观察误差，并不一定有 $2\sqrt{\dfrac{f'_{\max}}{\mu}} = 2f(t_0)$，于是可以用二者的均值 $\sqrt{\dfrac{f'_{\max}}{\mu}} + f(t_0)$ 作为对极限规模的预测值。

2. 对数函数与主观选择

假设有一个袋子，里面有 N 件食物，小明从袋子里随机拿取食物进食。假设对每件食物的重量、大小、形状不做区分，小明每隔时间 T 取一件食物，小明吃掉 M 件食物后可吃饱，$N \gg M > 1$（"$\gg$"表示"远大于"，下同）。考虑两种情况下小明吃饱所需的时间。

情况 1：小明不挑食，拿什么食物，吃什么食物。此时吃饱所需的时间为 MT。

情况 2：小明比较挑食，必须拿到自己心仪的那 M 件食物中的某件，他才肯进食；如果不符合自己的口味，他就将食物放回袋中，并等待时间 T 后再次选择。

设小明拿到第 k 次心仪食物所需的时间为 C_k，我们来计算 $\Delta_k = C_{k+1} - C_k$ 的概率期望。

Δ_k 显然是一个随机变量，由于小明前面已经拿到了 k 件心仪食物，因此袋中还剩下 $M-k$ 件心仪食物，以及另外的 $N-M$ 件非心仪食物。于是 Δ_k 的所有可能取值为 $T, 2T, 3T, \cdots$，列出 Δ_k 的分布列，如表 3-1 所示，这是一个无限长度的分布列。

表 3-1 Δ_k 的分布列

Δ_k	T	$2T$	$3T$	$\cdots$	nT	$\cdots$
P	$\dfrac{M-k}{N-k}$	$\left(\dfrac{N-M}{N-k}\right)^1 \cdot \dfrac{M-k}{N-k}$	$\left(\dfrac{N-M}{N-k}\right)^2 \cdot \dfrac{M-k}{N-k}$	$\cdots$	$\left(\dfrac{N-M}{N-k}\right)^{n-1} \cdot \dfrac{M-k}{N-k}$	$\cdots$

于是 Δ_k 的期望为

$$E\left(\Delta_k\right) = \sum_{n=1}^{+\infty}\left[\left(\frac{N-M}{N-k}\right)^{n-1} \cdot \frac{M-k}{N-k} \cdot nT\right] = T \cdot \frac{M-k}{N-k} \cdot \sum_{n=1}^{+\infty}\left[n\left(\frac{N-M}{N-k}\right)^{n-1}\right]$$

为了计算上式，设 $\alpha = \dfrac{N-M}{N-k} \in (0, 1)$，记

$$S_m = \sum_{n=1}^{m} n\alpha^{n-1} = 1 \cdot \alpha^0 + 2 \cdot \alpha^1 + 3 \cdot \alpha^2 + \cdots + m \cdot \alpha^{m-1}$$

则

$$\alpha S_m = \sum_{n=1}^{m} n\alpha^n = 1 \cdot \alpha^1 + 2 \cdot \alpha^2 + 3 \cdot \alpha^3 + \cdots + m \cdot \alpha^m$$

于是

$$\left(1-\alpha\right)S_m = \sum_{n=1}^{m} n\alpha^{n-1} - \sum_{n=1}^{m} n\alpha^n = \alpha^0 + \left(\alpha^1 + \alpha^2 + \cdots + \alpha^{m-1}\right) - m \cdot \alpha^m$$

进而

$$S_m = \frac{1-\alpha^m}{\left(1-\alpha\right)^2} - \frac{m\alpha^m}{1-\alpha}$$

将其代入 $E\left(\Delta_k\right)$ 表达式，可得

$$E\left(\Delta_k\right)=T\cdot\frac{M-k}{N-k}\cdot\lim_{m\to+\infty}S_m=T\cdot\frac{M-k}{N-k}\cdot\lim_{m\to+\infty}\left(\frac{1-\alpha^m}{\left(1-\alpha\right)^2}-\frac{m\alpha^m}{1-\alpha}\right)$$

$$=T\cdot\frac{M-k}{N-k}\cdot\lim_{m\to+\infty}\left(\frac{1}{\left(1-\alpha\right)^2}-\frac{m\alpha^m}{1-\alpha}\right)$$

$$=T\cdot\frac{M-k}{N-k}\cdot\left(\frac{1}{\left(1-\alpha\right)^2}-\frac{1}{1-\alpha}\lim_{m\to+\infty}\left(m\alpha^m\right)\right)$$

$$=T\cdot\frac{M-k}{N-k}\cdot\frac{1}{\left(1-\alpha\right)^2}=T\cdot\frac{N-k}{M-k}$$

其中用到 $\lim\limits_{m\to+\infty}\left(m\alpha^m\right)=\lim\limits_{m\to+\infty}\dfrac{m}{\left(1/\alpha\right)^m}=0$（注意到 $\dfrac{1}{\alpha}>1$）。又由于 $N\gg M\geq k\geq1$，于是

$$E\left(\Delta_k\right)=\frac{N-k}{M-k}T=\frac{N}{M-k}T\cdot\frac{N-k}{N}\approx\frac{N}{M-k}T$$

于是小明拿到第 M 件食物所需的总时间，即小明吃饱所需的总时间为

$$\sum_{k=0}^{M-1}E\left(\Delta_k\right)\approx\sum_{k=0}^{M-1}\frac{NT}{M-k}=NT\left(\frac{1}{1}+\frac{1}{2}+\cdots+\frac{1}{M}\right)$$

这个时间长度和对数函数有很密切的关系，这是因为

$$\frac{1}{1}+\frac{1}{2}+\cdots+\frac{1}{M}=\sum_{k=1}^{M}\left(\int_k^{k+1}\frac{1}{k}\,\mathrm{d}x\right)>\sum_{k=1}^{M}\left(\int_k^{k+1}\frac{1}{x}\,\mathrm{d}x\right)=\int_1^{M+1}\frac{1}{x}\,\mathrm{d}x=\ln\left(M+1\right)$$

$$\frac{1}{1}+\frac{1}{2}+\cdots+\frac{1}{M}=1+\sum_{k=1}^{M-1}\left(\int_k^{k+1}\frac{1}{k+1}\,\mathrm{d}x\right)<1+\sum_{k=1}^{M-1}\left(\int_k^{k+1}\frac{1}{x}\,\mathrm{d}x\right)=1+\int_1^{M}\frac{1}{x}\,\mathrm{d}x=1+\ln M$$

即

$$\frac{1}{1}+\frac{1}{2}+\cdots+\frac{1}{M}\in\left(\ln\left(M+1\right),\,1+\ln M\right)$$

于是小明吃饱所需总时间位于区间 $\left(NT\ln\left(M+1\right),\,NT\left(\ln M+1\right)\right)$ 内。

特别地，当 $N=KM$，$K\gg1$ 时，情况 1 的总时长为 MT，情况 2 的总时长在区间

$$\left(KMT\ln\left(M+1\right),\,KMT\left(\ln M+1\right)\right)$$

之中。二者作商的比值处于区间 $\left(K\ln\left(M+1\right),\,K\left(\ln M+1\right)\right)$ 之中。

上面的例子给出了一个普适的原则：

当一串稀疏随机事件发生时（所谓稀疏，即希望的结果个数 M 相比所有可能结果个数 N 的比例 $\frac{1}{K}$ 很小，即 $K \gg 1$），允许主观选择下的总耗时，相比强制接受下的总耗时，不仅需要乘以数据规模的差异系数 K，还需要乘以一个与 $\ln M$ 同数量级的量。

3. 双指数型函数与分部递推

双指数型函数是形如 $f(x) = C_1 \mathrm{e}^{\lambda_1 x} + C_2 \mathrm{e}^{\lambda_2 x}$ 这样的函数，可被看作对指数型函数（$C_2 = 0$）的一种推广。这类函数在以往的高中教材中出现得很少，但是 2018 年末《自然》杂志上一篇名为《集体记忆和注意力的普遍衰退》（"The Universal Decay of Collective Memory and Attention"）[2] 的论文，展现了双指数型函数在描绘人类行为时的普适作用。

在这篇文字优美的论文中，作者首先将 t 时刻的集体记忆（collective memory）$S(t)$ 分为文化记忆（cultural memory，用 $v(t)$ 表示）和交际记忆（communicative memory，用 $u(t)$ 表示），然后找到了二者之间的差分方程组（图 3-2）：

$$\begin{cases} u(t+1) = (1-p)u(t) - ru(t) \\ v(t+1) = (1-q)v(t) + ru(t) \end{cases}$$

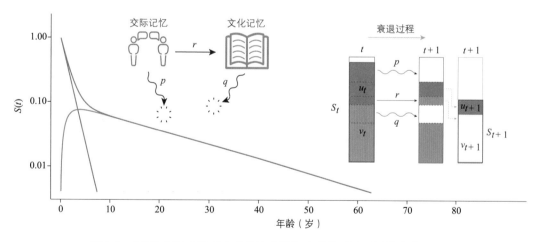

图 3-2 《集体记忆和注意力的普遍衰退》中的模型（此图截自该论文）

之后通过连续化，将其变为微分方程组

$$\begin{cases} \dfrac{\mathrm{d}u}{\mathrm{d}t} = -(p+r)u \\ \dfrac{\mathrm{d}v}{\mathrm{d}t} = -qv + ru \end{cases}$$

上面的微分方程组在初始条件 $u(0) = N$ 、 $v(0) = 0$ 下的解为

$$\begin{cases} u(t) = N\mathrm{e}^{-(p+r)t} \\ v(t) = \dfrac{Nr}{p+r-q}\left(\mathrm{e}^{-qt} - \mathrm{e}^{-(p+r)t}\right) \end{cases}$$

进而

$$S(t) = u(t) + v(t) = \frac{N}{p+r-q}\left[(p-q)\mathrm{e}^{-(p+r)t} + r\mathrm{e}^{-qt}\right]$$

这就是一个双指数型函数。该论文作者还以 12 个不同领域的数据说明了这个原理的普适性。

实际上，凡是可以一分为二的事物，如果被分成的两部分具有类似于上面的差分方程组的相互递推关系，都将满足双指数型函数的趋势。大家最熟悉的案例莫过于考试——前一题答对或者答错，对于后面的问题的对错概率有一定的影响，这个影响其实就满足双指数型函数。图 3-3 是笔者分析 2019 年 2 月某区高一期末统考数据，以及某学校在 2018 年末到 2019 年初该区高三期中和期末两次考试解答题得分数据得出的拟合结果。图中纵坐标为"优及比／得分率"，横坐标为解答题序号；"优及比"指"优秀率"与"及格率"的比例，用以衡量看懂了该题的人中获得优秀的比例；三次考试中优及比与得分率都是解答题序号的双指数型函数，图中所绘的三条曲线为三次考试所对应的"优及比函数"与"及格率函数"这两个双指数型函数的商曲线。

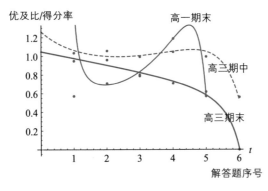

图 3-3 所绘的三条曲线为三次考试所对应的"优及比函数"
与"及格率函数"这两个双指数型函数的商曲线

话题 4：
三角函数与极小曲面

当我们将浸泡在肥皂水里的铁丝圈拿到空气中，铁丝圈中间就会形成一层薄薄的肥皂薄膜，这层薄膜的几何形态受铁丝圈的形状影响，这就是典型的现实生活中的极小曲面的例子。极小曲面是内蕴能量极小的曲面，它在工业设计中有很重要的应用，例如：为展览中心设计顶棚、为家庭设计水槽、为残障人士设计人工假体等。

本讲适合在讲授或学习完高中数学的三角函数章节、平面向量章节、空间向量章节和导数章节后，作为数学建模材料在日常教学中讲授或学习。本讲内容包括但不限于：

1. 使用初等方法建立平面情形下的余切公式；
2. 用初等方法将余切公式推广到三维空间中；
3. 平均曲率、极小曲面与日常应用简介。

在平面内任意选定 $\triangle ABC$，设 A、B、C 按逆时针方向排布，且规定逆时针为正方向。根据平面向量基本定理，任取平面内一点 P，均有

$$\overrightarrow{CP} = \lambda_1 \overrightarrow{CA} + \lambda_2 \overrightarrow{CB} \tag{1}$$

假设 A、B、C 三点的坐标分别为 $A(x_1, y_1)$、$B(x_2, y_2)$、$C(x_3, y_3)$，点 P 坐标为 $P(x, y)$，则由（1）式可得

$$\begin{cases} x - x_3 = \lambda_1(x_1 - x_3) + \lambda_2(x_2 - x_3) \\ y - y_3 = \lambda_1(y_1 - y_3) + \lambda_2(y_2 - y_3) \end{cases} \tag{2}$$

现在假设点 P 在平面内连续移动，则 P 的横、纵坐标分别为关于时间的连续函数 $x = x(t)$、$y = y(t)$，其中 $t \in \mathbb{R}$。这样一来，λ_1 和 λ_2 也必然为关于时间 t 的函数 $\lambda_1 = \lambda_1(t)$、$\lambda_2 = \lambda_2(t)$，方便起见，假设 $x(t)$、$y(t)$、$\lambda_1(t)$、$\lambda_2(t)$ 均为连续可导函数。对（2）式两边分别取对时间 t 的导数，可得

$$\begin{cases} x'(t) = \lambda_1'(t)(x_1 - x_3) + \lambda_2'(t)(x_2 - x_3) \\ y'(t) = \lambda_1'(t)(y_1 - y_3) + \lambda_2'(t)(y_2 - y_3) \end{cases} \tag{3}$$

写成向量的形式为

$$
\begin{aligned}
\left(x'(t), y'(t)\right) &= \left(\lambda_1'(t)(x_1 - x_3), \lambda_1'(t)(y_1 - y_3)\right) + \left(\lambda_2'(t)(x_2 - x_3), \lambda_2'(t)(y_2 - y_3)\right) \\
&= \lambda_1'(t)(x_1 - x_3, y_1 - y_3) + \lambda_2'(t)(x_2 - x_3, y_2 - y_3) \\
&= \lambda_1'(t)\overrightarrow{CA} + \lambda_2'(t)\overrightarrow{CB}
\end{aligned}
$$

为了方便起见，记 $\vec{\tau}(t) = \left(x'(t), y'(t)\right)$，直观让它代表了动点 $P(x, y)$ 的前进方向，则上式可写为

$$
\vec{\tau}(t) = \lambda_1'(t)\overrightarrow{CA} + \lambda_2'(t)\overrightarrow{CB} \tag{4}
$$

记向量 $\vec{a}$ 逆时针旋转 90° 后所成向量为 $\vec{a}^\perp$，则 $\overrightarrow{CA}$ 逆时针旋转 90° 后所成向量为 $\overrightarrow{CA}^\perp$，$\overrightarrow{CB}$ 逆时针旋转 90° 后所成向量为 $\overrightarrow{CB}^\perp$，（4）式两边分别与 $\overrightarrow{CA}^\perp$ 和 $\overrightarrow{CB}^\perp$ 作数量积可得

$$
\begin{cases}
\vec{\tau}(t) \cdot \overrightarrow{CA}^\perp = \lambda_1'(t)\overrightarrow{CA} \cdot \overrightarrow{CA}^\perp + \lambda_2'(t)\overrightarrow{CB} \cdot \overrightarrow{CA}^\perp \\
\vec{\tau}(t) \cdot \overrightarrow{CB}^\perp = \lambda_1'(t)\overrightarrow{CA} \cdot \overrightarrow{CB}^\perp + \lambda_2'(t)\overrightarrow{CB} \cdot \overrightarrow{CB}^\perp
\end{cases}
$$

进而可得

$$
\begin{cases}
\vec{\tau}(t) \cdot \overrightarrow{CA}^\perp = \lambda_2'(t)\overrightarrow{CB} \cdot \overrightarrow{CA}^\perp \\
\vec{\tau}(t) \cdot \overrightarrow{CB}^\perp = \lambda_1'(t)\overrightarrow{CA} \cdot \overrightarrow{CB}^\perp
\end{cases} \tag{5}
$$

由三角恒等变换中的诱导公式

$$
\begin{cases}
\cos\alpha = \sin\left(\dfrac{\pi}{2} - \alpha\right) \\
-\sin\alpha = \cos\left(\dfrac{\pi}{2} + \alpha\right)
\end{cases}
$$

可知（图 4-1）

$$
\begin{cases}
\cos <\overrightarrow{CB}, \overrightarrow{CA}^\perp> = \sin <\overrightarrow{CB}, \overrightarrow{CA}> \\
\cos <\overrightarrow{CA}, \overrightarrow{CB}^\perp> = -\sin <\overrightarrow{CA}, \overrightarrow{CB}>
\end{cases}
$$

于是可得

$$
\begin{aligned}
\overrightarrow{CB} \cdot \overrightarrow{CA}^\perp &= \left|\overrightarrow{CB}\right|\left|\overrightarrow{CA}\right| \cos <\overrightarrow{CB}, \overrightarrow{CA}^\perp> \\
&= \left|\overrightarrow{CB}\right|\left|\overrightarrow{CA}\right| \sin <\overrightarrow{CB}, \overrightarrow{CA}> \\
&= 2S
\end{aligned}
$$

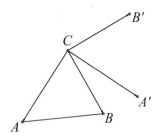

图 4-1　$\cos <\overrightarrow{CB}, \overrightarrow{CA}^\perp> = \sin <\overrightarrow{CB}, \overrightarrow{CA}>$，
$\cos <\overrightarrow{CA}, \overrightarrow{CB}^\perp> = -\sin <\overrightarrow{CA}, \overrightarrow{CB}>$

$$\sum_{i=1}^{n}\left(\overrightarrow{OP_i}^{\perp}\cdot\left(\cot\alpha_{i-1}+\cot\beta_{i+1}\right)\right)=\vec{0} \tag{11}$$

将上式中所有的向量 $\overrightarrow{OP_i}$（$i=1, 2, \cdots, n$）均逆时针旋转 90°，这属于刚体运动，角度 α_i, β_i 不变，

$$\sum_{i=1}^{n}\left(\overrightarrow{OP_i}\cdot\left(\cot\alpha_{i-1}+\cot\beta_{i+1}\right)\right)=\vec{0} \tag{12}$$

（11）式的成立与点 O 的选取无关。

当凸多边形 $P_1P_2P_3\cdots P_n$ 为平面正 n 边形，且 O 为其中心（即所有对角线的交点）时，由于熟知

$$\sum_{i=1}^{n}\overrightarrow{OP_i}=\vec{0}$$

于是（12）式给出了平面凸多边形与平面正多边形的差异的所有信息。

下面我们将（9）式推广到三维的情况中去。因为空间中三个点一定共面，所以即使 $\triangle ABC$ 的三个定点为三维空间中的点，$\triangle ABC$ 依然是一个平面图形，A 和 B 依然为 $\triangle ABC$ 的内角。所以（9）式对于三维坐标 A、B、C 依然成立。

我们试图将（9）式用于三维锥体 $O\text{-}P_1P_2P_3\cdots P_n$ 中，其中 O 为定点，多边形 $P_1P_2P_3\cdots P_n$ 为底面，依然可以推出（10）式，然而不幸的是，并没有（11）式。这是因为，在三维锥体情形下，（10）式中的"$\perp$"根据所在剖分三角形内的定向有所不同。例如：平面内 $\overrightarrow{OP_i}^{\perp}$ 在 $\triangle P_iOP_{i-1}$ 和 $\triangle P_{i+1}OP_i$ 中的结果一样，但因为三维锥体中 $\triangle P_iOP_{i-1}$ 和 $\triangle P_{i+1}OP_i$ 不共面，所以 $\overrightarrow{OP_i}^{\perp}$ 在两个三角形中的旋转方向不同。在由（10）式向（11）式过渡的过程中，含有 $\overrightarrow{OP_i}^{\perp}$ 的项实际上无法合并同类项，从而无法得到（11）式。不过因为 $\sum_{i=1}^{n}\overrightarrow{P_iP_{i+1}}=\vec{0}$ 依然成立（注意，对于锥体而言，$\sum_{i=1}^{n}\overrightarrow{P_iP_{i+1}}^{\perp}=\vec{0}$ 不成立），所以下式依然成立，只不过无法再对 $\overrightarrow{OP_i}^{\perp}$ 合并同类项了。

$$\sum_{i=1}^{n}\overrightarrow{P_iP_{i+1}}=\sum_{i=1}^{n}\left(\overrightarrow{OP_{i+1}}^{\perp}\cdot\cot\alpha_i+\overrightarrow{OP_i}^{\perp}\cdot\cot\beta_{i+1}\right)=\vec{0}$$

于是作为平面内（11）式的推论，（12）式在非共面情形下也就不一定成立了。

实际上，在微分几何中，使得（12）式处处成立的曲面被称为"极小曲面"（minimal surface）。在离散情形中，当 $P_1P_2P_3\cdots P_n$ 共面时，容易证明（12）式成立当且仅当 O 与 $P_1P_2P_3\cdots P_n$ 共面。但是当 $P_1P_2P_3\cdots P_n$ 为空间多边形时，这个结论不再成立。图 4-4 给出了

极小曲面的例子。计算连续情形下的极小曲面是一个困难的偏微分方程摄动问题，离散情形下可以通过变分法最小化一个狄利克雷积分（Dirichlet integral），将其转化为一个基本的非线性规划问题，这里不再赘述，感兴趣的读者可参阅参考文献 Ulrich Pinkall, Konrad Polthier (1993)[1]。

极小曲面的物理意义是给定边界下"内蕴能量最小"的曲面，这里的"能量最小"可以理解为表面积最小，也可以理解为外力微小扰动后会恢复原貌。自然界有天然的极小曲面，就是肥皂泡，见图 4-4b 与视频 4-1。利用极小曲面也可以做出很多杰出的设计，见图 4-4c。

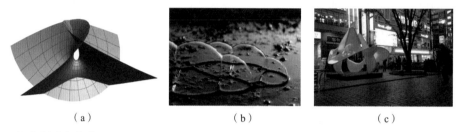

（a）　　　　　　　　（b）　　　　　　　　（c）

图 4-4 （a）恩内佩尔曲面（Enneper surface）；（b）肥皂泡是生活中常见的极小曲面；（c）极小曲面亭，来自东京大学两个实验室 Digital Fab Lab 和 Obuchi Lab 的合作项目，于 2011 年 10 月 15 日到 10 月 23 日在东京新宿歌舞伎町农业部街亮相

视频 4-1　极小曲面（扫描二维码观看视频）

话题5:
概率的加法与乘法原理、加权平均的递推

加权平均是日常生活中常见的取平均方式,例如:已知年级各班的某次数学考试平均分,再求全年级数学平均分时,就不能简单地将各班平均分加起来除以班的数量,而应该用各班的平均分分别乘以该班学生数量占全年级学生数量的比例再作和,也就是用各班的学生数占年级学生数的比例对各班平均分进行加权平均。概率的加法原理与乘法原理从某种意义上也可以理解为一种加权平均,它和马尔可夫链以及随机过程息息相关。

本讲适合在讲授或学习完高中数学的概率统计章节、平面向量章节、数列章节后,作为数学建模材料在日常教学中讲授或学习。本讲内容包括但不限于:

1. 加法原理和乘法原理的应用——用初等方法讨论极限向量的存在性及其求法;

2. 加权平均递推数列——三个典型例子及开放问题。

考虑这样一个典型情境:假设小明每天只吃一种水果,要么吃苹果,要么吃梨,而且如果他前一天吃了苹果,那么第二天就以 $\frac{2}{3}$ 的概率吃梨,以 $\frac{1}{3}$ 的概率继续吃苹果;如果他前一天吃了梨,那么第二天就以 $\frac{3}{4}$ 的概率吃苹果,以 $\frac{1}{4}$ 的概率继续吃梨。这是个带有不确定性的情境,但不确定性是可以被测量、被观察甚至是被预测的,这也正是苏联数学家柯尔莫哥洛夫在他那部1933年出版的永载史册的伟大著作《概率论的基础》中想要传达的精神。

当我们在高中学习计数原理时,最强有力的工具就是分类加法计数原理和分步乘法计数原理,放到概率的意义下,这两个原理就演变成了概率的加法与乘法原理。

- **加法原理**:如果事件 A、B 互斥,则二者的和事件的发生概率等于二者各自发生概率之和,即

$$P(A+B) = P(A) + P(B)$$

- **乘法原理**:如果以 $P(A|B)$ 表示事件 B 发生的情况下事件 A 发生的条件概率,那么 A、B 的积事件的发生概率等于事件 B 发生的概率乘以这个条件概率,即

$$P(AB) = P(B)P(A|B)$$

实际上，这也正是条件概率 $P(A|B)$ 的定义式。当 $P(A|B)=P(A)$，即事件 A、B 相互独立时，即为

$$P(AB)=P(B)P(A)$$

这两条公式之所以被称为"原理"，除了现实意义鲜明以外，更重要的原因是，用好这两个原理，我们可以计算、理解甚至预测很多事情。

以刚才的情境为例，首先我们来计算如下的几个问题：

（a）假如小明今天吃苹果，那么两天后的第三天，他吃梨和吃苹果的可能性分别为多少呢？

（b）假如小明今天吃梨，那么两天后的第三天，他吃梨和吃苹果的可能性又分别为多少呢？

（c）如果上面两个问题中的"第三天"变为"第 n 天"（$n \gg 1$，$n \in \mathbb{N}$），结论又将如何呢？

问题 a 和问题 b 很容易解决。实际上，如果记 p_n 为小明第一天吃苹果，第 n 天依然吃苹果的概率，记 q_n 为小明第一天吃梨，第 n 天依然吃梨的概率，则根据本讲一开始的情境可得

$$p_3 = p_2 \cdot p_2 + (1-p_2)(1-q_2) = {p_2}^2 + (1-p_2)(1-q_2) = \left(\frac{1}{3}\right)^2 + \frac{2}{3} \times \frac{3}{4} = \frac{11}{18} \qquad (1)$$

$$q_3 = q_2 \cdot q_2 + (1-q_2)(1-p_2) = {q_2}^2 + (1-q_2)(1-p_2) = \left(\frac{1}{4}\right)^2 + \frac{3}{4} \times \frac{2}{3} = \frac{9}{16} \qquad (2)$$

这是因为第二天小明可能吃苹果，也可能吃梨，而且二者互斥。

对于问题 c 来说，稍显复杂一些，但是至少根据问题 a 和问题 b 的解答的启发，我们可以写出如下的递推公式

$$\begin{cases} p_k = p_{k-1} \cdot p_2 + (1-p_{k-1})(1-q_2) \\ q_k = q_{k-1} \cdot q_2 + (1-q_{k-1})(1-p_2) \end{cases} \qquad (3)$$

其中 $k = 2, 3, \cdots, n$。进而可得

$$\begin{cases} p_{k+1} = p_k \cdot p_2 + (1-p_k)(1-q_2) \\ q_{k+1} = q_k \cdot q_2 + (1-q_k)(1-p_2) \end{cases} \qquad (4)$$

其中 $k = 1, 2, 3, \cdots, n-1$。于是对于 $k = 2, 3, \cdots, n-1$，将公式（3）和公式（4）中的对应方程相减，可得

$$
\begin{cases}
p_{k+1} - p_k = (p_k - p_{k-1})(p_2 + q_2 - 1) \\
q_{k+1} - q_k = (q_k - q_{k-1})(p_2 + q_2 - 1)
\end{cases}
\tag{5}
$$

在（5）式中方程左右同时取绝对值，可得

$$
\begin{cases}
|p_{k+1} - p_k| = |p_k - p_{k-1}| \cdot |p_2 + q_2 - 1| \\
|q_{k+1} - q_k| = |q_k - q_{k-1}| \cdot |p_2 + q_2 - 1|
\end{cases}
\tag{6}
$$

记 $\delta = |q_2 + p_2 - 1|$，$\Delta p_k = p_{k+1} - p_k$，$\Delta q_k = q_{k+1} - q_k$，$k = 2, 3, \cdots, n-1$。则由于 $p_2, q_2 \in (0, 1)$，可得 $\delta \in [0, 1)$。（6）式可以改写为

$$
\begin{cases}
|\Delta p_k| = |\Delta p_{k-1}| \cdot \delta \\
|\Delta q_k| = |\Delta q_{k-1}| \cdot \delta
\end{cases}
\tag{7}
$$

进而可得

$$
\begin{cases}
|\Delta p_k| = |\Delta p_2| \cdot \delta^{k-2} \leqslant 2 \cdot \delta^{k-2} \\
|\Delta q_k| = |\Delta q_2| \cdot \delta^{k-2} \leqslant 2 \cdot \delta^{k-2}
\end{cases}
\tag{8}
$$

于是和式 $p_n - p_2 = \sum_{k=2}^{n-1} \Delta p_k$ 绝对收敛。具体地说，当 $\delta \in (0, 1)$ 时，

$$
\sum_{k=2}^{n-1} |\Delta p_k| < 2\sum_{k=2}^{n-1} \delta^{k-2} = 2 \cdot \frac{1 - \delta^{n-2}}{1 - \delta} \to \frac{2}{1 - \delta}
$$

这意味着数列 $\{p_n\}_{n \geqslant 2}$ 的极限 $\lim\limits_{n \to +\infty} p_n$ 存在，记为 p。同理 $\lim\limits_{n \to +\infty} q_n$ 也存在，记为 q。

因为数列 $\{p_n\}_{n \geqslant 2}$ 和 $\{q_n\}_{n \geqslant 2}$ 的极限均存在，故可以在（3）式两侧同时取极限 $\lim\limits_{n \to +\infty}$，得到

$$
\begin{cases}
p = p \cdot p_2 + (1 - p)(1 - q_2) \\
q = q \cdot q_2 + (1 - q)(1 - p_2)
\end{cases}
\tag{9}
$$

从中解得

$$
\begin{cases}
p = \dfrac{1 - q_2}{2 - p_2 - q_2} \\[2mm]
q = \dfrac{1 - p_2}{2 - p_2 - q_2}
\end{cases}
\tag{10}
$$

当 $\delta = 0$ 时，$\{p_n\}_{n \geqslant 2}$ 和 $\{q_n\}_{n \geqslant 2}$ 均为常数列，即 $p_n = p_2$、$q_n = q_2$，此时 $\{p_n\}_{n \geqslant 2}$ 和 $\{q_n\}_{n \geqslant 2}$ 当然也存在极限，且极限值即为 $p = p_2$、$q = q_2$。由于此时 $p_2 + q_2 = 1$，因此也满足（10）式。

综上所述，无论 p_2，$q_2 \in (0, 1)$ 如何取值，均有 $\{p_n\}_{n \geqslant 2}$ 和 $\{q_n\}_{n \geqslant 2}$ 的极限存在，且极限值为

$$p = \lim_{n \to +\infty} p_n = \frac{1-q_2}{2-p_2-q_2} \ , \quad q = \lim_{n \to +\infty} q_n = \frac{1-p_2}{2-p_2-q_2} \tag{11}$$

回到现实情景中，我们对（11）式中的结果进行解读，看看用符号形式推出的数学结论对应着什么样的实际意义。

根据定义，p_n 为第一天吃苹果，第 n 天依然吃苹果的概率；q_n 为第一天吃梨，第 n 天依然吃梨的概率。当 n 很大时，即观察未来很长一段时间之后 p_n 和 q_n 的取值，发现二者分别趋于定值 p，$q \in (0, 1)$，且更为神奇的是 $p+q=1$。

实际上，根据对立事件的概率公式，$1-p_n$ 为在第一天吃苹果的前提下，第 n 天吃梨的概率，由于 p_n 收敛于 p，于是概率 $1-p_n$ 随着 n 的增大逐渐趋于 $1-p$，这刚好等于 q；同理，$1-q_n$ 为在第一天吃梨的前提下，第 n 天吃苹果的概率，由于 q_n 收敛于 q，于是概率 $1-q_n$ 随着 n 的增大逐渐趋于 $1-q$，这刚好等于 p。

这说明：无论第一天是吃梨还是吃苹果，当 $n \to +\infty$ 后，第 n 天吃苹果的概率均收敛至 p；无论第一天是吃梨还是吃苹果，当 $n \to +\infty$ 后，第 n 天吃梨的概率均收敛至 q。这两个概率被称为极限概率。

对于文章开头的情境，代入算式，可以得到

$$p = \frac{1-\dfrac{1}{4}}{2-\dfrac{1}{3}-\dfrac{1}{4}} = \frac{9}{17} \ , \quad q = \frac{1-\dfrac{1}{3}}{2-\dfrac{1}{3}-\dfrac{1}{4}} = \frac{8}{17}$$

于是问题 c 解答如下：

当 $n \gg 1$ 时，小明在第 n 天吃苹果的概率约为 $\dfrac{9}{17}$，在第 n 天吃梨的概率约为 $\dfrac{8}{17}$。

如果将水果种类变为 3 种或者更多，用上面的方法讨论会更复杂一些，这时候用线性代数中的矩阵运算来处理就会在形式上简便很多，经典的"离散马尔可夫链"（discrete Markov chain）就是处理这一类问题强有力的工具，感兴趣的读者可以参阅参考文献[1]，本讲不再赘述。

上文的分析对于理解极限概率的收敛和存在性都至关重要，它可以帮助你脱离矩阵形式运算的困扰，去体会到底发生了什么。

一般地，满足形如 $f(a_n) = \sum\limits_{k=1}^{l} \lambda_k g_k (a_{n-k})$ 的数列 $\{a_n\}$ 被称为加权平均递推数列（weighted average recursive sequences，WARS），其中 f、g_k（$k = 1, 2, \cdots, l$，$l \in \mathbb{N}^*$，$l \geqslant 2$）为给定的两个一元函数，且 $\sum\limits_{k=1}^{l} \lambda_k = 1$，$\lambda_k > 0$。WARS 在递归论以及机器感知中起到非常重要

的作用，经常表现出某些独特的收敛性。

下面来看例 5-1~ 例 5-3。

例 5-1：设数列 $\{a_n\}$ 满足：

1. $a_n \in [0, m]$ ，$n \in \mathbb{N}^*$ ，其中 $m > 0$ ，$m \in \mathbb{R}$ ；

2. 存在 $\lambda \in (0, 1)$ ，使得 $a_{n+1} = \lambda a_n + (1-\lambda)(m-a_n)$ ，$n \in \mathbb{N}^*$ 。

则对于 $n \in \mathbb{N}^*$ ，$n \geq 2$ 有

$$\begin{aligned}
a_{n+1} - a_n &= \lambda a_n + (1-\lambda)(m-a_n) - \lambda a_{n-1} - (1-\lambda)(m-a_{n-1}) \\
&= \lambda(a_n - a_{n-1}) + (1-\lambda)(a_{n-1} - a_n) \\
&= (2\lambda - 1) \cdot (a_n - a_{n-1})
\end{aligned}$$

进而可得

$$|a_{n+1} - a_n| = |2\lambda - 1| \cdot |a_n - a_{n-1}| ，\quad n \in \mathbb{N}^*$$

由于 $\lambda \in (0, 1)$ ，因此 $2\lambda - 1 \in (-1, 1)$ ，于是

$$|a_{n+1} - a_n| \leq \delta \cdot |a_n - a_{n-1}|$$

其中 $\delta \in [0, 1)$ 。和前文同理，可证数列 $\{a_n\}$ 收敛于 $m/2$ 。这个结论和 $\lambda \in (0, 1)$ 取值无关。

我们用一个通俗的说法来"翻译"一下上面的结论：

张大妈到菜市场买菜，商贩开出的价格是 m 元，张大妈说："你反正也要收摊了，就把剩下的菜免费给我吧。"二人于是开始讨价还价。张大妈说："我出价 a_1 元（ $a_1 < m/2$ ）。"商贩说："不行，你得给我 $m-a_1$ 元（ $m-a_1 > m/2$ ）。"张大妈于是只能让步，给出了一个位于 $(a_1, m/2)$ 中的价格 a_2 元（ $a_2 = \lambda a_1 + (1-\lambda)(m-a_1) \in (a_1, m/2)$ ），商贩也做出了让步，说："张大妈，你给我 $m-a_2$ 元得了（ $m-a_2 < m-a_1$ ）。"二人如此继续讨价还价，无论中间的过程和最初的定价如何变化，最终都将妥协到 $m/2$ 元的价格。这样看来，这种讨价还价策略实在是浪费时间。

从几何上看这件事更为简单一些，如图 5-1 所示，下面有一条长度为 m 、带有刻度 $[0, m]$ 的线段，设其中点为 O ，在其上选定一点 a_1 ，并作出其关于点 O 的对称点 $m-a_1$ ，在 a_1 和 $m-a_1$ 之间选出另一点 $\lambda a_1 + (1-\lambda)(m-a_1)$ 作为 a_2 ；再作出 a_2 关于点 O 的对称点 $m-a_2$ ，在 a_2 和 $m-a_2$ 之间选出另一点 $\lambda a_2 + (1-\lambda)(m-a_2)$ 作为 a_3 ，以此类推。最终 a_n 会越来越接近 $m/2$ 这一点。这和每一步选取点的具体位置无关。

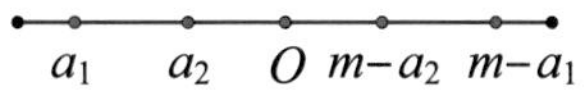

图 5-1 最终的极限位置和取点的具体位置无关

例 5-2：对于二维情形，假设有一个点列 $\left\{\left(x_n, y_n\right)\right\}$，满足如下条件：

$$\left(x_n, y_n\right) = \lambda\left(x_{n-1}, y_{n-1}\right) + \left(1-\lambda\right)\left(x_{n-2}, y_{n-2}\right)，\text{其中 } \lambda \in \left(0, 1\right)，n \in \mathbb{N}^*，n \geqslant 3$$

则有

$$\left(x_{n+1}, y_{n+1}\right) = \lambda\left(x_n, y_n\right) + \left(1-\lambda\right)\left(x_{n-1}, y_{n-1}\right) \tag{12}$$

进而可得

$$\left(x_{n+1} - x_n, y_{n+1} - y_n\right) = \left(\lambda - 1\right)\left(x_n, y_n\right) + \left(1-\lambda\right)\left(x_{n-1}, y_{n-1}\right)$$

记 $\overrightarrow{\Delta_n} = \left(x_n - x_{n-1}, y_n - y_{n-1}\right)$，则上式可改写为

$$\overrightarrow{\Delta_{n+1}} = \left(\lambda - 1\right)\overrightarrow{\Delta_n} \tag{13}$$

于是可得

$$\left|\overrightarrow{\Delta_{n+1}}\right| = \delta \cdot \left|\overrightarrow{\Delta_n}\right|$$

其中 $\delta = \left|\lambda - 1\right| \in \left(0, 1\right)$。进而可得

$$\left|\overrightarrow{\Delta_{n+1}}\right| = \delta^{n-1} \cdot \left|\overrightarrow{\Delta_2}\right|$$

用完全类似于前文的证明过程，可得极限点 $\lim\limits_{n \to +\infty}\left(x_n, y_n\right)$ 存在，记为 $\left(\tilde{x}, \tilde{y}\right)$。这里通过对（12）式两边取极限 $n \to +\infty$，并不能求出极限点 $\left(\tilde{x}, \tilde{y}\right)$ 的位置（会得到方程 $\vec{0} = \vec{0}$）。但是此时通过对（13）式累加求和，可得

$$\sum_{k=1}^{+\infty}\overrightarrow{\Delta_{k+1}} = \left(\lambda - 1\right)\sum_{k=1}^{+\infty}\overrightarrow{\Delta_k}$$

注意到 $\sum\limits_{k=2}^{+\infty}\overrightarrow{\Delta_{k+1}} = \left(\tilde{x}, \tilde{y}\right) - \left(x_2, y_2\right)$，$\sum\limits_{k=2}^{+\infty}\overrightarrow{\Delta_k} = \left(\tilde{x}, \tilde{y}\right) - \left(x_1, y_1\right)$，可得

$$\left(\tilde{x}, \tilde{y}\right) - \left(x_2, y_2\right) = \left(\lambda - 1\right)\left[\left(\tilde{x}, \tilde{y}\right) - \left(x_1, y_1\right)\right]$$

解得

$$\left(\tilde{x}, \tilde{y}\right) = \frac{\left(x_2, y_2\right) + \left(1-\lambda\right)\left(x_1, y_1\right)}{\left(2-\lambda\right)}$$

这个点位于以 $P_1(x_1, y_1)$ 和 $P_2(x_2, y_2)$ 为端点的线段上，且分线段 P_2P_1 成比例 $(1-\lambda):1$（图 5-2）。

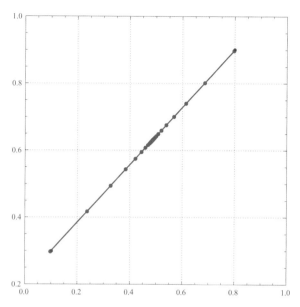

图 5-2 $(x_n, y_n) = 0.2 \cdot (x_{n-1}, y_{n-1}) + 0.8 \cdot (x_{n-2}, y_{n-2})$，$(x_1, y_1) = (0.1, 0.3)$，

$(x_2, y_2) = (0.8, 0.9)$，$(\tilde{x}, \tilde{y}) \approx (0.49, 0.63)$

例 5-3：另一种推广的方式如下：假设有一个点列 $\{(x_n, y_n)\}$，满足条件

$(x_n, y_n) = \lambda_1 (x_{n-1}, y_{n-1}) + \lambda_2 (x_{n-2}, y_{n-2}) + \lambda_3 (x_{n-3}, y_{n-3})$，其中 $\lambda_i \in (0, 1)$，$i = 1, 2, 3$，$\lambda_1 + \lambda_2 + \lambda_3 = 1$，$n \in \mathbb{N}^*$，$n \geqslant 4$

从图 5-3 中可以看到，此时点列 $\{(x_n, y_n)\}$ 依然有收敛的趋势，分析如下：由条件

$$(x_n, y_n) = \lambda_1 (x_{n-1}, y_{n-1}) + \lambda_2 (x_{n-2}, y_{n-2}) + \lambda_3 (x_{n-3}, y_{n-3})$$

注意到 $\lambda_1 + \lambda_2 + \lambda_3 = 1$，变形可得

$$(x_n, y_n) - (x_{n-1}, y_{n-1}) = (\lambda_1 - 1)\left((x_{n-1}, y_{n-1}) - (x_{n-2}, y_{n-2})\right)$$
$$+ (\lambda_1 + \lambda_2 - 1)\left((x_{n-2}, y_{n-2}) - (x_{n-3}, y_{n-3})\right)$$

依然记 $\overrightarrow{\Delta_n} = (x_n, y_n) - (x_{n-1}, y_{n-1})$，上式变为

$$\overrightarrow{\Delta_n} = (\lambda_1 - 1)\overrightarrow{\Delta_{n-1}} + (\lambda_1 + \lambda_2 - 1)\overrightarrow{\Delta_{n-2}} \tag{14}$$

假设存在实数 ρ、μ 使得

$$\overrightarrow{\Delta_n} - \rho\overrightarrow{\Delta_{n-1}} = \mu\left(\overrightarrow{\Delta_{n-1}} - \rho\overrightarrow{\Delta_{n-2}}\right) \tag{15}$$

展开后可得

$$\overrightarrow{\Delta_n} = (\rho+\mu)\overrightarrow{\Delta_{n-1}} - (\mu\rho)\overrightarrow{\Delta_{n-2}}$$

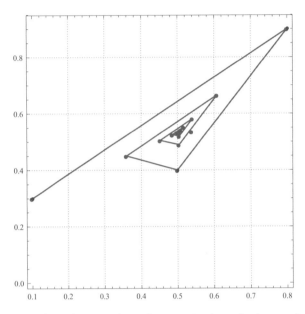

图 5-3 $(x_n, y_n) = \lambda_1(x_{n-1}, y_{n-1}) + \lambda_2(x_{n-2}, y_{n-2}) + \lambda_3(x_{n-3}, y_{n-3})$, $(x_1, y_1) = (0.1, 0.3)$, $(x_2, y_2) = (0.8, 0.9)$, $(x_3, y_3) = (0.5, 0.4)$, $\lambda_1 = 0.3$, $\lambda_2 = 0.2$, $\lambda_3 = 0.5$ 情形下的点列 $\{(x_n, y_n)\}$ 的图像

将其与（14）式对比，可得方程组

$$\begin{cases} \rho + \mu = \lambda_1 - 1 \\ \rho\mu = 1 - \lambda_1 - \lambda_2 \end{cases} \tag{16}$$

容易分析出方程组（16）在 λ_1、λ_2、λ_3 适当取值下有实根，但我们无须解出方程组（16）的解，由（16）式可知

$$\begin{cases} \rho + \mu \in (-1, 0) \\ \rho\mu \in (0, 1) \end{cases}$$

进而有 $\rho, \mu \in (-1, 0)$。于是

$$\left|\overrightarrow{\Delta_n} - \rho\overrightarrow{\Delta_{n-1}}\right| = |\mu|^{n-3} \cdot \left|\overrightarrow{\Delta_3} - \rho\overrightarrow{\Delta_2}\right| \tag{17}$$

进而可得

$$\lim_{n \to +\infty} \left|\overrightarrow{\Delta_n} - \rho\overrightarrow{\Delta_{n-1}}\right| = 0$$

于是当 $n \gg 1$ 时，可得

$$\overrightarrow{\Delta_n} = \rho \overrightarrow{\Delta_{n-1}} + \vec{r_n} \qquad (18)$$

其中 $\vec{r_n} = \overrightarrow{\Delta_n} - \rho \overrightarrow{\Delta_{n-1}}$，满足 $\lim\limits_{n \to +\infty} \vec{r_n} = \vec{0}$，而且由（17）式可知 $\lim\limits_{n \to +\infty} \sum\limits_{k=1}^{n} \vec{r_k}$ 绝对收敛。上式变形可得

$$\overrightarrow{\Delta_n} - \frac{1}{1-\rho} \vec{r_n} = \rho\left(\overrightarrow{\Delta_{n-1}} - \frac{1}{1-\rho} \vec{r_n} \right) \qquad (19)$$

迭代可得

$$\overrightarrow{\Delta_n} - \frac{1}{1-\rho} \vec{r_n} = \rho^{n-3}\left(\overrightarrow{\Delta_2} - \frac{1}{1-\rho} \vec{r_3} \right)$$

进而可得

$$\left| \overrightarrow{\Delta_n} - \frac{1}{1-\rho} \vec{r_n} \right| = |\rho|^{n-3} \left| \overrightarrow{\Delta_2} - \frac{1}{1-\rho} \vec{r_3} \right|$$

由此可知 $\lim\limits_{n \to +\infty} \sum\limits_{k=1}^{n} \overrightarrow{\Delta_k}$ 绝对收敛，即极限点 $\lim\limits_{n \to +\infty} (x_n, y_n)$ 存在。不妨设 $\lim\limits_{n \to +\infty} (x_n, y_n) = (\tilde{x}, \tilde{y})$。

一旦我们知道了极限点的存在，求取它的位置就不难了。实际上，将下面的方程累加

$$(x_n, y_n) - (x_{n-1}, y_{n-1}) = (\lambda_1 - 1)\big((x_{n-1}, y_{n-1}) - (x_{n-2}, y_{n-2})\big)$$
$$+ (\lambda_1 + \lambda_2 - 1)\big((x_{n-2}, y_{n-2}) - (x_{n-3}, y_{n-3})\big)$$

即得方程

$$(x_n, y_n) - (x_3, y_3) = (\lambda_1 - 1)\big((x_{n-1}, y_{n-1}) - (x_2, y_2)\big) + (\lambda_1 + \lambda_2 - 1)\big((x_{n-2}, y_{n-2}) - (x_1, y_1)\big)$$

此式中令 $n \to +\infty$ 可得

$$(\tilde{x}, \tilde{y}) - (x_3, y_3) = (\lambda_1 - 1)\big((\tilde{x}, \tilde{y}) - (x_2, y_2)\big) + (\lambda_1 + \lambda_2 - 1)\big((\tilde{x}, \tilde{y}) - (x_1, y_1)\big)$$

解得

$$(\tilde{x}, \tilde{y}) = \frac{(x_3, y_3) + (1 - \lambda_1)(x_2, y_2) + (1 - \lambda_1 - \lambda_2)(x_1, y_1)}{1 + (1 - \lambda_1) + (1 - \lambda_1 - \lambda_2)}$$

注意到 $\lambda_1 + \lambda_2 + \lambda_3 = 1$，代入可得

$$(\tilde{x}, \tilde{y}) = \frac{(x_3, y_3) + (1 - \lambda_1)(x_2, y_2) + \lambda_3 (x_1, y_1)}{2 - \lambda_1 + \lambda_3} \qquad (20)$$

将图 5-3 中的数据代入，可得图中的极限点的位置约为 $(0.51, 0.54)$。

对于更一般的满足 $f(a_n) = \sum_{k=1}^{l} \lambda_k g_k(a_{n-k})$ 的 WARS，收敛性的证明并不初等。实际上，对于某些给定的 f、g_k 和初始值 $a_1, a_2, \cdots, a_l$，还可能会出现不收敛（混沌）的情形，图 5-4 中给出了这样的一个例子，即

$$
\begin{cases}
x_n = 0.2 \cdot \cos^2\left(x_{n-1}^{-1}\right) + 0.2 \cdot \sin^2\left(2 \cdot x_{n-2}^{-1}\right) + 0.2 \cdot \cos^2\left(3 \cdot x_{n-3}^{-1}\right) \\
\qquad + 0.2 \cdot \sin^2\left(2 \cdot x_{n-3}^{-1}\right) + 0.2 \cdot \cos^2\left(x_{n-4}^{-1}\right), \\
y_n = 0.2 \cdot \cos^2\left(y_{n-1}^{-1}\right) + 0.2 \cdot \sin^2\left(2 \cdot y_{n-2}^{-1}\right) + 0.2 \cdot \cos^2\left(3 \cdot y_{n-3}^{-1}\right) \\
\qquad + 0.2 \cdot \sin^2\left(2 \cdot y_{n-3}^{-1}\right) + 0.2 \cdot \cos^2\left(y_{n-4}^{-1}\right),
\end{cases}
$$

在初始值 $(x_1, y_1) = (0.1, 0.1)$、$(x_2, y_2) = (0.5, 0.1)$、$(x_3, y_3) = (0.9, 0.1)$、$(x_4, y_4) = (0.9, 0.9)$、$(x_5, y_5) = (0.5, 0.9)$ 下点列 $\{(x_n, y_n)\}$ 中前 260 个点的散点图。

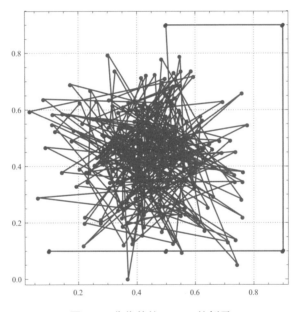

图 5-4 非收敛的 WARS 的例子

对于一般的加权平均递推数列 WARS，有如下的开放课题，留给读者思考：

（1）对于给定的加权项数 l，是否存在 WARS，使得 $\{a_n\}$ 在充分远处呈现周期性趋势？

（2）是否存在不收敛的 WARS，使得 $\{a_n\}$ 作为集合呈现正态分布？

话题 6：
解析几何与带标签数据的模糊线性分类

　　作为数据分类和机器学习的经典方法，近三十年来，支持向量机为人们所津津乐道。支持向量机旨在基于已有带标签数据计算最优数据分界线，以便对新到的未贴标签数据进行分类。将支持向量机与概率相结合，便可形成最基本的专家系统，用于自动诊断、自动驾驶等领域。本讲使用高中课内的解析几何工具，讨论线性可分的支持向量机，以及基于它的模糊分类的数学基础。

　　本讲适合在讲授或学习完高中数学的平面向量、空间向量、解析几何和概率统计章节后，作为数学建模材料在日常教学中讲授或学习。本讲内容包括但不限于：

　　1. 带标签数据及其分类的意义；

　　2. 在平面内线性可分的情况下，用解析几何的方法寻找分界线；

　　3. 利用概率分布构造模糊分类；

　　4. 面对线性不可分训练集的处理思路简介。

　　数据是现代社会的重要资源，也是各种智能设备、算法和产品赖以运行的"原料"。所谓大数据，就是具有"大量性""即时性"和"多样性"的数据集。数据来源可以是图片、声音、压强等，它们被整理成相应的数字格式，被存储、传输和运算。有一些数据本身带有分类信息，这类数据被称为带标签数据，其分类信息被称为标签。还有一些数据没有分类信息，这类数据被称为不带标签数据。所有人工智能的源头和终极目标，都是对不带标签的数据进行分类。例如：面部识别将图像数据分类到不同的身份，智能汽车将传感器捕捉到的环境参数对应到不同的操作，语义识别将不同的文字符号翻译为相应的信息，这些操作本质上都是在做数据分类，只不过有时候类别多一些，有时候类别少一些。实际上，我们甚至可以将任何函数或者映射看成一个分类器。例如函数 $f(x) = \sin x$，它将不同的实数 x 分类到对应的函数值 $f(x) \in [-1, 1]$，只不过这里的类别有无穷多个，因为区间 $[-1, 1]$ 中的任意数值均可以作为类别。

　　处理数据分类问题的最基本思路是：利用已有的带标签的采样数据（也被称作训练集，training set）找到分类依据，这样面对新的还没有标签的数据，就可以利用该依据进行分类了。用数学的语言来说，就是利用已有的带标签的数据来找到一个映射（被称为分类器，

classifier），将这个映射作用在新的未分类数据之上，所得结果即为分类。这种方法也被称为"有监督学习"（supervised learning），这里的"监督"来自已有标签的数据对所求映射形成的约束。

有的读者可能已经有所察觉，这里面会有一个逻辑陷阱——对于新数据的分类结果会不会影响之前的分类结果呢？即，如果将新分类完的数据添加到训练集中重新训练分类器，所得结果会不会和之前的分类器不同？由于添加进去的数据标签并非现实结果，仅仅是预测结果，因此这样在逻辑上会造成因果律的混淆（预测的结果反过来影响了预测的依据）。

不幸的是，所有的有监督分类方法都面临着这样的困境，这在设计上无法完全避免。这也正是无监督学习方法在近些年成为热门的原因之一，另一个原因是无监督学习不需要像有监督学习那样庞大的训练集，由于训练集目前基本还是靠人工标注，因此无监督学习实际上也降低了成本。

但在所有的有监督学习方法中，有一种方法无须用到很深的数学，也可以在很大程度上避免上面的因果律困境（虽然并没有完全走出因果律困境，但是能在最大程度上减少受到干扰的概率），那就是支持向量机（support vector machine，SVM）。

假设当前有训练集 $S = \left\{ \left(P_k\left(x_k, y_k\right), v_k \right) \right\}_{k=1, 2, \cdots, n}$，其中 $P_k\left(x_k, y_k\right)$ 为欧式平面中的点，$v_k \in \{-1, 1\}$ 为训练集中点的类别标签。根据标签，可以将训练集 S 进行分划，即

$$S = S^+ \bigcup S^-$$

其中 $S^+ = \left\{ \left(P_k, v_k\right) \in S \mid v_k = +1 \right\}$，$S^- = \left\{ \left(P_k, v_k\right) \in S \mid v_k = -1 \right\}$。

当集合 S^+ 与集合 S^- 中的点 P_k 可以被平面上的某条直线 $Ax + by + C = 0$（$A^2 + B^2 \neq 0$）完全分开（即 S^+ 和 S^- 中的点分别位于这条直线的两侧）时，则称训练集 S 为线性可分的。下面主要来讨论线性可分的情况。

首先，我们熟知平面上的点 $P(x, y)$ 到直线 $l: Ax + by + C = 0$ 的距离为

$$\left| d\left(P, l\right) \right| = \frac{\left| Ax + by + C \right|}{\sqrt{A^2 + B^2}}$$

如果考虑在直线的哪一侧，则有向距离为

$$d\left(P, l\right) = \frac{Ax + by + C}{\sqrt{A^2 + B^2}}$$

其次，我们总希望分界线能尽可能地将两类点区分开，也就是希望两类点到分界线的距离尽可能大。不妨设 $l^+: Ax + By + C_1 = 0$ 和 $l^-: Ax + By + C_2 = 0$ 分别为分界线 l 向 S^+、S^-

两侧平移后，与该类的点首次接触时的位置直线。直线 l^+、l^- 之间的距离即可被看作以 l 为分界线时，两类数据点 S^+、S^- 中间的"带状空隙"的宽度。利用平行线间距离公式，可得这个宽度为

$$d\left(l^+, l^-\right) = \frac{\left|C_1 - C_2\right|}{\sqrt{A^2 + B^2}}$$

我们的目标是使得上面的这个宽度尽可能大，这样两类点就分得尽可能开了（图 6-1）。

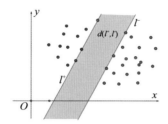

图 6-1 分类的目的是使得分类带状空隙尽可能宽

有了目标函数，就需要再确定约束条件。根据分类的目标，我们希望当 $v_k = 1$ 时，P_k 位于直线 l 的一侧，同时当 $v_k = -1$ 时，P_k 位于直线 l 的另一侧。这等价于不等式组

$$v_k \cdot \left(Ax_k + By_k + C\right) > 0, \quad k = 1, 2, \cdots, n$$

于是寻找分界直线 l 的问题被归结为如下的规划问题

$$\begin{aligned} &\max \frac{\left|C_1 - C_2\right|}{\sqrt{A^2 + B^2}} \\ &\text{s.t.} \ \ v_k \cdot \left(Ax_k + By_k + C\right) > 0 \\ &\qquad k = 1, 2, \cdots, n \end{aligned} \tag{1}$$

规划问题（1）的约束条件是三元一次线性不等式组，但是其目标函数是非线性的，所以求解起来有一定复杂度，我们看看能不能将其简化。

回到初衷考虑，分类问题的关键在于分类直线方向的确定，即 (A, B) 的确定（容易证明这个向量表征了直线 $Ax + By + C = 0$ 的垂直方向，称其为法向量），而一旦 (A, B) 确定下来，通过平移即可确定 l^+ 以及 l^- 的位置，进而确定 C_1、C_2，即可得到 C 的值。所以可将规划问题（1）转化为

$$\max \frac{1}{\sqrt{A^2 + B^2}}$$
$$\text{s.t. } v_k \cdot (Ax_k + By_k + C) > 0 \qquad (2)$$
$$k = 1, 2, \cdots, n$$

我们注意到 (A, B) 的方向和它乘以一个正数所得向量的方向一样，所以为了求解方便起见，可将规划问题（2）变为如下形式。这种从 "≥ 0" 到 "≥ 1" 的等价变化，也为计算机处理带来了方便——由于计算机的设计原理，在分辨很接近 0 的正负数的符号时往往判别不准确。

$$\min A^2 + B^2$$
$$\text{s.t. } v_k \cdot (Ax_k + By_k + C) \geq 1 \qquad (3)$$
$$k = 1, 2, \cdots, n$$

下面给出一个具体的算例。

算例 6-1：假设数据集 S 中有六个点，分别为

$$P_1(3, 4) \text{、} P_2(2, 3) \text{、} P_3(2, 2) \text{、} P_4(4, 1) \text{、} P_5(5, 2) \text{、} P_6(5, 3)$$

其中 P_1、P_2、P_3 为第一类点，标签为 1；P_4、P_5、P_6 为第二类点，标签为 -1。将这些数据代入规划问题（3）中，得到

$$\min A^2 + B^2$$
$$\text{s.t. } \begin{cases} 3A + 4B + C \geq 1 \\ 2A + 3B + C \geq 1 \\ 2A + 2B + C \geq 1 \\ -4A - B - C \geq 1 \\ -5A - 2B - C \geq 1 \\ -5A - 3B - C \geq 1 \end{cases} \qquad (4)$$

将其可行区域 Ω 描绘在平面直角坐标系中，如图 6-2 所示。

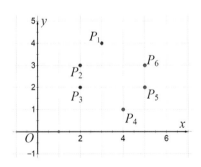

图 6-2　算例 6-1 中的数据点及其标签（蓝色为 1，红色为 -1）

图 6-3 中的区域为三维区域，不容易观察和计算最优解。我们注意到规划问题（4）的目标函数只与 A、B 相关，于是可以利用同向不等式可加这一性质，将前三个不等式和后三个不等式两两相加，相当于将规划问题（4）中约束条件中的 C 消去，可得仅包含 A、B 的二元规划问题如下（去掉重复的条件）。

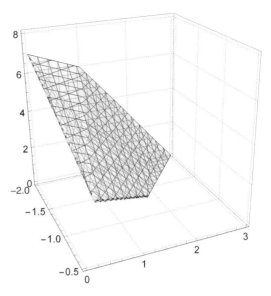

$$\min A^2 + B^2$$

$$\text{s.t.} \begin{cases} -A + 3B \geqslant 2 \\ -2A + 2B \geqslant 2 \\ -2A + B \geqslant 2 \\ -2A + 2B \geqslant 2 \\ -3A + B \geqslant 2 \\ -2A + B \geqslant 2 \\ -3A \geqslant 2 \\ -3A - B \geqslant 2 \end{cases} \quad (5)$$

图 6-3 算例 6-1 中的约束区域 Ω，是一个三维的凸区域

规划问题（5）即为一个二元规划问题，设其可行域为平面区域 D，图 6-4 中描画出了区域 D 的形状。

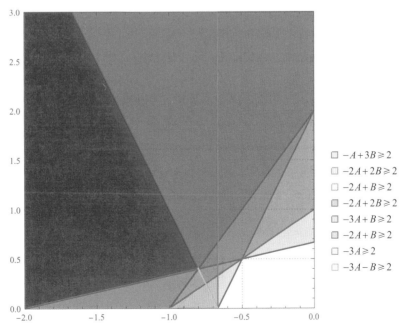

$\square$ $-A + 3B \geqslant 2$
$\square$ $-2A + 2B \geqslant 2$
$\square$ $-2A + B \geqslant 2$
$\blacksquare$ $-2A + 2B \geqslant 2$
$\square$ $-3A + B \geqslant 2$
$\square$ $-2A + B \geqslant 2$
$\square$ $-3A \geqslant 2$
$\square$ $-3A - B \geqslant 2$

图 6-4 红色区域为规划问题（5）的可行域 D

从图 6-4 中不难看到，可行域中距离原点最近的可行解位于 D 的最右边顶点处，也就是边界线 $-3A-B=2$ 和 $-A+3B=2$ 的交点处，易解出此点坐标为 $\left(-\dfrac{4}{5}, \dfrac{2}{5}\right)$。于是规划问题（5）的最优解为 $A=-\dfrac{4}{5}$、$B=\dfrac{2}{5}$。此时分类直线的斜率为 2。

为了确定分类直线的完整表达式，设分界线为 $l: y=2x+b$。将两类数据点都代入分界线方程算出对应的 b 值，可得表 6-1。

表 6-1　算例中将训练集代入待定分类曲线 $l: y=2x+b$ 计算不同的 b 值

$b=y-2x$	p_1	p_2	p_3	p_4	p_5	p_6
b 值	-2	-1	-2	-7	-10	-7
类别标签	1	1	1	-1	-1	-1

从表 6-1 可以看出，$b_1=-2$ 为第一类点对应的 b 值的最小值，$b_2=-7$ 为第二类点对应的 b 值的最大值，对应的直线 $y=2x+b_1$、$y=2x+b_2$ 分别为 l^+ 和 l^-，于是分界线应为

$$l: y=2x-\frac{9}{2}$$

或写为

$$l: 4x-2y-9=0$$

图 6-5 中给出了 l、l^+、l^- 相对于数据点的具体位置。

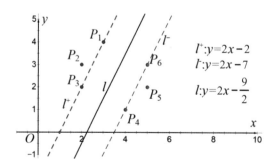

图 6-5　算例 6-1 中的分类直线和分类带状区域

若此时面对一个新采集来的数据点 $P_7(x_7, y_7)$：如果 $P_7(x_7, y_7)$ 在 l^+ 上或其左侧，即满足不等式 $2x-y-2 \le 0$，则可认为 P_7 为第一类点；如果 $P_7(x_7, y_7)$ 在 l^- 上或其右侧，即满足不等式 $2x-y-7 \ge 0$，则可认为 P_7 为第二类点。可以看到，当我们把新分类好的数据 P_7 添加进训练集中重新计算分界线 l 和 l^+、l^- 时，并不会影响计算结果（参考图 6-1 和图 6-5）。这也正是前文所说的这种分类方法可以在很大程度上避免因果律困境的原因。

但是当新采集的未标签数据点位于 l^+ 和 l^- 之间时，问题就变得不那样乐观了。

首先，在现实应用中，这是完全可能的，因为即使将训练集中已有的成千上万的数据完好地分布于 l^+ 和 l^- 外侧，也无法判定新采集的数据点就不能出现在 l^+ 和 l^- 之间！

其次，出现在 l^+ 和 l^- 之间的未标签数据的分类有一定的模糊性——例如当 P_7 位于很接近 l，但是偏向于 l^+ 的位置时，这个点是否一定证据确凿地该归为第一类点呢？注意，数据的采集都是有系统误差的，那么如何判定 P_7 略微偏向 l^+ 到底是因为它本来就应该是第一类点，还是由系统误差造成的随机扰动引起的呢？

一个聪明的处理办法就是引入概率。我们拿 P_7 刚好位于分界线 l 上的情况举例，这时把 P_7 分到哪一类看起来都不合适，但是如果我们说"P_7 有 50% 的可能性是第一类点，有 50% 的可能性为第二类点"，听起来就非常合理。而且这句话实际上给出了 P_7 的很多信息——最起码我们可以知道 P_7 位于分界线 l 上——当 P_7 位于 l^+ 和 l^- 之间，越靠近 l^+、远离 l^- 时，我们希望 P_7 为第一类点的可能性就越大，为第二类点的可能性就越小，反之亦然。

上面的思路转化为数学的语言，即，寻找一个二元函数 $f:\mathbb{R}^2\to[0,1]$，使得 f 满足：

（1）$f(x,y)=1$，当 (x,y) 位于 l^+ 之上或其左侧，即 $2x-y-2\leqslant 0$ 时；

（2）$f(x,y)=0$，当 (x,y) 位于 l^- 之上或其右侧，即 $2x-y-7\geqslant 0$ 时；

（3）$f(x,y)=0.5$，当 (x,y) 位于 l 之上，即 $4x-2y-9=0$ 时；

（4）当 (x,y) 位于 l^+ 和 l^- 之间时，$f(x,y)$ 的函数值随着 (x,y) 与 l^- 距离的增大而增大，随着 (x,y) 与 l^- 距离的减小而减小；

（5）$f(x,y)$ 关于 x 和 y 各自都连续（最好还光滑，即对每个分量均可导且导函数连续）。

如果这样的函数 $f(x,y)$ 被找到了，当代入新的数据点 $P_7(x_7,y_7)$ 时，$f(x_7,y_7)$ 即为 P_7 属于第一类点的概率，$1-f(x_7,y_7)$ 即为 P_7 属于第二类点的概率。

这样的函数其实有无穷多个，下面我们利用三角函数给出一种构造。

根据（1）和（2）的要求，可得

$$f(x,y)=\begin{cases}1, & 2x-y\leqslant 2\\ 0, & 2x-y\geqslant 7\end{cases}$$

余下就是构造 $2<2x-y<7$ 的部分。注意到此时 l^+ 和 l^- 间距为 $d(l^+,l^-)=\sqrt{5}$，点 $P(x,y)$ 到直线 $l:4x-2y-9=0$ 的有向距离为

$$d(P,l)=-\frac{4x-2y-9}{2\sqrt{5}}$$

其中等式右边最前面的负号是为了让其满足：当点 P 位于 l^+ 和 l^- 之间时，点 P 距离 $l^-:2x-y-7=0$ 越远，$d(P,l)$ 越大。此时 $f(x,y)$ 可以被视作

$$f(x, y) = g\big(d(P, l)\big)$$

其中 $g(d)$ 为关于 d 的连续可导递减函数，且由要求（3）（4）和（5），需满足

$$g(0) = \frac{1}{2}, \ g\left(\frac{\sqrt{5}}{2}\right) = 1, \ g\left(-\frac{\sqrt{5}}{2}\right) = 0$$

很容易想到正弦型函数 $g(d) = \frac{1}{2}\sin\left(\frac{\pi}{\sqrt{5}}d\right) + \frac{1}{2}$，再将 $d(P, l)$ 的表达式代入，可得

$$f(x, y) = \begin{cases} 1, & 2x - y \leqslant 2 \\ -\dfrac{1}{2}\sin\dfrac{(4x - 2y - 9)\pi}{10} + \dfrac{1}{2}, & 2 < 2x - y < 7 \\ 0, & 2x - y \geqslant 7 \end{cases}$$

图 6-6 中给出了这个二元函数的图像，图 6-7 中给出了该图像的色阶投影图。

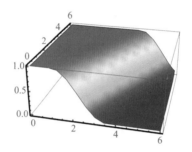

图 6-6 算例 6-1 中的分类器 $f(x, y)$ 的构造及其图像

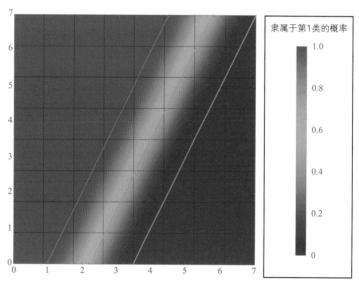

图 6-7 $[0, 7] \times [0, 7]$ 区域中的点的隶属度分布图，其中色阶值代表隶属于第一类点的概率，图中的三条直线从左到右分别为 l^+、l、l^-

有的读者可能已经想到，万一训练集并非线性可分的呢？如图 6-8 所示。

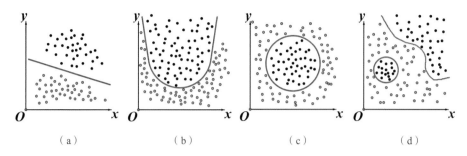

（a）　　　　　　　（b）　　　　　　　（c）　　　　　　　（d）

图 6-8 根据训练集的不同，分界线也不同，训练集不一定是线性可分的，分界线也不一定是一条线

对于线性不可分的情形，可以先将训练集通过某种映射提升到更高维的空间中，变为高维空间中的线性可分训练集，得到分类平面（或超平面）后，再将其通过逆映射投射回低维情形，即可得线性不可分情形下的分界线。整体思路如图 6-9 所示。

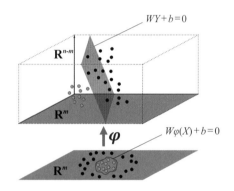

图 6-9 通过升维，可将低维情形的线性不可分问题化为高维情形的线性可分问题，前者的分界线，就是后者的分界面在映射下的原像（数学上也叫拉回）

这样做的难点是寻找适合的高维空间及恰当的映射。数学上有一种讨巧的办法，就是将问题投射到无穷维空间中去，这样就避免了求取高维空间维数的麻烦。所对应的映射被称为高斯径向基映射。这已超出了高中课程的内容，感兴趣的读者可参阅参考文献 [1]。

聪明的读者应该依然抱有疑惑：即使对于线性可分的情形，这种方法也只能解决分类数为 2 的情形，一般情况下分类数都很多，又该怎么办呢？

实际上，利用进制转化的观点，可以通过若干二分类器的组合，来实现多类别的分类（k 分类），这也是下一讲将要谈到的话题。

话题 7：

进制观点下的分类、距离与解析

进制在计算机科学以及数学中起到了非常重要的作用，在研究数据分类、数论甚至是解析函数时，进制的观点会带来很多惊人的现象，利用进制还可以将二元映射扩展为任意多元映射，这在数学建模时非常值得注意。

本讲适合在讲授或学习完高中数学的基本初等函数、数列和导数章节后，作为数学建模材料在日常教学中讲授或学习，本讲内容包括但不限于：

1. 用二进制的观点，通过二分类器的组合，解决一般的 K 分类问题；

2. 同一个数在不同的进制下的表示；

3. 用进制的观点来看泰勒展开与零点阶数；

4. 一种 d 进制距离及其蕴含的分形结构。

1. 利用二分类的分类器实现多分类

在上一讲中，我们留下了这样的一个问题：如何利用若干二分类器的组合来实现 K 分类？其中 $K \in \mathbb{N}^*$，$K \geqslant 3$。如果不考虑解决的效率，这个问题很平凡。

假设有一个平面内的数据点集 S，它是 K 个不相交的子集的并，即

$$S = S_1 \bigcup S_2 \bigcup \cdots \bigcup S_K$$

$$S_i \bigcap S_j = \varnothing，\quad i \neq j，\quad i, j \in \{1, 2, \cdots, K\}$$

我们可以训练 K 个二分类器 $f_i(x, y)$，使得给定 $(x, y) \in S$，$f_i(x, y)$ 可以区分 $(x, y) \in S_i$ 还是 $(x, y) \notin S_i$，其中 $i = 1, 2, \cdots, K$。这样一来，对于任何数据 $(x, y) \in S$，只要依次用 $f_1(x, y)$，$f_2(x, y)$，$\cdots$，$f_K(x, y)$ 判断一遍，由于 $S_i \bigcap S_j = \varnothing$，因此判断结果中有且仅有一个 $i_0 \in \{1, 2, \cdots, K\}$ 使得 $f_{i_0}(x, y) = True$。于是向量值函数

$$\vec{F}(x, y) = \left(f_1(x, y), f_2(x, y), \cdots, f_K(x, y) \right)$$

的取值唯一确定了 (x, y) 的归类，这就是一个符合要求的 K 分类器。

但是如果加入一条要求：构造时所使用的二分类器尽可能少。那么显然上面的构造方法并不是最优的。

我们以 $K=15$ 为例，实际上我们用下面的 4 个分类器就可以构造出符合要求的 15 分类器。

（1）构造分类器 $f_1(x, y)$，使得

$$f_1(x, y) = \begin{cases} 0, & (x, y) \in S_1 \cup S_2 \cup S_3 \cup S_4 \cup S_5 \cup S_6 \cup S_7 \cup S_8 \\ 1, & (x, y) \in S_9 \cup S_{10} \cup S_{11} \cup S_{12} \cup S_{13} \cup S_{14} \cup S_{15} \end{cases}$$

（2）构造分类器 $f_2(x, y)$，使得

$$f_2(x, y) = \begin{cases} 0, & (x, y) \in S_1 \cup S_2 \cup S_3 \cup S_4 \cup S_9 \cup S_{10} \cup S_{11} \cup S_{12} \\ 1, & (x, y) \in S_5 \cup S_6 \cup S_7 \cup S_8 \cup S_{13} \cup S_{14} \cup S_{15} \end{cases}$$

（3）构造分类器 $f_3(x, y)$，使得

$$f_3(x, y) = \begin{cases} 0, & (x, y) \in S_1 \cup S_2 \cup S_5 \cup S_6 \cup S_9 \cup S_{10} \cup S_{13} \cup S_{14} \\ 1, & (x, y) \in S_3 \cup S_4 \cup S_7 \cup S_8 \cup S_{11} \cup S_{12} \cup S_{15} \end{cases}$$

（4）构造分类器 $f_4(x, y)$，使得

$$f_4(x, y) = \begin{cases} 0, & (x, y) \in S_1 \cup S_3 \cup S_5 \cup S_7 \cup S_9 \cup S_{11} \cup S_{13} \cup S_{15} \\ 1, & (x, y) \in S_2 \cup S_4 \cup S_6 \cup S_8 \cup S_{10} \cup S_{12} \cup S_{14} \end{cases}$$

最终所得的 15 分类器为向量值函数

$$\vec{F}(x, y) = \left(f_1(x, y), f_2(x, y), f_3(x, y), f_4(x, y) \right)$$

我们实验一下：如果 $(x, y) \in S_7$，则根据 $\vec{F}(x, y)$ 的构造，可知 $\vec{F}(x, y) = (0, 1, 1, 0)$；反之给定 $\vec{F}(x, y) = (0, 1, 1, 0)$，只有 S_7 中的点才满足这个结果。

而且读者不难发现，$7 = 2^2 + 2^1 + 1$，所以 $\vec{F}(x, y) = (0, 1, 1, 0)$ 恰好为 $6 = 7-1$ 的二进制表示。

这并非偶然，实际上可以验证，按照上面的构造，若 $\vec{F}(x, y) = (a_3, a_2, a_1, a_0)$，则

$$(x, y) \in S_{i_0} \Leftrightarrow i_0 - 1 = a_3 \cdot 2^3 + a_2 \cdot 2^2 + a_1 \cdot 2^1 + a_0 \cdot 2^0$$

例如：$\vec{F}(x, y) = (1, 0, 0, 1) \Leftrightarrow (x, y) \in S_{10}$，$\vec{F}(x, y) = (1, 0, 1, 0) \Leftrightarrow (x, y) \in S_{11}$。

这个构造方式其实基于图 7-1 的二分树形图，其中不同的颜色代表不同分类器。

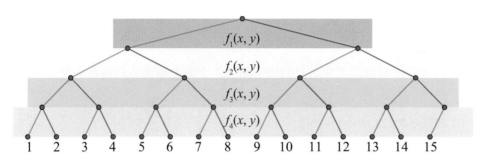

图 7-1 用二分类器构造 15 分类器的设计图，不同的颜色代表不同分类器

对于其他的 K 值（$K \geq 3$，$K \in \mathbb{N}^*$），可以类似地构造 K 分类器。这样的构造方法使得最终只需 $\lceil \log_2 K \rceil$ 个二分类器，其中 $\lceil x \rceil$ 代表对 x 向上取整。我们不加证明地指出，这是使用分类器最少的分类方法。

其实类似的问题在计算机科学中屡见不鲜，例如：如何快速计算 2^{2019}？如果每次乘以 2，这样算下去，需要做 2018 次乘法运算；但是如果像下面这样计算，则只需要做 17 次乘法运算。

Step 1：计算 $a = 2^2$。

Step 2：计算 $b = a^2$。

Step 3：计算 $c = b^2$。

Step 4：计算 $d = c^2$。

Step 5：计算 $e = d^2$。

Step 6：计算 $f = e^2$。

Step 7：计算 $g = f^2$。

Step 8：计算 $h = g^2$。

Step 9：计算 $i = h^2$。

Step 10：计算 $j = i^2$。

Step 11：计算 $k = j \cdot i \cdot h \cdot g \cdot f \cdot e \cdot a \cdot 2$，此处需做 7 次乘法运算。

由于 $2019 = 1024 + 512 + 256 + 128 + 64 + 32 + 2 + 1$，因此 $k = 2^{2019}$。

但是这里需要指出，由于计算机的硬件构造，将一个数字乘以 2 实际上只需要将这个数字的二进制表达向左移一位即可，因此上面的“快速算法”虽然只有 17 步，但是每一步的计算代价其实都比将数字简单地乘以 2 要大，所以时间效率上并不是简单地提升了 $2019/17 \approx 118.8$ 倍。而且使用这种算法需要存储 $a, b, c, d, e, f, g, h, i, j$ 这些中间计算值，占用了更多的存储空间。所以这本质上是一种“用空间换时间”的方法。

作为计算思维的重要组成部分，我们必须清楚：在考虑一个问题的解决时，往往需要通盘考虑时间和空间。物理和数学上都已经证明了时间不可孤立于空间存在，空间也不可孤立于时间而存在。树立正确的时空观，对我们理解一个问题的复杂程度和解决途径大有裨益。

2. 同一个数在不同的进制下的表示——泰勒展开与零点阶数

在上文中，我们已经见识到了进制的强大作用，这一小节从其他角度观察一些有趣的现象。

我们说一个实数 x 的 d 进制表达（$d \in \mathbb{N}^*$，$d \geq 2$），其实是指 x 的如下展开形式

$$x = a_n d^n + a_{n-1} d^{n-1} + \cdots + a_0 d^0 + a_{-1} d^{-1} + a_{-2} d^{-2} + \cdots$$

其中 $a_i \in \{0, 1, 2, \cdots, d-1\}$，$i = n, n-1, n-2, \cdots, 2, 1, 0, -1, -2, \cdots$，$n \in \mathbb{Z}$，且 $a_n \neq 0$。此时将序列

$$\left(a_n a_{n-1} a_{n-2} \cdots a_2 a_1 a_0 . a_{-1} a_{-2} \cdots\right)_d$$

称为 x 的 d 进制表示，记作 $(x)_d$。当不会混淆时，也把它记作 $a_n a_{n-1} a_{n-2} \cdots a_2 a_1 a_0 . a_{-1} a_{-2} \cdots$。当 $a_i = 0$，$\forall i < 0$ 时，称 x 为 d 进整数。实数在 d 进制下遵照从前到后的字典序可以形成一个序关系。这个序关系就是实数的大小关系。

关于 d 进制表示有许多结论，下面列出了一些基本的结论，读者可以将其作为基础练习。

（1）$\forall d, d' \in \mathbb{N}^*$，$d, d' \geq 2$，$x$ 为 d 进整数，当且仅当 x 为 d' 进整数。这意味着整数性在所有的进制下是统一的。

（2）$\forall d, d' \in \mathbb{N}^*$，$d, d' \geq 2$，在 d 进制下按照字典序 $(x_1)_d < (x_2)_d$，当且仅当在 d' 进制下按照字典序 $(x_1)_{d'} < (x_2)_{d'}$。这意味着进制的转换保持序关系，进而任意进制下的字典序关系和日常所说的实数大小关系相一致。

（3）$\forall d, d' \in \mathbb{N}^*$，$d, d' \geq 2$，$(x)_d (y)_{d'} = (y)_d (x)_{d'}$，这意味着

$$\frac{(x)_d}{(y)_d} = \frac{(x)_{d'}}{(y)_{d'}} = \left(\frac{x}{y}\right)_d = \left(\frac{x}{y}\right)_{d'}$$

进而 $+$、$-$、$\times$、$\div$ 四则运算关系在进制转化下不变。

（4）x 为有理数，当且仅当 x 在任意进制下均为有限小数或者无限循环小数。

（5）进制不等式：以 $l_d(x)$ 记正整数 x 的 d 进表达的长度，对于 $\forall d_1, d_2 \in \mathbb{N}^*$，$d_1, d_2 \geq 2$ 有

$$l_{d_1}(x) = \left\lfloor \log_{d_1} x + 1 \right\rfloor \in \left[\log_{d_1} x + 1, \ \log_{d_1} x + 2\right)$$

$$l_{d_2}(x) = \left\lfloor \log_{d_2} x + 1 \right\rfloor \in \left[\log_{d_2} x + 1, \ \log_{d_2} x + 2\right)$$

进而可得不等式链（称为"进制不等式"）

$$\ln d_1 - 2\ln d_2 < \ln d_1 \cdot l_{d_1}(x) - \ln d_2 \cdot l_{d_2}(x) < 2\ln d_1 - \ln d_2$$

高等数学里有一个重要的将充分光滑函数 $f(x)$ 在局部展开为多项式函数的方法，叫作泰勒展开，也可以被看作 $f(x)$ 在 $x - x_0$ 进制下的近似表达：

$$f(x) = f(x_0) + \sum_{k=1}^{n} \frac{f^{(k)}(x_0)}{k!}(x - x_0)^k + o\left((x - x_0)^n\right), \quad x \text{ 在 } x_0 \text{ 附近}$$

其中 $n \in \mathbb{N}^*$，$f^{(k)}(x)$ 表示 $f(x)$ k 阶导函数，$o\left((x - x_0)^n\right)$ 为 $(x - x_0)^n$ 的高阶无穷小量，即

$$\lim_{x \to x_0} \frac{o\left((x - x_0)^n\right)}{(x - x_0)^n} = 0$$

一个自然的问题是，类比于正整数 x 的 d 进表达的长度 $l_d(x)$，$\log_{|x - x_0|}\left(|f(x)|\right)$ 表示什么呢？

为了搞清楚这个问题，我们设

$$g_{x_0}(x) = \log_{|x - x_0|}\left(|f(x)|\right), \quad x \neq x_0$$

等价变形可得

$$g(x) = \frac{\ln\left(f(x)^2\right)}{\ln\left((x - x_0)^2\right)}, \quad x \neq x_0$$

当 $f(x_0) = 0$，且 $f'(x_0) \neq 0$ 时，有

$$\begin{aligned}
\lim_{x \to x_0} g(x) &= \lim_{x \to x_0} \frac{\ln\left(f(x)^2\right)}{\ln\left((x - x_0)^2\right)} = \lim_{x \to x_0} \frac{\dfrac{f'(x)}{f(x)}}{\dfrac{1}{x - x_0}} \\
&= \lim_{x \to x_0} \left(f'(x)\left(\frac{f(x) - f(x_0)}{x - x_0}\right)^{-1} \right) \\
&= f'(x_0) \cdot \lim_{x \to x_0} f'(x)^{-1} = 1
\end{aligned}$$

当 $f(x_0) = f'(x_0) = 0$，且 $f''(x_0) \neq 0$ 时，有

孤立于时间而存在。树立正确的时空观，对我们理解一个问题的复杂程度和解决途径大有裨益。

2. 同一个数在不同的进制下的表示——泰勒展开与零点阶数

在上文中，我们已经见识到了进制的强大作用，这一小节从其他角度观察一些有趣的现象。

我们说一个实数 x 的 d 进制表达（$d \in \mathbb{N}^*$，$d \geqslant 2$），其实是指 x 的如下展开形式

$$x = a_n d^n + a_{n-1} d^{n-1} + \cdots + a_0 d^0 + a_{-1} d^{-1} + a_{-2} d^{-2} + \cdots$$

其中 $a_i \in \{0, 1, 2, \cdots, d-1\}$，$i = n, n-1, n-2, \cdots, 2, 1, 0, -1, -2, \cdots$，$n \in \mathbb{Z}$，且 $a_n \neq 0$。此时将序列

$$\left(a_n a_{n-1} a_{n-2} \cdots a_2 a_1 a_0 . a_{-1} a_{-2} \cdots \right)_d$$

称为 x 的 d 进制表示，记作 $(x)_d$。当不会混淆时，也把它记作 $a_n a_{n-1} a_{n-2} \cdots a_2 a_1 a_0 . a_{-1} a_{-2} \cdots$。当 $a_i = 0$，$\forall i < 0$ 时，称 x 为 d 进整数。实数在 d 进制下遵照从前到后的字典序可以形成一个序关系。这个序关系就是实数的大小关系。

关于 d 进制表示有许多结论，下面列出了一些基本的结论，读者可以将其作为基础练习。

（1）$\forall d, d' \in \mathbb{N}^*$，$d, d' \geqslant 2$，$x$ 为 d 进整数，当且仅当 x 为 d' 进整数。这意味着整数性在所有的进制下是统一的。

（2）$\forall d, d' \in \mathbb{N}^*$，$d, d' \geqslant 2$，在 d 进制下按照字典序 $(x_1)_d < (x_2)_d$，当且仅当在 d' 进制下按照字典序 $(x_1)_{d'} < (x_2)_{d'}$。这意味着进制的转换保持序关系，进而任意进制下的字典序关系和日常所说的实数大小关系相一致。

（3）$\forall d, d' \in \mathbb{N}^*$，$d, d' \geqslant 2$，$(x)_d (y)_{d'} = (y)_d (x)_{d'}$，这意味着

$$\frac{(x)_d}{(y)_d} = \frac{(x)_{d'}}{(y)_{d'}} = \left(\frac{x}{y} \right)_d = \left(\frac{x}{y} \right)_{d'}$$

进而 +、−、×、÷ 四则运算关系在进制转化下不变。

（4）x 为有理数，当且仅当 x 在任意进制下均为有限小数或者无限循环小数。

（5）进制不等式：以 $l_d(x)$ 记正整数 x 的 d 进表达的长度，对于 $\forall d_1, d_2 \in \mathbb{N}^*$，$d_1, d_2 \geqslant 2$ 有

$$l_{d_1}(x) = \left\lfloor \log_{d_1} x + 1 \right\rfloor \in \left[\log_{d_1} x + 1, \ \log_{d_1} x + 2 \right)$$

$$l_{d_2}(x) = \left\lfloor \log_{d_2} x + 1 \right\rfloor \in \left[\log_{d_2} x + 1, \ \log_{d_2} x + 2 \right)$$

进而可得不等式链（称为"进制不等式"）

$$\ln d_1 - 2\ln d_2 < \ln d_1 \cdot l_{d_1}(x) - \ln d_2 \cdot l_{d_2}(x) < 2\ln d_1 - \ln d_2$$

高等数学里有一个重要的将充分光滑函数 $f(x)$ 在局部展开为多项式函数的方法，叫作泰勒展开，也可以被看作 $f(x)$ 在 $x-x_0$ 进制下的近似表达：

$$f(x) = f(x_0) + \sum_{k=1}^{n} \frac{f^{(k)}(x_0)}{k!}(x-x_0)^k + o\left((x-x_0)^n\right), \quad x \text{ 在 } x_0 \text{ 附近}$$

其中 $n \in \mathbb{N}^*$，$f^{(k)}(x)$ 表示 $f(x)$ k 阶导函数，$o\left((x-x_0)^n\right)$ 为 $(x-x_0)^n$ 的高阶无穷小量，即

$$\lim_{x \to x_0} \frac{o\left((x-x_0)^n\right)}{(x-x_0)^n} = 0$$

一个自然的问题是，类比于正整数 x 的 d 进表达的长度 $l_d(x)$，$\log_{|x-x_0|}\left(|f(x)|\right)$ 表示什么呢?

为了搞清楚这个问题，我们设

$$g_{x_0}(x) = \log_{|x-x_0|}\left(|f(x)|\right), \ x \neq x_0$$

等价变形可得

$$g(x) = \frac{\ln\left(f(x)^2\right)}{\ln\left((x-x_0)^2\right)}, \ x \neq x_0$$

当 $f(x_0) = 0$，且 $f'(x_0) \neq 0$ 时，有

$$\lim_{x \to x_0} g(x) = \lim_{x \to x_0} \frac{\ln\left(f(x)^2\right)}{\ln\left((x-x_0)^2\right)} = \lim_{x \to x_0} \frac{\dfrac{f'(x)}{f(x)}}{\dfrac{1}{x-x_0}}$$

$$= \lim_{x \to x_0}\left(f'(x)\left(\frac{f(x)-f(x_0)}{x-x_0}\right)^{-1}\right)$$

$$= f'(x_0) \cdot \lim_{x \to x_0} f'(x)^{-1} = 1$$

当 $f(x_0) = f'(x_0) = 0$，且 $f''(x_0) \neq 0$ 时，有

$$\lim_{x \to x_0} g(x) = \lim_{x \to x_0} \left(\frac{\ln\left(f'(x)^2\right)}{\ln\left((x-x_0)^2\right)} \cdot \frac{\ln\left(f(x)^2\right)}{\ln\left(f'(x)^2\right)} \right)$$

$$= \lim_{x \to x_0} \frac{\ln\left(f'(x)^2\right)}{\ln\left((x-x_0)^2\right)} \cdot \lim_{x \to x_0} \frac{\ln\left(f(x)^2\right)}{\ln\left(f'(x)^2\right)}$$

$$= \lim_{x \to x_0} \frac{\ln\left(f(x)^2\right)}{\ln\left(f'(x)^2\right)}$$

$$= \lim_{x \to x_0} \frac{f'(x)/f(x)}{f''(x)/f'(x)}$$

$$= \frac{1}{f''(x_0)} \cdot \lim_{x \to x_0} \frac{\left(f'(x)\right)^2}{f(x)}$$

$$= \frac{1}{f''(x_0)} \cdot \lim_{x \to x_0} \frac{2f'(x)f''(x)}{f'(x)}$$

$$= 2$$

一般地，若 $f(x_0) = f'(x_0) = \cdots = f^{(k)}(x_0) = 0$，$f^{(k+1)}(x_0) \neq 0$，则有

$$\lim_{x \to x_0} g(x) = \lim_{x \to x_0} \left(\frac{\ln\left(f^{(k)}(x)^2\right)}{\ln\left((x-x_0)^2\right)} \cdot \frac{\ln\left(f(x)^2\right)}{\ln\left(f^{(k)}(x)^2\right)} \right)$$

$$= \lim_{x \to x_0} \frac{\ln\left(f^{(k)}(x)^2\right)}{\ln\left((x-x_0)^2\right)} \cdot \lim_{x \to x_0} \frac{\ln\left(f(x)^2\right)}{\ln\left(f^{(k)}(x)^2\right)}$$

$$= \lim_{x \to x_0} \frac{\ln\left(f^{(k)}(x)^2\right)}{\ln\left((x-x_0)^2\right)} \cdot \lim_{x \to x_0} \frac{f'(x)/f(x)}{f^{(k+1)}(x)/f^{(k)}(x)}$$

$$= \lim_{x \to x_0} \frac{\ln\left(f^{(k)}(x)^2\right)}{\ln\left((x-x_0)^2\right)} \cdot \frac{1}{f^{(k+1)}(x_0)} \cdot \lim_{x \to x_0} \frac{f'(x) \cdot f^{(k)}(x)}{f(x)}$$

$$= \lim_{x \to x_0} \frac{\ln\left(f^{(k)}(x)^2\right)}{\ln\left((x-x_0)^2\right)} \cdot \frac{1}{f^{(k+1)}(x_0)} \cdot \lim_{x \to x_0} \frac{f''(x) \cdot f^{(k)}(x) + f'(x) \cdot f^{(k+1)}(x)}{f'(x)}$$

$$= \lim_{x \to x_0} \frac{\ln\left(f^{(k)}(x)^2\right)}{\ln\left((x-x_0)^2\right)} \cdot \frac{1}{f^{(k+1)}(x_0)} \cdot \left[\lim_{x \to x_0} \frac{f''(x) \cdot f^{(k)}(x)}{f'(x)} + f^{(k+1)}(x_0) \right]$$

$$= \lim_{x \to x_0} \frac{\ln\left(f^{(k)}(x)^2\right)}{\ln\left((x-x_0)^2\right)} \cdot \frac{1}{f^{(k+1)}(x_0)} \cdot \left[\lim_{x \to x_0} \frac{f'''(x) \cdot f^{(k)}(x) + f''(x) \cdot f^{(k+1)}(x)}{f''(x)} + f^{(k+1)}(x_0) \right]$$

$$= \cdots$$

$$= \lim_{x \to x_0} \frac{\ln\left(f^{(k)}(x)^2\right)}{\ln\left((x-x_0)^2\right)} \cdot \frac{1}{f^{(k+1)}(x_0)} \cdot \left[\lim_{x \to x_0} \frac{f^{(k+1)}(x)f^{(k)}(x)}{f^{(k)}(x)} + k \cdot f^{(k+1)}(x_0)\right]$$

$$= \lim_{x \to x_0} \frac{\ln\left(f^{(k)}(x)^2\right)}{\ln\left((x-x_0)^2\right)} \cdot (k+1)$$

$$= k+1$$

由上面的推导，根据数学归纳原理，可得结论

$$\lim_{x \to x_0} g(x) = \lim_{x \to x_0} \frac{\ln\left(f(x)^2\right)}{\ln\left((x-x_0)^2\right)} = N_f(x_0)$$

其中 $N_f(x_0)$ 表示函数 $f(x)$ 在 $x = x_0$ 处的"零点阶数"，即使得极限

$$\lim_{x \to x_0} f(x) \cdot (x-x_0)^{-k} \neq 0$$

的最小非负整数 k 的值。进而可得 $\log_{|x-x_0|}\left(|f(x)|\right)$ 的意义为"$f(x)$ 在 $x = x_0$ 处的零点阶数"。具体地说，即

$$\lim_{x \to x_0} \log_{|x-x_0|}\left(|f(x)|\right) = N_f(x_0)$$

这个结论在函数论中具有基础性的作用。由此可见，进制的观点在数学的不同分支下大有可为。

图 7-2 给出了一些算例及图像。

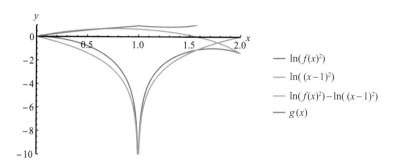

（a）

$x_0 = 1$，$f(x) = (x-1)(\sin x + \cos x)$，$g(x) = \dfrac{\ln\left(f(x)^2\right)}{\ln\left((x-1)^2\right)}$时的

$f(x)$、$g(x)$、$y = \ln\left((x-1)^2\right)$及$y = \ln\left(f(x)^2\right) - \ln\left((x-1)^2\right)$函数图像，此时$N_f(1) = 1$

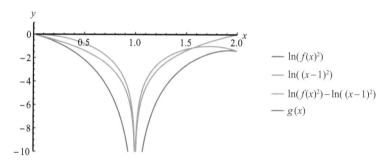

（b）

$x_0 = 1$，$f(x) = (x-1)^2(\sin x + \cos x)$，$g(x) = \dfrac{\ln\left(f(x)^2\right)}{\ln\left((x-1)^2\right)}$时的

$f(x)$、$g(x)$、$y = \ln\left((x-1)^2\right)$及$y = \ln\left(f(x)^2\right) - \ln\left((x-1)^2\right)$函数图像，此时$N_f(1) = 2$

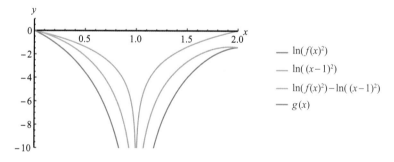

（c）

$x_0 = 1$，$f(x) = (x-1)^3(\sin x + \cos x)$，$g(x) = \dfrac{\ln\left(f(x)^2\right)}{\ln\left((x-1)^2\right)}$时的

$f(x)$、$g(x)$、$y = \ln\left((x-1)^2\right)$及$y = \ln\left(f(x)^2\right) - \ln\left((x-1)^2\right)$函数图像，此时$N_f(1) = 3$

图　7-2

3. d 进制距离

由于一个实数可以表示为进制下的一列有序数列，而序列之间的距离有多种定义，因此这反过来就得到了实数之间一些"新距离"的定义。具体来说，对于实数 x_1、x_2 和 $d \in \mathbb{N}^*$，$d \geq 2$，假设二者的 d 进制表示分别为

$$x_1 = \sum_{k=-\infty}^{n} a_k d^k = \left(a_n a_{n-1} a_{n-2} \cdots a_1 a_0 a_{-1} a_{-2} \cdots \right)_d$$

$$x_2 = \sum_{k=-\infty}^{m} b_k d^k = \left(b_m b_{m-1} b_{m-2} \cdots b_1 b_0 b_{-1} b_{-2} \cdots \right)_d$$

可定义 x_1 和 x_2 的一种 d 进距离 $D_d(x_1, x_2)$ 为

$$D_d(x_1, x_2) = \sum_{k=-\infty}^{N} |a_k - b_k| d^k$$

其中 $N = \max\{m, n\}$，需要的话，$a_{n+1} = \cdots = a_N = 0$ 或 $b_{m+1} = \cdots = b_N = 0$（即不足 N 位补零）。

上述定义的 d 进距离和通常的实数距离不相等，因为并没有 $D_d(x_1, x_2) = |x_1 - x_2|$，实际上

$$|x_1 - x_2| = \left| \sum_{k=-\infty}^{N} (a_k - b_k) d^k \right| \leq D_d(x_1, x_2)$$

而且当 $|x_1 - x_2| < |x_1 - x_3|$ 时，不见得有 $D_d(x_1, x_2) < D_d(x_1, x_3)$。

例如：$x_1 = (222)_4$，$x_2 = (131)_4$，$x_3 = (113)_4$，计算可得

$$|x_1 - x_2| = 1 \times 4^2 + (-1) \times 4 + 1 = 13, \quad |x_1 - x_3| = 1 \times 4^2 + 1 \times 4 - 1 = 19, \quad |x_1 - x_2| < |x_1 - x_3|$$

$$D_4(x_1, x_2) = 1 \times 4^2 + 1 \times 4 + 1 = 21, \quad D_4(x_1, x_3) = 1 \times 4^2 + 1 \times 4 + 1 = 21, \quad D_4(x_1, x_2) = D_4(x_1, x_3)$$

但容易证明 d 进距离依然满足三角不等式，即

$$D_d(x_1, x_2) + D_d(x_2, x_3) \geq D_d(x_1, x_3)$$

只是其等号成立条件比较复杂。图 7-3 和图 7-4 分别给出了二元函数 $D_3(x, y)$ 的函数图像及等温图，从中可以看到非常明显的分形（自相似）结构。

一系列开放的问题是：

（1）图 7-3 中的分形结构的分形维数是多少？

（2）不同进制 d 对应的分形维数相同还是不同？

（3）不同进制 d 下函数 $D_d(x, y)$ 的等高线的分布规律。

对这些问题的处理已超出本讲内容，感兴趣的读者可参阅参考文献[1]。

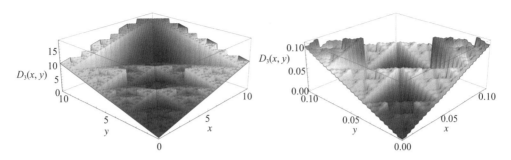

图 7-3 二元函数 $D_3(x, y)$ 在不同尺度下的函数图像，呈现出明显的分形（自相似）结构

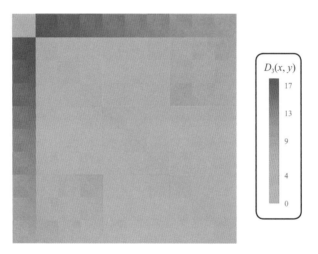

图 7-4 二元函数 $D_3(x, y)$ 的等温图，其中 $x \in [0, 10]$，$y \in [0, 10]$，精度为 0.05

话题 8：

迭代预测的测不准原理与熵距

物理学中有"测不准原理"，它告诉我们在熵增原理统治的这个宇宙中，人们对于数据的采集是不可能在时间和空间维度上同时精确的。然而，熵增原理在数据拟合当中也会发挥作用，它指出：基于拟合函数计算出插值或预测数据后，将它们添加到原始数据里进行再拟合，拟合效果不会优于第一层的拟合结果，即利用拟合插值对数据的增容只会降低数据拟合性的可靠性。

本讲适合在讲授或学习完高中数学的基本初等函数、数列、导数和线性回归章节后，作为数学建模材料在日常教学中讲授或学习，本讲内容包括但不限于：

1. 迭代预测算法及其问题；

2. 迭代预测的测不准原理；

3. 将迭代预测的测不准原理应用于神经网络，解释人工智能在欧式距离下的瓶颈；

4. 不同于欧式距离的另一种"距离"——熵距；

5. 熵距的典型应用——生成式对抗网络（Generative Adversarial Networks，GAN）。

机器学习和数据挖掘的初衷就是发现数据背后潜在的规律。简单起见，假设现在有平面数据集 $S = \{(x_k, y_k) \mid k = 1, 2, \cdots, N\}$。常用的方法是用最小二乘法去寻找其拟合函数。最小二乘法在高中教材中有所体现，不过针对的函数类型为线性函数 $y = ax + b$。但是线性回归显然无法满足所有情况的需要。一般的最小二乘法的步骤如下。

Step 1：通过对数据集分布的观察，选择适当的含参函数型 $f_\Gamma(x)$，其中 Γ 为参数的集合。例如线性函数 $f_\Gamma(x) = ax + b$ 的参数集即为 $\Gamma = \{a, b\}$。

Step 2：计算无约束规划问题

$$\min L(\Gamma) = \sum_{k=1}^{N} \left(f_\Gamma(x_k) - y_k \right)^2$$

这是一个二次凸优化问题，所以一定存在最优解。具体计算时可以通过梯度下降法和牛顿求零点方法来求取。特别地，当 $f_\Gamma(x) = ax + b$ 时，可以通过二次函数的函数性质来求取（见人教版高中数学 B 版教材）。

一个自然的问题是: 如何选取适当的含参函数型 $f_\Gamma(x)$? 除了靠经验, 人们希望有一种更为系统的、方便工程应用的方法。

解决这个问题的办法有很多, 算法 8-1 从现有的函数型出发, 去寻找其新的函数型。

> **算法 8-1: 数据的迭代预测算法**
>
> 训练集 $S = \left\{(x_k, y_k) \middle| k = 1, 2, \cdots, N\right\}$, 拟照如下步骤训练拟合函数 $y = f(x)$。
>
> Step 0: 设 $n = 1$。
>
> Step 1: 用最小二乘法, 求出 S 的拟合函数 $y = f_n(x)$。
>
> Step 2: 预测 $y_{N+1} = f_n(x_{N+1})$, 其中 $x_{N+1} \notin \{x_1, x_2, \cdots, x_N\}$。
>
> Step 3: 更新 $S = S \cup \left\{(x_{N+1}, y_{N+1})\right\}$, $N = N + 1$。
>
> Step 4: 回到 Step 1 循环, 直到函数 $f_n(x)$ 收敛, 输出收敛函数 $f(x)$。

说白了, 这个算法就是将预测出来的数据添加到训练集中进行新的预测, 然后不断迭代, 试图构造出一个收敛的函数列 $\{f_n(x)\}$。注意, 这里 $f_n(x)$ 即使存在极限函数 $f(x)$, 也不见得 $f(x)$ 和 $f_n(x)$ 是同类型的函数, 例如: $f_n(x) = n \sin \dfrac{x}{n}$, $f_n(x) \to f(x) = x$（逐点收敛）, 但是 $f(x)$ 和 $f_n(x)$ 不是同种函数型。所以这种方法的价值在于可以通过一种函数型的极限去寻找另一种函数型。

然而这种策略能否成功, 主要取决于函数列 $\{f_n(x)\}$ 能否真的收敛, 或者至少对于 $x = x_1, x_2, \cdots, x_N$ 逐点收敛（即 $\lim\limits_{n \to +\infty} f_n(x_k)$ 对于 $k = 1, 2, \cdots, N$ 均存在）; 这种策略是否有效, 要看收敛之后的 $f(x) = \lim\limits_{n \to +\infty} f_n(x)$ 是否优于最开始用原始训练集 S 的拟合函数 $f_1(x)$——如果 $f(x)$ 的拟合效果弱于 $f_1(x)$, 那么像这样大费周章就没什么价值了。当然, 因为想要应用于工程, 所以我们希望 n 不必太大就可以令 $\lim\limits_{n \to +\infty} f_n(x)$ 很好地收敛, 如果收敛需要 $n \gg 1$, 也就没有太大应用意义。

下面我们将指出, 在最小二乘法的框架下, 算法 8-1 要么在 $N \gg 1$ 时不成功（即 $f_n(x)$ 不会较为快速地收敛）, 要么无效（即收敛函数的拟合效果还不如 $f_1(x)$）。

> **定理 8-1（迭代预测的测不准原理）**: 设 $P_1, P_2, \cdots, P_N$ 为给定数据集, $N \gg 1$, $f_1(x)$ 为通过最小二乘方法对这 N 个数据的拟合函数。设取定拟合函数 $f_{n-1}(x)$ 后, $f_n(x)$ 表示对新数据集
>
> $$P_1, P_2 \cdots, P_N, P_{N+1}(x_{N+1}, f_{n-1}(x_{N+1})), \cdots, P_{N+n-1}(x_{N+n-1}, f_{n-1}(x_{N+n-1}))$$
>
> 的最小二乘拟合函数。若要求对 $P_1, P_2, \cdots, P_N$ 的拟合效果优于 $f_1(x)$, 则无法在较小的

n 下，观察到 $f(x) = \lim\limits_{n \to +\infty} f_n(x)$ 是否存在；反之，若在较小的 n 下，能观察到 $f(x)$ 的形式，则其对 $P_1, P_2, \cdots, P_N$ 的拟合效果不优于 $f_1(x)$。

证明： 设关于 f_n 的表达式 $L_n(f_n)$ 和 $\delta_n(f_n)$ 如下所示。

$$L_n(f_n) = \sum_{k=1}^{N} \left(f_n(x_k) - y_k\right)^2 + \sum_{i=1}^{n-1} \left(f_n(x_{N+i}) - f_{n-1}(x_{N+i})\right)^2$$

$$\delta_n(f_n) = \sum_{k=1}^{N+n-1} \left(f_n(x_k) - f_{n-1}(x_k)\right)^2 = \sum_{k=1}^{N} \left(f_n(x_k) - f_{n-1}(x_k)\right)^2 + \sum_{i=1}^{n-1} \left(f_n(x_{N+i}) - f_{n-1}(x_{N+i})\right)^2$$

观察 $L_n - \delta_n$ 可得

$$L_n - \delta_n = \sum_{k=1}^{N} \left[\left(f_n(x_k) - y_k\right)^2 - \left(f_n(x_k) - f_{n-1}(x_k)\right)^2 \right]$$
$$= 2\sum_{k=1}^{N} \left[\left(f_{n-1}(x_k) - y_k\right)\left(f_n(x_k) - \frac{y_k + f_{n-1}(x_k)}{2}\right) \right]$$

由绝对值不等式可得

$$|L_n - \delta_n| \leqslant 2\sum_{k=1}^{N} \left|f_{n-1}(x_k) - y_k\right| \cdot \left|f_n(x_k) - \frac{y_k + f_{n-1}(x_k)}{2}\right|$$
$$\leqslant 2M_{n-1} \cdot \sum_{k=1}^{N} \left(\left|f_n(x_k) - f_{n-1}(x_k)\right| + \frac{1}{2}\left|f_{n-1}(x_k) - y_k\right| \right)$$
$$\leqslant 2M_{n-1} \cdot \sum_{k=1}^{N} \left(\left|f_n(x_k) - f_{n-1}(x_k)\right| + \frac{1}{2}M_{n-1} \right)$$
$$= 2M_{n-1} \cdot \sum_{k=1}^{N} \left|f_n(x_k) - f_{n-1}(x_k)\right| + N \cdot M_{n-1}^2$$

其中 $M_{n-1} = \max\limits_{k=1,2,\cdots,N} \left\{ \left|f_{n-1}(x_k) - y_k\right| \right\}$。由柯西不等式有

$$\left(\sum_{k=1}^{N} \left|f_n(x_k) - f_{n-1}(x_k)\right| \right)^2 \leqslant N \cdot \left(\sum_{k=1}^{N} \left(f_n(x_k) - f_{n-1}(x_k)\right)^2 \right)$$

进而可得

$$\sum_{k=1}^{N} \left|f_n(x_k) - f_{n-1}(x_k)\right| \leqslant \sqrt{N} \cdot \sqrt{\sum_{k=1}^{N} \left(f_n(x_k) - f_{n-1}(x_k)\right)^2}$$
$$\leqslant \sqrt{N} \cdot \sqrt{\sum_{k=1}^{N+n-1} \left(f_n(x_k) - f_{n-1}(x_k)\right)^2}$$
$$= \sqrt{N} \cdot \sqrt{\delta_n}$$

进而可得

$$\left|L_n - \delta_n\right| \leq 2M_{n-1} \cdot \sum_{k=1}^{N}\left|f_n\left(x_k\right) - f_{n-1}\left(x_k\right)\right| + N \cdot M_{n-1}{}^2$$
$$\leq 2M_{n-1}\sqrt{N} \cdot \sqrt{\delta_n} + N \cdot M_{n-1}{}^2$$

整理可得

$$L_n \leq \delta_n + 2M_{n-1}\sqrt{N} \cdot \sqrt{\delta_n} + N \cdot M_{n-1}{}^2 = \left(\sqrt{\delta_n} + \sqrt{N} \cdot M_{n-1}\right)^2$$

由于 $L_n \geq L_1 \geq 0$，于是有

$$\sqrt{\delta_n} + \sqrt{N} \cdot M_{n-1} \geq \sqrt{L_1}$$

于是有

$$\sqrt{\frac{N+n-1}{N}} \cdot \sqrt{\frac{\delta_n}{N+n-1}} + M_{n-1} \geq \sqrt{\frac{L_1}{N}}$$

记 $\overline{S} = \sqrt{\dfrac{\delta_n}{N+n-1}}$，$\overline{\vartheta} = \sqrt{\dfrac{L_1}{N}}$，它们表示各自量的均方误差，在此记号下，上式变为

$$\sqrt{\frac{N+n-1}{N}} \cdot \overline{S} + M_{n-1} \geq \overline{\vartheta}$$

在 $N \gg n > 1$ 时，$\sqrt{\dfrac{N+n-1}{N}} \approx 1$，于是得到

$$\overline{S} + M_{n-1} \geq \overline{\vartheta}$$

注意右侧的 $\overline{\vartheta}$ 为非负常数。这个不等式指出：当 $\overline{\vartheta} > 0$ 时，$\overline{S}$ 和 M_{n-1} 不可能同时收敛到 0。这意味着：要么 $\lim\limits_{n \to +\infty} f_n(x)$ 不存在，要么 $\lim\limits_{n \to +\infty} f_n(x)$ 虽然存在，但是对 $P_1, P_2, \cdots, P_N$ 的拟合效果还不如一开始的 $f_1(x)$。

证毕。

上述定理指出，面对大数据集 $N \gg 1$ 来说，想通过不多的有限步让 $f_n(x)$ 收敛找到新的函数型 $f(x)$，并寄希望于 $f(x)$ 的拟合效果优于 $f_1(x)$ 是不可能的事情。

物理学当中有一个非常著名的"不确定性原理"（uncertainty principle），说的是"不可能同时测定一个粒子的位置和它的速度"，由德国物理学家海森堡于 1927 年提出。这个原理也被称为"测不准原理"（但需注意，这种命名虽然直观，但是有偏差，因为物理学中"观察者效应"和"不确定性原理"之间没有直接关联，"测不准原理"像是二者的杂糅，

所以实际上无法反映不确定性原理中的内容）。对比物理中的这个原理和定理 8-1，可以看出，为了防止人类窥伺自然运行的法则所设立的本质障碍——熵增原理——存在于诸多领域，是一个普遍规律。

在当前的深度学习和神经网络当中，函数型的选择都是利用阶跃函数的叠加，即使用

$$f_n(x) = \sum_{k=1}^{n} a_k \cdot h_{\{b_k, c_k\}}(x)$$

作为适合的函数型。其中 $n \gg 1$ 且

$$h_{\{b_k, c_k\}}(x) = \begin{cases} c_k, & x \geq b_k \\ 0, & x < b_k \end{cases}$$

可以证明，通过这种函数，可以在任意精度上逼近任何闭区间上的连续函数，或者开区间上的绝对连续函数。图 8-1 中给出了一个逼近的例子。

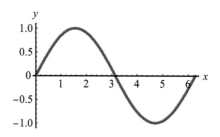

图 8-1 用 630 个阶跃函数的叠加来逼近正弦函数，逼近精度为 0.01

遗憾的是，上面的定理指出，n 可以很大，上面逼近的精度可以很高，但是无论如何也不可能通过 $f_n(x)$ 的迭代预测拟合方法发现新的函数型，即，如果我们的知识库中没有正弦函数，除非付出极大的计算代价（而且就算付出了也有可能失败），否则无法通过算法 8-1 使用神经网络发现正弦函数这个"新函数"。

从这个意义上来说，虽然机器学习方法中有很多基于最小二乘法取得了实际应用的成就，但从函数型的设计来讲，其实这些机器学习方法是没有"创造力"的，这也正是人工智能和真正的智能之间的本质区别。由于最小二乘法基于欧式距离，因此这可以被看作人工智能在欧式度量下的瓶颈。

考虑到现实生活中很多情况基于概率的判断，所以目前的人工智能和深度学习广泛采用不同于欧式距离的另一种"距离"来观察两个概率分布之间的差异。

设随机变量 X 的一个分布列如表 8-1 所示。

表 8-1　随机变量 X 的一个分布列

X	x_1	x_2	x_3	$\cdots$	x_n
p	p_1	p_2	p_3	$\cdots$	p_n

其中 $p_i \in (0, 1)$，$i = 1, 2, \cdots, n$，且 $\sum_{i=1}^{n} p_i = 1$。定义信息熵 $H(p)$ 为

$$H(p) = \sum_{k=1}^{n} p_k \log_2 \left(\frac{1}{p_k} \right)$$

这个概念是在 1948 年 10 月，由时任贝尔实验室数学部研究员的香农（Claude Elwood Shannon）在他划时代的论文《通信的数学原理》中提出的，并以此来实现对于随机变量所含"信息量"的度量。

信息熵有很多性质，研究信息熵性质的标准工具是詹森（Jensen）不等式。

定理 8-2（詹森不等式）：假设函数 $f(x)$ 在区间 (a,b) 上二次导数存在且连续，且 $f''(x) < 0$，则对于 $\forall n \in \mathbb{N}^*$，$\forall \lambda_1, \lambda_2, \cdots, \lambda_n \in (0, 1)$，$\sum_{k=1}^{n} \lambda_k = 1$，以及 $\forall x_1, x_2, \cdots, x_n \in (a, b)$，均有

$$\sum_{k=1}^{n} \lambda_k f(x_k) \leqslant f\left(\sum_{k=1}^{n} \lambda_k x_k \right)$$

其中等号成立当且仅当 $x_1 = x_2 = \cdots = x_n$。

证明：参阅参考文献，这里因篇幅限制不再赘述[1]。

将詹森不等式用于函数 $f(x) = \log_2 x$ 上，并选取 $\lambda_k = p_k$、$x_k = \frac{1}{p_k}$、$k = 1, 2, \cdots, n$，可得

$$H(p) = \sum_{k=1}^{n} p_k \log_2 \left(\frac{1}{p_k} \right) \leqslant \log_2 \left(\sum_{k=1}^{n} p_k \frac{1}{p_k} \right) = \log_2 n$$

于是信息熵的范围为 $H(p) \in (0, \log_2 n]$，当且仅当 p 为均匀分布，即 $p_1 = p_2 = \cdots = p_n = \frac{1}{n}$ 时取到最大值 $\log_2 n$。

假如现在有随机变量 X 的另一个分布列 q，如表 8-2 所示。

表 8-2　随机变量 X 的另一个分布列

X	x_1	x_2	x_3	$\cdots$	x_n
q	q_1	q_2	q_3	$\cdots$	q_n

其信息熵为 $H(q)$，我们显然不能用 $H(p)-H(q)$ 来表示分布 p 和 q 之间的"距离" $d(p, q)$，因为距离都是非负的，而且需要 $d(p, q)=d(q, p)$，将其定义为 $H(p)-H(q)$ 显然不能满足需求；也不能将 $d(p, q)$ 定义为 $H(p-q)$，因为这个式子没有意义，$p-q$ 并不构成分布，因为各概率不仅不一定为正，而且相加也不是 1，而是 0！

实际上，信息论中是选用如下方式定义 $d(p, q)$ 的：

$$d(p,\ q)=\frac{1}{2}\left(\sum_{k=1}^{n}p_k\log_2\frac{p_k}{q_k}+\sum_{k=1}^{n}q_k\log_2\frac{q_k}{p_k}\right)$$

这样定义显然符合 $d(p, q)=d(q, p)$。再次利用詹森不等式，可得

$$\sum_{k=1}^{n}p_k\log_2\frac{p_k}{q_k}=-\sum_{k=1}^{n}p_k\log_2\frac{q_k}{p_k}\geqslant-\log_2\left(\sum_{k=1}^{n}p_k\frac{q_k}{p_k}\right)=0$$

进而 $d(p, q)\geqslant 0$。这个 $d(p, q)$ 被称为分布 p 和 q 之间的"熵距"。

为什么说熵距不同于欧式距离呢？因为欧式距离 $d(A, B)$ 满足三角不等式

$$d(A, B)+d(A, C)\geqslant d(A, C)$$

其中 A, B, C 为欧式空间中的三个点。但是对于熵距，并没有

$$d(p, q)+d(q, r)\geqslant d(p, r)$$

其中 p, q, r 为随机变量 X 的三个概率分布。

但是熵距有自己的属性，即定理 8-3。

定理 8-3（平均熵不等式）：

$$0\leqslant H\left(\frac{p+q}{2}\right)-\frac{H(p)+H(q)}{2}\leqslant\frac{1}{2}d(p, q)$$

等号成立当且仅当分布 p, q 相同。

证明：首先，根据定义及均值不等式，可得

$$H(p)+H(q)+d(p,\,q)$$

$$=\sum_{i=1}^{n}p_i\log_2\left(\frac{1}{p_i}\right)+\sum_{i=1}^{n}q_i\log_2\left(\frac{1}{q_i}\right)+\frac{1}{2}\left(\sum_{i=1}^{n}p_i\log_2\left(\frac{p_i}{q_i}\right)+\sum_{i=1}^{n}q_i\log_2\left(\frac{q_i}{p_i}\right)\right)$$

$$=\frac{1}{2}\left(\sum_{i=1}^{n}p_i\log_2\left(\frac{1}{p_i^{\,2}}\right)+\sum_{i=1}^{n}p_i\log_2\left(\frac{p_i}{q_i}\right)+\sum_{i=1}^{n}q_i\log_2\left(\frac{1}{q_i^{\,2}}\right)+\sum_{i=1}^{n}q_i\log_2\left(\frac{q_i}{p_i}\right)\right)$$

$$=\frac{1}{2}\left(\sum_{i=1}^{n}p_i\log_2\left(\frac{1}{p_i^{\,2}}\cdot\frac{p_i}{q_i}\right)+\sum_{i=1}^{n}q_i\log_2\left(\frac{1}{q_i^{\,2}}\cdot\frac{q_i}{p_i}\right)\right)$$

$$=\frac{1}{2}\sum_{i=1}^{n}(p_i+q_i)\log_2\left(\frac{1}{p_iq_i}\right)$$

$$\geqslant\sum_{i=1}^{n}\left(\frac{p_i+q_i}{2}\right)\log_2\left(\frac{4}{(p_i+q_i)^2}\right)$$

$$=2\sum_{i=1}^{n}\left(\frac{p_i+q_i}{2}\right)\log_2\left(\frac{2}{p_i+q_i}\right)$$

$$=2H\left(\frac{p+q}{2}\right)$$

其次，根据詹森不等式，考虑函数 $f(x)=-x\log_2 x$ ，可得

$$\frac{1}{2}\left(\sum_{i=1}^{n}p_i\log_2\frac{1}{p_i}+\sum_{i=1}^{n}q_i\log_2\frac{1}{q_i}\right)\leqslant\sum_{i=1}^{n}\left(\frac{p_i+q_i}{2}\right)\log_2\frac{2}{p_i+q_i}=H\left(\frac{p+q}{2}\right)$$

平均熵不等式给出了熵距的实际意义——分布 $p,\,q$ 的熵的平均数和二者平均分布 $\dfrac{p+q}{2}$ 的熵之间的大小差别的上界的 2 倍。

利用熵距可以构造很多非常有价值的神经网络，例如最近几年很火爆的生成式对抗网络（GAN），其网络设计结构如图 8-2 所示，主要的思路就是利用一个生成网络和一个评价网络的互相对抗来实现各自的增强，最后达到评价网络无法区分生成网络生成的结果的真假，这样的生成网络就可以用来实现人工智能的"创造力"。在 GAN 的设计中，熵距不可或缺。

实际上，GAN 的训练等价于如下的规划问题

$$\min_{G}\max_{D}V(D,\,G)$$

其中 $V(D,\,G)$ 的表达式为

$$V(D,\,G)=E_{p_x}\left[\log_2 D(G(x))\right]+E_{p_z}\left[\log_2(1-D(z))\right]$$

其中 $E_{p_x}\left[\log_2 D(G(x))\right]$ 和 $E_{p_z}\left[\log_2(1-D(z))\right]$ 如下所示：

$$E_{p_x}\left[\log_2 D\big(G(x)\big)\right] = \sum_{k=1}^{n} p_x(x_k)\log_2 D\big(G(x_k)\big)$$

$$E_{p_z}\left[\log_2\big(1-D(z)\big)\right] = \sum_{k=1}^{n} p_z(z_k)\log_2\big(1-D(z_k)\big)$$

经过计算（基本计算，此处因篇幅有限从略，读者可作为练习）可得

$$\max_D V(D,\,G) = 2d\left(p_x,\,p_z\right) - 2$$

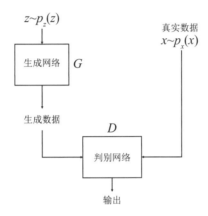

图 8-2 GAN 的网络设计拓扑图

GAN 有很多非常有趣的应用，喜欢动漫的读者甚至可以利用 GAN 在线生成自己创作的动漫角色（图 8-3）[2]，对其技术细节感兴趣的读者可以参阅参考文献。

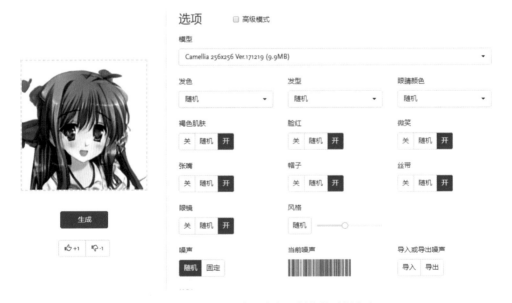

图 8-3 利用 GAN 在线生成自己创作的动漫角色

话题 9：
数据直径、凸集及荣格定理

凸分析是数学新课标中新加入的选修内容，不仅在信息技术中有非常重要的应用，也为很多古典数学问题提供了异常优雅的解决方式。凸分析的核心课题之一就是获得数据集的凸包，并且基于凸包挖掘数据集的直径（最远的两个数据点之间的欧式距离）、包络圆半径、分布密度等特征。本讲的核心结果是著名的荣格定理，它给出了数据集的包络圆半径和数据集直径之间的不等式关系。

本讲适合在讲授或学习完高中数学的解三角形章节、平面解析几何章节和数学归纳法章节后，作为数学建模材料在日常教学中讲授或学习，本讲内容包括但不限于：

1. 数据直径及包络圆的定义；

2. 二维（平面内）荣格定理（Jung's Theorem）及其证明；

3. 拉东定理（Radon's Theorem）和黑利定理（Helly's Theorem）；

4. 一般维度下的荣格定理。

用数学工具观察数据特性是现代数据科学的需要，这个需要反过来也促进了数学的发展。假设现在有一个平面数据集 $S = \{P_k(x_k, y_k) \mid k = 1, 2, \cdots, N\}$，其中 $N \gg 1$，$N \in \mathbb{N}^*$，因为 S 的有限性，所以总能够找到一个充分大的几何对象，例如圆盘，将所有的数据都包含进去。工程上往往需要找到尽可能小的这样的圆，这会带来很多的便利。那么如何寻找最小的圆，去包含所有的数据点呢？

这个问题的解决和一个重要的概念密切相关，那就是"数据的直径"。数据集 S 的直径 d_S 被定义为 S 中任意两点之间的最远距离，用数学表示即为

$$d_S = \max_{P, Q \in S} |PQ|$$

图 9-1 中给出了一个拥有 1000 个点的平面点集 S，如何求取它的直径呢？最容易想到的自然是计算 S 中每两个数据点之间的距离，再取最大值。但是这样做首先需要计算 $C_{1000}^2 = 499\ 500$ 个距离。1978 年，M. I. 沙莫斯（M. I. Shamos）在其划时代的论文《计算几何》（"Computational Geometry"）中提出的旋转卡壳算法是一个更快的算法，但是需要首

先构造数据集的凸包。我们还可以退而求其次，寻找距离较大的点对（称为拟对径点对）作为对径点，将拟对径点之间的距离近似地看作数据直径（称这个近似值为拟直径）。算法 9-1 给出了一种寻找拟直径和拟对径点对的方法。

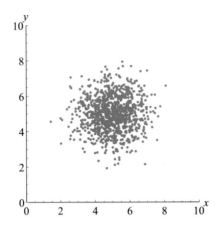

图 9-1 一个拥有 1000 个点的平面数据集 S

算法 9-1：求取数据拟直径和拟对径点对

已知：数据集 $S = \left\{ P_k\left(x_k, y_k\right) \mid k = 1, 2, \cdots, N \right\}$，$N \gg 1$，$N \in \mathbb{N}^*$。

求取：拟直径 $\tilde{d}_S \approx \max\limits_{P, Q \in S} |PQ|$，及其对应的拟对径点 P^*，Q^*。

过程

Step 1：求取数据集 S 的重心 $G\left(x_G, y_G\right)$，其中

$$x_G = \frac{x_1 + x_2 + \cdots + x_N}{N}, \quad y_G = \frac{y_1 + y_2 + \cdots + y_N}{N}$$

Step 2：遍历 S 中的点，寻找到点 G 距离最远的点 $P\left(x_P, y_P\right)$。

Step 3：遍历 S 中的点，寻找到 $P\left(x_P, y_P\right)$ 最远的点 $Q\left(x_Q, y_Q\right)$。

Step 4：遍历 S 中的点，寻找到 $Q\left(x_Q, y_Q\right)$ 最远的点 $P'\left(x_{P'}, y_{P'}\right)$，比较 $P'\left(x_{P'}, y_{P'}\right)$ 和 $P\left(x_P, y_P\right)$；

如果 $P'\left(x_{P'}, y_{P'}\right) \neq P\left(x_P, y_P\right)$，则更新 $P\left(x_P, y_P\right) = P'\left(x_{P'}, y_{P'}\right)$，并返回 Step 3；

如果 $P'\left(x_{P'}, y_{P'}\right) = P\left(x_P, y_P\right)$，则返回 $P^* = P$，$Q^* = Q$，$\tilde{d}_S = \left|P^*Q^*\right|$，算法停止。

由于 S 有限，因此上述算法必定在有限步内停止。对于图 9-1 中的数据集，实际上迭代两步就可以停止，结果如图 9-2 所示。其中黑色的两个点为 P，Q，红色点为 S 的重心。

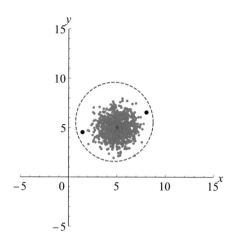

图 9-2 能将图 9-1 中的数据集 S 包含进去的圆盘

求取能够覆盖数据集的最小圆盘（下称包络圆）的半径是一个更为困难的问题。目前还没有穷搜以外的高精度算法。但是定理 9-1 给出了包络圆半径 $r_{\min}$ 和数据半径 d_S 之间的关系。

定理 9-1（荣格定理）[1]：记 d_S 为平面点集 S 的直径，$r_{\min}$ 为其包络圆半径，则有

$$\frac{d_S}{2} \leqslant r_{\min} \leqslant \frac{d_S}{\sqrt{3}}$$

荣格定理是德国数学家荣格于 1901 年发现的，那时候荣格刚刚从柏林大学毕业两年，是一位贯通数学、物理、化学的奇才。荣格定理看起来像是一个平面几何问题，但是它的证明却强烈依赖于凸集的分析。事实上，荣格定理证明依赖于黑利定理，而黑利定理的证明又基于拉东定理。在引述这两个定理之前，需要先引入凸集与凸包的概念，这在高中数学新课标中是选修内容。

定义 9-1（凸集合）：设 Ω 为平面内的一个非空点集，如果 $\forall P, Q \in \Omega$，$P \neq Q$，线段 PQ 作为点集均包含于 Ω，则称 Ω 为一个凸集合（图 9-3）。

特别地，平面内任意点集中点的坐标的加权平均一定位于该集合的凸包内。具体地说，如果 $S = \left\{ P_1(x_1, y_1), P_2(x_2, y_2), \cdots, P_n(x_n, y_n) \right\}$，则任取 $\lambda_k \in [0, 1]$，$k = 1, 2, \cdots, n$，$\sum_{k=1}^{n} \lambda_k = 1$，点 $P_0 \left(\sum_{k=1}^{n} \lambda_k x_i, \sum_{k=1}^{n} \lambda_k y_i \right)$ 一定位于 S 的凸包中。

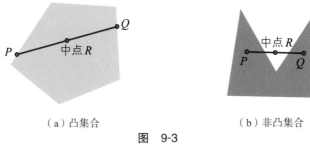

（a）凸集合　　　　　　　　　　　（b）非凸集合

图　9-3

定义 9-2（凸包）：设 S 为平面内的一个非空点集，包含 S 的所有凸集合的交集被称为 S 的凸包。

有了凸集和凸包的定义，就可以给出拉东定理和黑利定理的具体内容了。

定理 9-2（拉东定理）[2]：任取平面内的点集 S，假设 S 中含有不少于 4 个点，则存在 S_1 和 S_2，$S_1 \bigcap S_2 = \varnothing$，使得 $S = S_1 \bigcup S_2$，并且 S_1 和 S_2 的凸包相交。

证明：设 $S = \left\{ P_1\left(x_1, y_1\right), P_2\left(x_2, y_2\right), \cdots, P_n\left(x_n, y_n\right) \right\} \subseteq \mathbb{R}^2$，考虑线性方程组

$$\begin{cases} a_1 x_1 + a_2 x_2 + \cdots + a_n x_n = 0 \\ a_1 y_1 + a_2 y_2 + \cdots + a_n y_n = 0 \\ a_1 + a_2 + \cdots + a_n = 0 \end{cases}$$

这个线性方程组有 $n > 3$ 个未知数，但仅有 3 个方程，故必有非零解 $\left(a_1, a_2, \cdots, a_n\right)$，选定其中一个非零解。构造集合 $S_1 = \left\{ P_i \in S \mid a_i > 0 \right\}$、$S_2 = \left\{ P_i \in S \mid a_i \leqslant 0 \right\}$，我们注意到点

$$P_0 \left(\sum_{P_i \in S_1} \frac{a_i}{A} x_i, \ \sum_{P_i \in S_1} \frac{a_i}{A} y_i \right) = \left(-\sum_{P_j \in S_2} \frac{a_j}{A} x_j, \ -\sum_{P_j \in S_2} \frac{a_j}{A} y_j \right)$$

既属于 S_1 的凸包，也属于 S_2 的凸包，其中 $A = \sum_{a_i > 0} a_i$ 为所有正的 a_i 的和。定理得证。

定理 9-3（黑利定理）[3]：设 $X_1, X_2, \cdots, X_n$ 为平面内的有限个凸集合，其中 $n \geqslant 3$，$n \in \mathbb{N}$。如果对 $X_1, X_2, \cdots, X_n$ 中每 3 个集合的交集均非空，则所有这 n 个集合的交集一定非空。

证明： 对 n 用数学归纳法。

当 $n=3$ 时，结论显然。

假设 $n=k$（$k \geqslant 3$，$k \in \mathbb{N}$）时结论成立，即，对于平面内的 k 个凸集 X_1, X_2, $\cdots$, X_k，如果其中每 3 个集合的交集非空，则所有这 k 个集合的交集一定非空。

当 $n=k+1$ 时，如果 $X_1, X_2, \cdots, X_{k+1}$ 中每 3 个集合的交集均非空，根据归纳假设，$\forall j \in \{1, 2, \cdots, k+1\}$，$\exists P_j \in \bigcap_{i \neq j} X_i$。不妨设 $P_j \notin X_j$，$j=1, 2, \cdots, k+1$，否则结论即刻成立。

记 $A = \{P_1, P_2, \cdots, P_{k+1}\}$，由 P_j 的构造可知，P_j 中元素两两不同，根据拉东定理，存在 A_1、$A_2 \subset A$，使得 $A = A_1 \bigcup A_2$、$A_1 \bigcap A_2 = \varnothing$ 且 A_1 的凸包和 A_2 的凸包相交非空。不妨设 $P_0 \in A_1 \bigcap A_2$，下证 $P_0 \in \bigcap_j X_j$。

对于 $j=1, 2, \cdots, k+1$，$P_j \notin X_j$。若 $P_j \in A_1$，则 $P_j \notin A_2$，由 A_2 和 X_j 的定义可知 $A_2 \subset X_j$。由于 X_j 为凸集，因此 A_2 的凸包 $\subseteq X_j$，进而 $P_0 \in X_j$；若 $P_j \in A_2$，则 $P_j \notin A_1$，由 A_1 和 X_j 的定义可知 $A_1 \subset X_j$。由于 X_j 为凸集，因此 A_1 的凸包 $\subseteq X_j$，进而 $P_0 \in X_j$。所以无论如何，均有 $P_0 \in X_j$。遍历 $j=1, 2, \cdots, k+1$，即可得 $P_0 \in \bigcap_j X_j$。

由数学归纳法可知定理成立。

下面给出荣格定理的证明。

定理 9-1 的证明： 第一个不等号是显然成立的，下面对 $n \geqslant 3$ 用数学归纳法证明第二个不等号成立。

当 $n=3$ 时，$S = \{P_1, P_2, P_3\}$，当 P_1、P_2、P_3 三点不共线时，不妨设 $\angle P_3 P_1 P_2$ 为 $\angle P_1 P_2 P_3$、$\angle P_2 P_3 P_1$、$\angle P_3 P_1 P_2$ 中的最大者，$P_2 P_3$ 为 $\Delta P_1 P_2 P_3$ 的最长边，于是 $P_2 P_3 = d_S$，此时 $\angle P_1 P_2 P_3$ 和 $\angle P_2 P_3 P_1$ 均为小于 $60°$ 的锐角。在 $P_2 P_3$ 靠近 P_1 一侧构造等边三角形 $\Delta Q P_2 P_3$，可知 S 被 $\Delta Q P_2 P_3$ 内部及边界覆盖。而 $\Delta Q P_2 P_3$ 的外接圆半径为 $\dfrac{d_S}{\sqrt{3}}$。于是 S 可被半径为 $\dfrac{d_S}{\sqrt{3}}$ 的圆覆盖。

假设 $n=k$（$k \geqslant 3$，$k \in \mathbb{N}$）时结论成立，即，对于平面内直径为 d_S 的 k 点集 S，存在半径为 $\dfrac{d_S}{\sqrt{3}}$ 的圆盘覆盖 S。

当 $n=k+1$ 时，设 $S = \{P_1, P_2, \cdots, P_{k+1}\}$，构造以 P_j 为圆心，以 $\dfrac{d_S}{\sqrt{3}}$ 为半径的圆盘 D_j，$j=1, 2, \cdots, k+1$。根据 $n=3$ 时的结论可知，对任意不同的 i, j, l，均有 $D_i \bigcap D_j \bigcap D_l \neq \varnothing$（否则，如果 $D_i \bigcap D_j \bigcap D_l = \varnothing$，这意味着平面上任意点到 P_i、P_j、P_l

三点的距离不可能均小于等于 $\dfrac{d_S}{\sqrt{3}}$，这和 $n = 3$ 时的结论相悖）。

根据黑利定理，$\bigcap_j D_j$ 非空。设 $C \in \bigcap_j D_j$，则以 C 为圆心，以 $\dfrac{d_S}{\sqrt{3}}$ 为半径的圆盘覆盖点集 S。证毕。

注 9-1：上述定理 9-1 的证明过程，结合算法 9-1，实际上给出了寻找包含数据集 S 的半径为 $\dfrac{d_S}{\sqrt{3}}$ 的圆盘的方法。

注 9-2：利用和上述证明相类似的方法，荣格定理的结论还可以推广到高维当中去，定理 9-4 是荣格定理的一般形式。

定理 9-4（荣格定理的一般形式）[1]：设 n 维欧式空间 $\mathbb{R}^n$ 内有点集 S，其直径为 d_S，则存在半径为

$$r = d_S \sqrt{\frac{n}{2(n+1)}}$$

的圆盘（三维情形为球体，更高维为超球体）D，使得 $S \subseteq D$。

特别地，当 $d = 3$ 时，$r = \dfrac{\sqrt{6}}{4} d_S$，即，三维空间中两两距离不大于 d_S 的若干点一定能被某个半径为 $\dfrac{\sqrt{6}}{4} d_S$ 的球体包含。

话题 10：
欧式几何与离散几何的桥梁——皮克定理及其应用

在信息时代，图像和信息均以数位方式给出，这与连续情形下的传统欧式几何有明显的不同，也为分析带来了障碍。平面中离散点的度量是其个数，而平面区域的度量是其面积，但二者却有着本质的关系，这就是本讲要讨论的皮克定理，它可以被视为欧式几何与离散几何之间的一座桥梁，也可以被看作一种一维和二维度量之间的对偶关系。

本讲适合在讲授或学习完高中数学的数列、函数、平面解析几何、数学归纳法和定积分章节后，作为数学建模材料在日常教学中讲授或学习，本讲内容包括但不限于：

1. 皮克定理及其证明；
2. 应用 1——估算北京市五环内的面积以及数据直径；
3. 应用 2——积分的离散估计定理。

图 10-1 是由边长为 1 的正方形搭建而成的网络中的一个多边形（不一定是凸多边形），多边形的顶点位于方形网络的节点处。计算类似这样的多边形的面积，在传统欧式几何中是一件不难的事情。定理 10-1 指出，该面积只和该多边形边界上的节点个数 j、内部节点个数 i 有关，和多边形的形状无关。

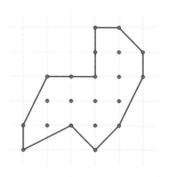

图 10-1　方形网络中的多边形

定理 10-1（皮克定理）：设边长为 1 的方形网络中有一个多边形 Γ（不一定是凸多边形，但是要求单连通，即中间没有"洞"），多边形的所有顶点均为网络节点。设 i、j 分别表示该多边形内部和边界上的网络节点个数，则该多边形的面积为

$$S_\Gamma = i + \frac{j}{2} - 1$$

证明：首先证明 Γ 为长方形的情形，此时设 Γ 的长为 m，宽为 n，则 $j = 2(m+n)$，$i = (m-1)(n-1)$，$S_\Gamma = mn$，容易验证此时有 $S_\Gamma = mn = i + \frac{j}{2} - 1$。

然后证明 Γ 为直角三角形时的情形。建立以直角顶点为原点，以两条直角边分别为 x、y 轴正半轴上的平面直角坐标系，如图 10-2 所示。设 x 轴上的直角边长为 m，y 轴上的直角边长为 n，则 $S_\Gamma = \frac{1}{2}mn$。平面内任取一点 $P(x, y)$，其位于三角形内部当且仅当满足

$$\begin{cases} nx + my < mn \\ 0 < x < m \\ 0 < y < n \end{cases}$$

于是

$$i = \sum_{k=1}^{m-1} \left\lfloor n - \frac{n}{m}k \right\rfloor$$

$$j = m + n + \sum_{k=1}^{m-1} \left(\left\lceil n - \frac{n}{m}k \right\rceil - \left\lfloor n - \frac{n}{m}k \right\rfloor \right) + 1$$

其中 $\lfloor x \rfloor$ 表示小于 x 的最大整数，$\lceil x \rceil$ 表示不大于 x 的最大整数。于是有

$$\begin{aligned} i + \frac{j}{2} - 1 &= \sum_{k=1}^{m-1} \left\lfloor n - \frac{n}{m}k \right\rfloor + \frac{m}{2} + \frac{n}{2} + \frac{1}{2}\sum_{k=1}^{m-1}\left(\left\lceil n - \frac{n}{m}k \right\rceil - \left\lfloor n - \frac{n}{m}k \right\rfloor \right) - \frac{1}{2} \\ &= \frac{1}{2}\sum_{k=1}^{m-1}\left(\left\lfloor n - \frac{n}{m}k \right\rfloor + \left\lceil n - \frac{n}{m}k \right\rceil \right) + \frac{m}{2} + \frac{n}{2} - \frac{1}{2} \\ &= S_\Gamma \end{aligned}$$

其中倒数第二个代数式刚好是两个该三角形沿着斜边拼接而成的长方形的面积。

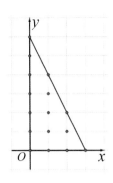

图 10-2 Γ为三角形的情形，通过建系来分析

更一般的多边形由若干矩形和三角形拼接而成，设现有两个多边形 Γ_1 和 Γ_2，其中 Γ_1 具有 i_1 个内部节点和 j_1 个边界节点，Γ_2 具有 i_2 个内部节点和 j_2 个边界节点。两个多边形的拼接要求

（1）原来的节点依然还位于节点处；

（2）两个图形不能有重叠的区域（但是可以有重叠的边）。

这样一来，设两个图形拼接之后的图形记 Γ_3 有 i_3 个内点和 j_3 个边界点。在拼接时，要么 Γ_1 和 Γ_2 的两个边界点拼接为一个内点，从而边界点个数减少 2 而内点个数增加 1；要么两个边界点合成之后依然为一个边界点，此时边界点个数减少 1，此时因为要求拼接后没有洞出现，所以每次拼接只能有两个边界点，于是边界点总个数减少 2。无论如何均有

$$\left(i_1+\frac{j_1}{2}-1\right)+\left(i_2+\frac{j_2}{2}-1\right)=i_3+\frac{j_3}{2}-1$$

这意味着拼接前后不改变结论形式。任何符合条件的多边形都可以通过有限步拼接得到，定理得证。

皮克定理是奥地利数学家皮克于 1899 年提出的，这位颇具传奇色彩的数学家最后死于纳粹的特瑞辛集中营。皮克定理是平面的本质属性，无法直接推广到三维。实际上，在三维情形下可以举反例说明，仅仅用边界上的节点数和内部节点数是无法计算空间体积的。

皮克定理最初的应用是估算地图面积，这只需要在要求的地图上描出一个比例尺适当的方格网络即可。随着计算机科学，尤其是计算机图形学的发展，皮克定理的应用越发广泛。

例 10-1：估算某市五环内的面积以及数据直径

图 10-3 是某市五环内的平面地图，其中每个小正方形边长为 2.27km，图中阴影部分为包围五环的多边形区域，红色的点为该多边形区域的内节点，共有 126 个；紫色的点

为多边形区域的边界节点，共有 27 个；根据皮克定理，可得多边形区域的面积为

$$\left(127+\frac{27}{2}-1\right)\times 2.27^2 \approx 718.83\mathrm{km}^2$$

将这个面积视为五环内区域面积的估计值。根据话题 9 中的荣格定理可知，其包络圆的最小半径 $r_{\min}$ 和数据直径 d_S 之间的关系为

$$r_{\min}\leqslant \frac{d_S}{\sqrt{3}}$$

于是有

$$718.83\leqslant \pi r_{\min}^2 \leqslant \pi\left(\frac{d_S}{\sqrt{3}}\right)^2$$

解得

$$d_s \geqslant 26.20\,\mathrm{km},$$

于是可将 26.20km 作为五环内直径上界的近似值。

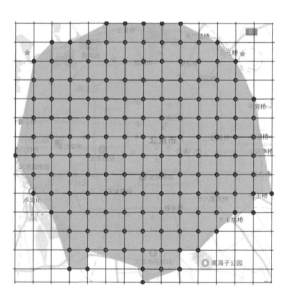

图 10-3　用多边形将五环内的平面地图包围起来，利用皮克定理和荣格定理估算其面积及数据直径

例 10-2：利用皮克定理估计积分

任取非负二阶可导递增函数 $y=f(x)$，设 $a<b$，$a,b\in\mathbb{N}$。

当 $f''(x)<0$，即 $f'(x)$ 单调递减时，构造 Γ_- 为 $\left\{(x,y)\mid a\leqslant x\leqslant b,\ 0\leqslant y\leqslant \big[f(x)\big]+2\right\}$ 的凸包，

则 Γ_- 边界上的节点个数为

$$j_- = 2(b-a+1) + \left[f(a)\right] + 1 + \left[f(b)\right] + 1$$

Γ_- 内部节点个数为

$$i_- = \sum_{k=a+1}^{b-1}\left(\left[f(k)\right]+1\right)$$

由皮克定理可得区域 Γ_- 面积为

$$S_- = i_- + \frac{j_-}{2} - 1$$

$$= \sum_{k=a+1}^{b-1}\left(\left[f(k)\right]+1\right) + (b-a+1) + \frac{\left[f(a)\right]+\left[f(b)\right]}{2}$$

$$= \sum_{k=a}^{b}\left[f(k)\right] - \frac{\left[f(a)\right]+\left[f(b)\right]}{2} + 2(b-a)$$

由于 $f''(x) < 0$，因此区域 Γ_- 一直位于 $y = f(x) + 2$ 函数图像下方（图 10-4），进而

$$\int_a^b \left(f(x)+2\right)\mathrm{d}x \geqslant \sum_{k=a}^{b}\left[f(k)\right] - \frac{\left[f(a)\right]+\left[f(b)\right]}{2} + 2(b-a)$$

即

$$\int_a^b f(x)\mathrm{d}x \geqslant \sum_{k=a}^{b}\left[f(k)\right] - \frac{\left[f(a)\right]+\left[f(b)\right]}{2}$$

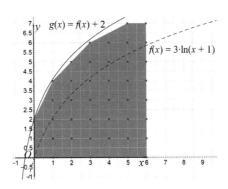

图 10-4 函数 $f(x) = 3\ln(x+1)$ 递增且上凸，蓝色区域为 Γ_-

另外，我们注意到 $\left[f(x)\right] \leqslant f(x) \leqslant \left[f(x)\right] + 1$，以及 $y = f(x)$ 单调递增，可得

$$\int_a^b f(x)\mathrm{d}x = \sum_{k=a}^{b-1}\int_k^{k+1} f(x)\mathrm{d}x$$

$$\leqslant \sum_{k=a}^{b-1}\int_k^{k+1} f(k+1)\mathrm{d}x$$

$$< \sum_{k=a+1}^{b}\int_{k-1}^{k}\left(\left[f(k)\right]+1\right)\mathrm{d}x$$

$$= \sum_{k=a+1}^{b}\left(\left[f(k)\right]+1\right)$$

$$= \sum_{k=a+1}^{b}\left[f(k)\right]+b-a$$

$$= \sum_{k=a}^{b}\left[f(k)\right]-\left[f(a)\right]+b-a$$

$$= \sum_{k=a}^{b}\left[f(k)\right]-\frac{\left[f(a)\right]+\left[f(b)\right]}{2}+\frac{\left[f(b)\right]-\left[f(a)\right]}{2}+b-a$$

综合上述结果，可得对积分 $\int_a^b f(x)\mathrm{d}x$ 的估计

$$0\leqslant \int_a^b f(x)\mathrm{d}x-\left(\sum_{k=a}^{b}\left[f(k)\right]-\frac{\left[f(a)\right]+\left[f(b)\right]}{2}\right)\leqslant \frac{\left[f(b)\right]-\left[f(a)\right]}{2}+b-a$$

如果记

$$F_f(a,\ b)=\sum_{k=a}^{b}\left[f(k)\right]-\frac{1}{2}\left(\left[f(a)\right]+\left[f(b)\right]\right)$$

则上式可写为

$$0\leqslant \int_a^b f(x)\mathrm{d}x-F_f(a,\ b)\leqslant \frac{\left[f(b)\right]-\left[f(a)\right]}{2}+b-a$$

对任意的 $\lambda > 0$，用 λf 替换上面的 f，均有

$$0\leqslant \int_a^b \lambda f(x)\mathrm{d}x-F_{\lambda f}(a,\ b)\leqslant \frac{\left[\lambda f(b)\right]-\left[\lambda f(a)\right]}{2}+b-a$$

进而可得

$$0\leqslant \int_a^b f(x)\mathrm{d}x-\frac{1}{\lambda}F_{\lambda f}(a,\ b)\leqslant \frac{\left[\lambda f(b)\right]-\left[\lambda f(a)\right]}{2\lambda}+\frac{b-a}{\lambda}$$

当上式中的 $\lambda \to +\infty$ 时，右端的极限为

$$\lim_{\lambda \to +\infty} \left(\frac{\left[\lambda f(b)\right] - \left[\lambda f(a)\right]}{2\lambda} + \frac{b-a}{\lambda} \right) = \lim_{\lambda \to +\infty} \frac{\left[\lambda f(b)\right] - \left[\lambda f(a)\right]}{2\lambda}$$

$$\leqslant \lim_{\lambda \to +\infty} \frac{\lambda f(b) + 1 - \lambda f(a) + 1}{2\lambda}$$

$$= \frac{f(b) - f(a)}{2}$$

如果将"$f(x)$ 递增"的条件替换为"$f(x)$ 递减"，其余条件不变，则依然有

$$\int_a^b f(x)\mathrm{d}x \geqslant \sum_{k=a}^b \left[f(k)\right] - \frac{\left[f(a)\right] + \left[f(b)\right]}{2}$$

以及

$$\int_a^b f(x)\mathrm{d}x \leqslant \sum_{k=a}^{b-1} \int_k^{k+1} f(x)\mathrm{d}x$$

$$\leqslant \sum_{k=a}^{b-1} \int_k^{k+1} f(k)\mathrm{d}x$$

$$< \sum_{k=a}^{b-1} \int_k^{k+1} \left(\left[f(k)\right] + 1\right)\mathrm{d}x$$

$$= \sum_{k=a}^{b-1} \left(\left[f(k)\right] + 1\right)$$

$$= \sum_{k=a}^{b-1} \left[f(k)\right] + (b-a)$$

$$= \sum_{k=a}^b \left[f(k)\right] - \left[f(b)\right] + b - a$$

$$= \sum_{k=a}^b \left[f(k)\right] - \frac{\left[f(a)\right] + \left[f(b)\right]}{2} - \frac{\left[f(b)\right] - \left[f(a)\right]}{2} + b - a$$

于是得到如下命题。

命题 10-1：任取区间 $[a, b]$ 上的非负二阶可导单调函数 $f(x)$，其中 $a, b \in \mathbb{Z}$，$a < b$，并设

$$F_f(a, b) = \sum_{k=a}^b \left[f(k)\right] - \frac{1}{2}\left(\left[f(a)\right] + \left[f(b)\right]\right)$$

如果 $f''(x) < 0$，则 $\forall \varepsilon > 0$，$\exists N > 0$，使得当 $\lambda > N$ 时，有

$$0 \leqslant \int_a^b f(x)\mathrm{d}x - \frac{1}{\lambda}F_{\lambda f}(a, b) < \left| \frac{f(b) - f(a)}{2} \right| + \varepsilon$$

利用命题 10-1，可证如下的命题 10-2。

命题 10-2：任取区间 $[a, b]$ 上的非负二阶可导单调函数 $f(x)$，其中 $a, b \in \mathbb{Z}$，$a < b$，并设

$$F_f(a, b) = \sum_{k=a}^{b} [f(k)] - \frac{1}{2}([f(a)] + [f(b)])$$

如果 $f''(x) > 0$，则 $\forall \varepsilon > 0$，$\exists N > 0$，使得当 $\lambda > N$ 时，有

$$\varepsilon \geq \int_a^b f(x)dx - \frac{1}{\lambda} F_{\lambda f}(a, b) > -\left|\frac{f(b) - f(a)}{2}\right| - \varepsilon$$

证明：当 $f''(x) > 0$ 时，$-f''(x) < 0$，且 $-f(x)$ 也单调。于是函数

$$g(x) = \max\{f(a), f(b)\} - f(x), \quad x \in [a, b]$$

满足命题 10-1 的一切条件，对其使用命题 10-1，即可证明命题 10-2 的结论，具体计算留给读者作为练习。

综合命题 10-1 和命题 10-2 的结论，可得如下定理。

定理 10-2（积分的离散估计定理）：任取区间 $[a, b]$ 上的非负二阶可导单调函数 $f(x)$，其中 $a, b \in \mathbb{Z}$，$a < b$，并设

$$F_f(a, b) = \sum_{k=a}^{b} [f(k)] - \frac{1}{2}([f(a)] + [f(b)])$$

如果 $f''(x)$ 在 $[a, b]$ 上不变号，则 $\forall \varepsilon > 0$，$\exists N > 0$，使得当 $\lambda > N$ 时，有

$$\left|\int_a^b f(x)dx - \frac{1}{\lambda} F_{\lambda f}(a, b)\right| < \left|\frac{f(b) - f(a)}{2}\right| + \varepsilon$$

证明：综合命题 10-1 和命题 10-2 的叙述即可。

学过定积分的读者都知道，并非所有的积分都能由基本初等函数及其有限步的加、减、乘、除、复合或这些运算的组合得到。法国数学家刘维尔（这位数学家、力学家和天文学家还是第一个证明超越数存在的人）在这方面有过深刻研究。感兴趣的读者可参

阅参考文献[1]。

定理 10-2 的作用在于给出了"积不出来"的积分的数值估计，且将误差限制在了"函数值跨度的一半"之内。奇妙之处在于，当 $\lambda \to +\infty$ 时，估计值和真实值之间的残差的上界却仅和函数值的跨度有关，和函数的具体表达式无关。而且对于很多函数，这个估计残差可以远小于定理 10-2 中的误差上确界。实际上，当用定理 10-2 对 $\int_0^{100} \ln(x+1)\mathrm{d}x$ 估计，取 $\lambda = 100$ 时，估计值约为 20 623.2，真实值约为 20 623.3，两者之间的相对偏差仅为 0.000 29%（图 10-5）。而且该方法比使用定积分微元法定义来用直方图面积逼近要容易计算。

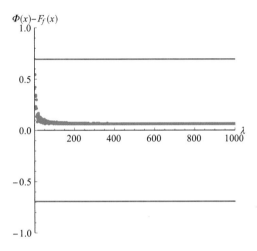

图 10-5　计算实验：利用定理 10-2，对积分 $\int_0^3 \ln(x+1)\mathrm{d}x$ 的估计残差

积分的数值估计问题中最经典的例子就是标准正态分布的密度函数

$$\varphi(x) = \frac{1}{\sqrt{2\pi}}\mathrm{e}^{-\frac{x^2}{2}}$$

我们都清楚它在 $\mathbb{R}$ 上的积分为 1，即

$$\int_{-\infty}^{+\infty} \varphi(x)\mathrm{d}x = \int_{-\infty}^{+\infty} \frac{1}{\sqrt{2\pi}}\mathrm{e}^{-\frac{x^2}{2}}\mathrm{d}x = 1$$

但是给定一个一般的区间 $[a, b]$，求取

$$\Phi(a, b) = \int_a^b \varphi(x)\mathrm{d}x = \int_a^b \frac{1}{\sqrt{2\pi}}\mathrm{e}^{-\frac{x^2}{2}}\mathrm{d}x$$

则是一个不容易的问题，图 10-6 中给出了利用定理 10-2 对 $\Phi(a, b)$ 的逼近效果。

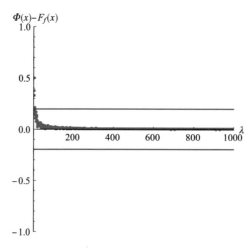

图 10-6 利用定理 10-2 对 $\Phi(0, 3) = \int_0^3 \frac{1}{\sqrt{2\pi}} e^{-\frac{x^2}{2}} \mathrm{d}x$ 的估计残差

留给读者一个开放问题：如何得到定理 10-2 的估计误差更小的上界？

话题 11：

暗室与艺廊——平面几何与照明

平面几何可以说是中学生接触到的最基本的几何，利用平面几何可以解决很多问题，也不乏饶有趣味的结果。照明设计是平面几何最直接的应用之一，我们将看到万有覆叠的思想和平面几何相结合之后的奇妙应用。

本讲内容只需要具备初中课内平面几何以及平面直角坐标系的基本知识即可掌握，其思想方法是更抽象的拓扑学在初等数学中的映照。本讲内容包括但不限于：

1. 照明及暗室问题；

2. 托卡斯基（Tokarsky）的 26 边形及 24 边形暗室；

3. 证明——万有覆叠与镜面反射；

4. 艺廊定理；

5. 三盏台灯光影的重叠区域——平面几何与解析几何的结合。

生活中的照明问题看似简单，实则暗藏玄机。图 11-1 是托卡斯基在 1995 年撰写的论文 [1] 中的一张图片，假设图中是一个四周墙壁上布满光滑平面镜的、由空间正方体形状拼接成的房间，是否存在从 A_0 点出发的光线能到达 A_1 点？或者等价地说，站在 A_1 点的人能否看到 A_0 点？

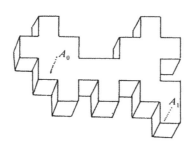

图 11-1　在墙壁上布满光滑平面镜的、由空间正方体形状拼接成的房间里，
站在 A_1 点的人能看到 A_0 点？（此图源自参考文献 [1]）

为了解决这个问题，我们首先使图 11-1 中的房间等价于其平面图，并将其放到平面直角坐标系中（图 11-2）。

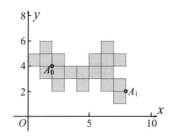

图 11-2 将图 11-1 变为平面图，并放置于平面直角坐标系中

命题 11-1 在整个问题的解决中起到了至关重要的作用，它的证明用到了万有覆叠的思想，这个思想是拓扑学的核心思想之一。

命题 11-1： 在正方形 $ABCD$ 中，不存在从 A 出发的光线，经过正方形边界的有限次折射回到点 A。这里约定光线一旦到达正方形某个顶点处即刻中断，即正方形的 4 个顶点不反射光线。

证明： 以 A 为原点建立平面直角坐标系，如图 11-3 所示。不妨设点 B 的坐标为 $(1, 0)$，则 C、D 的坐标分别为 $(1, 1)$、$(0, 1)$。由于光线折射服从"入射角等于出射角"的规律，因此任何正方体内的折射光线都可以被看成由平面上的一条直线折叠而得，如图 11-3 所示。我们标记平面上的所有格点（即横、纵坐标均为整数的点），折叠后将与 A、B、C、D 重合的格点分别标记上 A、B、C、D。容易证明，被标记为 A 的格点坐标为 $(2m, 2n)$（$m, n \in \mathbb{Z}$）。如果从 A 射出的光线要回到 A，则展开回直线后，光线一定从坐标原点射到被标记为 A 的点，即从点 $(0, 0)$ 射到点 $(2m, 2n)$。不妨设这是光线从原点射出后第一次到达被标记为 A 的点，此时 m、n 为奇数。因此 $(0, 0)$ 和 $(2m, 2n)$ 的中点 (m, n) 一定是被标记为 B、C 或 D 的点，这意味着光线在反射回点 A 之前，先会射入顶点 B、C、D，进而中断。命题得证。

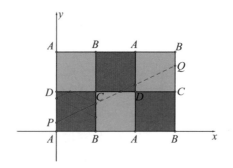

图 11-3 光线的折叠

借助命题 11-1 和万有覆叠的思想，可以进一步证明下面的定理。

定理 11-1：在图 11-2 中，不存在从 A_0 出发的光线，经过边界有限次反射后经过点 A_1。

证明：如果存在从 A_0 射出的光线，经过若干次反射后到达 A_1 点，则光线经过折叠后，可得到正方形 A_0BCD 中从 A_0 射出，经过反射后射回 A_0 的光线，但是这和命题 11-1 矛盾。证毕。

于是我们知道，存在这样的多边形屋子，使得从其中某一点处射出的光线一定到达不了另一点。图 11-2 或图 11-4 给出了用正方形拼接起来的多边形的一种情况。在参考文献 [1] 中，托卡斯基还给出了用等腰三角形甚至更一般的三角形所拼接起来的情况（图 11-5）。其证明方法和上面类似，都是利用标号法和万有覆叠思想。

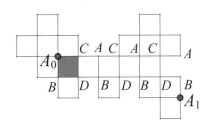

图 11-4　对正方形 $ABCD$ 的折叠覆盖

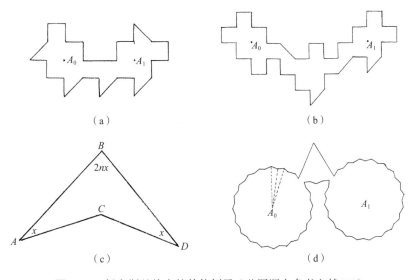

图 11-5　托卡斯基给出的其他例子（此图源自参考文献 [1]）

一个非常重要的阶段成果也来自托卡斯基，他试图找到边数最少的多边形，使得在其中任何点都无法完全点亮整个房间。图 11-5 的（b）是他构造的 26 边形的例子，不过很快他又找到了 24 边形的例子。截至本书出版前，还没有人给出过边数少于 24 的多边形的例子，也没有人证明过最少需要 24 条边。

另一个与之相关的问题是：如果上述多边形房间的墙壁不是反射光线的镜面，而是吸收光线的黑色毛毯，那么在房间的转角处安放多少盏灯才能照亮房间里的所有角落呢？这个问题等价于艺廊问题（art gallery problem）：如果在一个多边形艺廊里放置摄像头，最少需要多少个摄像头就可以监控整个艺廊？定理 11-2 部分解决了该问题，被称为艺廊定理。

定理 11-2（瓦茨拉夫·赫瓦塔尔定理，Václav Chvátal theorem）：设 Γ 为一个单连通（即中间没有"洞"）的具有 n 个顶点的多边形艺廊（不一定是凸多边形），则使用 $[n/3]$ 个摄像头即可监控到艺廊的每个角落。

这个问题是在 1973 年由美国数学家维克托·克莱（Victor Klee）发给赫瓦塔尔的，赫瓦塔尔不久之后就给出了上述定理，但是该定理的最简短证明归功于另一位数学家史蒂夫·菲斯克（Steve Fisk），该证明因为过于简洁和优美，被收录在被誉为"上帝手札"的《数学天书中的证明》（*Proofs from THE BOOK*）[2] 中。下面我们就来欣赏这个证明。

定理 11-2 的证明：首先我们用数学归纳法证明任何单连通多边形的顶点均可以三着色。

当 $n=3$ 时，结论显然成立。

假设当 $n=k$ 时，单连通多边形的顶点可以三着色。下面证明 $n=k+1$ 时顶点也可以三着色。

将多边形进行三角剖分，即用若干位于多边形内部的连接不同顶点的线段，将多边形分割为若干三角形区域。多边形中必有一个顶点只位于一个三角形中，即必有一个顶点在选定的三角剖分中只与其余两个顶点相连。为了说明这件事，需要用到对偶图的观点，即将三角剖分形成的每个三角形看成点，用其重心代替这些三角形；如果两个三角形有边重合，则将对应三角形的重心相连；这样形成一个新的图形，这个图形中一定没有"圈"，这是因为任何圈都会对应原图形当中的"洞"。于是新的图形中一定有一个重心只与另外一个点相连，这个重心所对应的三角形中，必有一个顶点只与原多边形的其余两个顶点相连。记这个点为 P_{k+1}，记对应的三角形为 $\triangle P_{k+1}AB$。

将 P_{k+1} 连同以它为端点的两条边 $P_{k+1}A$、$P_{k+1}B$ 去掉，可得一个顶点个数为 k 的单连通多边形。由归纳假设可知，这个剩余的多边形可以被三着色，于是只需将 P_{k+1} 染成不同于 A、B 两点的第三种颜色即可。

最后，因为任意单连通多边形可以三着色，假设三种颜色分别为红、黄、蓝，且红色顶点个数最少，只需要将摄像头放置在染成红色的顶点的位置即可。根据归纳假设的步骤，可知剖分中任何三角形的三个顶点的颜色必不同。此时摄像头的数量为 $[n/3]$。

注 11-1：定理 11-2 并没有得到最少的摄像头数目，已经有数学家用非初等方法证明了，如果艺廊的转角只有直角，只需要 $[n/4]$ 个摄像头就能实现无死角监控。实际上，即使用计算机算法进行检索，设计快速地寻找最小摄像头数目的算法也是一个困难的问题。一般来说，这个问题是 NP 的，即在顶点数 n 的多项式时间内是检索不出来的。2001 年伊登贝茨（Eidenbenz）、斯塔姆（Stamm）和维德迈尔（Widmayer）[3] 证明了这个问题是 APX-hard 的，即近似解可以在 n 的多项式计算复杂度内解决。

定理 11-2 可以推广到多连通情形或高维情形，但是所需摄像头的个数不同。

定理 11-2 告诉我们，监控 n 边形单连通艺廊只需要 $[n/3]$ 个摄像头，而且其证明中已经给出了这些摄像头的选取方法——先将多边形三角剖分，然后进行三着色，最后选取颜色最少的色类，在染成这种颜色的顶点处都安放上摄像头。

关于光照的另一个著名的定理诞生于 1916 年。时年毕业于哈佛大学的数学家强森（Roger Arthur Johnson）发现了一个意外简洁且优美的平面几何定理，该定理被视作浩瀚平面几何里的沧海遗珠，打破了人们之前认为对这片疆域已经探索完毕的错误自信。强森定理的证明方法很多，比较不费脑力的是下面的解析几何证法（定理 11-3 及其证明）。

定理 11-3（强森定理）：设平面内半径同为 r 的圆 A、圆 B、圆 C 有一个公共点 G，并设圆 A 和圆 B、圆 B 和圆 C、圆 C 和圆 A 的另一个公共点分别为 P_3、P_1、P_2，则 $\triangle P_1 P_2 P_3$ 的外接圆半径必也为 r。

证明：不妨建立平面直角坐标系（图 11-6），使得圆 A、圆 B、圆 C 的方程分别为

$$(x-a)^2 + (y-b)^2 = a^2 + b^2$$

$$(x+a)^2 + (y-b)^2 = a^2 + b^2$$

$$(x-m)^2 + (y-n)^2 = m^2 + n^2$$

其中 $a > 0$，$b > 0$，$m^2 + n^2 = a^2 + b^2 = r^2$。此时公共点 G 的坐标为 $G(0, 0)$，圆 A 和圆 B 的另一个交点坐标为 $P_3(0, 2b)$。

设 P_1O、BC 互相垂直平分于点 S，P_2O、AC 互相垂直平分于点 T，于是 ST 为 $\triangle OP_1P_2$

的中位线，也为 △ABC 的中位线。于是 AB、P_1P_2、ST 互相平行，且四边形 ABP_1P_2 为平行四边形。于是 $|P_1P_2| = 2a$。设点 Q 为 △$P_1P_2P_3$ 的外心，由于点 Q 位于线段的 P_1P_2 中垂线上，因此其横坐标为 m，不妨设为 $Q(m, h)$。

设圆 Q 方程为 $(x-m)^2 + (y-h)^2 = R^2$，这个圆作为 △$P_1P_2P_3$ 的外接圆经过点 P_3，于是有方程

$$m^2 + (2b-h)^2 = R^2 \qquad (1)$$

由垂径定理可知，Q 到直线 P_1P_2 的距离 d_1 为 $\sqrt{R^2 - a^2}$，C 到直线 P_1P_2 的距离 d_2 为 $\sqrt{r^2 - a^2}$，又由于 $d_1 + d_2 = h - n$，因此可得方程

$$\sqrt{R^2 - a^2} + \sqrt{r^2 - a^2} = h - n$$

注意到 $a^2 + b^2 = r^2$，上式可变形为

$$\sqrt{R^2 - a^2} = h - n - b \qquad (2)$$

联立（1）式和（2）式，并注意到 $m^2 + n^2 = a^2 + b^2 = r^2$，计算可得 $R^2 = a^2 + b^2 = r^2$，证毕。

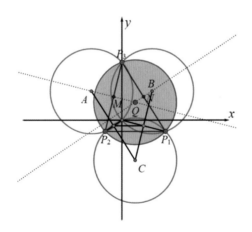

图 11-6 强森定理的证明

注 11-2：实际上还可以证明 △ABC 和 △$P_1P_2P_3$ 全等，这一证明留给读者作为练习。

注 11-3：上述证明也同时得到了圆心 Q 的坐标 $Q(m, n+2b)$。

注 11-4：这个定理的结论可以这样理解：三台规格一模一样的台灯投下的光影是三个全等的光圈，当这三个光圈边界有公共点时，所有光影有重叠的区域可以被一个半径和光影相同的圆包围。当台灯的数量增加为 4 个或更多时，结论是否还成立呢？感兴趣的读者可尝试探索。

话题 12：

纽结与琼斯多项式

多项式是中学生最为熟悉的代数对象，但是其实多项式当中蕴含了很多深刻的"秘境"，例如整数分解的法则和流形的局部照配。1984年，32岁的新西兰裔美国数学家琼斯（Vaughan Frederick Randal Jones）甚至利用多项式构造了一个纽结的拓扑不变量，使得判断两个纽结是否不同这项原来要么靠运气要么靠几何分析的任务变得一个中学生就可以完成。本讲就以中学生可以理解的角度来介绍这项伟大的工作，该工作令琼斯获得了1990年的菲尔兹奖。

本讲内容只需要具备初中课内多项式运算的知识即可掌握，但其思想可以深溯到拓扑不变量。本讲内容包括但不限于：

1. 纽结及其投影图；

2. 拧数与环绕数及其应用；

3. 琼斯多项式的构造和左、右手三叶结的识别；

4. 琼斯多项式与量子信息；

5. 墨菲定律及寻找拓扑不变量的物理方法简介。

生活中有很多绳结，例如鞋带和攀岩结，如图 12-1 所示。显然图 12-1 中的两个绳结在不解开重新系的情况下，靠不粘连、不撕裂的连续拉扯是无法互相转化的，否则攀岩时一不小心拉了某个绳头，攀岩结就像鞋带一样解开了，那么攀岩运动员可就惨了。

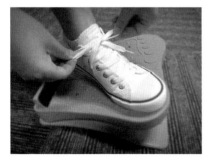
（a）系鞋带

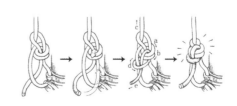
（b）攀岩结

图 12-1 生活中的绳结

但是图 12-2 中的绳结能否在不粘连、不撕裂的情况下互相转化呢？

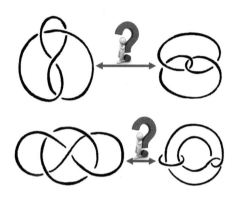

图 12-2 左右两个绳结能否不粘连、不撕裂地相互转化？

实际上，上面的两组绳结都是可以互相转化的，视频 12-1a、视频 12-1b 是 2018 年北京市数学建模夏令营中某两位同学的做法，虽然该做法猛然间不好想到，但是一旦想到后，变换起来非常简单（扫描二维码即可观看视频）。

（a）　　　　（b）

视频 12-1 图 12-2 中绳结的变换演示

一个非常有趣的现象是，来自北京十所高中的优秀学生在夏令营现场的 40 分钟里，仅有不到 20 人找到了变换的方法，而且都是在后 20 分钟才找到。当我采访他们时，他们表示，其实这个问题解决后看起来并不难，但是一开始他们觉得很难，无从下手。没有解决的同学则表示，虽然看了成功的变换方法后，自己也能复现成功，但是如果过几天再让他们变换，自己可能依然想不起来。甚至有同学表示，自己在尝试的时候不知道怎么回事就变换成功了，但是因为只是"瞎猫碰上了死耗子"，所以难以复现。

这里面就涉及一系列逐步深化的问题：我们觉得一个问题难，它到底难在哪里？为什么难？有没有通用办法能够解决这个问题？如何寻找到这些通用办法？

从这个例子中观察问题的解决情况，当面对图 12-2 中的问题时，有的人能够现场解决，有的人没法现场解决；即使解决了的人，也存在着现在能解决，但是将来再遇到这个问题时可能无法解决的困局。造成这一情况的原因是没有解决此类问题的通用方法，只能依靠随机的尝试。那么如何去寻找通用方法呢？此时数学建模就起到了作用。将问题抽象为数学问题，再选取恰当的数学工具或创造适切的数学工具去解决这个数学问题，并将结果翻译回现实世界，就能同时实现解决困难问题和学科发展的双重目标。整个过程如图 12-3 所示。陈省身先生曾说（图 12-4）："一个数学家的目的，是要了解数学。历史上数学的进展不外两途：增加对已知材料的了解和推广范围。"想来可能包含了我们说的这一层含义。

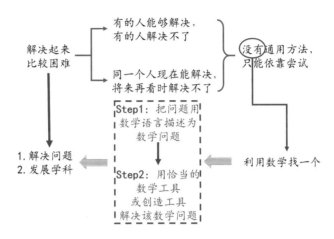

图 12-3　困难问题的解决与学科发展之间的关系

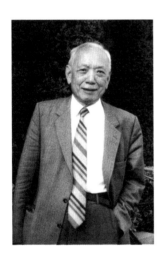

一个数学家的目的，是要了解数学。历史上数学的进展不外两途：增加对已知材料的了解和推广范围。

——陈省身

陈省身先生，20 世纪最伟大的世界数学领袖之一，整体微分几何的开拓者，美国科学院院士、中国科学院外籍院士，被公认为当代几何学家共同的老师。一手建立世界两大几何中心——美国国家数学科学研究所、南开大学陈省身数学研究所。

图 12-4　陈省身先生关于数学发展的名言

那么图 12-2 中的问题如何被数学化呢？或者更一般地，对于一般的两个绳结（为了防止解开重新系这种违规操作，一般将绳头系上形成绳圈），如何去判断二者是否可能在不粘连、不撕裂的情况下相互转化呢？这首先需要定义什么是绳结（图 12-5）。

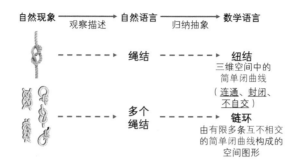

图 12-5　绳结的数学描述

在把绳结抽象为三维空间中的简单闭曲线，即纽结的过程中，我们忽视了很多东西：绳结的材质、粗细、颜色，等等。但是这样的简化是合理的，因为我们并不是为了研究这些属性，而是为了研究绳结的几何形态的互化。

在完成了绳结的数学描述后，为了方便在纸面上描画和进行必要的运算，需要设计一种纽结在平面上的表示方法，即下面投影图的概念。

定义 12-1（纽结的投影图）：一个纽结的投影图指的是一个平面的一维图形，由若干封闭曲线组合而成，且保证这些曲线之间

（1）只有有限多个重叠点；

（2）每个重叠点都是二重点，即不会出现多于三条曲线交于一点的情形；

（3）在每个二重点处，上下两线的投影都是互相穿越交叉的，即不会出现图 12-6c 中的情形。

注 12-1：一般为了清楚地显示投影关系（即谁在上、谁在下），投影图中位于下方的曲线在交点处稍微断开（但是在逻辑上并非曲线断开，而仅仅是一种便于直观观察的画法）。图 12-2 中给出的就是 4 个纽结的投影图。

注 12-2：定义 12-1 中的限制是合理的，因为即使在某种投影位置下某些条件不能被满足，也可以通过改变投影角度（旋转一下空间纽结即可）得到满足条件的投影图。读者应该体会到，这种在定义中的限制其实是问题提法合理化的一个体现，也是为了将来处理起来更为方便。

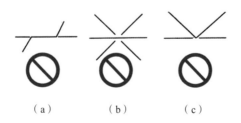

（a）　　　　（b）　　　　（c）

图 12-6　纽结的投影图定义中的不合法结构

数学上仅有数学对象是没有意义的，还需要设计一套对这些对象的操作或者观察的方法才能进一步分析下去。数学上所谓的操作或者观察，就是运算和函数。当面对实际问题时，这些运算和函数的设计灵感往往来自现实的操作和观察方式。从这个角度来说，数学建模过程中现实与数学的交互，充满了设计之美，这种美也给数学建模乃至数学带来了无穷魅力。

由于绳结在变换时要求不粘连、不撕裂，因此我们对应地归纳和设计出三种最基本的对投影图的变换，称为基本变换，更为复杂的变换由如下基本变换拼接组合而成。

基本变换 1：添加或消除一个卷结，也被称为 $R1$ 变换（图 12-7）。

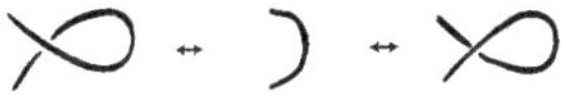

图　12-7

基本变换 2：添加或消除一个叠置的二边形，也被称作 $R2$ 变换（图 12-8）。

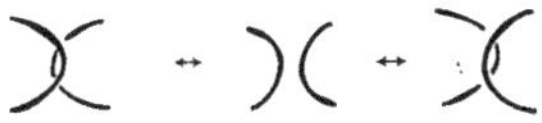

图　12-8

基本变换 3：三角形变换，也被称作 $R3$ 变换（图 12-9、图 12-10）。

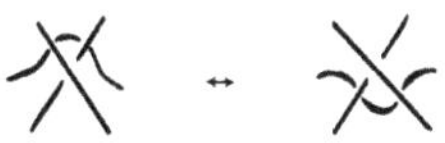

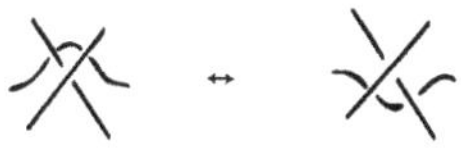

图　12-9　　　图　12-10

基本变换可以进行组合，实际上具有如下性质。

性质 1：组合性。基本变换可以任意先后组合，类似于函数的复合，如图 12-11 所示。但需注意的是，不同的组合顺序会造成不同的结果，具有**非交换性**（对比 $R1$ 变换和性质 2）。

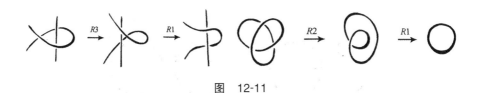

图　12-11

性质 2：局部性。只能在局部上进行变换，例如图 12-12 所示的变换就是被禁止的，因为变换中包含了一条外部的线（对比 $R1$ 变换和性质 1）。

性质 3：基础性。禁止跨越、底越或翻滚，如图 12-13 所示。

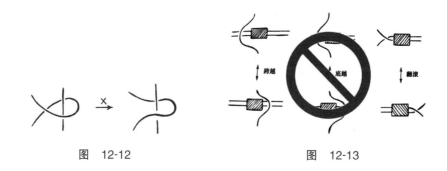

图 12-12   图 12-13

图 12-14 中给出了利用基本变换完成的图 12-2 中的一组变换。

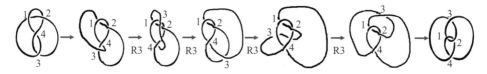

图 12-14 利用基本变换完成的图 12-2 中的一组变换（为了方便观察移动方式，用数字 1~4 标记交点）

现在我们定义了纽结、链环及其投影图 [1]，也定义了针对投影图的三种基本变换。于是原本要判断两个绳结是否可以在不粘连、不撕裂的情况下互相转化的问题，就转化为判断两个投影图是否可以通过有限次基本变换互相转化的问题。为了方便起见，以下称通过有限次基本变换可以互相转化的投影图所对应的纽结是互相"**同痕**"的。

而问题解决的关键，就是寻找在同痕意义下不变的某些量，即如果两个纽结互相同痕就一定相等的量，这些量被称为**同痕不变量**。只要找到了某种适切的同痕不变量，那么当两个投影图的不变量相异时，这两个投影图所对应的纽结就一定不同痕。

同痕不变量的构造是一项艺术，下面首先来构建"环绕数"这个同痕不变量，将被用来证明图 12-15 中的两个链环是不同痕的。

定义环绕数要首先为链环（纽结）定向，定向可以是任意的，但是在同一个封闭曲线上要保持协调（在同一封闭曲线上要么同为顺时针，要么同为逆时针）。在记号处，若两个链环（或纽结）处处反向，则将其中一个记为 L，另一个就记作 L^{-1}，如图 12-16 所示。

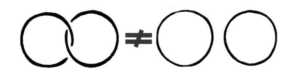

图 12-15 如何证明左边的链环和右边的链环不同痕？

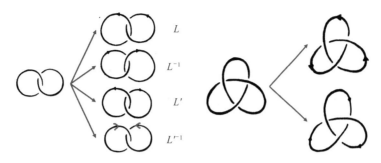

图 12-16 链环定向的例子

定义 12-2（拧数）：对于给定的投影图 L，在其每个二重点处标记 "+1" 或 "-1"，标记规则如图 12-17 所示，该标记被称为二重点的"符号"；L 中所有二重点的符号之和被称为 L 的拧数，记为 $w(L)$。

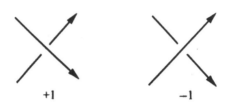

图 12-17 二重点的符号标记规则

可惜的是，拧数并非同痕不变量。实际上容易验证，虽然拧数在 $R2$ 和 $R3$ 变换下保持不变，但在 $R1$ 变换下，拧数会发生变化（验证留给读者作为练习）。正因如此，虽然正反三叶结的拧数相同，但是也无法说明二者是同痕还是不同痕（图 12-18）。

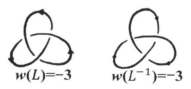

图 12-18 在 $R1$ 变换下，拧数会发生变化，因此拧数并非同痕不变量

但是如果将拧数稍事修改的话，就可以构造出同痕不变量了。实际上，对于带两个分支 K_1、K_2 的链环，定义其环绕数 $LK(K_1, K_2)$ 等于交叉点处（不包含 K_1 或 K_2 的自我交叉点）的符号总和。图 12-19 中给出了一个算例。还可以证明，环绕数有如下性质：

$$LK\left(K_1, K_2\right) = LK\left(K_2, K_1\right) = -LK\left(K_1, {K_2}^{-1}\right) = -LK\left({K_1}^{-1}, K_2\right)$$

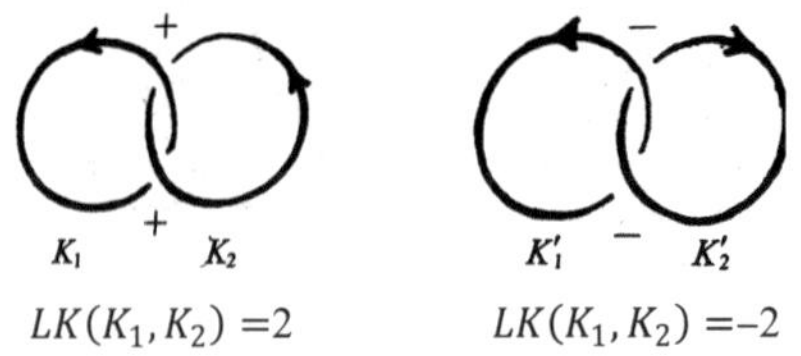

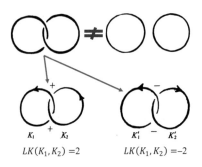

图 12-19　环绕数的算例

容易验证，和拧数类似，环绕数在 $R2$ 和 $R3$ 变换下不变。但是由于环绕数定义在不同分支的交点处，单个分支自交点的变化不影响环绕数大小，因此环绕数天然地在 $R1$ 变换下也不变。于是我们就得到了一个真正的同痕不变量——环绕数。

利用环绕数就可以轻松解决图 12-15 中所提出的问题，如图 12-20 所示。实际上，左侧的链环无论如何定向，其环绕数只能为 +2 或 –2，但是右侧链环（两个分开的圆环）无论如何定向，其环绕数均为 0。由于环绕数是同痕不变量，因此二者一定不同痕，证毕。

图 12-20　利用环绕数解决图 12-15 中提出的问题

但是受限于环绕数的定义方式——必须针对具有两个分支的链环，对于具有单一分支的链环无法使用，图 12-21 中的问题使用环绕数无法解决。

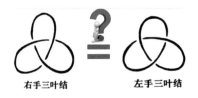

图 12-21　左、右手三叶结是否同痕？这个问题用环绕数无法解决

既然环绕数这个同痕不变量无法解决左、右手三叶结的判定问题，那么就需要定义新的更为强大的同痕不变量了，这就引出了琼斯的工作。

琼斯的思路是将不变量的构造交给多项式的计算。正如很多整数分解也可以利用多项式的分解计算一样（如下所示），同痕不变量的构造也可以借助多项式。

$$set\ x=10$$
$$\because x^4-1=\left(x^2+1\right)\left(x+1\right)\left(x-1\right)$$
$$\therefore 9999=x^4-1=101\times11\times9=101\times11\times3^2$$

琼斯多项式的构建需要选取四条形式化假设，这相当于引入了适当的待定参数，然后在后面依据需要对参数进行求取。琼斯多项式构建的难点就在于如何想到如此引入待定参数，这也正是琼斯获得 1990 年菲尔兹奖的原因。在构建真正的琼斯多项式之前，我们首先来看其主要组成成分——尖括号多项式的构建。

定义 12-3（尖括号多项式）：称映射 < >

$$< >:\{链环\}\rightarrow\{实系数多项式（允许次数为负）\}$$
$$L\qquad\mapsto\qquad <L>$$

为尖括号多项式，如果满足如下条件。

（1）**量子化条件**：对于二重点有线性分割特性

这可以被直观地理解为通道打开后粒子湮灭放射出"符号"，如下所示。

（2）**倍乘性**：$<\bigcirc\oplus L>=d\cdot<L>$，其中"$\bigcirc\oplus L$"表示在链环 L 之外放置一个简单的圆环所形成的新链环。

（3）**单位性**：$<\bigcirc>=1$，即简单圆环在该映射下的像为 1。

（4）**在 $R2$ 变换和 $R3$ 变换下保持不变**：如果 L 和 L' 能通过 $R2$ 变换和 $R3$ 变换互相转化，则二者在该映射下的像相等，即 $<L>=<L'>$。

尖括号多项式的定义是合理的，这可归结为对于参数 A、B 的估计。

实际上，如果要使得尖括号多项式在 $R2$ 变换下保持不变，通过计算

$$\langle \rangle = A \langle \rangle + B \langle \rangle$$

$$= A^2 \langle \rangle + AB \langle \rangle$$

$$+ BA \langle \rangle \langle \rangle + B^2 \langle \rangle$$

$$= AB \langle \rangle \langle \rangle + (A^2 + B^2 + ABd) \langle \rangle$$

可知，需要

$$\begin{cases} AB = 1 \\ A^2 + B^2 + d = 0 \end{cases} \tag{1}$$

再通过简单验算，可验证尖括号多项式在 $R3$ 变换下保持不变。

$$\langle \rangle = A \langle \rangle + B \langle \rangle$$

$$\overset{R2}{=} A \langle \rangle + B \langle \rangle$$

$$\overset{R2}{=} A \langle \rangle + B \langle \rangle$$

$$= \langle \rangle$$

这意味着尖括号多项式的定义是合理的，并且可得系数关系（1）式。我们自然希望尖括号多项式也能在 $R1$ 变换下保持不变，这样它就成为一个同痕不变量了。

但是在 $R1$ 变换下，经过计算，注意到 $A \neq 0$，可知

$$\langle \rangle = A \langle \rangle + B \langle \rangle$$

$$= (Ad + B) \langle \rangle = -A^3 \langle \rangle$$

同时

$$\langle \rangle = -A^{-3} \langle \rangle$$

结合系数关系（1）式，这意味着除非 $A = B = -1$ 且 $d = -2$，否则尖括号多项式不符合 $R1$ 变换；而一旦要求 $A = B = -1$ 且 $d = -2$，尖括号多项式的像集就退化成某个实数集的很小的子集了，这会使得我们借助多项式来构建同痕不变量的愿景破灭。

这么看来好像遇到了死胡同，但是其实不然。通过观察容易看出，之所以尖括号多项式不符合 $R1$ 变换，是因为局部"拧动"一次后，增加了一个系数 $-A^3$ 或 $-A^{-3}$，这自然让人

回忆起刚才因为同样不符合 $R1$ 变换被我们"雪藏"起来的拧数 $w(L)$，是否可以借助拧数来抵消局部拧动所带来的系数呢？

答案是肯定的，实际上只需要乘以因子 $\alpha^{-w(L)}$ 即可，其中 $\alpha = -A^3$。

定义 12-4（琼斯多项式）： 任给定向纽结 L，称多项式

$$f(L) = \alpha^{-w(L)} \cdot <L>$$

为 L 的琼斯多项式。

定理 12-1： 琼斯多项式为同痕不变量。

证明： 因为拧数和尖括号多项式均在 $R2$ 变换和 $R3$ 变换下不变，而当作 $R1$ 变换，拧数增加 1 时，根据定义，尖括号多项式也增加一个因式 α；当拧数减少 1 时，尖括号多项式也减少一个因式 α；二者乘积在 $R1$ 变换下保持不变。于是琼斯多项式为同痕不变量。

利用定义 12-3 和定义 12-4，结合参数之间的关系

$$\begin{cases} AB = 1 \\ A^2 + B^2 + d = 0 \\ \alpha = -A^3 \end{cases}$$

很容易计算定向左、右手三叶结的琼斯多项式。实际上，计算结果为

$$f(L_1) = f(L_1^{-1}) = A^{-4} + A^{-12} - A^{-16}$$

$$f(L_2) = f(L_2^{-1}) = A^4 + A^{12} - A^{16}$$

其中 L_1 和 L_1^{-1} 为右手三叶结的两种定向，L_2 和 L_2^{-1} 为右手三叶结的两种定向。分步的计算过程见图 12-22 中的手写算式。

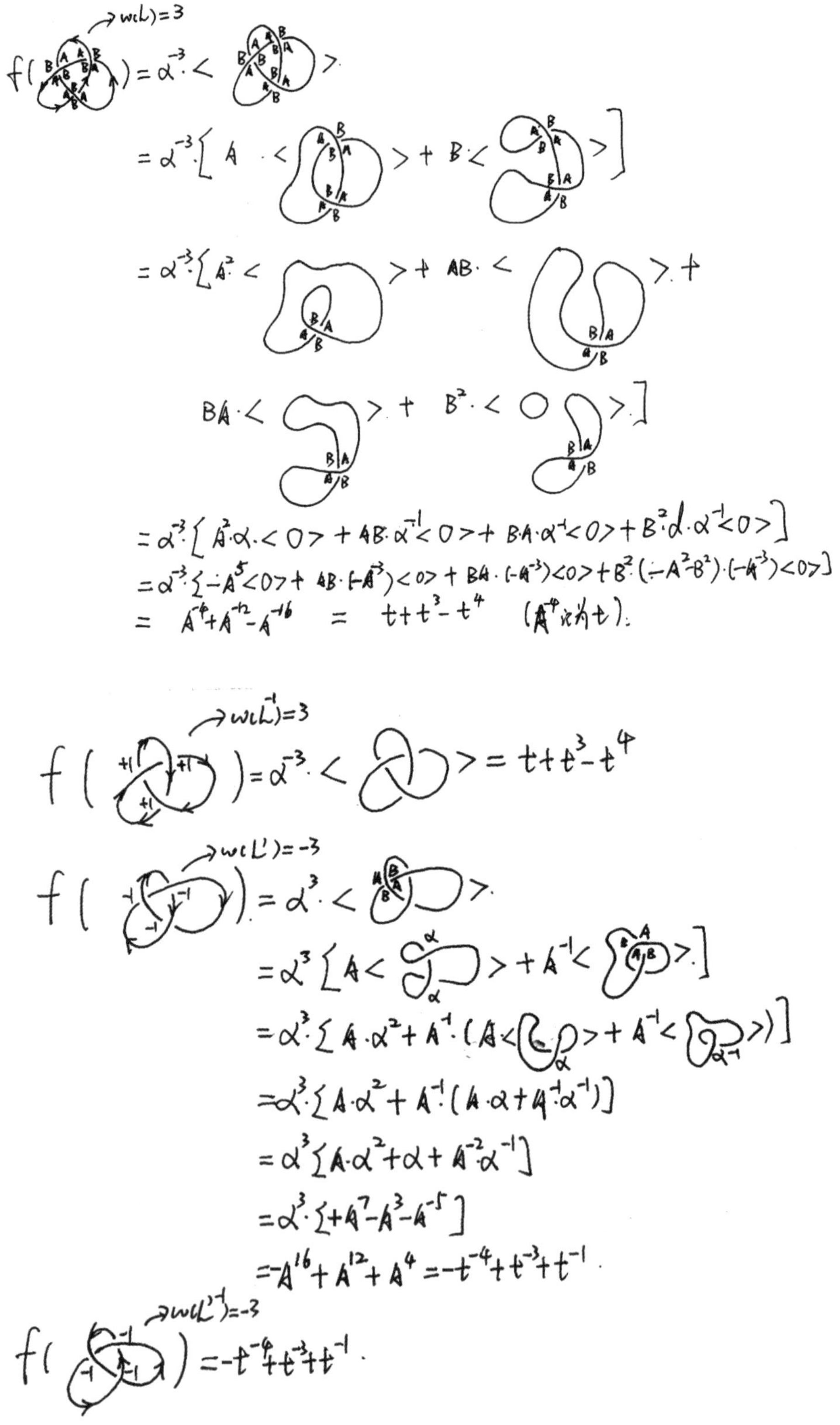

$$f\left(\ \right) = \alpha^{-3} \cdot \left\langle\ \right\rangle .$$

$$= \alpha^{-3} \left[A \cdot \left\langle\ \right\rangle + B \left\langle\ \right\rangle \right]$$

$$= \alpha^{-3} \left\{ A^2 \cdot \left\langle\ \right\rangle + AB \cdot \left\langle\ \right\rangle + \right.$$

$$\left. BA \cdot \left\langle\ \right\rangle + B^2 \cdot \left\langle\ \bigcirc\ \right\rangle \right]$$

$$= \alpha^{-3} \left\{ A^2 \cdot \alpha \cdot \langle 0 \rangle + AB \cdot \alpha^{-1} \langle 0 \rangle + BA \cdot \alpha^{-1} \langle 0 \rangle + B^2 \cdot \alpha \cdot \alpha^{-1} \langle 0 \rangle \right\}$$

$$= \alpha^{-3} \left\{ -A^5 \langle 0 \rangle + AB \cdot (-A^{-3}) \langle 0 \rangle + BA \cdot (-A^{-3}) \langle 0 \rangle + B^2 \cdot (-A^{-2} B^2) \cdot (-A^{-3}) \langle 0 \rangle \right\}$$

$$= A^{-4} + A^{-12} - A^{-16} = t + t^3 - t^4 \quad (A^{-4} 记为 t).$$

$$f\left(\ \right) = \alpha^{-3} \cdot \left\langle\ \right\rangle = t + t^3 - t^4$$

$$f\left(\ \right) = \alpha^{3} \cdot \left\langle\ \right\rangle .$$

$$= \alpha^3 \left\{ A \left\langle\ \right\rangle + A^{-1} \left\langle\ \right\rangle \right\}$$

$$= \alpha^3 \left\{ A \cdot \alpha^2 + A^{-1} \cdot \left(A \left\langle\ \right\rangle + A^{-1} \left\langle\ \right\rangle \right) \right\}$$

$$= \alpha^3 \left\{ A \cdot \alpha^2 + A^{-1} \left(A \cdot \alpha + A^{-1} \cdot \alpha^{-1} \right) \right\}$$

$$= \alpha^3 \left\{ A \cdot \alpha^2 + \alpha + A^{-2} \alpha^{-1} \right\}$$

$$= \alpha^3 \cdot \left\{ + A^7 - A^3 - A^{-5} \right\}$$

$$= -A^{16} + A^{12} + A^4 = -t^{-4} + t^{-3} + t^{-1} .$$

$$f\left(\ \right) = -t^{-4} + t^{-3} + t^{-1} .$$

图 12-22　左、右手三叶结的琼斯多项式的计算过程

定理 12-2：左、右手三叶结不同痕。

证明：由图 12-22 的计算结果以及定理 12-1 立即可得。

数学家琼斯于 1952 年 12 月 31 日生于新西兰吉斯伯恩。1970 年入读奥克兰大学，1973 年毕业；1974 年到瑞士日内瓦进修，先学了两年物理，后来师从拓扑学家黑富利格尔（A. Haefliger），1979 年获博士学位。1975 ～ 1980 年兼任日内瓦大学助教。1980 年赴美，1981 年在宾夕法尼亚大学任教，1985 年起任加州大学伯克利分校教授。琼斯多项式的意义不仅在于纽结理论，它与三维拓扑学以及物理领域有密切关系。

实际上在 1987 年，日本数学家福原提出了这样一种设想[2]：假定一个纽结是由一条一定长度的柔软的线首尾相接而形成的，这条线上带有分布均匀的同种静电荷；根据同性电荷相斥的原理，纽结的任何一部分都会尽量远离其相邻部分，从而使得纽结的总静电势能达到最小（势能最小原理）。这个最小能量也是纽结的一个不变量。把能量作为纽结的拓扑不变量，开辟了纽结理论中一个前景无限广阔的研究方向（图 12-23）。

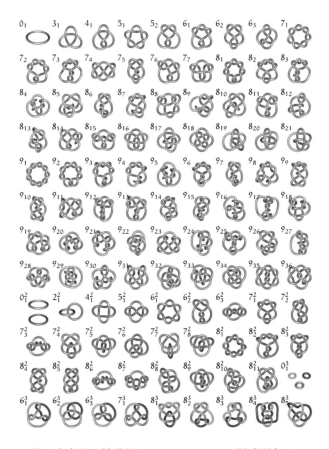

图 12-23　绚丽多姿的纽结世界（Robert Scharein，图片原名"A knot 200"）

纽结理论不仅在数学和物理上有广阔前景，而且在生物学中，尤其是在研究 DNA 腺体结构时起到了重要的作用，人们有望通过纽结的研究，厘清细胞基因组成成分的功能，从而找到攻击病毒的新方法。

无独有偶，琼斯多项式理论其实本身还和现在很火的量子信息学紧密相关。定义 12-3 中所说的"量子化"，其实就是将纽结投影图中不同的节点被抹去后的各激发态作加权和。图 12-24 给出了三个二重点的投影图被激发成八种不同状态的过程。在这个意义上，在一个纽结或链环的琼斯多项式中，其实蕴含着该投影图二重点被抹去后的所有激发态信息。对该纽结或链环进行粘连和撕裂，通过琼斯多项式，就等于同时对其所有的激发态进行相关的操作。

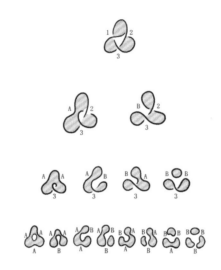

图 12-24 纽结投影图中二重点被抹去后的激发态，这些信息
都被存储到了原始投影图的琼斯多项式中

和绳结相关的另一个"发现"是著名的"墨菲定律"——如果事情可能出错，就一定会出错。这个骇人的定律是 1988 年数学家萨姆纳斯（D. W. Sumners）和化学家惠廷顿（D. G. Whittington）合作研究化学聚合物分子链时发现的。他们原始的发现可能读起来让人昏昏欲睡：几乎所有够长的自我回避随机路径都会形成绳结。但是用生活中的一个常见现象去解释的话就会生动很多：随手放在外套口袋里的耳机线总是会互相缠绕成一团乱麻！因为刚才说过纽结本身具有量子属性，所以墨菲定律似乎是隐藏在物理世界里的最深刻命题之一，只不过现在的人类对为什么墨菲定律总是屡试不爽还一筹莫展。

话题 13:

同余、解析几何与随机数生成器

　　利用计算机，针对所讨论的问题，借助随机数来进行模拟以汲取经验，再根据所得经验改进统计方法，这在一些复杂的统计过程中已经成为一种常用的技巧。这种经验分析的质量直接依赖于所采用的伪随机数生成器的性能。另外，随着计算机技术的发展，越来越多的大型物理问题和工程问题需要使用蒙特卡罗方法，而蒙特卡罗方法的核心问题之一便是如何构造高质量的伪随机数生成器。高质量的伪随机数生成器在实际应用中的重要性由此可见。

　　本讲适合在讲授或学习完高中数学的基本初等函数、解析几何、概率统计和复数章节后，作为数学建模材料在日常教学中讲授或学习。如果在学习本讲之前具备一些初等数论的基本知识，可以更好地理解本讲各项定理的证明。

　　本讲内容包括但不限于：

　　1. 伪随机数生成器的历史梳理；

　　2. 传统的 LCG、MRG、MCG 生成器的定义、性质及其缺陷；

　　3. 衡量伪随机数生成质量的指标——谱测试和图测试；

　　4. 一种改进的伪随机数生成器——指标并行伪随机数生成器。

　　在假定某些物理过程（如原子衰减的相继时隔、半导体的热噪声等）随机发生的情况下，通过一些方法把这些随机性转化为相应的离散随机变量列，（伪）随机数就可由物理过程产生。其主要的缺陷是难以重复、快速、无偏地产生在指定区域内均匀分布的伪随机数序列。为此，在多数情况下，人们主要关注可用计算机软件或硬件实现的、移植性较高的伪随机数生成器。

　　从计算统计学的角度看，构建随机变量一般分为两步：

　　（1）产生单位区间上具有独立同分布的均匀随机变量；

　　（2）应用某些变换，把上述随机变量变换为指定分布的随机变量。

其中第（1）步通常被称为伪随机数生成器。

　　一个好的伪随机数生成器应具有以下几个方面的特点：

　　（1）生成的伪随机数序列前后数字不相关，整个序列不显示某种明显特征；

　　（2）生成的伪随机数序列在指定区间内尽量均匀；

（3）生成的伪随机数序列应具有较长的周期，或者根本不具有周期；

（4）生成器应具有较高的工作效率。

著名的伪随机数生成器有线性同余生成器（LCG）和基于 LCG 的 MRG 与 MCG[1]、混沌动力系统生成器[2]、移位寄存器[3]以及元胞自动机生成器[4]等。下面对目前伪随机数生成器的研究情况[5]做简要介绍。

1940 年，冯·诺伊曼（John von Neumann）提出了平方取中法，原理是将一个给定的 $2n$ 比特的数平方，然后高位补 0 得到 $4n$ 比特的数，再截取中间的 $2n$ 位进行下次迭代，并得到一个随机数序列。这种方法易于用硬件实现，但其周期受初始值的影响很大，且其周期小于 2^{2n}。

斐波那契法（Fibonacci method）也是产生随机数的一种常用方法，它需要两个初值和一个模数即可，递推公式为：

$$X_{i+1} = (X_i + X_{i-1}) \bmod M, \ i = 1, \ 2, \ \cdots$$

用此方法产生的随机数序列周期为 $3M/2$，且由于没有乘法运算，因此其运行速度极快，但是用它产生的随机数序列有着令人不能容忍的不居中现象，即用前两个伪随机数得到的第三个伪随机数，不是同时大于就是同时小于前两个伪随机数，而且永不居中，并且产生的序列还会显示出明显的相关性。

1951 年，莱默（Lehmer）提出，线性同余法（LCG method）是用得较多的随机数产生方法，其迭代公式为

$$x_n = (x_{n-1} \cdot a + b) \bmod M$$

$$r_n = x_n / M$$

当模数 M 足够大时，用线性同余法产生的随机数在区间 [0, 1] 很密集，而且接近均匀分布，其随机数序列具有较好的统计特性。虽然序列的参数，如乘子、增量和模数对随机数的质量和周期影响很大，但是它们都有自己的选取准则，可使产生的随机数序列性能最优。

在实际应用中，线性反馈移位寄存器也经常用来产生伪随机数，其实现方式最简单，迭代公式为

$$X_n = a_1 \oplus a_2 \oplus \cdots \oplus a_m$$

其中 a_i 为 0 或 1，表示抽头序列，$\oplus$ 表示"异或"运算，m 表示寄存器的阶数，X_n 表示第 n 个随机数。线性反馈移位寄存器产生的伪随机数序列的最大周期可达 $2^m - 1$，且阶数 m 越大，序列就越长，尽管这样会增加所需的寄存器数目，从而增加硬件的面积。如果用静态存储器（SRAM）来代替寄存器，就会使随机数序列的周期更长，但这样会使得硬件的面积和功耗进一步增加。

1991 年，马尔萨利亚（George Marsaglia）与扎曼（Arif Zaman）提出了一类新随机数生成器，包括进位加（add-with-carry，AWC）和借位减（subtract-with-borrow，SWB），它们的生成速率比 LCG 还快，而且具有更长的周期。

1998 年，勒屈耶（L'Ecuyer）提出了线性同余组合随机数生成器，该方法产生的随机数序列具有线性同余序列的所有特性，而且其在高维空间的均匀性要比 LCG 好。

作为近些年新兴的方法，元胞自动机生成器和混沌动力系统生成器的设计原理是，利用动力系统在某些特殊情况下反映在相平面的混沌效应来形成近似的随机性。关于这两种方法，具体可参阅参考文献 [3] 和参考文献 [4]。

本讲将给出一种新的基于 LCG 的组合伪随机数生成器，虽然其时间和空间复杂度都扩张为传统 LCG 的某个常数倍，却能有效修复传统 LCG 的缺陷。

方便起见，记正整数 m 除以正整数 q 所得的余数为 $m \bmod q$。为了设计新的随机数生成器，首先来分析传统 LCG、MRG 和 MCG 的缺陷。它们的定义分别如下。

定义 13-1：称一数列为一个以 $q, a, b \in \mathbf{Z}$（有理整数集）为参数，以 $\tilde{x}_0 \in \mathbf{Z}$ 为种子的线性同余序列，如果这个序列 $\{x_n\}_{n=0}^{\infty}$ 满足 $x_0 = \tilde{x}_0 \bmod q$，$x_n = (a \cdot x_{n-1} + b) \bmod q$，$n \geq 1$。记这个序列为 $\mathrm{LCG}_q(a, b; \tilde{x}_0)$。

定义 13-2：称一数列为一个以 $q, \alpha_1, \alpha_2, \cdots, \alpha_k \in \mathbf{Z}$ 为参数，以 $(\tilde{x}_0, \tilde{x}_1, \cdots, \tilde{x}_{k-1}) \in \mathbf{Z}^k$ 为种子的线性同余序列，如果这个序列 $\{x_n\}_{n=0}^{\infty}$ 满足 $x_0 = \tilde{x}_0 \bmod q$，$\cdots$，$x_{k-1} = \tilde{x}_{k-1} \bmod q$，$x_n = (\alpha_1 \cdot x_{n-1} + \alpha_2 \cdot x_{n-2} + \cdots + \alpha_k \cdot x_{n-k}) \bmod q$，$n \geq k$；记这个序列为 $\mathrm{MRG}_q(\vec{\alpha}; \vec{x}_0)$，其中 $\vec{\alpha} = (q, \alpha_1, \alpha_2, \cdots, \alpha_k)$，$\vec{x}_0 = (\tilde{x}_0, \tilde{x}_1, \cdots, \tilde{x}_{k-1})$。

定义 13-3：称一数列为一个以 $q \in \mathbf{Z}$ 和 $\mathbf{Z}$ 上的 k 阶方阵 B 为参数，以 $\tilde{X}_0 \in \mathbf{Z}^k$ 为种子的线性同余序列，如果这个序列 $\{X_n\}_{n=0}^{\infty}$ 满足 $X_0 = \tilde{X}_0 \bmod q$，$X_{n-1} = B \cdot X_{n-1} \bmod q$，其中 $X_n \in \mathbf{Z}^k$，$n \geq 1$；记这个序列为 $\mathrm{MCG}_q(B; \tilde{X}_0)$。

MRG 和 MCG 可以被看作由若干 LCG 组合而成，定理 13-1 给出了 LCG 的周期性。

定理 13-1：$\forall q, a, b, x_0 \in \mathbf{Z}$，$\mathrm{LCG}_q(a, b; \tilde{x}_0)$ 为模 q 意义下的周期序列，设其周期为 $T_q(a, b; \tilde{x}_0)$，则当 q 为素数时，有如下公式

$$T_q(a, b; \tilde{x}_0) = \begin{cases} \delta_q(a); & a, b \neq 0 \bmod q, (1-a)\tilde{x}_0 - b \neq 0 \bmod q \\ & \quad \text{或} \quad a \neq 0 \bmod q, b = 0 \bmod q \\ 1 & ; \quad a, b \neq 0 \bmod q, (1-a)\tilde{x}_0 - b = 0 \bmod q \\ & \quad \text{或} \quad a = 0 \bmod q \end{cases}$$

其中，$\delta_q(a)$ 表示 a 在模 q 意义下的指数，即满足 $a^{\delta_q(a)} \equiv 1 \bmod q$ 的指数 $\delta_q(a)$。

证明： 首先，由 $\mathrm{LCG}_q(a, b; \tilde{x}_0)$ 的定义，若序列中有两个数字在模 q 意义下同余，如 $x_{n_1} \equiv x_{n_2}$，$n_1 \neq n_2$，则 $x_{n_1+i} \equiv x_{n_2+i}$，$i \in \mathbf{Z}^+$（正整数集）。而模 q 的完全剩余系为有限集，故必存在 $n \in \mathbf{Z}^+$，使得 $x_n \equiv x_0$，从而 $\mathrm{LCG}_q(a, b; \tilde{x}_0)$ 必存在周期。

其次，当 q 为素数时，若 $x_{n_1} \equiv x_{n_2}$，$n_1 < n_2$，则由定义，有

$$a^{n_1}(1 - a^{n_2-n_1})x_0 \equiv a^{n_1}(a^{n_2-n_1} + \cdots + a + 1)b \bmod q$$

当 $a, b \neq 0 \bmod q$，$(1-a)\tilde{x}_0 - b \neq 0 \bmod q$ 时，上式化为

$$(1-a)(1 - a^{n_2-n_1})x_0 \equiv (1 - a^{n_2-n_1})b \bmod q$$

$$(1 - a^{n_2-n_1})((1-a)x_0 - b) \equiv 0 \bmod q$$

$$a^{n_2-n_1} \equiv 1 \bmod q$$

从而在此情况下，$T_q(a, b; \tilde{x}_0) = \delta_q(a)$。

当 $a \neq 0 \bmod q$，$b = 0 \bmod q$ 时，$x_n \equiv a^n x_0 \bmod q$，从而周期为 $\delta_q(a)$。

当 $a, b \neq 0 \bmod q$，$(1-a)\tilde{x}_0 - b = 0 \bmod q$ 时，$x_n \equiv x_0 \bmod q$，周期为 1。

当 $a = 0 \bmod q$ 时，$x_n \equiv b \bmod q$，周期为 1。

综上所述，定理证毕。

定理 13-1 的结论在 q 为素数时尤为简洁，但是推论 13-1 的证明需要用到费马小定理——对于任何素数 q 来说，如果正整数 a 和 q 互质，即二者的最大公约数（记为 $\gcd(a, q)$）为 1 时，则有 $a^{q-1} \equiv 1 (\bmod q)$。

推论 13-1： 当 q 为素数时，$T_q(a, b; \tilde{x}_0) \leqslant q-1$，"$=$" 取到，当且仅当 a 为模 q 原根，且 $(1-a)\tilde{x}_0 - b \neq 0 \bmod q$ 时。

证明： 由原根定义，当 a 为素数 q 的原根时，$\gcd(a, q) = 1$，且 $\delta_q(a) = \varphi(q) = q-1$。

由定理 13-1，当 $(1-a)\tilde{x}_0 - b \neq 0 \bmod q$ 时，$T_q(a, b; \tilde{x}_0) = \delta_q(a) = q-1$。

对于 a 取非 q 的原根的其他值的情形，由费马小定理[8]，当 $\gcd(a, q) = 1$ 时，$a^{q-1} \equiv 1 \bmod q$，此时 $\delta_q(a) | q-1$，但由于 a 非 q 的原根，故 $\delta_q(a) < q-1$；若 $\gcd(a, q) \neq 1$，则由于 q 为素数，必有 $\gcd(a, q) = q$，$a \equiv 0 \bmod q$，从而由定理 13-1，此时周期为 $1 < q-1$。证毕。

从推论 13-1 可以看出，LCG 的周期率 $T_q(a, b; \tilde{x}_0)/q$ 比较小，这意味着为了得到长周期的伪随机数序列，就必须选用大素数及其原根作为参数。但是在计算上，尚没有寻找大素数原根的有效方法。这也就形成了 LCG 的主要缺陷之一。

衡量一个随机数生成器的性能有很多方法，下面介绍比较容易直观呈现的评价机制——谱测试与图测试。

1. 谱测试[6]

对于大多数伪随机数生成器生成的伪随机数序列，都会表现出高维网格结构，具体地说，设生成的伪随机数序列为 $\{x_0, x_1, \cdots, x_{N-1}\}$ ，则其 s 维（ $s \geqslant 2$ ）随机向量序列如下。

形式 1：重叠向量 $Ls := \{\vec{y}_n = (x_n, x_{n+1}, \cdots, x_{n+s-1}); 0 \leqslant n \leqslant N-s\}$ 。

形式 2：非重叠向量 $Ls' := \{\vec{y}_n' = (x_{ns}, x_{ns+1}, \cdots, x_{ns+s-1}); 0 \leqslant ns \leqslant N-s\}$ 。

对于大多数类型的伪随机数生成器，由它们所生成的伪随机数序列组成的 s 维随机向量在 s 维空间表现出平行的格状结构。一般认为，产生的伪随机数序列的质量越高，则相邻平行格面间的距离越小。谱测试即为通过计算这种相邻平行格面间距来评价伪随机数序列质量的一种方法。一般地，常用二维谱测试，以便直观反映格面分布状况。

我们以 $\mathrm{LCG}_{31}(3, 1; 4)$ 来说明这一点。按照定义， $\mathrm{LCG}_{31}(3, 1; 4)$ 生成的随机数序列的周期为 30 ，生成的前 30 个伪随机数为

$$4, 13, 9, 28, 23, 8, 25, 14, 12, 6,$$
$$19, 27, 20, 30, 29, 26, 17, 21, 2,$$
$$7, 22, 5, 16, 18, 24, 11, 3, 10, 0, 1$$

设这个序列为 $\{a_n\}_{n=1}^{30}$ ，构造点列 $\mathrm{Spec} = \{(a_k, a_{k+1}) \mid k = 1, 2, \cdots, 29\}$ ，并将其描绘在平面直角坐标系中，即得 $\mathrm{LCG}_{31}(3, 1; 4)$ 的谱测结果图，如图 13-1 所示。

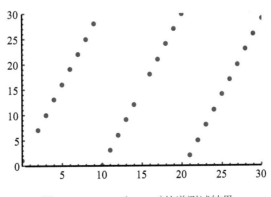

图 13-1 $\mathrm{LCG}_{31}(3, 1; 4)$ 的谱测试结果

2. 图测试 [7]

若记序列 $X = \{x_1, \cdots, x_n\}$ 为生成的伪随机数序列，记

$$r(X) = \frac{\sum x_i^2}{n}$$

$$I^{(n)}(\lambda) = \frac{1}{2\pi n}\left|\sum_{t=1}^{n} e^{-i\lambda t} x_t\right|^2, \quad \lambda \in [0, \pi]$$

$$\lambda_k = \frac{k}{n} \cdot 2\pi, \quad k = 1, 2, \cdots, n$$

$$\delta_k = \frac{2\pi I^{(n)}(\lambda_k)}{r(X)}, \quad k = 1, 2, \cdots, n$$

其中 i 为虚数单位。根据欧拉公式，$e^{i\theta} = \cos\theta + \sin\theta \cdot i$，"| |"表示复数的模长。

根据参考文献 [7] 中的结论，若 X 的随机性较高，则点列 $\left\{\left(\delta_k, \ln(1-\frac{k}{n+1})\right)\right\}$ 应近似分布在直线 $y = -x$ 上。在使用时可用数值 $\frac{1}{n}\sum\left|\ln(1-\frac{k}{n+1})+\delta_k\right|$ 来表征点列 $\left\{\left(\delta_k, \ln(1-\frac{k}{n+1})\right)\right\}$ 与直线 $y = -x$ 的偏差。

图 13-2 中给出了 $LCG_{31}(3, 1; 4)$ 的图测试结果，可以看到效果并不理想。

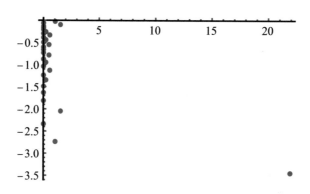

图 13-2 $LCG_{31}(3, 1; 4)$ 的图测试结果

表 13-1 中罗列了 LCG、MRG 和 MCG 的主要缺陷。

表 13-1 LCG、MRG 及 MCG 的主要缺陷

生成器类型	主要缺陷
LCG	周期短，存在高维网格结构，图测试结果差
MRG	存在高维网格结构，图测试结果差
MCG	各分量的随机性参差不齐，图测试结果不佳

　　下面的算法的设计想法是：首先选取性能优良的若干 LCG，例如 LCG_1，LCG_2，$\cdots$，LCG_n，每一步中，各 LCG 独立并联地生成一个伪随机数，用一个计数数表 $LAB^{(n)}$ 来标记在此过程的前 n 步生成中 LCG_i 算出 j 的总次数，并将其迭代。当某个第 j 列被到达的次数充分多，即 $LAB^{(n)}$ 的第 j 列数字之和充分大（阈值为 H）时，将这样的列序号 j 放入备选集 S 中。再于 S 中选取令图测试结果最优的元素作为生成的伪随机数输出。这样可以保证生成的伪随机数序列在图测试下表现优良。图 13-3 给出了 IPLCG 的算法设计结构图。

　　为了方便起见，算法 13-1 进行了归一化处理，使得生成的是单位区间内的伪随机数。

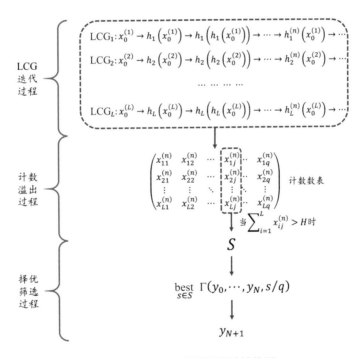

图 13-3 IPLCG 的算法设计结构图

算法 13-1（改进的算法，IPLCG）：一个参数为 $\vec{\lambda} = (q; a_1, \cdots, a_L; x_0^{(1)}, \cdots, x_0^{(L)}; H; \tilde{y}_0)$（其中 q 为奇素数，$a_1, \cdots, a_L; x_0^{(1)}, \cdots, x_0^{(L)}$ 均属于模 q 的完全剩余系，H、L 为正整数，$\tilde{y}_0$ 为 $(0, 1)$ 上的某个实数）的 IPLCG 为按如下规则生成的数值序列 $\{y_n\}_{n=0}^{\infty}$。

Step 1：初始化操作矩阵 $LAB^{(0)} = (0)_{L \times q}$，记转移函数 $h_i(x) = a_i \cdot x \bmod q$，$y_0 = \tilde{y}_0 \bmod q$，置计数器 $N = 0$。

Step 2：（记 $LAB^{(n)} = (x_{i,j}^{(n)})_{L \times q}$，并置 $x_{i,j}^{(0)} = 0$）做递推

$$x_{i,j}^{(n)} = \begin{cases} x_{i,j}^{(n-1)}, & \text{if } h_i^{<n>}(x_0^{(i)}) \neq j \\ x_{i,j}^{(n-1)} + 1, & \text{if } h_i^{<n>}(x_0^{(i)}) = j \end{cases}, \quad n \geq 1$$

其中 $h^{<k>}$ 表示函数 h 的 k 次复合函数，并约定 $h^{<1>} = h$；直到存在 $j \in \{1, \cdots, q\}$ 使得 $LAB^{(n)}$ 第 j 列元素之和 $\sum_i x_{i,j}^{(n)} \geq H$，记所有这样的列的序号 $j \bmod q$ 的全体为集合 S。

Step 3：依据图测试准则（记为 Γ），找到如下问题的最优解 s_0。

$$\underset{s \in S}{\text{best}} \, \Gamma(y_0, \cdots, y_N, \frac{s}{q})$$

置 $y_{N+1} = \dfrac{s_0}{q}$，$N = N+1$。

Step 4：令 $LAB^{(n)}$ 中第 j 列（$j \in S$）中所有元素归零，释放集合 S，转 Step 2 继续迭代。

记在此参数下的 IPLCG 为 IPLCG$(\vec{\lambda})$。

命题 13-1 给出了当 $H = 1$ 时，上述算法生成的伪随机数序列的周期估计。

命题 13-1：当 $H = 1$ 时，使算法 13-1 中集合 S 重复出现所需要的最小循环次数为 $\prod_{i=1}^{L} T_q(a_i, 0; x_0^{(i)})$。

证明：当 $H = 1$ 时，当且仅当各行对应的 LCG 均达到其周期的整数倍时，集合 S 才能重复出现，故 S 重复出现所需要的最小循环次数为 $\prod_{i=1}^{L} T_q(a_i, 0; x_0^{(i)})$。

根据算法描述，$H = 1$ 相当于 L 个传统的 LCG 同时生成伪随机数，每次生成 L 个，然后选择这 L 个伪随机数中使得图测试最优的那个，作为整个算法生成的下一个伪随机数。即相当于将 L 个 LCG 并联，只不过在最后多了一个基于图测试的"筛选器"。可惜的是，

这样虽然能显著地提升生成器的周期，但是产生的结果在谱测试下依然具有高维网络结构，如图 13-4 所示。

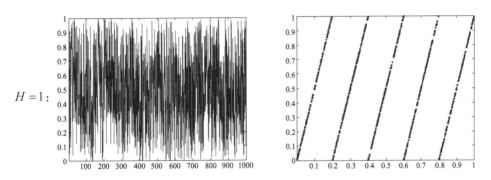

图 13-4 当 $q = 524\ 287$, $L = 3$, $a_1 = 5$, $a_2 = 9$, $a_3 = 23$, $H = 1$ 时生成的 1000 个 $[0, 1)$ 间的伪随机数连线图及其二维谱测试结果图

真正使得 IPLCG 发挥重大作用的，是当 $H > 1$ 时的情形，此时生成序列的周期比起 $H = 1$ 时只增不减，而且可以有效消除谱测试下的高维网络结构，如图 13-5 所示。

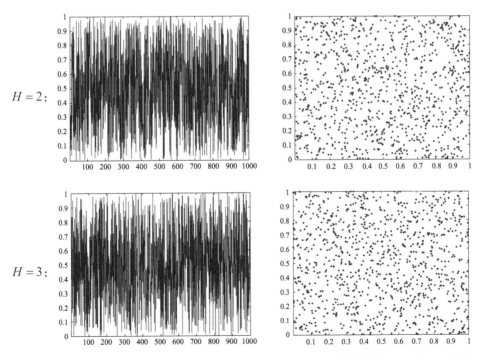

图 13-5 当 $q = 524\ 287$, $L = 3$, $a_1 = 5$, $a_2 = 9$, $a_3 = 23$, $H = 2$、3 时生成的 1000 个 $[0, 1)$ 间的伪随机数连线图及其二维谱测试结果图

另一个在制作 IPLCG 时需要注意的问题就是参数的选择，图 13-4 和图 13-5 中的参数选取见表 13-2。

表 13-2 图 13-4 和图 13-5 中所选取的参数值及其说明

参 数 名	取 值	说 明
q	524 287	$q=2^{19}-1$，质数
L	3	$q-1$ 的质因子个数为 5
a_1	5	指数为 524 286/7
a_2	9	指数为 524 286/2
a_3	23	指数为 524 286/3

通过对图 13-4 和图 13-5 的分析，可知这组参数下 IPLCG 在 $H>1$ 时可以很好地解决谱测试下的高维网络结构问题。图 13-6 给出了 $H=1, 2, 3$ 时的图测试结果。其中横坐标代表生成的点列长度，纵坐标为前文图测试定义中的 $\frac{1}{n}\sum\left|\ln(1-\frac{k}{n+1})+\delta_k\right|$。

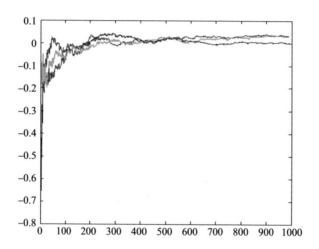

图 13-6 在表 13-2 的参数选取下的图测试结果，其中 H=1（蓝），2（红），3（绿）

那么有没有什么选取 IPLCG 的方法或者标准呢？实际上，根据 IPLCG 的构造，参数需要尽可能地满足如下标准：

（1）q 为一个较大的素数，a_1, …, a_L 均为模 q 非负最小既约剩余系中的元素；

（2）a_i 在模 q 意义下的指数 $\delta_q(a_i)$（$i=1, …, L$）尽量大；

（3）a_1, …, a_L 的选取使得 IPLCG 非退化。即，不存在另一个参数组 $\vec{\lambda}'$ 及其对应的 $L'<L$，但是 IPLCG$(\vec{\lambda})=$ IPLCG$(\vec{\lambda}')$（此时的相等指的是生成的序列相等）。

利用数论中的原根、p 群理论及线性代数的一些方法可以有效地寻找适合的参数集，但这超出了高中生能理解的范畴，感兴趣的读者可参阅参考文献 [8] 和参考文献 [9]。

至于伪随机数在密码学中的应用形式，感兴趣的读者可参阅参考文献 [10]~ 参考文献 [14]。

话题 14：

井盖、滚木与等宽图形

很多非常深刻的数学方法根植于问题的解决策略中。日常生活中常见的井盖、造金字塔时所用的滚木搬运法，不仅蕴含着"等宽图形"概念，而且其典型的研究方法就是近代几何中非常重要的活动标架法——陈省身先生曾经用此方法给出了高斯－博内公式的内蕴证明。本讲将从更初等的角度，以平面上的等宽图形这一生活中的常用图形为载体，在高中知识范围内解释活动标架法的奇妙作用。

本讲适合在讲授或学习完高中数学的三角函数、解析几何、平面向量和导数章节后，作为数学建模材料在日常教学中讲授或学习。本讲内容包括但不限于：

1. 生活中的等宽图形；

2. 勒洛三角形的构造及其性质；

3. 等宽图形的边界曲线方程及其性质；

4. 等宽图形的面积、勃拉希克－勒贝格定理一半结论的初等证明；

5. 等宽图形的叠加原理。

我们小时候可能都听过这样的道理："井盖为什么是圆的呢？因为圆形的井盖掉不下去，其他形状的井盖则容易掉下去。"这句话对也不对。圆形的井盖的确是掉不下去的，这是因为圆具有"等宽性"，不过也不见得其他图形就一定得掉下去（如后文中的"勒洛三角形"）。具体地说，对于一个图形，如果任取一个方向，分别过图形上任意两点作与此方向垂直的直线，这两条直线间的最大距离就称为**此方向上图形的宽度**。如果一个图形在任意方向上的宽度是一样的，就称此图形为**等宽图形**。显然圆是等宽图形，而正方形不是，如图 14-1 所示。

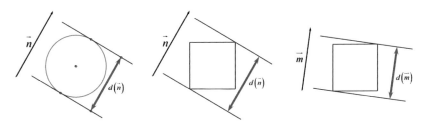

图 14-1　圆是等宽图形，而正方形不是

由于正方形不是等宽图形，因此如果放置得不好，它就可能会掉下去，如图 14-2 所示。

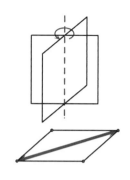

据说，古埃及人造金字塔时搬运巨大石块用的是圆柱形滚木（图 14-3），这是否是事实还有待考证，不过从科学上来讲十分合理，因为圆柱的截面是圆形，而圆形是等宽图形，这样一来，在平面上滚动的过程中，圆柱形滚木上面承载的石块没有重力势能的变化，搬运的过程中就不至于像使用横截面是方形的"立方体滚木"那样上下颠簸而做多余的功。当然，使用圆柱形滚木的另一个主要原因应该是圆木比较容

易找到，因为自然界的树干天生就是圆柱形的，而削切大量的长方体滚木在当时需要相当的工艺，并耗费大量的工时。

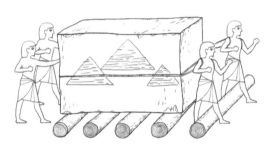

图 14-3　据说古埃及人搬运巨大石块用的是圆柱形滚木，这也是在利用圆的等宽性

如果不考虑工艺和工时的限制，是否存在也能胜任这项工作的非圆柱形的滚木呢？按照上面的分析，这需要找到不同于圆形的其他等宽图形作为滚木的截面。早在 19 世纪，德国的工程师勒洛（Franz Reuleaux）就已经找到了不同的方案，并将其应用于他的工业设计中。勒洛所构造的等宽图形被称为勒洛三角形（Reuleaux triangle），其构造如图 14-4 所示。实际上，只需要分别以等边三角形的三个顶点为圆心，以等边三角形边长为半径作圆，公共区域（含边界）即为勒洛三角形。勒洛三角形的等宽性从其构造上就可以直观看出。

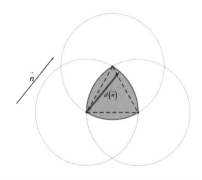

图 14-4　勒洛三角形（图中橙色图形）的构造及其等宽性

数学里有一个非常著名且优美的勃拉希克－勒贝格定理（Blaschke-Lebesgue theorem），说的是：在所有固定宽度的等宽图形中，圆形的面积最大，勒洛三角形的面积最小。这个定理的证明是非平凡的，需要用到曲面和曲线积分，超出了中学知识的范畴，感兴趣的读者可以参阅参考文献[1]。

研究等宽图形的一个直接困难就是如何表示出其边界的一般方程，但由于需要从任意方向规定宽度为定值，因此这个边界方程其实并不容易得到。下面我们利用活动标架法来解决这个困难。

为了使用活动标架法，首先需要做一点点技术上的准备。

设 $\vec{a}(t) = (x(t), y(t))$ 为一个随时间 t 变化的向量值函数，其中各分量均为关于 t 的连续可导函数。当模长 $\left|\vec{a}(t)\right|$ 为定值时（不妨设为定值 d），则有

$$\left(x(t)\right)^2 + \left(y(t)\right)^2 = d^2 \tag{1}$$

对（1）式求导，可得

$$x(t)x'(t) + y(t)y'(t) = 0$$

于是可得

$$\left(x(t), y(t)\right) \perp \left(x'(t), y'(t)\right) \tag{2}$$

记 $\left(x'(t), y'(t)\right) = \vec{a'}(t)$，称之为向量值函数 $\vec{a}(t)$ 的导数，则（2）式可写为

$$\vec{a}(t) \perp \vec{a'}(t) \tag{3}$$

另外，容易验证

$$\left(\vec{a}(t) \cdot \vec{b}(t)\right)' = \vec{a}(t) \cdot \vec{b'}(t) + \vec{a'}(t) \cdot \vec{b}(t) \tag{4}$$

实际上，如果设 $\vec{a}(t) = (x_1(t), y_1(t))$、$\vec{b}(t) = (x_2(t), y_2(t))$，则有

$$\vec{a}(t) \cdot \vec{b}(t) = (x_1(t), y_1(t)) \cdot (x_2(t), y_2(t))$$
$$= x_1(t)x_2(t) + y_1(t)y_2(t)$$

进而可得

$$\left(\vec{a}(t) \cdot \vec{b}(t)\right)' = \left(x_1(t) x_2(t) + y_1(t) y_2(t)\right)'$$

$$= x_1'(t) x_2(t) + x_1(t) x_2'(t) + y_1'(t) y_2(t) + y_1(t) y_2'(t)$$

$$= \left(x_1'(t) x_2(t) + y_1'(t) y_2(t)\right) + \left(x_1(t) x_2'(t) + y_1(t) y_2'(t)\right)$$

$$= \left(x_1'(t), y_1'(t)\right) \cdot \left(x_2(t), y_2(t)\right) + \left(x_1(t), y_1(t)\right) \cdot \left(x_2'(t), y_2'(t)\right)$$

$$= \vec{a}'(t) \cdot \vec{b}(t) + \vec{a}(t) \cdot \vec{b}'(t)$$

有了如上准备，就可以实施我们的计划了。假设我们所研究的等宽图形为边界光滑的凸平面图形。首先，在等宽曲线内部取一点作为原点 O，建立平面直角坐标系 x-O-y，用单位向量 $\vec{w}(\theta) = (\cos\theta, \sin\theta)$ 表征取宽度的方向，其中 $\theta \in [0, 2\pi)$。由于 $\left|\vec{w}(\theta)\right| = 1$ 为定值，因此 $\vec{w}(\theta) \perp \vec{w}'(\theta)$。计算可得 $\vec{w}'(\theta) = (-\sin\theta, \cos\theta)$，于是 $\left|\vec{w}'(\theta)\right| = 1$。进而向量 $\vec{w}(\theta)$、$\vec{w}'(\theta)$ 构成平面的一组标准正交基底。

任取方向 $\vec{w}(\theta)$，均存在等宽图形边界曲线的唯一点，使得此点处的切线方向与方向 $\vec{w}(\theta)$ 垂直且与 $\vec{w}'(\theta)$ 的方向相同，设此点为 P，形成向量 $\overrightarrow{OP}$，于是存在函数 $\alpha(\theta)$、$\beta(\theta)$ 使得

$$\overrightarrow{OP} = \alpha(\theta) \vec{w}(\theta) + \beta(\theta) \vec{w}'(\theta)$$

于是可记 $\overrightarrow{OP} = \vec{p}(\theta)$，在这个记号下，上式变为

$$\vec{p}(\theta) = \alpha(\theta) \vec{w}(\theta) + \beta(\theta) \vec{w}'(\theta) \tag{5}$$

对上式两边求导，可得

$$\vec{p}'(\theta) = \alpha'(\theta) \vec{w}(\theta) + \alpha(\theta) \vec{w}'(\theta) + \beta'(\theta) \vec{w}'(\theta) + \beta(\theta) \vec{w}''(\theta) \tag{6}$$

注意到 $\vec{w}''(\theta) = (-\cos\theta, -\sin\theta) = -\vec{w}(\theta)$，于是上式可化为

$$\vec{p}'(\theta) = \left(\alpha'(\theta) - \beta(\theta)\right) \vec{w}(\theta) + \left(\alpha(\theta) + \beta'(\theta)\right) \vec{w}'(\theta) \tag{7}$$

注意到等宽图形为凸图形，于是 $\vec{p}'(\theta)$ 与 $\vec{w}'(\theta)$ 同向，$\vec{p}'(\theta) \perp \vec{w}(\theta)$，于是可得

$$\alpha'(\theta) = \beta(\theta)$$

$$\alpha(\theta) + \beta'(\theta) \geq 0$$

其中当 $\alpha(\theta) + \beta'(\theta) = 0$ 时，$\vec{p}'(\theta) = \vec{0}$，此时边界曲线会出现**奇异点**（即不光滑的点）。

（5）式和（6）式可化为

$$\vec{p}(\theta) = \alpha(\theta)\vec{w}(\theta) + \alpha'(\theta)\vec{w'}(\theta) \tag{8}$$

$$\vec{p'}(\theta) = \left(\alpha(\theta) + \alpha''(\theta)\right)\vec{w'}(\theta) \tag{9}$$

$$\left|\vec{p'}(\theta)\right| = \alpha(\theta) + \alpha''(\theta) \tag{10}$$

将（8）式两边分别与单位向量 $\vec{w}(\theta)$、$\vec{w'}(\theta)$ 作数量积，注意到 $\vec{w}(\theta) \perp \vec{w'}(\theta)$，可得

$$\begin{cases} \vec{p}(\theta)\vec{w}(\theta) = \alpha(\theta) \\ \vec{p}(\theta)\vec{w'}(\theta) = \alpha'(\theta) \end{cases} \tag{11}$$

综合（9）式和（11）式，可知 $\vec{p}(\theta)$ 由 $\alpha(\theta)$ 唯一决定，反过来 $\alpha(\theta)$ 也由 $\vec{p}(\theta)$ 唯一决定，寻找 $\vec{p}(\theta)$，只需要寻找 $\alpha(\theta)$ 即可。

因为 $\vec{p}(\theta)$ 为等宽图形的边界曲线，于是 $\vec{p}(\theta) - \vec{p}(\theta + \pi)$ 在方向 $\vec{w}(\theta)$ 上的投影长度为正的定值（设为 q），即

$$\left(\vec{p}(\theta) - \vec{p}(\theta + \pi)\right) \cdot \vec{w}(\theta) = q$$

将（5）式代入可得

$$\left(\alpha(\theta)\vec{w}(\theta) - \alpha(\theta + \pi)\vec{w}(\theta + \pi)\right) \cdot \vec{w}(\theta) = q$$

注意到 $\vec{w}(\theta + \pi) = -\vec{w}(\theta)$，可得

$$\alpha(\theta) + \alpha(\theta + \pi) = q \tag{12}$$

（12）式要求对任意的 $\theta \in [0, 2\pi)$ 均成立。而且通过（12）式两边同时对 θ 求导，可得

$$\alpha'(\theta) + \alpha'(\theta + \pi) = 0 \tag{13}$$

如上讨论可以总结为定理 14-1。

定理 14-1：设 Ω 为一个凸的平面等宽图形（宽度为 $q > 0$），其边界曲线 $\partial\Omega$ 处处存在切线，且切线方向相对切线位置连续可导，则存在二阶连续可导函数 $\alpha(\theta)$，使得

$$\vec{p}(\theta) = \alpha(\theta)\vec{w}(\theta) + \alpha'(\theta)\vec{w'}(\theta)$$

其中 $\vec{w}(\theta) = (\cos\theta, \sin\theta)$，且 $\alpha(\theta)$ 满足

（a）$\alpha(\theta)+\alpha(\theta+\pi)=q$，$\forall\theta\in[0,2\pi)$；

（b）$\alpha(\theta)+\alpha''(\theta)>0$，$\forall\theta\in(0,2\pi)$；

（c）$\alpha(\theta)=\alpha(\theta+2\pi)$，$\forall\theta\in\mathbb{R}$。

反之，任取满足（a）（b）（c）的二阶连续可导函数 $\alpha(\theta)$，被 $\vec{p}(\theta)$ 的像所包围的区域（含边界）均为某个符合要求的等宽图形。

证明： 由刚才的讨论立得（图 14-5）。

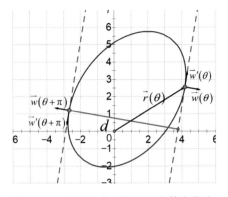

图 14-5　利用活动标架法研究等宽曲线

宽度为 q 的等宽曲线有一个非常有趣的结果：其周长为定值 $q\pi$。沿用定理 14-1 的结论，我们来证明这个结果。

首先设边界曲线 $\partial\Omega$ 的方程为

$$\vec{p}(\theta)=\big(x(\theta),y(\theta)\big)=\alpha(\theta)\vec{w}(\theta)+\alpha'(\theta)\vec{w'}(\theta)$$

设 $\theta_k=\dfrac{k}{N+1}2\pi$，$k=1,2,\cdots,N+1$，则 $\partial\Omega$ 的周长 S 近似等于封闭多边形 $\vec{p}(\theta_1)\vec{p}(\theta_2)\cdots\vec{p}(\theta_N)$ 的周长，即有

$$S\approx\sum_{k=1}^{N}\left|\vec{p}(\theta_{k+1})-\vec{p}(\theta_k)\right|$$

注意到

$$\begin{aligned}\left|\vec{p}(\theta_{k+1})-\vec{p}(\theta_k)\right|&=\sqrt{\big(x(\theta_{k+1})-x(\theta_k)\big)^2+\big(y(\theta_{k+1})-y(\theta_k)\big)^2}\\&=\sqrt{\left(\frac{x(\theta_{k+1})-x(\theta_k)}{\theta_{k+1}-\theta_k}\right)^2+\left(\frac{y(\theta_{k+1})-y(\theta_k)}{\theta_{k+1}-\theta_k}\right)^2}\cdot(\theta_{k+1}-\theta_k)\\&=\sqrt{\big(x'(\theta_k)\big)^2+\big(y'(\theta_k)\big)^2}\cdot(\theta_{k+1}-\theta_k)\\&=\left|\vec{p'}(\theta_k)\right|\cdot(\theta_{k+1}-\theta_k)\end{aligned}$$

进而

$$S = \lim_{N \to +\infty} \sum_{k=1}^{N} \left| \overrightarrow{p'}(\theta_k) \right| \cdot (\theta_{k+1} - \theta_k)$$

$$= \int_0^{2\pi} \left| \overrightarrow{p'}(\theta) \right| \mathrm{d}\theta$$

$$= \int_0^{\pi} \left| \overrightarrow{p'}(\theta) \right| \mathrm{d}\theta + \int_{\pi}^{2\pi} \left| \overrightarrow{p'}(\theta) \right| \mathrm{d}\theta$$

$$= \int_0^{\pi} \left| \overrightarrow{p'}(\theta) \right| \mathrm{d}\theta + \int_0^{\pi} \left| \overrightarrow{p'}(\theta + \pi) \right| \mathrm{d}\theta$$

由（9）式可知

$$\left| \overrightarrow{p'}(\theta) \right| = \alpha(\theta) + \alpha''(\theta)$$

代入可得〔化简时注意使用（12）式〕

$$S = \int_0^{\pi} \left(\alpha(\theta) + \alpha''(\theta) \right) \mathrm{d}\theta + \int_0^{\pi} \left(\alpha(\theta + \pi) + \alpha''(\theta + \pi) \right) \mathrm{d}\theta$$

$$= \int_0^{\pi} \left(\alpha(\theta) + \alpha''(\theta) + \alpha(\theta + \pi) + \alpha''(\theta + \pi) \right) \mathrm{d}\theta$$

$$= \int_0^{\pi} \left(\alpha(\theta) + \alpha(\theta + \pi) \right) \mathrm{d}\theta$$

$$= \int_0^{\pi} q \mathrm{d}\theta = q\pi$$

定理 14-2：设 Ω 为一个凸的平面等宽图形（宽度为 $q > 0$），其边界曲线 $\partial\Omega$ 处处存在切线，且切线方向相对切线位置连续可导，则 $\partial\Omega$ 周长为定值 $q\pi$。

证明：由刚才的讨论立得。

基于定理 14-2，可以实现对勃拉希克－勒贝格定理一半结论的证明，即：在所有固定宽度的等宽图形中，圆形的面积最大。

根据定理 14-2，只需证明如下定理，上述结论就自然得到了。

定理 14-3：在所有周长为 L 的图形中，圆形的面积最大。

证明：首先，周长恒定的图形中，凸图形的面积一定大于凹图形的面积。这是因为假如图形 Ω 周长为 L，且为凹图形，则通过图 14-6 所示的局部对称变换，图形 Ω 即可变换为周长一样但面积更大的凸图形。

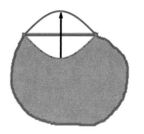

图 14-6　周长恒定的图形中，凸图形的面积大于凹图形的面积

其次，断言如果图形 Ω 为周长 L 下面积最大的图形，则 Ω 的面积一定可被某条直线平分。可以这样证明这个论断：固定 P 为 $\partial\Omega$ 上一点，在 $\partial\Omega$ 上另取一个动点 Q，沿着边界曲线的弧长 $\overset{\frown}{PQ}$，当 $\overset{\frown}{PQ}$ 刚好为 $\frac{L}{2}$ 时，记 Q 的位置为 P'。由于图形 Ω 为凸图形，Ω 被直线 PP' 截分成两个周长相等的部分，因此这两部分的面积一定相等。否则，假设一边的面积大于另一边的面积，将另一边擦除，再将这一边的部分关于直线 PP' 对称，即可得到周长不变、面积更大的图形 Ω，这与假设矛盾。于是直线 PP' 一定平分图形 Ω 的面积。

最后，断言若 P 和 P' 为一条直线上的两个不同点，直线的一侧存在连接着 P 和 P' 的某条长为 $\frac{L}{2}$ 的曲线 $\overset{\frown}{PP'}$，则 $\overset{\frown}{PP'}$ 和线段 PP' 围成的图形面积当且仅当 $\overset{\frown}{PP'}$ 为半圆时最大（图 14-7）。可以用反证法来证明这个论断：假设面积最大时图形并非半圆，则曲线 $\overset{\frown}{PP'}$ 上存在一点 Q，使得 $\angle PQP' \neq 90°$。点 Q 将曲线段 $\overset{\frown}{PP'}$ 分为两个部分，连接 QP 和 QP'，弧 $\overset{\frown}{QP}$ 和线段 QP 围成的图形不变，弧 $\overset{\frown}{QP'}$ 和线段 QP' 围成的图形不变，但是 QP 和 QP' 之间的夹角在变化，此时 $\triangle PQP'$ 的面积在变化，且等于 $\frac{1}{2}|QP| \cdot |QP'| \cdot \sin\angle PQP'$，当 $\angle PQP' = 90°$ 时，$\triangle PQP'$ 的面积比原始状态更大，这与假设矛盾。从而曲线 $\overset{\frown}{PP'}$ 上不存在点 Q 使得 $\angle PQP' \neq 90°$，即 $\overset{\frown}{PP'}$ 为半圆。

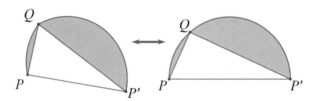

图 14-7 若 P 和 P' 为一条直线上的两个不同点，直线的一侧存在连接着 P 和 P' 的某条长为 $\frac{L}{2}$ 的曲线 $\overset{\frown}{PP'}$，则 $\overset{\frown}{PP'}$ 和线段 PP' 围成的图形面积当且仅当 $\overset{\frown}{PP'}$ 为半圆时最大

综上所述，图形 Ω 一定是由两个以 PP' 为直径的半圆拼接而成，即以 PP' 为直径的圆。

勃拉希克 - 勒贝格定理另一半的证明用上述初等办法是没法完成的，需要用到边界线的曲率及平面内的高斯 - 博内定理，感兴趣的读者可参阅参考文献 [1]。

图 14-8 中给出了若干等宽图形的例子，从中可以看到，等宽图形不仅仅有勒洛三角形和圆，还有非常丰富的例子。勒洛三角形对应边界曲线奇异的例子 $\alpha(\theta) = \frac{1}{2} + \frac{1}{17}\cos(3\theta)$。读者可以通过定理 14-1 尝试构造出更多的例子。

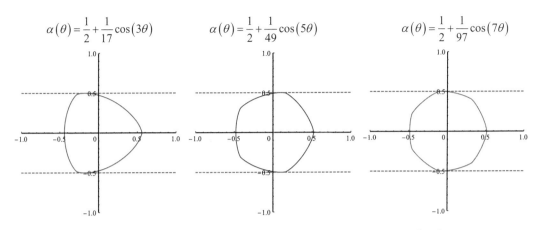

图 14-8 等宽图形（宽度为 1）的 3 个例子，从左到右分别对应 $\alpha(\theta)=\dfrac{1}{2}+\dfrac{1}{17}\cos(3\theta)$，
$\alpha(\theta)=\dfrac{1}{2}+\dfrac{1}{49}\cos(5\theta)$，$\alpha(\theta)=\dfrac{1}{2}+\dfrac{1}{97}\cos(7\theta)$

值得注意的是，两个等宽图形的加权平均叠加一定依然是等宽图形。具体地说，如果 $\alpha_1(\theta)$ 和 $\alpha_2(\theta)$ 分别对应等宽图形 Ω_1 和 Ω_2，那么 $\alpha_3(\theta)=\dfrac{1}{2}\big(\alpha_1(\theta)+\alpha_2(\theta)\big)$ 也对应等宽图形。这是因为，如果 $\alpha_1(\theta)$ 和 $\alpha_2(\theta)$ 均满足定理 14-1 中的条件（a）（b）（c），则由

$$\alpha_3(\theta)=\alpha_1(\theta)+\alpha_2(\theta)$$

$$\alpha_3{}'(\theta)=\alpha_1{}'(\theta)+\alpha_2{}'(\theta)$$

$$\alpha_3{}''(\theta)=\alpha_1{}''(\theta)+\alpha_2{}''(\theta)$$

可知，$\alpha_3(\theta)$ 也满足条件（a）（b）（c）。这可以被视作等宽图形的叠加原理。利用数学归纳法可得更一般的叠加原理：假设 $\alpha_i(\theta)$（$i=1,\ 2,\ \cdots,\ N$）对应等宽图形，则

$$\alpha(\theta)=\sum_{i=1}^{N}\big(\lambda_i\cdot\alpha_i(\theta)\big)$$

也对应等宽图形，其中 $\lambda_i\in(0,\ 1)$，$i=1,\ 2,\ \cdots,\ N$，且 $\sum_{i=1}^{N}\lambda_i=1$。叠加原理可以帮助我们构造更丰富的等宽图形，如图 14-9 所示。

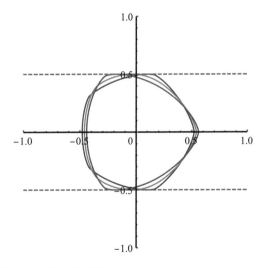

图 14-9 另一组例子：
$$\alpha(\theta)=\dfrac{1}{2}+\dfrac{1}{2}\left(\dfrac{1}{49}\cdot\cos(5\theta)+\dfrac{1}{17}\cdot\cos(3\theta)\right)$$
（橙色）、$\alpha(\theta)=\dfrac{1}{2}+\dfrac{1}{49}\cos(5\theta)$（蓝色）、
$\alpha(\theta)=\dfrac{1}{2}+\dfrac{1}{17}\cos(3\theta)$（棕色）

话题 15：

自平衡支架的设计与星形线

高铁需要设计一款"自平衡支架"，使得允许长度内的货物能够以任何形态放置在支架上而不发生滑动。这种随放随稳定的支架设计，如果不使用数学是很难完成的，我们从中也可以看到数学建模在工业设计中的妙用。作为计算出的支架形状——星形线，在物理当中也有非常重要的应用，而且制备方法并不困难。

本讲适合在讲授或学习完高中数学的基本初等函数、平面向量、平面解析几何章节和导数章节后，作为数学建模材料在日常教学中讲授或学习，本讲内容包括但不限于：

1. 自平衡支架的设计；

2. 星形线的发源和构造；

3. 星形线的奇妙性质——伯努利的互反构造、滑动梯子的包络线；

4. 星形线的相关度量——周长和所围区域面积；

5. 星形线的应用——斯托纳－沃尔法思（Stoner-Wohlfarth）模型、滚轮离合器、超轻超硬材料。

假设高铁上需要设计一款"自平衡支架"，使得允许长度内的货物能够以任何形态放置在支架上而不发生滑动。如图 15-1 所示，简便起见，将货物简化为一个**线密度均匀**的木杆，在不考虑摩擦力的情况下，如何设计支架的形状，使得长度为 l 的木杆无论以什么角度放置，都能**稳定**在支架上呢？

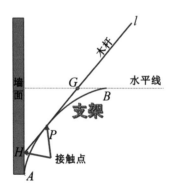

图 15-1 自平衡支架示意图

这个问题的难点在于：支架的有效性并不依赖于摩擦力，而是依赖于其几何形态。那么如何将几何形态与"不发生滑动"这件事联系起来呢？这就需要将物理和数学综合应用起来了——我们下面用平面曲线和函数图像去描绘自平衡支架的形状，采用解析几何与导数作为研究工具，并将物理约束翻译为数学方程，从而解出符合条件的支架形状。

首先我们将图 15-1 中的自平衡支架示意图抽象为平面内的几何问题，建立如图 15-2 所示的平面直角坐标系。设支架所在的曲线为函数 $y = f(x)$ 的图像。如果木杆被放在支架上时发生滑动，根据能量守恒定律，提供其动能的只能是重力势能，于是木杆的重心一定发生了竖直分量上的位置变化。因此，想要木杆放上去后不滑动的话，就需要不同木杆在任意摆放位置的重心一定位于同一水平线上。换句话说，在图 15-2 中，木杆的中点 G 始终位于 x 轴上。从几何上观察，这只需要木杆被坐标轴所夹的线段 GH 的长始终为木杆长度的一半（$\frac{l}{2}$），即函数 $y = f(x)$ 的切线在第四象限所夹部分的长度始终为 $\frac{l}{2}$。根据这个观察，我们就能够建立函数 $y = f(x)$ 所满足的数学方程了。

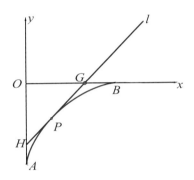

图 15-2 将图 15-1 中的情景抽象为平面直角坐标系

函数 $y = f(x)$ 在点 (x_0, y_0) 处的切线方程为

$$y = f'(x_0)(x - x_0) + f(x_0) \tag{1}$$

切线和 x 轴交点坐标为 $G\left(x_0 - \dfrac{f(x_0)}{f'(x_0)}, 0\right)$，和 y 轴交点坐标为 $H\left(0, f(x_0) - f'(x_0)x_0\right)$，于是

$$|HG|^2 = \left(x_0 - \frac{f(x_0)}{f'(x_0)}\right)^2 + \left(f(x_0) - f'(x_0)x_0\right)^2 \tag{2}$$

由前面的推理可得微分方程

$$\left(x_0 - \frac{f(x_0)}{f'(x_0)}\right)^2 + \left(f(x_0) - f'(x_0)x_0\right)^2 = \frac{l^2}{4} \tag{3}$$

且上式对于任意的 $x_0 \in \left[0, \dfrac{l}{2}\right]$ 均成立。

这个微分方程的非线性程度比较高，而且带有变化参数，所以求解起来比较困难。但是当我们将曲线 AB 绕着坐标原点旋转 90°、180° 和 270° 后，便得到了一个如图 15-3 所示的封闭图形，并且它具有中心对称和轴对称的良好性质。

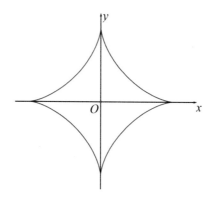

图 15-3 将函数 $y = f(x)$ 的函数图像旋转 90°、180° 和 270° 后，得到一个平面封闭图形

对于平面封闭图形，我们在高中是学过的，那就是圆。单位圆的方程为 $x^2 + y^2 = 1$，当我们改变方程中 x 和 y 右上角的指数 "2" 的数值时，图形的形状也就跟着发生变化，但是依然呈现平面封闭图形，如图 15-4 所示。

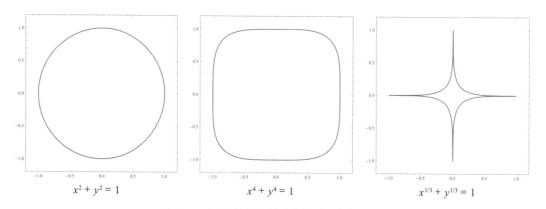

$$x^2 + y^2 = 1 \qquad x^4 + y^4 = 1 \qquad x^{1/3} + y^{1/3} = 1$$

图 15-4 不同的方程所对应的平面封闭图形

于是我们自然地想到，是否会存在 $\alpha \in (0, 1)$，使得图 15-3 中的平面曲线的方程形如

$$x^\alpha + y^\alpha = \left(\frac{l}{2}\right)^\alpha \tag{4}$$

其中右侧为 $\left(\dfrac{l}{2}\right)^\alpha$，因为根据条件，曲线一定经过点 $\left(\dfrac{l}{2}, 0\right)$。我们希望利用方程（4）解出符合需

求的 α 的值，但是方程（4）并非函数。然而我们可以将其位于第四象限的部分表示为函数

$$f(x) = -\left(\left(\frac{l}{2}\right)^{\alpha} - x^{\alpha}\right)^{\frac{1}{\alpha}} \tag{5}$$

为了将其代入方程（3）中，需要求其导数

$$f'(x) = \left(\left(\frac{l}{2}\right)^{\alpha} - x^{\alpha}\right)^{\frac{1}{\alpha}-1} \cdot x^{\alpha-1} \tag{6}$$

将其代入方程（3）并计算，化简可得

$$x_0^{2(1-\alpha)} + \left(\left(\frac{l}{2}\right)^{\alpha} - x_0^{\alpha}\right)^{\frac{2}{\alpha}-2} = \left(\frac{l}{2}\right)^{2-2\alpha} \tag{7}$$

根据（7）式的代数形式，如果想要其对于任意 $x_0 \in \left[0, \dfrac{l}{2}\right]$ 均成立，只能方程左边第二项的次数为 1，于是可得关于 α 的方程组

$$\begin{cases} \dfrac{2}{\alpha} - 2 = 1 \\ \alpha = 2 - 2\alpha \\ 2(1-\alpha) = \alpha \end{cases} \tag{8}$$

解得 $\alpha = \dfrac{2}{3}$，此时所求平面曲线为

$$x^{\frac{2}{3}} + y^{\frac{2}{3}} = \left(\frac{l}{2}\right)^{\frac{2}{3}} \tag{9}$$

形如（9）式的曲线在数学上被称为星形线。对应的第四象限所夹部分的函数解析式为

$$f(x) = -\left(\left(\frac{l}{2}\right)^{\frac{2}{3}} - x^{\frac{2}{3}}\right)^{\frac{3}{2}} \tag{10}$$

现在我们得到了支架的函数解析式和几何形态，但是其应用还需解决制备问题——如果制备这种形状的支架十分困难，那么无论它有多么美好的性质，都无法被大规模推广和使用。

幸运的是，星形线可以通过一个和单位圆内切、半径为 $\dfrac{1}{4}$ 的小圆上某一点的运动轨迹得到，从而很容易制备。如图 15-5 所示。

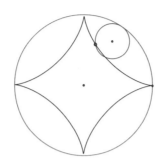

图 15-5 半径为 $\dfrac{1}{4}$ 的小圆沿着大圆内壁滚动，小圆上一定点的运动轨迹即为星形线

我们可以利用解析几何和平面向量作为工具来证明这一点。首先，以图 15-5 中大圆的圆心为坐标原点，建立如图 15-6 所示的平面直角坐标系。

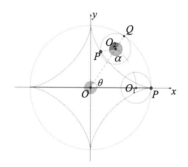

图 15-6 星形线的轨迹方程推导

按照图 15-6 中的标记，圆心 O_2 的坐标为 $O_2\left(\dfrac{3}{4}\cos\theta,\ \dfrac{3}{4}\sin\theta\right)$，由于圆弧 $\overset{\frown}{O_1O_2}$ 的长度等于小圆行进路程，于是有等式 $\alpha\cdot\dfrac{1}{4}=\theta\cdot\dfrac{3}{4}$，即 $\alpha=3\theta$。又由于 $\overrightarrow{O_2P}=\left(\dfrac{1}{4}\cos\alpha,\ -\dfrac{1}{4}\sin\alpha\right)$（注意点 P 绕小圆圆心顺时针旋转），于是有 $P(x,y)$ 点坐标

$$\begin{cases} x=\dfrac{3}{4}\cos\theta+\dfrac{1}{4}\cos 3\theta \\[2mm] y=\dfrac{3}{4}\sin\theta-\dfrac{1}{4}\sin 3\theta \end{cases} \qquad (11)$$

注意到

$$\begin{aligned} \cos 3\theta &= \cos(\theta+2\theta)=\cos\theta\cos 2\theta-\sin\theta\sin 2\theta \\ &= \cos\theta\left(2\cos^2\theta-1\right)-2\sin^2\theta\cos\theta \\ &= \cos\theta\left(2\cos^2\theta-1\right)-2\left(1-\cos^2\theta\right)\cos\theta \\ &= 2\cos^3\theta-\cos\theta-2\cos\theta+2\cos^3\theta \\ &= 4\cos^3\theta-3\cos\theta \end{aligned}$$

并且

$$\begin{aligned}
\sin 3\theta &= \sin\left(\theta + 2\theta\right) = \sin\theta\cos 2\theta + \cos\theta\sin 2\theta \\
&= \sin\theta\left(1 - 2\sin^2\theta\right) + 2\cos^2\theta\sin\theta \\
&= \sin\theta - 2\sin^3\theta + 2\left(1 - \sin^2\theta\right)\sin\theta \\
&= 3\sin\theta - 4\sin^3\theta
\end{aligned}$$

代入（11）式可得

$$\begin{cases} x = \cos^3\theta \\ y = \sin^3\theta \end{cases} \tag{12}$$

（12）式可被视为星形线的参数形式，其中 $\theta \in [0,\ 2\pi)$。消去参数 θ，即可得到单位圆内嵌的星形线的参数方程

$$x^{2/3} + y^{2/3} = 1 \tag{13}$$

对于一般的半径为 r 的圆内嵌的星形线，其方程为

$$x^{2/3} + y^{2/3} = r^{2/3} \tag{14}$$

　　星形线最初是 1674 年由丹麦天文学家罗默提出的，目的是找出更高效的齿轮形状。之后伯努利家族（约翰·伯努利和丹尼尔·伯努利）、莱布尼茨以及法国数学家达朗伯都先后研究过星形线的性质。其中最有趣的结论之一莫过于丹尼尔·伯努利在 1725 年发现的"**互反构造**"。

　　丹尼尔·伯努利发现，在图 15-6 中，如果将小圆换成半径为 $1 - \dfrac{1}{4} = \dfrac{3}{4}$ 的圆（图 15-7），依然可得同一条星形线。实际上，当小圆半径由 $\dfrac{1}{4}$ 换成 $\dfrac{3}{4}$，圆心 O_2 的坐标为 $O_2\left(\dfrac{1}{4}\cos\theta,\ \dfrac{1}{4}\sin\theta\right)$，由于圆弧 $\overset{\frown}{O_1O_2}$ 的长度等于小圆的行进路程，因此有等式 $\alpha \cdot \dfrac{3}{4} = \theta \cdot \dfrac{1}{4}$，即 $3\alpha = \theta$。又由于 $\overrightarrow{O_2P} = \left(\dfrac{3}{4}\cos\alpha,\ -\dfrac{3}{4}\sin\alpha\right)$（注意点 P 绕小圆圆心顺时针旋转），因此有 $P(x,\ y)$ 点坐标

$$\begin{cases} x = \dfrac{1}{4}\cos 3\alpha + \dfrac{3}{4}\cos\alpha \\ y = \dfrac{1}{4}\sin 3\alpha - \dfrac{3}{4}\sin\alpha \end{cases} \tag{15}$$

同样代入三倍角公式，化简可得

$$\begin{cases} x = \cos^3 \alpha \\ y = -\sin^3 \alpha \end{cases} \tag{16}$$

消去参数 α，依然可得轨迹方程

$$x^{2/3} + y^{2/3} = 1$$

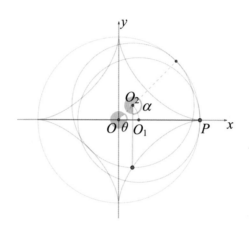

图 15-7 伯努利的互反构造

其实星形线在生活中也很常见。假设有一个长度为 L、质量均匀的梯子，靠在与地面垂直的墙面上。梯子的两个端点分别不离开墙面和地面，当梯子滑动时，沿着侧面观察，梯子的运行轨迹的包络线就满足星形线（为星形线在第一象限的那部分）。这很容易用解析几何的方法证明。它的推导过程实际上是本讲开头推导星形线过程的反过程，假设星形线的方程为

$$\begin{cases} x = L\cos^3 \theta \\ y = L\sin^3 \theta \end{cases}$$

其中 $\theta \in \left[0, \dfrac{\pi}{2}\right]$。其曲线方程为 $x^{2/3} + y^{2/3} = L^{2/3}$，当 $x > 0$、$y > 0$ 时，可化为

$$y = \left(L^{2/3} - x^{2/3}\right)^{3/2}$$

此时过曲线上一点 $Q(x_0, y_0)$ 的切线斜率为（注意 $x_0^{2/3} + y_0^{2/3} = L^{2/3}$）

$$k = y'\big|_{x_0} = \frac{3}{2}\left(L^{2/3} - x_0^{2/3}\right)^{1/2}\left(-\frac{2}{3}x_0^{-1/3}\right) = -\left(\frac{y_0}{x_0}\right)^{1/3}$$

进而此处的切线方程为

$$y = -\left(\frac{y_0}{x_0}\right)^{1/3}\left(x - x_0\right) + y_0$$

分别令上式中 $y = 0$、$x = 0$，可得这条切线和 x 轴、y 轴的交点 M、N 的坐标分别为 $M\left(x_0^{1/3}L^{2/3},\ 0\right)$、$N\left(0,\ y_0^{1/3}L^{2/3}\right)$，于是

$$|MN| = \sqrt{\left(x_0^{1/3}L^{2/3}\right)^2 + \left(y_0^{1/3}L^{2/3}\right)^2} = L$$

这意味着无论切点在什么位置，切线被坐标轴所截线段长均为 L。这便证明了无论长为 L 的梯子以什么角度靠在直角墙角处，星形线 $x^{2/3} + y^{2/3} = L^{2/3}$ 均与梯子相切。图 15-8 展示了此时星形线作为包络线的直观图。

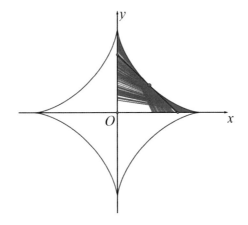

图 15-8　无论长为 L 的梯子以什么角度靠在直角墙角处，星形线 $x^{2/3} + y^{2/3} = L^{2/3}$ 均与梯子相切

星形线令人最为惊奇的性质是它的周长与 π 无关，我们以方程为 $x^{2/3} + y^{2/3} = L^{2/3}$ 的星形线为例，其位于第一象限的部分的长度 l 可由曲线积分给出，即

$$l = \int_0^{\pi/2} \sqrt{\left(x'(\theta)\right)^2 + \left(y'(\theta)\right)^2}\ \mathrm{d}\theta \tag{17}$$

其中

$$\begin{cases} x = L\cos^3\theta \\ y = L\sin^3\theta \end{cases} \tag{18}$$

为其参数方程形式。（17）式的推导需要用到微元法：

将 $\left(0,\ \dfrac{\pi}{2}\right)$ N 等分，设 $\theta_k = \dfrac{k}{N}\cdot\dfrac{\pi}{2}$，$P_k\left(x(\theta_k), y(\theta_k)\right)$，$k = 0, 1, 2, \cdots, N$，则

$$l \approx \sum_{k=1}^{N} \left| \overrightarrow{P_{k-1}P_k} \right| = \sum_{k=1}^{N} \sqrt{\left(x(\theta_k) - x(\theta_{k-1}) \right)^2 + \left(y(\theta_k) - y(\theta_{k-1}) \right)^2}$$

$$= \sum_{k=1}^{N} \sqrt{\left(\frac{x(\theta_k) - x(\theta_{k-1})}{\theta_k - \theta_{k-1}} \right)^2 + \left(\frac{y(\theta_k) - y(\theta_{k-1})}{\theta_k - \theta_{k-1}} \right)^2} \cdot (\theta_k - \theta_{k-1})$$

$$\approx \sum_{k=1}^{N} \sqrt{\left(x'(\theta_{k-1}) \right)^2 + \left(y'(\theta_{k-1}) \right)^2} \cdot (\theta_k - \theta_{k-1})$$

$$\approx \int_0^{\pi/2} \sqrt{\left(x'(\theta) \right)^2 + \left(y'(\theta) \right)^2} \, \mathrm{d}\theta$$

将（18）式代入（17）式，可得

$$l = \int_0^{\pi/2} \sqrt{\left(-3L \cos^2\theta \sin\theta \right)^2 + \left(3L \sin^2\theta \cos\theta \right)^2} \, \mathrm{d}\theta$$

$$= \int_0^{\pi/2} 3L \sqrt{\cos^4\theta \sin^2\theta + \sin^4\theta \cos^2\theta} \, \mathrm{d}\theta$$

$$= 3L \int_0^{\pi/2} \sqrt{\cos^2\theta \sin^2\theta \left(\cos^2\theta + \sin^2\theta \right)} \, \mathrm{d}\theta$$

$$= \frac{3L}{2} \int_0^{\pi/2} \sin 2\theta \, \mathrm{d}\theta$$

$$= -\frac{3L}{4} \cos t \Big|_0^{\pi} = \frac{3}{2} L$$

进而星形线 $x^{2/3} + y^{2/3} = L^{2/3}$ 的周长为 $c = 4l = 6L$。这是一个非常奇妙的结果，因为星形线分明从圆构造而来，而且呈现优美的弯曲和对称，但是其周长却和圆周率 π 没有任何关系！

对于星形线所围成的区域的面积 S，可以分成四个象限来计算，即

$$S = 4 \int_0^{L} \left(L^{2/3} - x^{2/3} \right)^{3/2} \mathrm{d}x \tag{19}$$

将参数方程（18）代入，计算可得

$$S = 4 \int_0^{L} \left(L^{2/3} - L^{2/3} \sin^2\theta \right)^{3/2} \mathrm{d}\left(L \sin^3\theta \right)$$

$$= 12L^2 \int_0^{\pi/2} \cos^4\theta \sin^2\theta \, \mathrm{d}\theta$$

$$= 12L^2 \int_0^{\pi/2} \left(\cos^4\theta - \cos^6\theta \right) \mathrm{d}\theta$$

$$= 12L^2 \left(\int_0^{\pi/2} \cos^4\theta \, \mathrm{d}\theta - \int_0^{\pi/2} \cos^6\theta \, \mathrm{d}\theta \right)$$

注意到积分公式（证明用到分部积分公式，此处从略）

$$\int_0^{\pi/2} \cos^{2n}\theta \, \mathrm{d}\theta = \frac{2n-1}{2n} \cdot \frac{2n-3}{2n-2} \cdot \cdots \cdot \frac{3}{4} \cdot \frac{1}{2} \cdot \frac{\pi}{2}$$

可得

$$S = 12L^2 \left(\int_0^{\pi/2} \cos^4 \theta \, \mathrm{d}\theta - \int_0^{\pi/2} \cos^6 \theta \, \mathrm{d}\theta \right)$$

$$= 12L^2 \left(\frac{3 \times 1}{4 \times 2} \times \frac{\pi}{2} - \frac{5 \times 3 \times 1}{6 \times 4 \times 2} \times \frac{\pi}{2} \right) = \frac{3}{8} \pi L^2$$

于是星形线所围区域的面积仅为半径为 L 的大圆面积的 $\frac{3}{8}$。

星形线 $x^{2/3} + y^{2/3} = L^{2/3}$ 在物理上也有非常重要的应用。在电磁学中，星形线被称为斯托纳–沃尔法斯星形线（Stoner-Wohlfarth Astroid），它是斯托纳–沃尔法斯电磁模型（这是一种广泛应用于单畴铁磁体磁化的模型）临界状态的非平凡解，这条曲线将具有两个自由能密度最小值的区域与只有一个能量最小值的区域分开——当通过这条边界曲线时，磁化强度会发生不连续的变化，故而具有十分重要的意义。感兴趣的读者可参阅参考文献[1]。

除此之外，美国国家专利局第 4987984 号专利[2]给出了滚轮离合器的改进设计，如图15-9 所示。

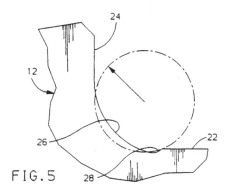

图 15-9　美国国家专利第 4987984 号专利，利用星形线设计的滚轮离合器
（图片取自专利文件，"FIG.5"为该图的文件内标识）

如果选用等长的圆弧（图中表示为虚线）来替代星形线，在制作过程中会浪费更多的材料（被削去的材料更多），并且降低部件厚度，降低了其硬度。

星形线另一个非常重要的应用在于超轻超硬材料的设计。如图 15-10 所示，其中红色的曲线为星形线 $ABCD$ 及其四个分支关于直线 AB、BC、CD、DA 的对称曲线，黑色曲线为半径为 R 的圆，以及四个 $\frac{1}{4}$ 圆关于直线 AB、BC、CD、DA 的对称弧。如果分别以红色曲线和黑色曲线为轮廓，利用 3D 打印（增材制造技术）打印部件，假设图中所有线的横截面面积均为 s，则红色曲线对应的设计用料体积为 $12Rs$，黑色曲线对应的设计用料为 $4\pi Rs$，前者相对后者节省了

$$\frac{4\pi Rs - 12Rs}{4\pi Rs} = \frac{\pi - 3}{\pi} \approx 4.5\%$$

的用料，相对地，重量也降低了 4.5%，同时生产时也节省了 4.5% 的原料。这意味着用原来生产 100 个部件的原料，现在可以生产 104 个部件；同时原来需要购买 100 台设备，现在只需购买 96 台设备。

注意红色设计和黑色设计都满足如下五条性质：

（1）外部轮廓处处光滑；

（2）在 A、B、C、D 四点处，内部曲线和外部曲线互相垂直；

（3）曲线的轨迹具有清晰且简洁的方程表达；

（4）均具有中心对称以及四轴轴对称（分别以直线 AC、直线 BD、线段 AB 中垂线、线段 AD 中垂线为对称轴）的性质；

（5）均可放置于大小为以 AC 为直径的圆的空间内。

读者可以尝试设计出更好的具有上述五条性质的部件。

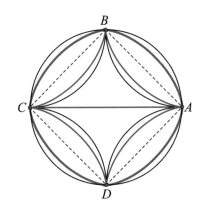

图 15-10 利用星形线设计的金属部件

话题 16：
连分式、计算的自动修正和超越数

在学生时代，我们对自己在计算中频频出错而深恶痛绝，这似乎是不可避免的。实际上对于计算机来说，运算出错也是家常便饭，因为信号在传输过程中偶尔会发生错乱，好在人们在设计计算机时，就利用软硬件搭建了高效的编码和纠错机制，所以偶尔的错误可以被及时修正。在实际的工程项目中，光有纠错机制其实还不够，因为面向自然界的采样一定会带有系统误差，而且系统误差一般是服从某种随机分布的，如果采样的细微差别会造成结果的剧烈震荡，这种系统就是没有办法实际应用的。本讲以数列为载体，介绍一种计算的自我修正办法，在这个办法中，按照一定概率出错，并不会造成结果的明显变化。本讲可被视为离散受控系统设计的一个例子。

本讲适合在讲授或学习完高中数学的数列章节、函数章节、导数章节和数列极限章节（新课标新增）后，作为数学建模材料在日常教学中讲授或学习，本讲内容包括但不限于：

1. 计算 $\sqrt{2}$、$\sqrt{3}$ 乃至 $\sqrt{n}$ 的连分数方法；
2. 计算 $\sqrt[3]{2}$、$\sqrt[3]{3}$ 乃至 $\sqrt[3]{n}$ 的连分数方法；
3. 代数方程的解与超越数；
4. 一般的数列迭代与离散受控系统的设计。

如果手边没有计算器，但是某些情境（例如恶劣环境下的临时工作任务）需要你计算 $\sqrt{n}$ 的近似值（n 为大于 1 的正整数），你该如何去做呢？

一个粗糙的估计是：寻找满足 $m^2 \leqslant n < m^2 + 1$ 的正整数 m，那么 $\sqrt{n} \in [m, m+1)$。这种方法的估计精度是 1，即，我们只能够通过此法找到 $\sqrt{n}$ 的整数部分 m，而对于非整数的 $\sqrt{n}$ 的小数部分却鞭长莫及。

但是如果我们将"取整数部分"这种操作反复进行下去，就可以解决这个问题。首先以 $\sqrt{2}$ 的近似值的计算来说明这个思想，计算步骤如下。

首先找到 $\sqrt{2}$ 的整数部分 $\left[\sqrt{2}\right] = 1$，并分离 $\sqrt{2}$ 的整数部分和小数部分，

$$\sqrt{2} = 1 + \left(\sqrt{2} - 1\right) \tag{1}$$

之后将小数部分 $\sqrt{2} - 1$ 进行分子有理化，

$$\sqrt{2}-1=\frac{1}{\sqrt{2}+1} \tag{2}$$

再将 $\sqrt{2}+1$ 分成整数部分 $\left[\sqrt{2}+1\right]=2$ 和小数部分 $\sqrt{2}-1$，即

$$\sqrt{2}+1=2+\left(\sqrt{2}-1\right) \tag{3}$$

将（1）（2）（3）式整合，可得

$$\sqrt{2}=1+\frac{1}{2+\left(\sqrt{2}-1\right)} \tag{4}$$

对（4）式不断地重复"取整数部分"和"分子有理化"的步骤，可得连分数如下

$$\sqrt{2}=1+\cfrac{1}{2+\cfrac{1}{2+\cfrac{1}{2+\cfrac{1}{\ddots}}}}$$

如果这个过程永远进行下去，那么得到的就是 $\sqrt{2}$ 的精确值。现在假设我们要得到 $\sqrt{2}$ 的近似值，只需要在进行到某一步时，将原本最后一层的分母改为 1，再将所得的有限层繁分数化简为一般分数，并计算其小数值即可。如下所示。

$$\sqrt{2}=1+\cfrac{1}{2+\cfrac{1}{2+\cfrac{1}{2+\cfrac{1}{\ddots}}}}\approx 1+\cfrac{1}{2+\cfrac{1}{2+\cfrac{1}{1}}}=1+\frac{7}{17}\approx 1.4118$$

$$\sqrt{2}=1+\cfrac{1}{2+\cfrac{1}{2+\cfrac{1}{2+\cfrac{1}{\ddots}}}}\approx 1+\cfrac{1}{2+\cfrac{1}{2+\cfrac{1}{2+\cfrac{1}{1}}}}=1+\frac{17}{41}\approx 1.4146$$

$$\sqrt{2}=1+\cfrac{1}{2+\cfrac{1}{2+\cfrac{1}{2+\cfrac{1}{\ddots}}}}\approx 1+\cfrac{1}{2+\cfrac{1}{2+\cfrac{1}{2+\cfrac{1}{2+\cfrac{1}{1}}}}}=1+\frac{41}{99}\approx 1.4141 \tag{5}$$

我们熟知 $\sqrt{2} \approx 1.4142$，可见当连分数层数达到 6 层时〔如（5）式所示〕，近似值的精度已经达到小数点后 4 位。

那么这个办法的优势在哪里呢？假如我们将（5）式中最后的 1 改为 2、3、4、5、6、7、8、9，将得到如下结果：

$$\cfrac{1}{2+\cfrac{1}{2+\cfrac{1}{2+\cfrac{1}{2+\cfrac{1}{2}}}}} \approx 0.4141, \quad \cfrac{1}{2+\cfrac{1}{2+\cfrac{1}{2+\cfrac{1}{2+\cfrac{1}{3}}}}} \approx 0.4140, \quad \cfrac{1}{2+\cfrac{1}{2+\cfrac{1}{2+\cfrac{1}{2+\cfrac{1}{4}}}}} \approx 0.4140,$$

$$\cfrac{1}{2+\cfrac{1}{2+\cfrac{1}{2+\cfrac{1}{2+\cfrac{1}{5}}}}} \approx 0.4140, \quad \cfrac{1}{2+\cfrac{1}{2+\cfrac{1}{2+\cfrac{1}{2+\cfrac{1}{6}}}}} \approx 1.4139, \quad \cfrac{1}{2+\cfrac{1}{2+\cfrac{1}{2+\cfrac{1}{2+\cfrac{1}{7}}}}} \approx 1.4139,$$

$$\cfrac{1}{2+\cfrac{1}{2+\cfrac{1}{2+\cfrac{1}{2+\cfrac{1}{8}}}}} \approx 1.4139, \quad \cfrac{1}{2+\cfrac{1}{2+\cfrac{1}{2+\cfrac{1}{2+\cfrac{1}{9}}}}} \approx 1.4139$$

这意味着，无论最后替换什么整数值，近似值的精度都不低于小数点后 3 位！

实际上，如果假设

$$a_n = \underbrace{\cfrac{1}{2+\cfrac{1}{2+\cfrac{1}{2+\cfrac{1}{2+\cfrac{1}{\ddots 2+\cfrac{1}{\alpha}}}}}}}_{n \text{个分数线 "—"}}$$

则数列 $\{a_n\}$ 满足递推式

$$\begin{cases} a_{n+1} = \cfrac{1}{2+a_n}, & n \in \mathbb{N}^* \\ a_1 = \alpha \end{cases} \tag{6}$$

下面我们分析这个数列，找到为什么 α 的取值不影响最终的收敛极限。

由（6）式，可得

$$\begin{cases} a_{n+2} = \dfrac{1}{2+a_{n+1}} \\ a_{n+1} = \dfrac{1}{2+a_n} \end{cases}$$

两式相减可得

$$\left| a_{n+2} - a_{n+1} \right| = \frac{\left| a_{n+1} - a_n \right|}{\left| (2+a_n)(2+a_{n+1}) \right|} \tag{7}$$

注意到 $a_n > 0$ 对 $\forall n \in \mathbb{N}^*$ 均成立，于是由（7）式可得

$$\left| a_{n+2} - a_{n+1} \right| < \frac{1}{4} \left| a_{n+1} - a_n \right| \tag{8}$$

这意味着

$$\left| a_{n+1} - a_n \right| < \frac{1}{4^{n-1}} \left| a_2 - a_1 \right| = \frac{1}{4^{n-1}} \left| \frac{1}{2+a_1} - a_1 \right|$$

由数列收敛的判定定理可得 $\{a_n\}$ 收敛，设 $\lim\limits_{n \to +\infty} a_n = \lambda$，则在递推式两边同时取极限，可得

$$\lim_{n \to +\infty} a_{n+1} = \lim_{n \to +\infty} \frac{1}{2+a_n} = \frac{1}{2 + \lim\limits_{n \to +\infty} a_n}$$

$$\lambda = \frac{1}{2+\lambda}, \quad \lambda > 0 \tag{9}$$

解得 $\lambda = \sqrt{2} - 1$，于是 $1 + \lambda = \sqrt{2}$，即 $1 + \lim\limits_{n \to +\infty} a_n = \sqrt{2}$。这个极限值和首项 α 的取值无关！

那么影响最后极限值的是什么呢？其实是连分式中的"2"。假设数列 $\{a_n\}$ 的递推式调整为

$$\begin{cases} a_{n+1} = \dfrac{\gamma}{\beta + a_n}, \ n \in \mathbb{N}^* \\ a_1 = \alpha \end{cases}$$

其中 $\beta, \gamma \in \mathbb{N}^*$，$\beta \geq 2$，$\gamma < \beta^2$。则刚才的（7）式变为

$$\left| a_{n+2} - a_{n+1} \right| = \frac{\gamma \left| a_{n+1} - a_n \right|}{\left| (\beta + a_n)(\beta + a_{n+1}) \right|} \tag{10}$$

于是（8）式变为

$$\left|a_{n+2} - a_{n+1}\right| < \frac{\gamma}{\beta^2}\left|a_{n+1} - a_n\right|$$

进而 $\lim\limits_{n \to +\infty} a_n = \lambda$ 依然存在。但此时的方程（9）变为

$$\lambda = \frac{\gamma}{\beta + \lambda}, \quad \lambda > 0 \tag{11}$$

解得

$$\lambda = -\frac{\beta}{2} + \sqrt{\left(\frac{\beta}{2}\right)^2 + \gamma} \tag{12}$$

取 β 为偶数，$\beta = 2k$，$k \in \mathbb{N}^*$。此时 $\lambda = -k + \sqrt{k^2 + \gamma}$，取正整数 $\gamma \in \left(0, (k+1)^2 - k^2\right)$，则 $\sqrt{k^2 + \gamma}$ 的整数部分为 k，于是 $k + \lambda = \sqrt{k^2 + \gamma}$。

于是当我们要计算 $\sqrt{n}$ 的近似值时，可以按照如下步骤进行。

算法 16-1：$\sqrt{n}$ 的连分数近似值求法

输入：$n \in \mathbb{N}^*$，$n \geq 2$，精度 $\varepsilon > 0$。

输出：$\sqrt{n}$ 的近似值。

步骤

    Step 1：通过寻找 $m^2 \leq n < m^2 + 1$ 的正整数 m，得到 $\sqrt{n}$ 的整数部分 $k = m$。

    Step 2：计算 $\gamma = n - k^2$。

    Step 3：任取正整数 a_1（不妨取 $a_1 = 1$），置 $i = 1$。

    Step 4：计算 $a_{i+1} = \dfrac{\gamma}{2k + a_i}$。

    Step 5：计算 $\left|a_{i+1} - a_i\right|$，

        如果 $\left|a_{i+1} - a_i\right| < \varepsilon$，则输出 $k + a_{i+1}$ 作为 $\sqrt{n}$ 的近似值；

        如果 $\left|a_{i+1} - a_i\right| \geq \varepsilon$，则令 $i = i+1$，返回 Step 4 迭代。

用这种方式计算 $\sqrt{3}$ 的近似值，可得参数 $k = 1$，$\gamma = 2$，迭代 6 次后可得近似值 1.7317，精度达到小数点后 3 位。由于数列的极限和首项取值无关，因此在这个过程中，即使中间的某步计算发生错误，也能够在将来趋近于 $\sqrt{n}$。这可以被视为离散受控系统设计的一个例子。

一般地，对于有界数列 $\{a_n\}$，假设 $a_n \in [a, b]$，且满足递推关系

$$a_{n+1} = f(a_n), \quad n \in \mathbb{N}^* \tag{13}$$

其中 $f(x)$ 为 x 的有理系数有理函数（即分子和分母均为有理系数多项式的分式函数）。则有

$$\begin{cases} a_{n+2} = f(a_{n+1}) \\ a_{n+1} = f(a_n) \end{cases}$$

两式相减，并使用微分中值定理可得

$$|a_{n+2} - a_{n+1}| = |f(a_{n+1}) - f(a_n)| = |f'(c_n)||a_{n+1} - a_n| \qquad (14)$$

其中 c_n 为位于 a_{n+2} 和 a_{n+1} 之间的某个实数。如果对 $\forall x \in (a, b)$ 恒有 $|f'(x)| < \delta < 1$，则有

$$|a_{n+2} - a_{n+1}| < \delta |a_{n+1} - a_n| \qquad (15)$$

此时数列 $\{a_n\}$ 收敛，极限 $\lim\limits_{n \to +\infty} a_n$ 存在，设为 λ。则对（13）式两边同时取极限，可得 λ 为如下多项式方程的根

$$\lambda = f(\lambda) \qquad (16)$$

方程（16）的根被称为函数 $f(x)$ 的不动点，这个点对于研究函数 $f(x)$ 的迭代行为具有非常重要的意义。从几何上看，不动点相当于函数图像与直线 $y = x$ 交点的横坐标。

下面我们构造合适的 $f(x)$ 来求 $\sqrt[3]{2}$ 的近似值。

设 $f(x) = \dfrac{1}{(x+1)(x+2)+1}$，则 $f'(x) = -\dfrac{2x+3}{(x^2+3x+3)^2}$，于是当 $x > 0$ 时，总有

$$|f'(x)| = \frac{2x+3}{(x^2+3x+3)^2} < 1$$

于是由递推式（13）构造的数列 $\{a_n\}$ 总收敛，设 $\lim\limits_{n \to +\infty} a_n = \lambda$，则由（16）式可得

$$\lambda = \frac{1}{\lambda^2 + 3\lambda + 3}, \quad \lambda \in (0, 1)$$

化简可得

$$\lambda^3 + 3\lambda^2 + 3\lambda - 1 = 0, \quad \lambda \in (0, 1) \qquad (17)$$

容易验证：当 $\lambda = \sqrt[3]{2} - 1$ 时，等式（17）成立。设 $h(\lambda) = \lambda^3 + 3\lambda^2 + 3\lambda - 1$，则

$$h'(\lambda) = 3(\lambda+1)^2 \geq 0$$

进而可知方程（17）只有一个实数根，所以 $\lambda = \sqrt[3]{2} - 1$ 为其唯一解。于是数列 $\{a_n + 1\}$ 的值趋于 $\sqrt[3]{2}$，和首项取值无关。

读者可以用同样的方法验证：当 $f(x) = \dfrac{2}{(x+1)(x+2)+1}$ 时，递推式（13）构造的数列存在极限且 $\lim\limits_{n \to +\infty} a_n = \sqrt[3]{3} - 1$，进而数列 $\{a_n + 1\}$ 的值趋于 $\sqrt[3]{3}$，和首项取值无关。

但是当我们尝试用这个思路，利用 $f(x) = \dfrac{n-1}{(x+1)(x+2)+1}$ 通过递推式（13）构造数列 $\{a_n\}$ 去求取 $\sqrt[3]{n}$ 的近似值时，并不总会成功。实际上，当取 $n = 25$ 时，$\sqrt[3]{n} \approx 2.924$，但是迭代若干次后，$a_n$ 将会在 4.22 和 0.71 之间来回震荡。

读者可以思考，如何设计出适合的 $f(x)$，使得对于任意的 $n \in \mathbb{N}^*$，均可以通过递推式（13）构造数列 $\{a_n\}$ 求取 $\sqrt[3]{n}$ 的近似值？

实际上可以证明，存在实数 r，使得任取有理多项式函数 $f(x) = \dfrac{p(x)}{q(x)}$，$r$ 均不为 $f(x)$ 的不动点（即 $f(x) = x$ 的零点），这样的 r 被称作 "**超越数**"（transcendental number）。超越数的存在性最早由法国数学家刘维尔（Joseph Liouville）证明，随后法国数学家埃尔米特（Charles Hermite）和德国数学家林德曼（Lindemann）先后证明了 e 和 π 均为超越数。目前人们已经证明了超越数有无穷多个，但是截至目前找到的超越数却少之又少。一个有趣的例子是：e、π、e$^\pi$ 均已被证明是超越数，但是人们还不清楚 e+π 是否是超越数。其他的在初等数学中常见的超越数还有 $\sin 1$、$\ln m - \ln n$（$m \neq n \in \mathbb{N}^*$）。超越数 $2^{\sqrt{2}}$ 看起来很初等，却需要用复变函数才能定义。

下面我们再聊一下一般的受控系统的意义和设计。

在新中国成立初期，百废待兴，国家重工业基础薄弱，尚未完全摆脱农业经济。为避免受到 "核讹诈"，党中央决定排除万难，发展中国自己的 "两弹一星" 工程。当时从国外归国、投身 "两弹一星" 工程的科学家不在少数，其中最为著名的就是喷气推进实验室的创建者之一、《工程控制论》的作者钱学森先生。面对无法生产最高质量零件的窘境，钱先生的解决方案是系统性的，即不追求所有的零件都达到最高水准，但追求整体性能达到要求。这一故事在电影《钱学森》中也有所展现。用数学的语言描述，假设一个系统的状态为 $x_1, x_2, \cdots, x_n$，不同零件的状态所带来的系统参数为 $u_i = u_i(x_1, x_2, \cdots, x_n)$，$i = 1, 2, \cdots, l$，整个系统的评价是关于 x_k、u_i 的多元函数 $F(x_1, x_2, \cdots, x_n, u_1, u_2, \cdots, u_l)$，其中不同的零件会造成函数 u_i 的不同，所以其实 u_i 的选取是主要的可控要素。另外，这个评价函数一般还附有一些限制条件，这些限制条件有两类：（1）反应系统的初始状态，（2）反应 x_k 和 u_i 之间的动力系统。于是完整的评价模型为

$$\text{Check } F(x_1, x_2, \cdots x_n, u_1, u_2, \cdots, u_l)$$

s.t.

$$\begin{cases} G_j\left(x_1', \cdots, x_n', x_1, \cdots, x_n, u_1, \cdots, u_l\right) = 0, \quad j = 1, 2, \cdots, m \\ x_k(0) = x_{k0}, \quad k = 1, 2, \cdots, n \text{（可缺省）} \\ x_k'(0) = x_{k1}, \quad k = 1, 2, \cdots, n \text{（可缺省）} \end{cases}$$

其中 x_k 为关于时间 t 的连续可导函数，$x_k{}'$ 为其关于时间的导函数，x_{k0}, x_{k1} 为给定实数，$k = 1, 2, \cdots, n$，$u_i = u_i(x_1, x_2, \cdots, x_n)$ 为关于 x_k 的光滑多元函数，$i = 1, 2, \cdots, l$。对于零件的选取和设计需要使得当某个 x_k 和 u_i 有微小波动时，不会造成整个系统评价函数的大幅波动，这样可以使得整个系统在诸多小的随机扰动下是可控和稳定的。下面我们来看一个简单的例子：假设上面评价模型中的 $n = l = m = 1$，且 $F(x, u) = x \cdot u(x)$、$G(x', x, u) = x' - u(x)$、$x(0) = 1$、$u = ax$，则评价模型为

$$\text{Check } ax^2$$
$$\text{s.t.} \begin{cases} x' = ax \\ x(0) = 1 \end{cases}$$

其中 $a > 0$。如果我们希望当参数 a, b 相对当前值变化比例微小时，评价函数 F 的函数值也只相对于当前状态变化比例微小。即，我们希望如下代数式的值尽可能小。

$$\frac{\Delta F}{F} \Big/ \frac{\Delta a}{a}$$

变形可知，

$$\frac{\Delta F}{\Delta a} \cdot \frac{a}{F} \approx \frac{\mathrm{d}F}{\mathrm{d}a} \cdot \frac{a}{F} = \frac{ax^2}{ax^2} = 1$$

这意味着无论如何调整系统参数 a 的值，系统都一样稳定。这是非常奇妙的结果，因为解微分方程可得

$$x(t) = \mathrm{e}^{at} \tag{18}$$

于是 a 的选取在很大程度上影响着 $x(t)$ 的变化规律。例如：比较当 $a = 1$ 和 $a = 2$ 时的解 $x_1(t) = \mathrm{e}^t$ 和 $x_2(t) = \mathrm{e}^{2t}$，可以看到 $\lim\limits_{t \to +\infty} \left(\dfrac{x_2(t)}{x_1(t)} \right) = \lim\limits_{t \to +\infty} \mathrm{e}^t = +\infty$。当然，如果不观察相对变化比例，而是观察绝对变化量，则 a 的改变对结果的影响还是很显著的。

关于工程控制理论的深入话题，建议感兴趣的读者阅读钱老先生的《工程控制论》[1]，作为新中国第一位获得"国家杰出贡献科学家"称号的伟大科学家，钱老不仅在学术上，也为新中国航天工业的奠基和领航做出了巨大的贡献。

话题 17:

黑暗森林法则与社会契约

刘慈欣在《三体》中建立了一条"黑暗森林法则":"宇宙就是一座黑暗森林,每个文明都是带枪的猎人,像幽灵般潜行于林间,轻轻拨开挡路的树枝,竭力不让脚步发出一点儿声音,连呼吸都必须小心翼翼:他必须小心,因为林中到处都有与他一样潜行的猎人,如果他发现了别的生命,能做的只有一件事:开枪消灭之。"黑暗森林法则可以被看作刘慈欣先生通过小说发表的对费米悖论的一种解释。在本讲中,我们将从数学模型入手,用形式化方法分析黑暗森林法则,看看能推导出什么或有趣或残酷的结论。

本讲适合在讲授或学习完高中数学的函数章节、平面向量、空间向量、解析几何、导数和概率统计章节后,作为数学建模材料在日常教学中讲授或学习,本讲内容包括但不限于:

1. 费米悖论与黑暗森林法则;

2. 两个文明在黑暗森林中的博弈;

3. 直纹面、鞍点与纳什均衡;

4. 用动态的观点去分析共存的情形;

5. 社会契约与森林伦理。

据说,诺贝尔奖获得者、美籍意大利物理学家费米在 1950 年和别人讨论不明飞行物及外星人的问题时突然冒出一句:"他们都在哪儿呢?"这个不知真假的故事被视为费米悖论发展的起点。这个故事里费米的疑惑在于:从概率的意义上来看,银河系中一定存在大量先进的地外文明,但是为什么人们至今为止连飞船或者探测器之类的证据都看不到呢? [1]

在随后的岁月里,费米悖论得到了不断的发展,如今被称为"齐奥尔科夫斯基(K. Tsiolkovsky)-费米-维尤因(D. Viewing)-哈特(M. Hart)-蒂普勒(F. Tipler)佯谬"——以曾经推动它发展并提出重大观点的人的名字命名。

1960 年,美国天文学家、天体物理学家弗兰克·德雷克(Frank Drake)提出了著名的"德雷克公式"。因为该公式是作者在美国绿岸镇提出来的,所以又被称为"绿岸公式",公式如下。

- **公式 1:** $N = Ng \cdot Fp \cdot Ne \cdot Fl \cdot Fi \cdot Fc \cdot FL$。

- **公式 2:** $N = R^* \cdot Fp \cdot Ne \cdot Fl \cdot Fi \cdot Fc \cdot L$。

公式里有很多符号,它们分别代表如下含义(表 17-1)[2]。

表 17-1 德雷克公式中的符号含义

符号	含 义
N	银河系内可能与我们通信的文明数量
Ng	银河系内恒星的数目
Fp	恒星有行星的比例
Ne	每个行星系中类地行星的数目
Fl	有生命进化的可居住行星的比例
Fi	演化出高智生命的概率
Fc	高智生命能够进行通信的概率
FL	科技文明持续时间在行星生命周期中所占的比例
R^*	银河系形成恒星的平均速率
L	科技文明寿命

1975 年，英国皇家天文学会季刊刊发了哈特的严肃论文《关于地球上地外文明缺席的解释》[3]，该文提出了四种对尚未有地外文明与地球文明接触的解释：

（1）地外文明的活动范围受宇宙膨胀和物理定律的限制达不到地球；

（2）地外文明没有与人类通信的动机，不打算与人类接触；

（3）地外文明还在发展初期，还没有想过和人类接触；

（4）地外文明已经探访过地球，只是在宇宙时间尺度上，刚好现在的人类没遇见过。

哈特在文章中提出了上面的四条观点，又逐一进行了驳斥，该文最终的观点是"不存在地外文明"。

中国科幻小说家刘慈欣在他被提名星云奖的名著《三体》中给出了被他称为"黑暗森林法则"的基于社会学的另一种解释[4]："宇宙就是一座黑暗森林，每个文明都是带枪的猎人，像幽灵般潜行于林间，轻轻拨开挡路的树枝，竭力不让脚步发出一点儿声音，连呼吸都必须小心翼翼：他必须小心，因为林中到处都有与他一样潜行的猎人，如果他发现了别的生命，能做的只有一件事：开枪消灭之。"这个解释虽然显得很残酷，但是确实可以有效地解释费米悖论。当然，即使是作者本人也不认为这个解释无懈可击，所以原著中就存在着几种改进的理论。

本讲沿用了刘慈欣先生在其著作中给出的两条公理。

公理 1（生存公理）：生存是文明的第一需要，且面对其他文明的威胁心存警惕。

公理 2（资源守恒）：文明不断增长和扩张，但宇宙中的物质总量基本保持不变。

下面从概率和动态的角度分别建立两个数学模型，从不同角度来观察这个"黑暗森林"。

1. 博弈与均衡

假设当前在可观察的范围内相对地球有且仅有一个地外文明，称地球文明为文明 A，该地外文明为文明 B，并设 x 和 y 分别为 A 和 B 把对方视为生存威胁的概率，这可被看成对方文明对己方文明威胁的一种评估。有序概率对 (x, y) 的具体取值可以被视为相应文明对其外文明的交流策略。假设文明间不同的交流策略会给双方文明带来不同效果，汇总如表 17-2 所示，其中 a, b, c, d 均为待定参数，且假设 $a + d \neq b + c$，即 $a - b \neq c - d$，解释为：在文明 B 敌视文明 A 的情形下，文明 A 是否敌视文明 B 所造成的文明 A 的收益差别，和文明 B 交好文明 A 的情形下，文明 A 是否敌视文明 B 所造成的文明 A 的收益差别，是不同的。下面我们来考虑文明 A（即地球文明）的应对策略。

表 17-2　不同的交流策略分别对文明 A 和文明 B 带来的影响

文明 A 的收益		文明 A	
		敌视文明 B	交好文明 B
文明 B	敌视文明 A	a	b
	交好文明 A	c	d

则在策略 (x, y) 下，文明 A 的收益期望 W_A 为

$$W_A = axy + b(1-x)y + cx(1-y) + d(1-x)(1-y)$$

化简可得

$$W_A = (a+d-b-c)xy + (b-d)y + (c-d)x + d \tag{1}$$

文明 A 自然希望 W_A 的值尽可能高；而文明 B 则希望 W_A 的值尽可能低，以使得文明 A 对其威胁最小化。

二元函数 $z = W_A(x, y)$ 的图像（曲面 Γ）其实是一个"直纹面"。所谓直纹面，就是我们可以将其看成由无数条直线（段）的并集形成的曲面（带边或不带边）。Γ 是直纹面，是因为无论 x 取何值，$W_A(x, y)$ 均为关于 y 的线性函数，即

$$\Gamma = \bigcup_{0 \leqslant t \leqslant 1} \left\{ (t, y, z) \mid z = \left[(a+d-b-c)t + (b-d) \right] y + \left[(c-d)t + d \right] \right\}$$

注意到

$$W_\mathrm{A} = (a+d-b-c)\left(x - \frac{d-b}{a+d-b-c}\right)\left(y - \frac{d-c}{a+d-b-c}\right) + \frac{ad-bc}{a+d-b-c} \tag{2}$$

换元

$$\begin{cases} u = \dfrac{1}{2}\left(x+y+\dfrac{c+b-2d}{a+d-b-c}\right) \\ v = \dfrac{1}{2}\left(x-y+\dfrac{b-c}{a+d-b-c}\right) \end{cases}$$

可得

$$W_\mathrm{A} = g(u, v) = (a+d-b-c)\left(u^2-v^2\right) + \frac{ad-bc}{a+d-b-c} \tag{3}$$

这意味着：当 $a+d-b-c>0$ 时，沿着 $u=0$ 的方向，当 $v=0$ 时，W_A 取得最大值；沿着 $v=0$ 的方向，当 $u=0$ 时，W_A 取得最小值。当 $a+d-b-c<0$ 时，沿着 $u=0$ 的方向，当 $v=0$ 时，W_A 取得最小值；沿着 $v=0$ 的方向，当 $u=0$ 时，W_A 取得最大值。从而同时满足

$$\begin{cases} u = 0 \\ v = 0 \end{cases} \tag{4}$$

的点为曲面 Γ 的鞍点。容易解得，此时

$$\begin{cases} x = \dfrac{d-b}{a+d-b-c} \\ y = \dfrac{d-c}{a+d-b-c} \end{cases} \tag{5}$$

由于 (x, y) 满足条件 $x, y \in [0, 1]$，因此上面的这个鞍点是否符合实际情况需要分类讨论。

分类 1： 当参数 a, b, c, d 满足

$$\begin{cases} 0 < \dfrac{d-b}{a+d-b-c} < 1 \\ 0 < \dfrac{d-c}{a+d-b-c} < 1 \end{cases}$$

容易解得

$$\begin{cases} d > b \\ a > c \\ d > c \\ a > b \end{cases} \text{或} \begin{cases} d < b \\ a < c \\ d < c \\ a < b \end{cases}$$

此时鞍点位于平面区域 $\Omega = \left\{ (x, y) \mid 0 \leqslant x \leqslant 1, \ 0 \leqslant y \leqslant 1 \right\}$ 之中。我们指出，此时文明 A 和文明 B 都不愿离开鞍点（5），即双方在（5）处达到均衡。

这是因为，假设文明 A 离开（5）处，则要么 $x > \dfrac{d-b}{a+d-b-c}$，要么 $x < \dfrac{d-b}{a+d-b-c}$。

当 $x > \dfrac{d-b}{a+d-b-c}$ 时，如果 $a+d-b-c > 0$，则由（2）式，文明 B 只需要调低 y 的值，即可降低 W_A 的值；如果 $a+d-b-c < 0$，则由（2）式，文明 B 只需要调高 y 的值，即可降低 W_A 的值。当 $x < \dfrac{d-b}{a+d-b-c}$ 时，如果 $a+d-b-c > 0$，则由（2）式，文明 B 只需要调高 y 的值，即可降低 W_A 的值；如果 $a+d-b-c < 0$，则由（2）式，文明 B 只需要调低 y 的值，即可降低 W_A 的值。这意味着文明 A 只要离开 $x = \dfrac{d-b}{a+d-b-c}$，就有被文明 B 调低收益期望的风险。所以文明 A 不愿离开 $x = \dfrac{d-b}{a+d-b-c}$ 的位置。

当 $y > \dfrac{d-c}{a+d-b-c}$ 时，如果 $a+d-b-c > 0$，则由（2）式，文明 A 只需要调高 x 的值，即可调高 W_A 的值；如果 $a+d-b-c < 0$，则由（2）式，文明 A 只需要调低 x 的值，即可调高 W_A 的值。当 $y < \dfrac{d-c}{a+d-b-c}$ 时，如果 $a+d-b-c > 0$，则由（2）式，文明 A 只需要调低 x 的值，即可调高 W_A 的值；如果 $a+d-b-c < 0$，则由（2）式，文明 A 只需要调高 x 的值，即可调高 W_A 的值。这意味着文明 B 只要离开 $y = \dfrac{d-c}{a+d-b-c}$，就有被文明 A 调高收益期望的风险。所以文明 B 不愿离开 $y = \dfrac{d-c}{a+d-b-c}$ 的位置。

综上所述，鞍点（5）是双方都不愿离开的位置，双方将在这个位置形成一个均衡。

分类 2：当鞍点（5）位于区域 $\Omega = \left\{ (x, y) \mid 0 \leqslant x \leqslant 1, \ 0 \leqslant y \leqslant 1 \right\}$ 之外时。此时又分为八种情况，即鞍点（5）位于区域 Ω 的左侧、右侧、上侧、下侧、左上侧、左下侧、右上侧、右下侧。无论是哪种情况，由于曲面 Γ 的直纹面特性，W_A 的最值点只可能位于区域 Ω 的四个顶点中的某处。分别计算 W_A 在 $(0, 0)$、$(0, 1)$、$(1, 0)$、$(1, 1)$ 处的取值，可得

$$W_A(0, 0) = d \ 、 \ W_A(1, 0) = c \ 、 \ W_A(0, 1) = b \ 、 \ W_A(1, 1) = a$$

同时注意到

$$\begin{cases} W_A(x, 0) = (c-d)x + d \\ W_A(x, 1) = (a-b)x + b \end{cases} \tag{6}$$

可知 $W_A(x, 1) - W_A(x, 0) = (a+d-b-c)x + b - d$ 为关于 x 的线性函数。

当参数 a, b, c, d 满足

$$\begin{cases} W_A(1, 1) - W_A(1, 0) = a - c > 0 \\ W_A(0, 1) - W_A(0, 0) = b - d > 0 \end{cases} \quad \text{即} \begin{cases} a > c \\ b > d \end{cases}$$

时，无论文明 A 选择何种策略，文明 B 一定会选择 $y = 0$，即交好文明 A。此时有

$$W_A = (c - d)x + d$$

此时要看 c 和 d 之间的大小关系：如果 $c > d$，则文明 A 应选择策略 $x = 1$，即敌对文明 B，此时文明 B 对文明 A 友好，文明 A 对文明 B 敌对；如果 $c < d$，则文明 A 应选择策略 $x = 0$，即交好文明 B，此时文明 A 和文明 B 处于结盟状态。

当参数 a, b, c, d 满足

$$\begin{cases} W_A(1,\,1) - W_A(1,\,0) = a - c < 0 \\ W_A(0,\,1) - W_A(0,\,0) = b - d < 0 \end{cases} \quad 即 \quad \begin{cases} a < c \\ b < d \end{cases}$$

时，无论文明 A 选择何种策略，文明 B 一定会选择 $y = 1$，即敌对文明 A。此时有

$$W_A = (a - b)x + b$$

此时要看 a 和 b 之间的大小关系：如果 $a > b$，则文明 A 应选择策略 $x = 1$，即敌对文明 B，此时两种文明互相敌对；如果 $a < b$，则文明 A 应选择策略 $x = 0$，即交好文明 B，此时文明 B 对文明 A 敌对，文明 A 对文明 B 友好。

综上所述，得出表 17-3 中的结论。

表 17-3　参数 a, b, c, d 的不同取值对应的双方最优策略（对照表 17-2）

序　号	参数关系	最优策略
情形 1	$\begin{cases} d > b \\ a > c \\ d > c \\ a > b \end{cases}$ 或 $\begin{cases} d < b \\ a < c \\ d < c \\ a < b \end{cases}$	$\begin{cases} x = \dfrac{d - b}{a + d - b - c} \\ y = \dfrac{d - c}{a + d - b - c} \end{cases}$
情形 2	$\begin{cases} a > c \\ b > d \\ c > d \end{cases}$	$\begin{cases} x = 1 \\ y = 0 \end{cases}$
情形 3	$\begin{cases} a > c \\ b > d \\ c < d \end{cases}$	$\begin{cases} x = 0 \\ y = 0 \end{cases}$
情形 4	$\begin{cases} a < c \\ b < d \\ a > b \end{cases}$	$\begin{cases} x = 1 \\ y = 1 \end{cases}$
情形 5	$\begin{cases} a < c \\ b < d \\ a < b \end{cases}$	$\begin{cases} x = 0 \\ y = 1 \end{cases}$

图 17-1 中给出了表 17-3 中情形 1 的一个特例，其中 $a=4$、$b=-5$、$c=0$、$d=5$，这在文明 A 的发展程度远高于文明 B 时可能会发生。（思考：为什么？）此时的均衡策略为

$$(x, y) = \left(\frac{5}{7}, \frac{5}{14} \right)$$

这意味着先进的一方对落后的一方具有更强的敌意，而落后的一方往往对先进的一方报之以李。

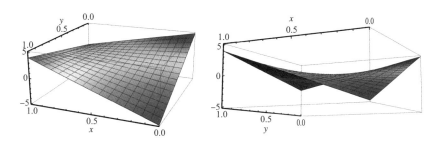

图 17-1　表 17-3 中情形 1 的一个特例，其中 $a=4$、$b=-5$、$c=0$、$d=5$

2. 用动态的观点去分析共存的情形

假设目前文明 A 和文明 B 处于表 17-3 中的情形 1，二者目前以微妙的均衡共存，我们利用微分方程组来观察长此以往会发生什么事情。为方便起见，设

$$x_0 = \frac{d-b}{a+d-b-c}, \quad y_0 = \frac{d-c}{a+d-b-c}$$

假设 $x(t)$ 和 $y(t)$ 分别为文明 A 和文明 B 对对方文明的敌对程度，它们可以用前文中的概率来反映，只不过我们现在将 $x(t)$ 和 $y(t)$ 看作关于时间 t 的连续可导函数。假设 $x(t)$ 和 $y(t)$ 在此刻的状态值会影响它们的变化趋势，影响的方式如下。
- 当 $x(t)-x_0$ 越大时，$y'(t)$ 递增越快；当 $y(t)$ 越大时，$y'(t)$ 递增越慢（因为 $y(t)$ 越大，文明 B 耗用资源越多）。
- 当 $y(t)-y_0$ 越大时，$x'(t)$ 递增越快；当 $x(t)$ 越小时，$x'(t)$ 递增越慢（因为 $x(t)$ 越大，文明 A 耗用资源越多）。

于是有如下微分方程组

$$\begin{cases} y'(t) = \alpha \cdot (x(t) - x_0) \cdot (1 - y(t)) \\ x'(t) = \beta \cdot (y(t) - y_0) \cdot (1 - x(t)) \end{cases} \quad (7)$$

其中 $\alpha, \beta > 0$ 为参数。我们在相平面 $x\text{-}O\text{-}y$ 中分析 $(x(t), y(t))$ 的运动趋势，如表 17-4 所

示。图 17-2 为 $a=4$、$b=-5$、$c=0$、$d=5$、$\alpha=\beta=1$ 时向量场的一个特例。

表 17-4　微分方程组（7）的趋势分析

区域 $\subset \Omega$	相对 (x_0, y_0) 的方位	$x'(t)$ 的符号	$y'(t)$ 的符号	趋势
$x>x_0$ 且 $y>y_0$	右上方	+	+	右上方
$x>x_0$ 且 $y<y_0$	右下方	−	+	左上方
$x<x_0$ 且 $y>y_0$	左上方	+	−	右下方
$x<x_0$ 且 $y<y_0$	左下方	−	−	左下方

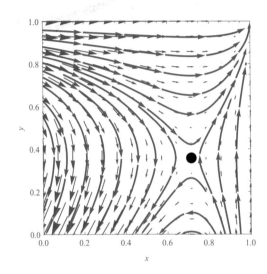

图 17-2　$a=4$、$b=-5$、$c=0$、$d=5$、$\alpha=\beta=1$ 时向量场的特例，图中黑色点即为 (x_0, y_0)

为了说明 $x>x_0$ 且 $y>y_0$ 时 $(x(t), y(t))$ 的行为，设 $L(t)=\dfrac{1}{2}\left((1-x)^2+(1-y)^2\right)$，它在数值上等于点 $(x(t), y(t))$ 与点 $(1, 1)$ 距离平方的一半。

$$L'(t)=-(1-x)x'-(1-y)y'$$
$$=-\beta(1-x)^2(y-y_0)-\alpha(1-y)^2(x-x_0)<0$$

这意味着此时点 $(x(t), y(t))$ 与点 $(1, 1)$ 的距离越来越小。

根据表 17-4 的分析，借助图 17-2 的例子及其后的证明，可以得到如下结论：

（1）点 (x_0, y_0) 为半稳定平衡点，当 $(x(t), y(t))$ 在 (x_0, y_0) 处产生微扰动时，有可能会回到 (x_0, y_0)，也有可能回不到 (x_0, y_0)；

（2）当文明 B 的敌对程度高于 y_0，但文明 A 的敌对程度低于 x_0，或文明 B 的敌对程度低于 y_0，但文明 A 的敌对程度高于 x_0 时，$(x(t), y(t))$ 会向平衡位置 (x_0, y_0) 靠拢；

（3）当文明 B 的敌对程度高于 y_0 且文明 A 的敌对程度高于 x_0 时，$(x(t), y(t))$ 会趋于 $(1, 1)$，即两个文明之间最终会发生战争；

（4）当文明 B 的敌对程度低于 y_0 且文明 A 的敌对程度也低于 x_0 时，$(x(t), y(t))$ 会趋于原点，这意味着双方会结成联盟；

（5）一旦双方进入（3）或（4）的趋势，则趋势不可逆。

这意味着，表 17-3 中的情形 1 是一种微妙的对峙状态，并非稳定的平衡。在这个状态下，两个文明稍有不慎就会发生战争，或者相对幸福地结成同盟。

我们在本讲第 1 小节和第 2 小节用期望和动态两种方法对黑暗森林做出了观察，一个饶有趣味的观察是：这两种方法所得的结论是矛盾的！事实上，如果第 2 小节建立模型之前的基本假设之一用第 1 小节的语言来描述，即为鞍点存在。这样，根据第 1 小节的结论，文明 A 和文明 B 就会在鞍点处形成稳定均衡。但是，根据第 2 小节的结论，鞍点处是非稳定均衡。这种矛盾来自哪里呢？

我们举两个生活中的例子，帮助读者思考这个问题。

例 17-1： 现在有两个时髦的词："内卷"和"躺平"。"内卷"大约指的是人们期望互相赶超，结果过度努力造成了不正常的竞争状态；而"躺平"则指的是一种放弃努力的状态。假设在大学校园里，甲、乙双方处于竞争关系，同时，二人还能得到对方的状态，那么，当双方中有一方开始努力时，另一方势必会更加努力，这样就会趋于"内卷"；当双方都不努力时，因为看到对方不努力，所以另一方自身也感觉不到什么威胁，状态就会趋于"躺平"。但是，如果甲、乙双方都无法获知对方是否处于努力状态，例如，假如甲、乙是分别生活在两座城市且完全没有交集的两个陌生人，那么双方就不再受外界刺激的驱动，而是更多地按照自己的习惯来安排生活。在这里有两种状态，趋向"内卷"或"躺平"，或者处于"均衡"，前者可以类比第 2 小节的结果，后者可以类比第 1 小节的结果，造成二者矛盾结果的关键就在于是否"信息透明"——当双方不清楚对方状态的时候，他们就会依据对对方所有可能行为的概率期望来设计自己的行为，这时往往会产生稳定均衡；当双方都清楚对方状态的时候，他们就会依据对方的状态动态以及动力学规律，随时调整自己的行为，这时，就有可能破坏均衡的稳定性。所以实际上，"信息的透明化"在"保持均衡的稳定性"方面还真不一定是好事情。

例 17-2： 我在学校开设的数学建模课往往人满为患，甚至近一半的学生没有座位。为了杜绝"提前占座而人又不在"的陋习，我规定上课 10 分钟之前不允许任何人进入教室占座。这样一来，希望占据"好位置"的同学就自发地早早在走廊里排起了长队（有人甚至提前一小时来排队），以获得优先进入教室的资格。例 17-2 和例 17-1 的不同之处在于，学生们在来排队之前并不清楚其他人的行为，提前在走廊里排队并不是"内卷"导致的结果，而是"自发"的行为。相反，"信息不透明"在这里反而造成了"内卷"。看起来，这和例

17-1 中的思考又互相矛盾了！这又是为什么呢？实际上，这并不矛盾，因为在"排队"的例子里，排队的顺序是一旦确定便无法更改的（你总不能插队吧？），所以，学生们并不会因为能否观察得到对方的行为而改变自己现有的状态，这就使得均衡点处于相平面上很远的位置，此时，均衡是否稳定看起来就都像在"内卷"了。

3. 社会契约与森林伦理

现代经济学之父、英国的思想巨人亚当·斯密在其 1759 年的名著《道德情操论》[5] 中指出：尽管每个人都心存私心，但他们不会选择将这种自私的态度表露于众，至少在做事时会盖上一块"遮羞布"；否则他就无法得到他人的支持，甚至招来敌对的态度。三年之后的 1762 年，法国的思想巨匠卢梭出版了他最重要的著作——《社会契约论》[6]。该书将现代社会的运作建立在人与人的契约之上，从某个角度上来说和《道德情操论》互为注解。

与这两位伟人所描绘的伦理和法则不同，"黑暗森林法则"看起来就像它的名字一样让人焦躁不安（图 17-3）。更何况我们在前文中已经利用数学模型证明了：

两个宇宙文明相遇后，要么发生战争，要么结盟，要么以不稳定的平衡互相制衡而共存，但这种共存会以很大的风险促使结盟或者导致战争。如果将公理 2 中的有限资源限制在这两个文明所处的宇宙时空的局部中，那么结盟似乎就是不可能发生的事情，只能发生战争或者苦苦维持微妙的对峙，直到资源紧张后最终归于战争——因为它们必须抢夺有限的资源，而不能再联手从第三方文明中争夺区域外的资源。

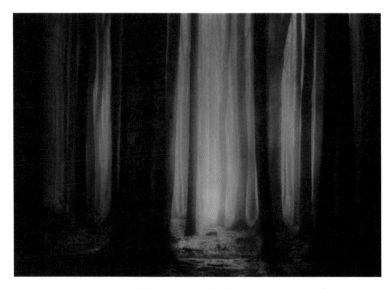

图 17-3 《三体》中的黑暗森林法则让人不寒而栗

这两种看起来截然不同的论调的区别源自哪里呢？我认为主要在于：亚当·斯密和卢梭所描绘的社会需要人们互相协作，而宇宙文明不具有相同的历史、文化、科学甚至物理定律，互相协作产生的学习成本更高，且充斥着对于未知的恐惧和担忧。这份恐惧和担忧会使得亚当·斯密所认为隐匿在人性深处的"自私"变成己方文明的"法律"来强化和实施，契约就无法有效地形成——当契约只能依靠威慑来形成，就像前文中的文明 A 和文明 B 靠相互威慑来形成不稳定的对峙时，结果往往不会像我们所希望的那样温馨。

本讲虽然是对宇宙文明而言的，但其实和刘慈欣先生的小说一样，也意在讨论人类社会。不同的文明和意识形态之间在几个世纪以来一直存在着激烈的对抗。虽然有合作，但也充斥着猜疑、恐惧和威慑。在现代社会，浩瀚的科技海洋似乎也变成了各国角逐的"新宇宙"。以中国为代表的国家期望通过开放和共赢来创造更多的价值，但是某些国家却觉得这片"新宇宙"中的资源总量是"有限的"，他们不认为合作和基于学术规范的知识共享可以创造新的能源和新的财富，从而以提升资源利用率的方式破除"黑暗森林法则"的公理 2——这种狭隘的观念如果继续下去，恐怕会在将来的某一天，真的断送掉人类本来可以在更高文明面前生存下去的机会。

话题 18：

太空牵引飞船的行驶守则

如果航天部门设计了一款太空飞行器来牵引回收太空中的垃圾，那么这种飞行器在飞行的时候需要注意什么？它可以急转弯吗？必须走直线吗？被牵引的物体相对飞行器位置的变化规律又是什么呢？这些问题用拍脑门儿的方式是无法得到解答的，必须要借助学科工具，尤其是数学工具，因为数学对于复杂规律的归纳、描述、演绎和预测是十分高效的。很多深刻的规律隐藏在表象的背后，缺少形式化的分析就无从得知。数学的形式语言是人类的发明，是人类观察自然的显微镜和望远镜。本讲将会利用数学模型展现，即使飞行器的飞行路线是规则的，也可能会带来被牵引物体的不规则扰动。本讲还会给出规避这种风险的"行驶守则"。

本讲适合在讲授或学习完高中数学的函数、三角函数、三角恒等变换、空间向量和导数章节后，作为数学建模材料在日常教学中讲授或学习，本讲内容包括但不限于：

1. 用向量方程描述运动规律；

2. 微分方程的叠加原理；

3. 三角函数的奇妙作用；

4. 被牵引物体的不规则运动与规则运动；

5. 得到行驶守则——对可控扰动的分析。

如图 18-1 所示，假设现在太空中有两个运动对象，一个是带有动力的飞船 A，一个是受其牵引的天体 B，将飞船 A 和天体 B 都视为质点，其质量分别为 M 和 m（单位：千克）。A 的飞行轨迹为一条空间曲线，不妨设 t 时刻 A 的位置坐标为 $(x_1(t), y_1(t), z_1(t))$，其中 $x_1(t)$、$y_1(t)$、$z_1(t)$ 均为关于时间 t 的二阶连续可导函数（即二阶导函数存在且连续），其中 $t \in \mathbb{R}$，单位为秒。随着 t 的变化，$\vec{\alpha}(t) = (x_1(t), y_1(t), z_1(t))$ 将在空间中画出一条光滑的曲线。同样，可以设天体 B 的运行轨迹为光滑曲线 $\vec{\beta}(t) = (x_2(t), y_2(t), z_2(t))$，其中 $x_2(t)$、$y_2(t)$、$z_2(t)$ 均为关于时间 t 的二阶连续可导函数。由于 B 受到 A 的牵引，因此 B 所受牵引力的方向永远指向 A。于是可得

$$\vec{\beta''}(t) = k\left(\vec{\alpha}(t) - \vec{\beta}(t)\right) \tag{1}$$

其中 $\overrightarrow{\beta''}(t) = \left(\overrightarrow{\beta'}(t)\right)' = \left(x_2''(t), y_2''(t), z_2''(t)\right)$，$k > 0$ 为牵引系数，反映牵引力的大小与质点 A、B 间距的比例。（1）式反映了天体 B 的加速度方向及其大小，所以我们用向量来表达它。

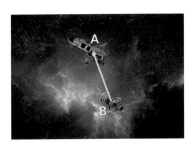

图 18-1　太空中有两个运动对象，一个是带有动力的飞船 A，一个是受其牵引的天体 B

将向量形式的方程（1）表示为坐标形式，即如下的方程组（2）。

$$\begin{cases} x_2'' = kx_1 - kx_2 \\ y_2'' = ky_1 - ky_2 \\ z_2'' = kz_1 - kz_2 \end{cases} \tag{2}$$

一般地，我们先来考察关于 $u(t)$ 的微分方程

$$u'' + ku = f(t) \tag{3}$$

其中 $f(t)$ 为关于时间 t 的二阶连续可导函数。设 $v(t)$ 为方程

$$u'' + ku = 0 \tag{4}$$

的解，设 $u^*(t)$ 为方程（3）的某个解，则容易验证 $v(t) + u^*(t)$ 为方程（3）的解。反过来，如果 $u(t)$ 为方程（3）的解，则容易验证 $u(t) - v(t)$ 为方程（4）的解。由此可知，为了得到方程（3）的所有解，只需要得到方程（4）的所有解，以及方程（3）的某一个特殊解即可。不仅如此，结果不受方程（3）的这个特殊解的选取的影响。实际上，如果取 $u_1^*(t)$ 和 $u_2^*(t)$ 均为方程（3）的特殊解，容易验证 $u_1^*(t) - u_2^*(t)$ 为方程（4）的解。实际上这样的规律是更一般的"线性常系数微分方程的叠加原理"的具体例子。

　　方程（4）的所有解很容易得到。首先，容易看出 $u_1(t) = \cos\left(\sqrt{k}t\right)$ 和 $u_2(t) = \sin\left(\sqrt{k}t\right)$ 均为方程（4）的解，这是因为

$$\left(\sin\left(\sqrt{k}t\right)\right)'' + k\sin\left(\sqrt{k}t\right) = 0$$

$$\left(\cos\left(\sqrt{k}t\right)\right)'' + k\cos\left(\sqrt{k}t\right) = 0$$

于是所有形如

$$u(t) = C_1\cos\left(\sqrt{k}t\right) + C_2\sin\left(\sqrt{k}t\right)$$

的函数 $u(t)$ 均为方程（4）的解，其中 C_1，$C_2 \in \mathbb{R}$ 任取。

其次，我们略去证明地指出，由于方程（4）是一个二阶微分方程，即其中求导运算的最高阶为二次，于是其解的自由度为 2，亦即 $u(t) = C_1\cos\left(\sqrt{k}t\right) + C_2\sin\left(\sqrt{k}t\right)$ 为方程（4）的所有解。

但是难点在于寻找方程（3）的一个特殊解。如果读者有傅里叶级数的基础，那么可以利用它从形式上找到这个特殊解，再验证其适用范围 [1]。但是这个方法超出高中课内知识范围太多，所以我们不这样处理。实际上，由（3）式可得

$$u''\sin\left(\sqrt{k}t\right) + ku\sin\left(\sqrt{k}t\right) = f(t)\sin\left(\sqrt{k}t\right) \tag{5}$$

$$u''\cos\left(\sqrt{k}t\right) + ku\cos\left(\sqrt{k}t\right) = f(t)\cos\left(\sqrt{k}t\right) \tag{6}$$

对两边进行定积分，可得

$$\int_0^t u''(\tau)\sin\left(\sqrt{k}\tau\right)\mathrm{d}\tau + k\int_0^t u(\tau)\sin\left(\sqrt{k}\tau\right)\mathrm{d}\tau = \int_0^t f(\tau)\sin\left(\sqrt{k}\tau\right)\mathrm{d}\tau \tag{7}$$

$$\int_0^t u''(\tau)\cos\left(\sqrt{k}\tau\right)\mathrm{d}\tau + k\int_0^t u(\tau)\cos\left(\sqrt{k}\tau\right)\mathrm{d}\tau = \int_0^t f(\tau)\cos\left(\sqrt{k}\tau\right)\mathrm{d}\tau \tag{8}$$

下面的推导需要用到分部积分公式，即，对连续可导函数 $g(x)$、$h(x)$ 有

$$\int_a^b g(x)h'(x)\mathrm{d}x = g(b)h(b) - g(a)h(a) - \int_a^b g'(x)h(x)\mathrm{d}x \tag{9}$$

公式（9）可以被看作 $g(x)$、$h(x)$ 两个函数乘积 $g(x)h(x)$ 的导数运算的积分形式，这是因为

$$\left(g(x)h(x)\right)' = g'(x)h(x) + g(x)h'(x) \tag{10}$$

对（10）式两边做定积分运算即可得到（9）式。

有了分部积分公式（9）作为工具，我们就可以对（7）（8）两式进行变形了。对（7）式左侧第一项用两次分部积分公式可得

$$\left(u'(t)\sin\left(\sqrt{k}t\right)-\sqrt{k}\int_0^t u'(\tau)\cos\left(\sqrt{k}\tau\right)\mathrm{d}\tau\right)+k\int_0^t u(\tau)\sin\left(\sqrt{k}\tau\right)\mathrm{d}\tau=\int_0^t f(\tau)\sin\left(\sqrt{k}\tau\right)\mathrm{d}\tau$$

$$u'(t)\sin\left(\sqrt{k}t\right)-\sqrt{k}\left(u(t)\cos\left(\sqrt{k}t\right)-u(0)+\sqrt{k}\int_0^t u(\tau)\sin\left(\sqrt{k}\tau\right)\mathrm{d}\tau\right)+k\int_0^t u(\tau)\sin\left(\sqrt{k}\tau\right)\mathrm{d}\tau$$

$$=\int_0^t f(\tau)\sin\left(\sqrt{k}\tau\right)\mathrm{d}\tau$$

整理可得

$$u'(t)\sin\left(\sqrt{k}t\right)-\sqrt{k}u(t)\cos\left(\sqrt{k}t\right)+\sqrt{k}u(0)=\int_0^t f(\tau)\sin\left(\sqrt{k}\tau\right)\mathrm{d}\tau \tag{11}$$

同理，对（8）式进行类似操作，得到

$$u'(t)\cos\left(\sqrt{k}t\right)+\sqrt{k}u(t)\sin\left(\sqrt{k}t\right)-u'(0)=\int_0^t f(\tau)\cos\left(\sqrt{k}\tau\right)\mathrm{d}\tau \tag{12}$$

令（12）$\times\sin\left(\sqrt{k}t\right)-$（11）$\times\cos\left(\sqrt{k}t\right)$，并注意到

$$\sin^2\left(\sqrt{k}t\right)+\cos^2\left(\sqrt{k}t\right)=1$$

计算可得

$$u(t)=-u(0)\cos\left(\sqrt{k}t\right)-\frac{u'(0)}{\sqrt{k}}\sin\left(\sqrt{k}t\right)-\frac{1}{\sqrt{k}}\cos\left(\sqrt{k}t\right)\int_0^t f(\tau)\sin\left(\sqrt{k}\tau\right)\mathrm{d}\tau+$$
$$\frac{1}{\sqrt{k}}\sin\left(\sqrt{k}t\right)\int_0^t f(\tau)\cos\left(\sqrt{k}\tau\right)\mathrm{d}\tau \tag{13}$$

这就找到了方程（3）的一个特殊解。于是方程（3）的所有的解形如

$$u(t)=C_1\cos\left(\sqrt{k}t\right)+C_2\sin\left(\sqrt{k}t\right)-\frac{1}{\sqrt{k}}\cos\left(\sqrt{k}t\right)\int_0^t f(\tau)\sin\left(\sqrt{k}\tau\right)\mathrm{d}\tau+$$
$$\frac{1}{\sqrt{k}}\sin\left(\sqrt{k}t\right)\int_0^t f(\tau)\cos\left(\sqrt{k}\tau\right)\mathrm{d}\tau \tag{14}$$

或者利用三角恒等变换将其简写为

$$u(t)=C_1\cos\left(\sqrt{k}t\right)+C_2\sin\left(\sqrt{k}t\right)+\frac{1}{\sqrt{k}}\int_0^t f(\tau)\sin\left[\sqrt{k}(t-\tau)\right]\mathrm{d}\tau \tag{15}$$

将这个结论用于方程组（2），可得

$$\begin{cases} x_2(t) = C_1\cos\left(\sqrt{k}t\right) + C_2\sin\left(\sqrt{k}t\right) - \sqrt{k}\cos\left(\sqrt{k}t\right)\int_0^t x_1(\tau)\sin\left(\sqrt{k}\tau\right)\mathrm{d}\tau \\ \qquad + \sqrt{k}\sin\left(\sqrt{k}t\right)\int_0^t x_1(\tau)\cos\left(\sqrt{k}\tau\right)\mathrm{d}\tau \\ y_2(t) = C_3\cos\left(\sqrt{k}t\right) + C_4\sin\left(\sqrt{k}t\right) - \sqrt{k}\cos\left(\sqrt{k}t\right)\int_0^t y_1(\tau)\sin\left(\sqrt{k}\tau\right)\mathrm{d}\tau \\ \qquad + \sqrt{k}\sin\left(\sqrt{k}t\right)\int_0^t y_1(\tau)\cos\left(\sqrt{k}\tau\right)\mathrm{d}\tau \\ z_2(t) = C_5\cos\left(\sqrt{k}t\right) + C_6\sin\left(\sqrt{k}t\right) - \sqrt{k}\cos\left(\sqrt{k}t\right)\int_0^t z_1(\tau)\sin\left(\sqrt{k}\tau\right)\mathrm{d}\tau \\ \qquad + \sqrt{k}\sin\left(\sqrt{k}t\right)\int_0^t z_1(\tau)\cos\left(\sqrt{k}\tau\right)\mathrm{d}\tau \end{cases} \quad (16)$$

其中 C_i $(i = 1, 2, \cdots, 6)$ 为待定常系数。如果设定初始条件

$$\begin{cases} \vec{\beta}(0) = (0, 0, 0) \\ \vec{\beta}'(0) = (0, 0, 0) \end{cases}$$

用坐标表示，即

$$\begin{cases} x_2(0) = y_2(0) = z_2(0) = 0 \\ x_2{}'(0) = y_2{}'(0) = z_2{}'(0) = 0 \end{cases} \quad (17)$$

代入（16）式，可得 $C_i = 0$，$i = 1, 2, \cdots, 6$。进而有

$$\begin{cases} x_2(t) = -\sqrt{k}\cos\left(\sqrt{k}t\right)\int_0^t x_1(\tau)\sin\left(\sqrt{k}\tau\right)\mathrm{d}\tau + \sqrt{k}\sin\left(\sqrt{k}t\right)\int_0^t x_1(\tau)\cos\left(\sqrt{k}\tau\right)\mathrm{d}\tau \\ y_2(t) = -\sqrt{k}\cos\left(\sqrt{k}t\right)\int_0^t y_1(\tau)\sin\left(\sqrt{k}\tau\right)\mathrm{d}\tau + \sqrt{k}\sin\left(\sqrt{k}t\right)\int_0^t y_1(\tau)\cos\left(\sqrt{k}\tau\right)\mathrm{d}\tau \\ z_2(t) = -\sqrt{k}\cos\left(\sqrt{k}t\right)\int_0^t z_1(\tau)\sin\left(\sqrt{k}\tau\right)\mathrm{d}\tau + \sqrt{k}\sin\left(\sqrt{k}t\right)\int_0^t z_1(\tau)\cos\left(\sqrt{k}\tau\right)\mathrm{d}\tau \end{cases} \quad (18)$$

或等价地表示为

$$\begin{cases} x_2(t) = \sqrt{k}\int_0^t x_1(\tau)\sin\left[\sqrt{k}(t-\tau)\right]\mathrm{d}\tau \\ y_2(t) = \sqrt{k}\int_0^t y_1(\tau)\sin\left[\sqrt{k}(t-\tau)\right]\mathrm{d}\tau \\ z_2(t) = \sqrt{k}\int_0^t z_1(\tau)\sin\left[\sqrt{k}(t-\tau)\right]\mathrm{d}\tau \end{cases} \quad (19)$$

读者容易计算出

$$\int_0^t \sin\left[\sqrt{k}(t-\tau)\right]\mathrm{d}\tau = \frac{1}{\sqrt{k}}\left[1 - \cos\left(\sqrt{k}t\right)\right] \quad (20)$$

进而可得

$$
\begin{cases}
x_2(t) - x_1(t) = \sqrt{k} \int_0^t \left(x_1(\tau) - x_1(t)\right) \sin\left[\sqrt{k}(t-\tau)\right] d\tau - x_1(t)\cos\left(\sqrt{k}t\right) \\
y_2(t) - y_1(t) = \sqrt{k} \int_0^t \left(y_1(\tau) - y_1(t)\right) \sin\left[\sqrt{k}(t-\tau)\right] d\tau - y_1(t)\cos\left(\sqrt{k}t\right) \\
z_2(t) - z_1(t) = \sqrt{k} \int_0^t \left(z_1(\tau) - z_1(t)\right) \sin\left[\sqrt{k}(t-\tau)\right] d\tau - z_1(t)\cos\left(\sqrt{k}t\right)
\end{cases}
\tag{21}
$$

可得估计

$$
\begin{cases}
\left|x_2(t) - x_1(t)\right| \leqslant \sqrt{k} \int_0^t \left|x_1(\tau) - x_1(t)\right| d\tau + \left|x_1(t)\right| \\
\left|y_2(t) - y_1(t)\right| \leqslant \sqrt{k} \int_0^t \left|y_1(\tau) - y_1(t)\right| d\tau + \left|y_1(t)\right| \\
\left|z_2(t) - z_1(t)\right| \leqslant \sqrt{k} \int_0^t \left|z_1(\tau) - z_1(t)\right| d\tau + \left|z_1(t)\right|
\end{cases}
\tag{22}
$$

- 如果 $\vec{\alpha}(t)$ 的轨迹为一条封闭曲线，则 $\left|x_1(\tau) - x_1(t)\right|$、$\left|y_1(\tau) - y_1(t)\right|$、$\left|y_1(\tau) - y_1(t)\right|$、$\left|x_1(t)\right|$、$\left|y_1(t)\right|$、$\left|z_1(t)\right|$ 均有界（注意，$x_1(t)$、$y_1(t)$、$z_1(t)$ 不一定为周期函数），不妨设六者上界的最大值为 M，并称之为"离散度"。此时由（22）式可得估计

$$
\begin{cases}
\left|x_2(t) - x_1(t)\right| \leqslant M\left(\sqrt{k}t + 1\right) \\
\left|y_2(t) - y_1(t)\right| \leqslant M\left(\sqrt{k}t + 1\right) \\
\left|z_2(t) - z_1(t)\right| \leqslant M\left(\sqrt{k}t + 1\right)
\end{cases}
\tag{23}
$$

进而可得

$$
\left|\frac{\vec{\beta}(t) - \vec{\alpha}(t)}{t}\right| \leqslant \sqrt{3}M\left(\sqrt{k} + \frac{1}{t}\right)
\tag{24}
$$

（24）式的左侧含义为质点 A 和质点 B 的相对距离在时间 $(0, t)$ 内的平均增长量，而上式右侧随着时间 t 的增大将逐渐趋近于 $\sqrt{k}M$。这意味着如下结论。

结论 18-1：质点 A 和质点 B 按照方程（1）的规律运动。如果主动点质点 A 沿着封闭曲线运动，在运动一段时间后，被牵引的质点 B 的运动范围即使逐渐扩大，其运动范围直径增长的平均速率也会有上界，其上界将逐渐逼近于主动点 A 运动轨迹的离散度的 $\sqrt{3k}$ 倍，其中 k 为牵引系数。

图 18-2 给出了 $\vec{\alpha} = \left(\cos t\sin t,\ \cos^2 t,\ \sin t\right)$、$k = 0.5$ 时所对应的质点 A、B 的轨迹图。

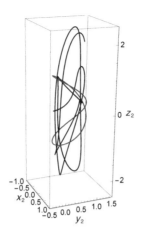

图 18-2 $\vec{\alpha} = (\cos t \sin t,\ \cos^2 t,\ \sin t)$、$k = 0.5$时所对应的质点 A、B 的轨迹图，其中红线为质点 A 轨迹，蓝线为质点 B 轨迹

- 如果 $\vec{\alpha}(t)$ 的运动轨迹为一条直线，即 $\vec{\alpha}(t) = (at + a_0,\ bt + b_0,\ ct + c_0)$，则由（21）式可得

$$\left| x_2(t) - x_1(t) \right| = \left| a\sqrt{k} \int_0^t (\tau - t) \sin\left[\sqrt{k}\,(t - \tau) \right] \mathrm{d}\tau - (at + a_0)\cos\left(\sqrt{k}\,t \right) \right| \tag{25}$$

利用分部积分公式，可得

$$\begin{aligned}
\sqrt{k} \int_0^t (\tau - t) \sin\left[\sqrt{k}\,(t - \tau) \right] \mathrm{d}\tau &= -\int_0^t (\tau - t) \sin\left[\sqrt{k}\,(\tau - t) \right] \mathrm{d}\sqrt{k}\,(\tau - t) \\
&= t\cos\left(\sqrt{k}\,t \right) - \int_0^t \cos\left[\sqrt{k}\,(\tau - t) \right] \mathrm{d}\tau = t\cos\left(\sqrt{k}\,t \right) - \frac{1}{\sqrt{k}} \sin\left(\sqrt{k}\,t \right)
\end{aligned} \tag{26}$$

将（26）式代入（25）式，并利用三角恒等变换中的辅助角公式，可得

$$\begin{aligned}
\left| x_2(t) - x_1(t) \right| &= \left| \frac{a}{\sqrt{k}} \sin\left(\sqrt{k}\,t \right) + a_0 \cos\left(\sqrt{k}\,t \right) \right| \\
&= \sqrt{\frac{a^2}{k} + a_0^{\,2}}\ \sin\left(\sqrt{k}\,t + \varphi_1 \right)
\end{aligned}$$

其中 $\varphi_1 \in \left(-\dfrac{\pi}{2},\ \dfrac{\pi}{2} \right)$ 为辅助角，满足 $\tan \varphi_1 = \dfrac{a_0}{a}\sqrt{k}$。

同理可得

$$\begin{cases}
\left| x_2(t) - x_1(t) \right| = \left| \sqrt{\dfrac{a^2}{k} + a_0^{\,2}}\ \sin\left(\sqrt{k}\,t + \varphi_1 \right) \right| \\[3mm]
\left| y_2(t) - y_1(t) \right| = \left| \sqrt{\dfrac{b^2}{k} + b_0^{\,2}}\ \sin\left(\sqrt{k}\,t + \varphi_2 \right) \right| \\[3mm]
\left| z_2(t) - z_1(t) \right| = \left| \sqrt{\dfrac{c^2}{k} + c_0^{\,2}}\ \sin\left(\sqrt{k}\,t + \varphi_3 \right) \right|
\end{cases} \tag{27}$$

$\varphi_i \in \left(-\dfrac{\pi}{2},\ \dfrac{\pi}{2}\right)$ （ $i = 1,\ 2,\ 3$ ）为 辅 助 角，满 足 $\tan\varphi_1 = \dfrac{a_0}{a}\sqrt{k}$ 、 $\tan\varphi_2 = \dfrac{b_0}{b}\sqrt{k}$ 、 $\tan\varphi_3 = \dfrac{c_0}{c}\sqrt{k}$ 。此时质点 A 和质点 B 的运动轨迹在每个分量上相差周期函数，且其振幅和周期随着 k 的增大而减小。这意味着结论 18-2。

结论 18-2：质点 A 和质点 B 按照方程（1）的规律运动。如果主动点质点 A 沿着直线运动，被牵引的质点 B 将围绕质点 A 做周期性的卫星运动，质点 B 相对质点 A 的运动在各个分量上的振幅和周期均与牵引系数 k 的算术平方根 $\sqrt{k}$ 成反比。

图 18-3 给出了 $\vec{\alpha} = (t+1,\ t+2,\ t+3)$ 时，不同 k 所对应的质点 A、B 的轨迹图。

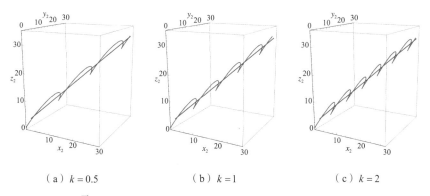

（a） $k = 0.5$ （b） $k = 1$ （c） $k = 2$

图 18-3 $\vec{\alpha} = (t+1,\ t+2,\ t+3)$ 时，不同 k 所对应的质点 A、B 的轨迹图，其中红线为质点 A 的轨迹，蓝线为质点 B 的轨迹

由结论 18-1 和结论 18-2 及其后面的配图，我们可以感觉到，如果要想避免被牵引的质点 B 做不规则运动，就需要质点 A 的运动轨迹的 "弯曲程度" 尽可能小。但是这份感觉到底是否正确？对此还需要一些仔细的分析。

观察如下两个微分方程

$$u'' + ku = f_1(t) \tag{28}$$

$$u'' + ku = f_2(t) \tag{29}$$

其中 $t > 0$ 为自变量，$\left| f_1(t) - f_2(t) \right| < \delta$，$\delta > 0$ 为取定常数。假设 $u_1(t)$ 和 $u_2(t)$ 分别为方程（28）和方程（29）的解，且满足

$$u_1(0) = u_2(0) \tag{30}$$

$$u_1{}'(0) = u_2{}'(0) \tag{31}$$

则有方程组

$$\begin{cases} u_1'' + ku_1 = f_1(t) \\ u_2'' + ku_2 = f_2(t) \end{cases} \tag{32}$$

两式相减可得

$$(u_2 - u_1)'' + k(u_2 - u_1) = f_2(t) - f_1(t) \tag{33}$$

设 $h(t) = f_2(t) - f_1(t)$，$w(t) = u_2(t) - u_1(t)$，则 $|h(t)| < \delta$，上式变为

$$w'' + kw = h(t) \tag{34}$$

由（30）式和（31）式可知

$$w(0) = w'(0) = 0 \tag{35}$$

由（15）式可知

$$w(t) = C_1 \cos\left(\sqrt{k}t\right) + C_2 \sin\left(\sqrt{k}t\right) + \frac{1}{\sqrt{k}} \int_0^t h(\tau) \sin\left[\sqrt{k}(t-\tau)\right] d\tau \tag{36}$$

进而由（35）式可知 $C_1 = C_2 = 0$，即

$$w(t) = \frac{1}{\sqrt{k}} \int_0^t h(\tau) \sin\left[\sqrt{k}(t-\tau)\right] d\tau \tag{37}$$

于是可得估计

$$\left| w(t) \right| \leqslant \left| \frac{1}{\sqrt{k}} \int_0^t h(\tau) \sin\left[\sqrt{k}(t-\tau)\right] d\tau \right| \leqslant \frac{1}{\sqrt{k}} \int_0^t \left| h(\tau) \right| \left| \sin\left[\sqrt{k}(t-\tau)\right] \right| d\tau$$

$$\leqslant \frac{\delta}{\sqrt{k}} \int_0^t \left| \sin\left[\sqrt{k}(\tau-t)\right] \right| d\tau = \frac{\delta}{\sqrt{k}} \int_{-t}^0 \left| \sin\left[\sqrt{k}\tau\right] \right| d\tau = \frac{\delta}{k} \int_{-\sqrt{k}t}^0 \left| \sin\tau \right| d\tau$$

$$= \frac{\delta}{k} \left(\int_{-n\pi}^0 \left| \sin\tau \right| d\tau + \int_{-\sqrt{k}t}^{-n\pi} \left| \sin\tau \right| d\tau \right)$$

$$\leqslant \frac{\delta}{k} (n+1) \int_0^\pi \sin\tau \, d\tau = \frac{\delta}{k} (2n+2)$$

$$\leqslant \frac{2\delta}{k} \left(\frac{\sqrt{k}t}{\pi} + 1 \right)$$

其中 $n = \left\lfloor \dfrac{\sqrt{k}t}{\pi} \right\rfloor$，为不超过 $\dfrac{\sqrt{k}t}{\pi}$ 的最大整数。于是有

$$\left|u_2(t)-u_1(t)\right| \leqslant \frac{2\delta}{\sqrt{k}\pi}t + \frac{2\delta}{k} \tag{38}$$

于是可得如下结论。

结论 18-3：如果方程（1）中质点 A 的两种不同行进路线的轨迹在三个分量上相差均不超过 δ，则对应的受牵引的质点 B 的两条运动轨迹在三个分量上的差别均不超过 $\sigma(t)=\dfrac{2\delta}{\sqrt{k}\pi}t + \dfrac{2\delta}{k}$，其中 $t>0$ 为牵引时间，且这个偏差 $\sigma(t)$ 的增长速度与 $\sqrt{k}$ 成反比，与 δ 成正比。

综合结论 18-1、结论 18-2 和结论 18-3，要想天体 B 的运动轨迹尽可能可控，飞行器 A 需要遵守如下规则：

（1）尽可能沿直线前进；

（2）如需转弯，转弯半径需尽可能大；

（3）牵引系数 k 应尽可能大。

如果不遵守上面的"守则"，就会使得被牵引物体出现无法预测的不规则运动，从而引发事故。正所谓"道路千万条，安全第一条，行车不规范，亲人两行泪"！

但是读者可能已经看出，守则中的（1）和（2）有时候并不相容：转弯半径越大，路线上弯曲的部分就会越多，从而直线的部分就会越少，与（1）的要求矛盾；反过来，要想路线上直线的部分尽可能多，则每次转弯应该越"急"越好，这样一来转弯半径就会很小，又与（2）的要求矛盾。

下面的开放问题留给读者思考。

开放问题 18-1：是否可能同时牵引两个物体而不发生混乱？这时的守则又应为什么？

开放问题 18-2：如果将方程（1）从 $\overrightarrow{\beta''}(t)=k\left(\vec{\alpha}(t)-\vec{\beta}(t)\right)$ 变为

$$\overrightarrow{\beta''}(t)=k\left(\vec{\alpha}(t)-\vec{\beta}(t)-\vec{\lambda}\right)$$

其中 $\vec{\lambda}=(\lambda_1,\lambda_3,\lambda_3)$，$\lambda_i>0$ 为常数，$i=1,2,3$。这对应着新的牵引守则：被牵引天体 B 与牵引飞行器 A 的距离越大，牵引加速度越大；距离越小，牵引加速度越小；但当距离过近时，就会施加一个反向的"推力"，以使得 B 和 A 的相对速度减小。那么是否存在适合的 $\vec{\lambda}$，使得天体 B 刚好可以在到达牵引飞行器 A 时相对速度为 0？

话题 19：

弓形面积计算的几何方法与"弦切定比"曲线

抛物线是数学和物理上常见的曲线，抛物线和某条弦所围成的弓形面积可以由定积分求取，但是如果借助平面几何与等比数列，就可以绕过定积分来求取此弓形面积，方法的关键在于发现一个抛物线中的几何不变量，这个几何不变量预示着抛物线是一种所谓的"弦切定比"曲线——抛物线任意弦的斜率，等于此弦端点处的切线斜率的平均数。

本讲适合在讲授或学习完高中数学的函数章节、解析几何章节、数列章节和导数章节后，作为数学建模材料在日常教学中讲授或学习，本讲内容包括但不限于：

1. 毕达哥拉斯发现的几何不变量；

2. 利用等比数列绕过定积分来求抛物线弓形面积；

3. 是否有其他具有类似性质的曲线——弦切定比曲线的分类；

4. 用弦切定比曲线证明不存在超过二次的平稳过程（响应函数）。

斯图尔特·霍林戴尔（Stuart Hollingdale）在《数学的创造者》（*Makers of Mathematics*）[1]这本书中披露了毕达哥拉斯用来计算抛物线与直线相交所围弓形面积的方法。具体地说，不失一般性地设抛物线为 $y = ax^2$，与直线 l 交于两点 $P_1(x_1, y_1)$ 和 $P_2(x_2, y_2)$，其中 $x_1 \neq x_2$。毕达哥拉斯发现，如果过 P_1 和 P_2 引抛物线的切线，则这两条切线的交点 Q 与弦 P_1P_2 的中点 P_0 将始终处于一条竖直的直线上。当初毕达哥拉斯是利用抛物线的光学性质进行证明的，因为他没有导数作为工具。如今，高中生就能熟练使用导数，证明这一点就变得非常基本了（图 19-1）。

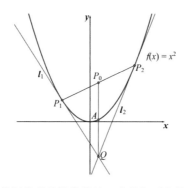

图 19-1 毕达哥拉斯发现的抛物线的一个几何不变量 $|QA| : |QP_0| = 1 : 2$

过 P_1 点的切线方程为

$$l_1 : y - y_1 = f'(x_1)(x - x_1)$$

由于 $f'(x_1) = 2ax_1$，可得

$$l_1 : y = 2ax_1(x - x_1) + y_1$$

注意到 $y_1 = ax_1^2$，可得

$$l_1 : y = 2ax_1 x - y_1$$

同理可得

$$l_2 : y = 2ax_2 x - y_2$$

进而可得

$$\begin{cases} y = 2ax_1 x - y_1 \\ y = 2ax_2 x - y_2 \end{cases}$$

解得

$$\begin{cases} x = \dfrac{y_1 - y_2}{2a(x_1 - x_2)} = \dfrac{x_1 + x_2}{2} \\ y = \dfrac{x_2 y_1 - x_1 y_2}{x_1 - x_2} = ax_1 x_2 \end{cases}$$

于是 $Q\left(\dfrac{x_1 + x_2}{2}, \, ax_1 x_2\right)$ 与 $P_0\left(\dfrac{x_1 + x_2}{2}, \, \dfrac{y_1 + y_2}{2}\right)$ 在同一竖直直线 $l : x = \dfrac{x_1 + x_2}{2}$ 上。

不仅如此，设 l 与抛物线的交点为 A，则有坐标

$$A\left(\dfrac{x_1 + x_2}{2}, \, \dfrac{a(x_1 + x_2)^2}{4}\right)$$

注意到

$$ax_1 x_2 + \frac{y_1 + y_2}{2} = \frac{2ax_1 x_2 + ax_1^2 + ax_2^2}{2} = 2 \cdot \frac{a(x_1 + x_2)^2}{4}$$

于是 A 为线段 QP_0 的中点，即

$$\frac{|QA|}{|QP_0|} = \frac{1}{2}$$

且根据上面的推导过程，这个比例并不随 P_1 和 P_2 位置的变化而变化，是一个**几何不变量**。

根据这个几何不变量，就可以利用微元法的思想，利用等比数列求取弓形 P_1P_2A 的面积了。如图 19-2 所示，过 A 作直线 P_1P_2 的平行线分别交 l_1 和 l_2 于 M 和 N 两点，过 M 和 N 两点再分别作平行于 y 轴的直线，交抛物线于 M_1 和 N_1，分别交 P_1A 和 P_2A 于 M_2 和 N_2。由于 P_0 为线段 P_1P_2 的中点，由平行线分线段成比例，可知 M 和 N 分别为线段 P_1Q 和线段 P_2Q 的中点。

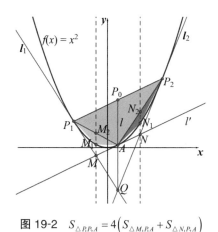

图 19-2 $\quad S_{\triangle P_1P_2A} = 4\left(S_{\triangle M_1P_1A} + S_{\triangle N_1P_2A}\right)$

下面我们来寻找 $\triangle M_1P_1A$、$\triangle N_1P_2A$ 和 $\triangle P_1P_2A$ 三者面积之间的关系。容易看出：

$$S_{\triangle P_1P_2A} = \frac{1}{2} \cdot |P_0A| \cdot |x_2 - x_1|$$

$$S_{\triangle M_1P_1A} = \frac{1}{2} \cdot |M_1M_2| \cdot \left|\frac{x_1 - x_2}{2}\right|$$

$$S_{\triangle N_1P_2A} = \frac{1}{2} \cdot |N_1N_2| \cdot \left|\frac{x_1 - x_2}{2}\right|$$

我们注意到，过点 A 的抛物线的切线的斜率为 $2a\left(\dfrac{x_1 + x_2}{2}\right) = a(x_1 + x_2)$，直线 MN 的斜率为 $\dfrac{y_2 - y_1}{x_2 - x_1} = a(x_1 + x_2)$，这意味着直线 MN 就是抛物线过点 A 的切线。于是类似于前述讨论，可知 M_1 为线段 M_2M 的中点，N_1 为线段 N_2N 的中点。进而由三角形中位线的比例可知

$$|M_1M_2| = \frac{1}{2}|MM_2| = \frac{1}{4}|AQ| = \frac{1}{4}|P_0A|$$

$$|N_1N_2| = \frac{1}{2}|NN_2| = \frac{1}{4}|AQ| = \frac{1}{4}|P_0A|$$

于是可得

$$\frac{1}{2} \cdot |P_0A| \cdot |x_2 - x_1| = 4\left(\frac{1}{2} \cdot |M_1M_2| \cdot \left|\frac{x_1 - x_2}{2}\right| + \frac{1}{2} \cdot |N_1N_2| \cdot \left|\frac{x_1 - x_2}{2}\right|\right)$$

即 $S_{\triangle P_1P_2A} = 4\left(S_{\triangle M_1P_1A} + S_{\triangle N_1P_2A}\right)$，或写为 $S_{\triangle M_1P_1A} + S_{\triangle N_1P_2A} = \frac{1}{4}S_{\triangle P_1P_2A}$。

对新产生的 $\triangle P_1M_1A$ 和 $\triangle P_2N_1A$ 重复刚才的操作，并作迭代，随着计算的持续，生成的三角形将逐渐填满弓形区域 P_1P_2A。设 $S_{\triangle P_1P_2A} = S$，则有

$$S_{弓形P_1P_2A} = S + \frac{S}{4} + \frac{S}{4^2} + \cdots = S \cdot \sum_{k=0}^{+\infty} \frac{1}{4^k} = S \cdot \lim_{n \to +\infty} \sum_{k=0}^{n} \frac{1}{4^k} = \frac{1}{1-\frac{1}{4}}S = \frac{4}{3}S$$

由于 $\triangle AP_1P_2$ 为以弦 P_1P_2 为边的抛物线内接三角形中面积最大者，于是可得定理 19-1。

定理 19-1（毕达哥拉斯）：抛物线与某条弦所围成的弓形面积，等于以这条弦为边位于弓形之内的抛物线内接三角形中面积最大者的面积的 $\frac{4}{3}$ 倍。

注 19-1：由于上述论述过程中所有涉及导数的环节都可以用二次函数与直线联立的判别式方法来替换，因此实际上上述论述过程并不需要用到微积分的知识，即可得到抛物线的弓形面积表达式！

可以看到，定理 19-1 的论证强烈依赖于几何不变量 $|QA| : |QP_0| = 1 : 2$。在其论证过程中，关系 $x_Q = \frac{x_1 + x_2}{2}$ 的挖掘起到了关键的作用（但是二者并不等价）。当我们对这个等式变形后，可得

$$\frac{x_Q - x_1}{x_2 - x_1} = \frac{x_2 - x_Q}{x_2 - x_1} = \frac{1}{2}$$

进而可得

$$\frac{k_1 + k_2}{2} = \frac{x_Q - x_1}{x_2 - x_1}k_1 + \frac{x_2 - x_Q}{x_2 - x_1}k_2 = \frac{(x_Q - x_1)k_1 + (x_2 - x_Q)k_2}{x_2 - x_1}$$

$$= \frac{(y_Q - y_1) + (y_2 - y_Q)}{x_2 - x_1} = \frac{y_2 - y_1}{x_2 - x_1}$$

即

$$\frac{k_1 + k_2}{2} = \frac{y_2 - y_1}{x_2 - x_1}$$

其中 k_1 和 k_2 分别为切线 l_1 和 l_2 的斜率。

定义 19-1（弦切定比曲线）：设函数 $y = f(x)$ 为定义域 $D \subseteq \mathbb{R}$ 内的可导函数，若对某个给定的 $\lambda \in (0, 1)$，满足对 $\forall x_1, x_2 \in D$，$x_1 \neq x_2$ 均有

$$\lambda f'(x_1) + (1 - \lambda) f'(x_2) = \frac{f(x_2) - f(x_1)}{x_2 - x_1}$$

则称函数 $y = f(x)$ 为定比为 λ 的**弦切定比曲线**。

弦切定比曲线的几何意义为：曲线的任意一条弦的斜率，均为该弦端点处切线斜率的加权平均值，且权重不随弦的选取而发生变化。由定义 19-1 可知，抛物线为定比为 $\frac{1}{2}$ 的弦切定比曲线。

一个自然的问题是：给定 $\lambda \in (0, 1)$，如何找到所有定比为 λ 的弦切定比曲线？这个问题的解决需要用到微分方程的知识。

不失一般性地假设 $y = f(x)$ 经过坐标原点（这可以通过函数的刚性平移达成），即 $f(0) = 0$，由定义 19-1，令 $x_2 = 0$、$x_1 = x$，可得微分方程

$$\lambda f'(x) + (1 - \lambda) f'(0) = \frac{f(x)}{x} \quad (*)$$

这个微分方程并不难解，实际上微分方程（*）等价于

$$f'(x) - \frac{f(x)}{\lambda x} = \frac{\lambda - 1}{\lambda} \cdot f'(0)$$

左右两边同时乘以 $x^{-\frac{1}{\lambda}}$，可得

$$x^{-\frac{1}{\lambda}} \cdot f'(x) - \frac{1}{\lambda} x^{-\frac{1}{\lambda} - 1} \cdot f(x) = \frac{\lambda - 1}{\lambda} \cdot f'(0) \cdot x^{-\frac{1}{\lambda}}$$

$$\left(x^{-\frac{1}{\lambda}} \cdot f(x) \right)' = \frac{\lambda - 1}{\lambda} \cdot f'(0) \cdot x^{-\frac{1}{\lambda}}$$

$$f(x) = \frac{\lambda-1}{\lambda} \cdot f'(0) \cdot x^{\frac{1}{\lambda}} \cdot \left(\frac{\lambda}{\lambda-1} x^{-\frac{1}{\lambda}+1} + C \right)$$

$$f(x) = f'(0) \cdot x + C_1 \cdot x^{\frac{1}{\lambda}}$$

其中 C 和 C_1 为任意实数。这意味着给定 $\lambda \in (0, 1)$，所有定比为 λ 的弦切定比曲线形如

$$f(x) = C_1 \cdot x^{\frac{1}{\lambda}} + C_2 \cdot x$$

其中 C_1 和 C_2 均为待定常数。特别地，当 $\lambda = \frac{1}{2}$ 时，$f(x) = C_1 x^2 + C_2 x$。

反过来，如果函数形如 $f(x) = C_1 \cdot x^{\frac{1}{\lambda}} + C_2 \cdot x$，是否就一定是定比为 λ 的弦切定比曲线呢？

任取曲线上异于原点的两点 $P_1(x_1, y_1)$ 和 $P_2(x_2, y_2)$，$x_1 \neq x_2$，则

$$\lambda f'(x_1) + (1-\lambda) f'(x_2) = C_1 \left(x_1^{\frac{1}{\lambda}-1} + \frac{1-\lambda}{\lambda} x_2^{\frac{1}{\lambda}-1} \right) + C_2$$

$$\frac{f(x_2) - f(x_1)}{x_2 - x_1} = C_1 \cdot \frac{x_2^{\frac{1}{\lambda}} - x_1^{\frac{1}{\lambda}}}{x_2 - x_1} + C_2$$

于是若想要 $\lambda f'(x_1) + (1-\lambda) f'(x_2) = \dfrac{f(x_2) - f(x_1)}{x_2 - x_1}$，必须满足

$$C_1 \left(x_1^{\frac{1}{\lambda}-1} + \frac{1-\lambda}{\lambda} x_2^{\frac{1}{\lambda}-1} \right) = C_1 \cdot \frac{x_2^{\frac{1}{\lambda}} - x_1^{\frac{1}{\lambda}}}{x_2 - x_1}$$

恒成立。因为 C_1 为任意实数，于是必须满足

$$x_1^{\frac{1}{\lambda}-1} + \frac{1-\lambda}{\lambda} x_2^{\frac{1}{\lambda}-1} = \frac{x_2^{\frac{1}{\lambda}} - x_1^{\frac{1}{\lambda}}}{x_2 - x_1}$$

恒成立。对上式等价变形可得

$$\left(\frac{1}{\lambda} - 2 \right) = x_2^{-1} x_1 \left(\left(\frac{1}{\lambda} - 1 \right) - \left(\frac{x_1}{x_2} \right)^{\frac{1}{\lambda}-2} \right)$$

由 x_1, x_2 的任意性，可得必有 $\lambda = \dfrac{1}{2}$。

综合上面的讨论，可得定理 19-2，它描述了所有弦切定比曲线的模式。

定理 19-2：定比为 $\lambda = \dfrac{1}{2}$ 的弦切定比曲线只能是二次函数、一次函数或常函数；

定比为 $\lambda \neq \dfrac{1}{2}$ 的弦切定比曲线只能是一次函数或常函数。

在工程应用中，有一种所谓的"平稳过程"，说的是任意一段过程中的响应。具体地讲，它指的是这样的可导**响应函数** $f(x)$，使得对任意的 $x_1 \neq x_2$，存在**常数** $\mu > 0$，使得

$$k_{12} - f'(x_1) = \mu\left(f'(x_2) - k_{12}\right)$$

其中 k_{12} 为点 $(x_1, f(x_1))$ 与点 $(x_2, f(x_2))$ 连线所成弦的斜率。这等价于对任意的 $x_1 \neq x_2$，存在常数 $\mu > 0$，使得

$$k_{12} = \frac{\mu}{1 + \mu} \cdot f'(x_2) + \frac{1}{1 + \mu} \cdot f'(x_1)$$

令 $\lambda = \dfrac{\mu}{1 + \mu}$，这刚好是定比为 λ 的弦切定比曲线的定义。于是定理 19-2 相当于说：除了线性过程之外，只存在 $\mu = 1$ 的平稳过程，对应于定比为 $\dfrac{1}{2}$ 的弦切定比曲线，即抛物线。

话题 20：

直方图均衡化与图片去雾霾

在雾霾严重时，照片往往像被蒙上了一层薄纱，如何用高中数学知识来去掉这层"薄纱"，从而呈现更为清楚的照片，是一个有趣且有用的问题。本讲所介绍的方法有两种，一种基于图片灰度的线性变换，另一种基于灰度直方图的均衡化。我们将介绍这两种方法的数学原理，观察其实现效果，并分析其异同。

本讲适合在讲授或学习完高中数学的函数章节和概率统计相关章节后，作为数学建模材料在日常教学中讲授或学习。本讲内容包括但不限于：

1. 从灰度直方图角度解释有雾霾时照片中的"薄纱"到底是什么？图片去雾霾的任务是什么？

2. 介绍两种图片去雾霾的方法——线性变换及直方图均衡化；

3. 两种图片去雾霾方法的实例展示；

4. 为什么两种图片去雾霾方法的效果不同，其中的数学原理是什么？

5. 两种方法中涉及的参数及其作用。

在日常生活中，如果遇到雾霾天气，那么在照相时往往会遇到窘境——拍出来的照片好像被蒙上了一层薄纱，通透感降低了好多。图 20-1 中的两张照片分别为同一地点有雾霾和无雾霾时的照片，为简单起见，我们将原始照片转化为黑白的灰度照片。灰度代表的是相应像素的"亮度"，范围是 $[0, 1]$。某个像素上的灰度越高，则该像素上的颜色越接近白色，否则越接近黑色。使用灰度图片的好处在于每张照片可以被视为一个灰度矩阵（数表）$G = \left(g_{ij}\right)_{M \times N}$，其中 M 和 N 分别为图片像素尺寸的长和宽，$g_{ij} \in [0, 1]$ 为处于第 i 行第 j 列的像素的灰度值。

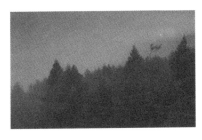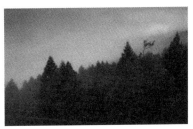

图 20-1　同一地点有雾霾时（左）和无雾霾时（右）照片的灰度照片

简便起见，不妨设无雾霾时的灰度矩阵为 $G_0 = \left(g_{ij}^{(0)}\right)$，设有雾霾时的灰度矩阵为 $G_1 = \left(g_{ij}^{(1)}\right)$。根据 G_0 和 G_1 中各数字（灰度值）出现的频率，可以绘制出二者各自的灰度直方图，如图 20-2 所示。

从图 20-2 中明显看到，G_0 的灰度直方图相较 G_1 的灰度直方图更为"平均"，即直方图中频率的分布更为均匀和分散。这其实解释了为什么有雾霾的照片看起来灰蒙蒙的——这是因为灰度值过于集中，从而使得分辨哪里是主体变得比无雾霾时更困难。

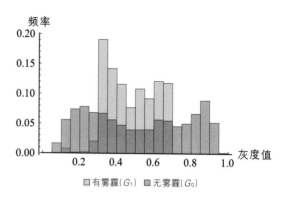

图 20-2　同一地点有雾霾时（G_1）和无雾霾时（G_0）照片的灰度直方图

了解这一点之后，图片去雾霾的思路就呼之欲出了：要为一张图片去雾霾，就是要使得其灰度直方图变得更加平均，即构造变换，使得灰度值的频率分布更加分散和均匀。

不妨设去雾霾后的照片所对应的灰度矩阵为 $G_2 = \left(g_{ij}^{(2)}\right)$，下面介绍两种从 $G_1 = \left(g_{ij}^{(1)}\right)$ 到 $G_2 = \left(g_{ij}^{(2)}\right)$ 的变换思路，它们分别基于线性变换思想和概率统计思想。

● **去雾霾方法 1：带遗忘阈值的线性变换法**

这种方法需要首先确定一个"遗忘阈值"$\lambda \in [0, 1]$，将 G_1 中所有出现频率小于这个阈值的数字全部去掉。这相当于使用 λ 对 G_1 中的数字进行了一次"过滤"，凡是达不到标准（出现的频率大于等于 λ）的都被无视，这就是"遗忘阈值"这个名字的由来。

设经过遗忘阈值过滤后，G_1 中所剩数字（灰度值）的最大值为 M，最小值为 m。显然一般情况下有 $M > m$，当 $M = m$ 时，这张照片被认为是在相应的遗忘阈值 λ 下不可辨识的。

最后通过线性函数 $f(x) = \dfrac{x-m}{M-m}$，对 G_1（过滤前的待去雾霾图片）进行变换：

$$g_{ij}^{(2)} = \begin{cases} f\left(g_{ij}^{(1)}\right), & f\left(g_{ij}^{(1)}\right) \in (0, 1) \\ 1, & f\left(g_{ij}^{(1)}\right) \geq 1 \\ 0, & f\left(g_{ij}^{(1)}\right) \leq 0 \end{cases} \qquad (*1)$$

得到 G_2，再通过灰度值恢复出图像，即用方法 1 去雾霾后的图片。

作为例子，我们用此方法对图 20-1 中的左图去雾霾。首先通过图 20-2 可以看到，出现频率在 0.02 以下的灰度较少，设 $\lambda = 0.02$ 既不会在过滤时去掉太多主干像素，又可以达到将灰度直方图拉伸变平均的效果。

经过 $\lambda = 0.02$ 过滤后，图片中的最大灰度值为 0.70，最小灰度值为 0.30，于是可得函数

$$f(x) = \frac{x - 0.30}{0.40}$$

通过公式（*1）进行变换后，恢复出的图片如图 20-3 右图所示，图 20-3 左图为未去雾霾的对比图。

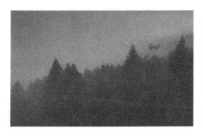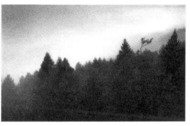

图 20-3　使用遗忘阈值为 $\lambda = 0.02$ 的线性变换对图片去雾霾的效果对比图

从图 20-3 可以看到，方法 1 的去雾霾效果还是比较明显的，图片的对比度明显提升了，而且比未去雾霾时的图片更具有层次感。我们绘制出图 20-3 中两幅图的灰度直方图的对比图，如图 20-4 所示，可以看到用方法 1 去雾霾后的灰度直方图分布更加均匀，这也是方法 1 可以达到一定去雾霾效果的原因。

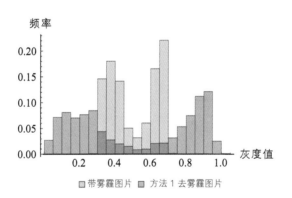

图 20-4　方法 1 去雾霾前后灰度直方图对比图

这种方法需要事先确定遗忘阈值 λ，不同的遗忘阈值对应的效果可能不尽相同。图 20-5 中给出了若干遗忘阈值下的去雾霾效果对比图。可以看到当 $\lambda = 0.02$、$\lambda = 0.04$、$\lambda = 0.06$ 和 $\lambda = 0.08$ 时的去雾霾效果相差不大，对比度会逐渐提升，但代价是相应的图像平滑度会有所降低，其中哪张图的去雾霾效果更好就见仁见智了。但是当 $\lambda = 0.10$ 时的去雾霾效果并不好，因为此时"遗忘"了照片中过多的信息，所以就无法有效复原主干图像了。

● **去雾霾方法 2：灰度直方图均衡化方法**

方法 1 的思路是将经过遗忘阈值过滤后的灰度进行无差别线性拉伸，使得处于 $[m, M]$ 区间内的灰度值得以伸展到 $[0, 1]$，从而达到灰度直方图"平均化"的效果。但是如果我们想要在保留照片主体内容的灰度概率分布的意义下进行拉伸，而非方法 1 中的无差别拉伸，又该如何处理呢？

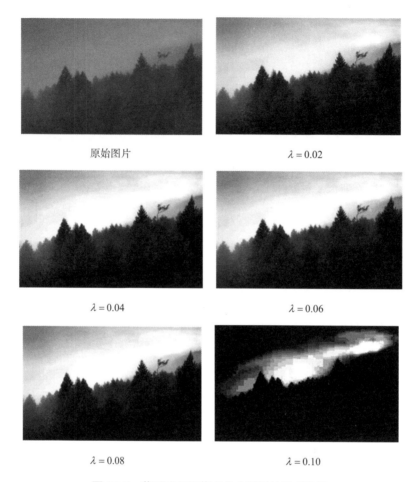

原始图片

$\lambda = 0.02$

$\lambda = 0.04$

$\lambda = 0.06$

$\lambda = 0.08$

$\lambda = 0.10$

图 20-5　若干遗忘阈值下的去雾霾效果对比图

假设 X 是一个随机变量，可能的取值为 $x_1 < x_2 < \cdots < x_n \in [0, 1]$，其分布列如表 20-1 所示。

表 20-1　灰度随机变量的分布列

X	x_1	x_2	$\cdots$	x_n
P	p_1	p_2	$\cdots$	p_n

我们按照表 20-2 中的规则构造对应关系 φ。

表 20-2　对应关系 φ

X	x_1	x_2	x_3	$\cdots$	x_n
$\varphi(X)$	p_1	$p_2 + p_3$	$p_1 + p_2 + p_3$	$\cdots$	$p_1 + p_2 + \cdots + p_n = 1$

这样依然有 $\varphi(x_1)<\varphi(x_2)<\cdots<\varphi(x_n)$ 且 $\varphi(x_k)\in[0,1]$。显然 $Y=\varphi(X)$ 作为新的随机变量，其分布列如表 20-3 所示。

表 20-3 随机变量 $\varphi(X)$ 的分布列

Y	$y_1=p_1$	$y_2=p_1+p_2$	$\cdots$	$y_n=p_1+p_2+\cdots+p_n=1$
P	p_1	p_2	$\cdots$	p_n

由表 20-3 可知，对于任意的 $1\leqslant i<j\leqslant n$，均有 $|y_j-y_i|=\sum\limits_{k=i+1}^{j}p_k$，即

$$|\varphi(x_j)-\varphi(x_i)|=P(\varphi(x_i)<Y\leqslant\varphi(x_j)) \tag{1}$$

这意味着

经过变换 φ 之后所得的新随机变量 Y 的取值的增量，等于 Y 位于该变化区间内的概率值。

如果读者学习过概率密度函数的相关知识，就知道这意味着什么了。如果 Y 是连续随机变量，那么（1）式等价于

$$\int_{x_i}^{x_j}\varphi'(x)\,\mathrm{d}x=\int_{\varphi(x_i)}^{\varphi(x_j)}f(x)\,\mathrm{d}x, \quad \forall x_i,\,x_j\in[0,1]$$

其中 $f(y)$ 为随机变量 Y 的概率密度函数，即

$$\int_{x_i}^{x_j}\varphi'(x)\,\mathrm{d}x=\int_{x_i}^{x_j}f(\varphi(t))\,\mathrm{d}\varphi(t)=\int_{x_i}^{x_j}f(\varphi(x))\varphi'(x)\,\mathrm{d}x, \quad \forall x_i,\,x_j\in[0,1]$$

由 x_i，x_j 的任意性，可知必有 $\varphi'(x)=f(\varphi(x))\varphi'(x)$，注意到 $\varphi'(x)>0$，于是可得 $f(\varphi(x))\equiv1$，即 $\varphi(y)=1$，$\forall y$。这不就是随机变量 Y 的概率密度函数为常函数的意思嘛！

因此可以得知，经过变换 φ 之后所得的新随机变量 Y 的概率分布更加均匀。

那么上面的原理如何应用到图片去雾霾当中呢？

首先，我们将灰度区间离散化，这需要设定一个灰度级 n，将灰度值区间 $[0,1]$ 均分为等长的 $n-1$ 个小区间，这些区间的左端点分别为 $0=x_1<x_2<\cdots<x_n=1$，如果图片在某个像素位置上的灰度值位于区间 $[x_k,x_{k+1})$，则将此像素位置上的灰度值替换为此区间左端点的取值 x_k。这样一来，原灰度矩阵 $G_1=(g_{ij}^{(1)})$ 中的元素（各位置的灰度值）就都处于集合 $\{x_1,x_2,\cdots,x_n\}$ 中。将 x_k 出现在 G_1 中的频率视为 x_k 出现的概率，就可以得到如表 20-1 所示的分布列。进而通过变换

$$\varphi(x_k)=\sum_{i=1}^{k}P(X=x_i), \quad k=1,2,\cdots,n$$

可得去雾霾后的灰度矩阵 $G_2 = \left(g_{ij}^{(2)}\right)$，其中

$$g_{ij}^{(2)} = \varphi\left(g_{ij}^{(1)}\right), \quad \forall i, j$$

图 20-6 中给出了灰度级 $n = 256$ 时，用方法 2 去雾霾前后的灰度直方图对比图。通过对比图 20-6 与图 20-4，可以看到方法 2 对灰度直方图的均衡化效果要明显优于方法 1。这是因为方法 1 拉伸直方图时是无差别拉伸，但是方法 2 是基于灰度级的频率拉伸，使得频率越高的灰度区间"摊得更开"。图 20-7 中给出了灰度级 n 为 512、256、128、64 和 32 时的图片去雾霾效果对比图。

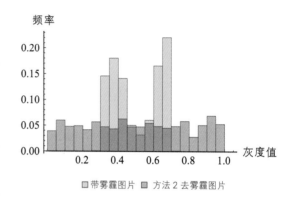

图 20-6　方法 2 去雾霾前后灰度直方图对比图

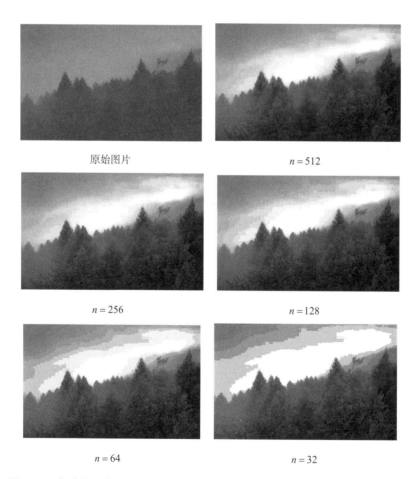

原始图片　　　　　　　$n = 512$

$n = 256$　　　　　　　$n = 128$

$n = 64$　　　　　　　$n = 32$

图 20-7　灰度级 n 为 512、256、128、64 和 32 时用方法 2 去雾霾的效果对比图

从图 20-7 中可以发现，当灰度级 $n=512$ 和 $n=256$ 时，去雾霾效果较好，和方法 1 的去雾霾效果比较起来，也更加通透和有层次感。但是当 $n=64$ 和 $n=32$ 时就显得明显失真。所以和方法 1 的效果依赖于"遗忘阈值" λ 的取值类似，方法 2 的效果也依赖于灰度级 n 的选择。

作为总结，表 20-4 中给出了方法 1 和方法 2 的对比信息。读者可以思考：本讲中的参数 λ 和 n 均为人工选取，有没有非人工的基于图片信息的自动（自适应）参数选取办法呢？

表 20-4　方法 1 和方法 2 的对比

	方法 1	方法 2
变换函数	$f(x)=\dfrac{x-m}{M-m}$	$\varphi(x_k)=\displaystyle\sum_{i=1}^{k}P(X=x_i)$
去雾霾效果 （上方为原图， 下方为去雾霾图）		
灰度直方图 变换效果比较		

话题 21：
曲线的受控形变、贝塞尔曲线与贝塞尔变换

在图像处理和工业设计中，经常需要构造具有复杂构型（带有不规则弯曲）且满足某些条件（经过某些点或靠近某些点）的光滑曲线；而且很多时候，这些曲线并不是一蹴而就形成的，而是需要设计人员通过调整控制点来逐渐发现和更新设计。这个问题可以通过本讲介绍的贝塞尔曲线来解决。不仅如此，与贝塞尔曲线相关的贝塞尔变换对于数学建模的理论基础，尤其是连续现象利用微分方程或向量场来研究的理论合理性，具有非常直接且有效的解答。我们将在本讲的最后借由贝塞尔变换证明闭区间上光滑函数类（其元素为无穷阶可导的函数）在连续函数类中的稠密性。

本讲适合在讲授或学习完高中数学的函数、数列、平面向量、导数和二项式定理章节后，作为数学建模材料在日常教学中讲授或学习。本讲内容包括但不限于：

1. 贝塞尔曲线作为动点轨迹的平面几何构造；
2. 贝塞尔曲线的性质及应用——判断一堆点是否共线；
3. 贝塞尔曲线的受控形变；
4. 闭区间上连续函数的贝塞尔变换；
5. 光滑函数类在可导函数类中的"稠密性"。

1. 贝塞尔曲线作为动点轨迹的平面几何构造

假设现在有 2 个给定的点 $P_0(x_0, y_0)$，$P_1(x_1, y_1)$，构造向量

$$\overrightarrow{OB(t)} = t\overrightarrow{OP_0} + (1-t)\overrightarrow{OP_1}，\quad t \in [0, 1]$$

则这个向量的终点 $B(t)$ 位于线段 P_0P_1 上，且分线段 P_0P_1 成比例为 $\overrightarrow{B(t)P_1} : \overrightarrow{P_0P_1} = t$。当 t 在 $[0, 1]$ 间运动时，动点 $B(t)$ 的轨迹就是贝塞尔曲线（这时实际上为直线段），称为 1 阶贝塞尔曲线，如图 21-1 所示。

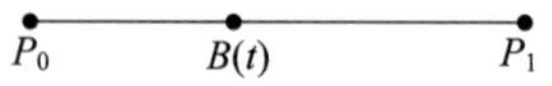

图 21-1 1 阶贝塞尔曲线作为动点轨迹的平面几何构造

当给定 3 个点 $P_i(x_i, y_i)$（$i = 0, 1, 2$）时，构造向量

$$\overrightarrow{OB(t)} = t^2\overrightarrow{OP_0} + 2t(1-t)\overrightarrow{OP_1} + (1-t)^2\overrightarrow{OP_2}, \quad t \in [0, 1]$$

变形可得

$$\overrightarrow{OB(t)} = t\left(t\overrightarrow{OP_0} + (1-t)\overrightarrow{OP_1}\right) + (1-t)\left(t\overrightarrow{OP_1} + (1-t)\overrightarrow{OP_2}\right)$$

这意味着点 $B(t)$ 可以这样得到：首先在线段 P_0P_1 上寻找点 $Q_1(t)$，使得 $\overrightarrow{Q_1(t)P_1} : \overrightarrow{P_0P_1} = t$；然后在线段 P_1P_2 上寻找点 $Q_2(t)$，使得 $\overrightarrow{Q_2(t)P_2} : \overrightarrow{P_1P_2} = t$；最后在线段 $Q_1(t)Q_2(t)$ 上寻找点 $Q_3(t)$，使得 $\overrightarrow{Q_3(t)Q_2(t)} : \overrightarrow{Q_1(t)Q_2(t)} = t$，这个点 $Q_3(t)$ 即为 $B(t)$。当 t 在 $[0, 1]$ 间运动时，动点 $B(t)$ 的轨迹称为 2 阶贝塞尔曲线，如图 21-2 所示。

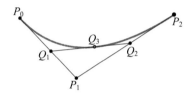

图 21-2 2 阶贝塞尔曲线作为动点轨迹的平面几何构造

当给定 4 个点 $P_i(x_i, y_i)$（$i = 0, 1, 2, 3$）时，构造向量

$$\overrightarrow{OB(t)} = t^3\overrightarrow{OP_0} + 3t^2(1-t)\overrightarrow{OP_1} + 3t(1-t)^2\overrightarrow{OP_2} + (1-t)^3\overrightarrow{OP_3}, \quad t \in [0, 1]$$

变形可得

$$\begin{aligned}
\overrightarrow{OB(t)} &= t^2\left(t\overrightarrow{OP_0} + (1-t)\overrightarrow{OP_1}\right) + 2\left(t^2(1-t)\overrightarrow{OP_1} + t(1-t)^2\overrightarrow{OP_2}\right) \\
&\quad + \left(t(1-t)^2\overrightarrow{OP_2} + (1-t)^3\overrightarrow{OP_3}\right) \\
&= t^2\left(t\overrightarrow{OP_0} + (1-t)\overrightarrow{OP_1}\right) + t(1-t)\left(t\overrightarrow{OP_1} + (1-t)\overrightarrow{OP_2}\right) + \\
&\quad t(1-t)\left(t\overrightarrow{OP_1} + (1-t)\overrightarrow{OP_2}\right) + (1-t)^2\left(t\overrightarrow{OP_2} + (1-t)\overrightarrow{OP_3}\right) \\
&= t\left[t\left(t\overrightarrow{OP_0} + (1-t)\overrightarrow{OP_1}\right) + (1-t)\left(t\overrightarrow{OP_1} + (1-t)\overrightarrow{OP_2}\right)\right] + \\
&\quad (1-t)\left[t\left(t\overrightarrow{OP_1} + (1-t)\overrightarrow{OP_2}\right) + (1-t)\left(t\overrightarrow{OP_2} + (1-t)\overrightarrow{OP_3}\right)\right]
\end{aligned}$$

这意味着点 $B(t)$ 可以这样得到：首先在线段 P_0P_1 上寻找点 $Q_1(t)$，使得 $\overrightarrow{Q_1(t)P_1} : \overrightarrow{P_0P_1} = t$；在线段 P_1P_2 上寻找点 $Q_2(t)$，使得 $\overrightarrow{Q_2(t)P_2} : \overrightarrow{P_1P_2} = t$；在线段 P_2P_3 上寻找点 $Q_3(t)$，使得 $\overrightarrow{Q_3(t)P_3} : \overrightarrow{P_2P_3} = t$；在线段 $Q_1(t)Q_2(t)$ 上寻找点 $Q_4(t)$，使得 $\overrightarrow{Q_4(t)Q_2(t)} : \overrightarrow{Q_1(t)Q_2(t)} = t$；在线段 $Q_2(t)Q_3(t)$ 上寻找点 $Q_5(t)$，使得 $\overrightarrow{Q_5(t)Q_3(t)} : \overrightarrow{Q_2(t)Q_3(t)} = t$；最后在线段 $Q_4(t)Q_5(t)$ 上寻

找点 $Q_6(t)$，使得 $\overrightarrow{Q_6(t)Q_5(t)} : \overrightarrow{Q_4(t)Q_5(t)} = t$；这个点 $Q_6(t)$ 即为 $B(t)$。当 t 在 $[0,1]$ 间运动时，动点 $B(t)$ 的轨迹称为 3 阶贝塞尔曲线，如图 21-3 所示。

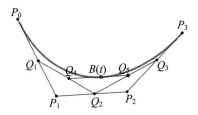

图 21-3 3 阶贝塞尔曲线作为动点轨迹的平面几何构造

以此类推，对于给定的点 $P_i(x_i, y_i)$（$i = 0, 1, 2, \cdots, n$）可类似得到 n 阶贝塞尔曲线

$$\overrightarrow{OB(t)} = \sum_{k=0}^{n} C_n^k t^k (1-t)^{n-k} \overrightarrow{OP_k}, \quad t \in [0, 1]$$

如果记 $b_{n,k}(t) = C_n^k t^k (1-t)^{n-k}$，则上式等价于

$$\overrightarrow{OB(t)} = \sum_{k=0}^{n} b_{n,k}(t) \cdot \overrightarrow{OP_k}, \quad t \in [0, 1]$$

注意到，无论 $t \in [0,1]$ 如何变化，由二项式定理，均有 $\sum_{k=0}^{n} b_{n,k}(t) = 1$ 且 $b_{n,k}(t) \geqslant 0$ 恒成立。这意味着点 $B(t)$ 的坐标为点 P_k（$i = 0, 1, 2, \cdots, n$）坐标的加权平均。

2. 贝塞尔曲线的性质与受控形变

设对于点 $P_i(x_i, y_i)$（$i = 0, 1, 2, \cdots, n$）的 n 阶贝塞尔曲线为

$$\overrightarrow{OB(t)} = \sum_{k=0}^{n} C_n^k t^k (1-t)^{n-k} \overrightarrow{OP_k}, \quad t \in [0, 1]$$

则 $\overrightarrow{OB(0)} = P_0$，$\overrightarrow{OB(1)} = P_n$。这意味着贝塞尔曲线必然经过 P_0 和 P_1 两点，但如图 21-4 所示，一般情况下不一定会经过其余的 P_k 点。

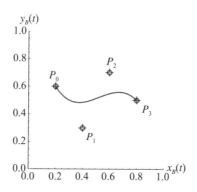

图 21-4 4 阶贝塞尔曲线经过 P_0 和 P_3，但不经过 P_1 和 P_2 的例子

实际上，读者容易证明：贝塞尔曲线为直线段，当且仅当所有的点 $P_i(x_i, y_i)$（$i = 0, 1, 2, \cdots, n$）均共线。从这个角度来说，贝塞尔曲线可以用来判断若干给定点是否共线——如果无论 t 如何变化，贝塞尔曲线的瞬时变化方向 $\overrightarrow{\alpha(t)} = \left(\dfrac{\mathrm{d}x_B}{\mathrm{d}t}(t), \dfrac{\mathrm{d}y_B}{\mathrm{d}t}(t) \right)$ 处处恒同，则对应的点 $P_i(x_i, y_i)$（$i = 0, 1, 2, \cdots, n$）一定共线，其中 $(x_B(t), y_B(t))$ 为动点 $B(t)$ 在 t 时刻的坐标。

不仅如此，以图 21-4 中的 4 阶贝塞尔曲线为例，通过控制点 $P_i(x_i, y_i)$（$i = 0, 1, 2, 3$），将其平移到新的位置 $P_i'(x_i', y_i')$（$i = 0, 1, 2, 3$），可以使得贝塞尔曲线发生受控的形变，如图 21-5 所示。

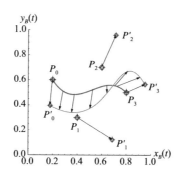

图 21-5 4 阶贝塞尔曲线的受控形变

贝塞尔曲线目前被广泛用于图像处理和工业设计当中，例如当人们寻找经过图 21-4 中 P_0 点和 P_3 点，且偏向（但不经过）P_1 点和 P_2 点的平滑曲线时，就可以使用图 21-4 中的 4 阶贝塞尔曲线。同时，当效果不是很令人满意时，可以通过挪动各控制点 P_i 的坐标实现例如图 21-5 中的受控形变，直到调整到符合预期为止。贝塞尔曲线具有光滑、受控、构造简单的优点，可以借由有限个受控点实现复杂曲线的构型。不仅如此，随着自动驾驶技术的发展，贝塞尔曲线也被用于自动驾驶汽车的行进路线设计，详情参阅书后的参考文献[1]。

3. 贝塞尔变换及光滑函数类在可导函数类中的"稠密性"

研究这个课题必须引入一致连续函数的定义，但是对准备概念的大篇幅描述会冲淡本节的主题内容，所以下面不加证明地直接给出定理 21-1，没有铺垫知识的读者可以认为定理 21-1 的结论给出了一致连续函数的定义。

定理 21-1： 若函数 $f(x)$ 在闭区间 $[a, b]$ 上连续，则 $\forall \varepsilon > 0$，$\exists \delta > 0$，只要 $|x_1 - x_2| < \delta$，便有 $|f(x_1) - f(x_2)| < \varepsilon$，即 $f(x)$ 为 $[a, b]$ 上的一致连续函数。

证明： 需要用到有限覆盖定理，此处从略。

定理 21-2 是本节的关键定理，它的证明需要用到定理 21-1 和二项式定理。

定理 21-2： 设 $f(x)$ 为定义在区间 $[0, 1]$ 上的连续函数，设函数

$$B_f^{(n)}(x) = \sum_{k=0}^{n} C_n^k f\left(\frac{k}{n}\right) x^k (1-x)^{n-k}$$

它称为函数 $f(x)$ 在区间 $[0, 1]$ 上的 n 阶贝塞尔变换，有结论

$$\lim_{n \to +\infty} \max_{x \in [0, 1]} \left\{ \left| B_f^{(n)}(x) - f(x) \right| \right\} = 0$$

证明：（这个证明来自我的一位学生洪嘉阳，他在给出这个证明时正读高三。）由于 $f(x)$ 为闭区间 $[0, 1]$ 上的连续函数，于是 $f(x)$ 为区间 $[0, 1]$ 上的一致连续函数。即，$\forall \varepsilon > 0$，$\exists \delta > 0$，只要 $|x_1 - x_2| < \delta$，便有 $|f(x_1) - f(x_2)| < \dfrac{\varepsilon}{2}$。同时由连续函数最值定理，$f(x)$ 在闭区间 $[0, 1]$ 上存在最大值和最小值，于是存在 $M > 0$，使得 $|f(x)| < M$。

注意到

$$f(x) = f(x) \cdot (x + 1 - x)^n = f(x) \cdot \sum_{k=0}^{n} C_n^k x^k (1-x)^{n-k}$$

于是可知，取定 $n \geq \left[\dfrac{1}{\delta}\right] + 1$ 时，有

$$\left| B_f^{(n)}(x) - f(x) \right|$$

$$= \left| \sum_{k=0}^{n} C_n^k f\left(\frac{k}{n}\right) x^k (1-x)^{n-k} - \sum_{k=0}^{n} C_n^k f(x) x^k (1-x)^{n-k} \right|$$

$$\leqslant \sum_{k=0}^{n} C_n^k \left| f\left(\frac{k}{n}\right) - f(x) \right| x^k (1-x)^{n-k}$$

$$= \sum_{x_0-\delta < \frac{k}{n} < x_0+\delta} C_n^k \left| f\left(\frac{k}{n}\right) - f(x) \right| x^k (1-x)^{n-k} +$$

$$\sum_{\frac{k}{n} \leqslant x_0-\delta \text{ 或 } \frac{k}{n} \geqslant x_0+\delta} C_n^k \left| f\left(\frac{k}{n}\right) - f(x) \right| x^k (1-x)^{n-k}$$

$$< \frac{\varepsilon}{2} \sum_{x_0-\delta < \frac{k}{n} < x_0+\delta} C_n^k x^k (1-x)^{n-k} + 2M \cdot \sum_{\frac{k}{n} \leqslant x_0-\delta \text{ 或 } \frac{k}{n} \geqslant x_0+\delta} C_n^k x^k (1-x)^{n-k}$$

$$< \frac{\varepsilon}{2} \sum_{k=0}^{n} C_n^k x^k (1-x)^{n-k} + 2M \cdot \sum_{\frac{k}{n} \leqslant x_0-\delta \text{ 或 } \frac{k}{n} \geqslant x_0+\delta} C_n^k x^k (1-x)^{n-k}$$

$$= \frac{\varepsilon}{2} + 2M \cdot \sum_{\frac{k}{n} \leqslant x_0-\delta \text{ 或 } \frac{k}{n} \geqslant x_0+\delta} C_n^k x^k (1-x)^{n-k}$$

另外，注意到组合恒等式

$$\sum_{k=0}^{n} C_n^k x^k (1-x)^{n-k} \left(\frac{k}{n} - x\right)^2 = \frac{x(1-x)}{n} \quad (*)$$

可得

$$\sum_{\frac{k}{n} \leqslant x_0-\delta \text{ 或 } \frac{k}{n} \geqslant x_0+\delta} C_n^k x^k (1-x)^{n-k} \leqslant \frac{1}{\delta^2} \sum_{\frac{k}{n} \leqslant x_0-\delta \text{ 或 } \frac{k}{n} \geqslant x_0+\delta} C_n^k x^k (1-x)^{n-k} \left(\frac{k}{n} - x\right)^2$$

$$\leqslant \frac{1}{\delta^2} \sum_{k=0}^{n} C_n^k x^k (1-x)^{n-k} \left(\frac{k}{n} - x\right)^2$$

$$\leqslant \frac{1}{\delta^2} \cdot \frac{x(1-x)}{n} \leqslant \frac{1}{4n\delta^2}$$

取 $n \geqslant \left[\dfrac{M}{\varepsilon \delta^2}\right] + 1$，有 $\dfrac{1}{4n\delta^2} < \dfrac{\varepsilon}{4M}$，进而

$$\sum_{\frac{k}{n} \leqslant x_0-\delta \text{ 或 } \frac{k}{n} \geqslant x_0+\delta} C_n^k x^k (1-x)^{n-k} \leqslant \frac{1}{4n\delta^2} < \frac{\varepsilon}{2}$$

综上所述，只需要取 $n \geqslant \max\left\{\left[\dfrac{M}{\varepsilon \delta^2}\right] + 1, \left[\dfrac{1}{\delta}\right] + 1\right\}$，便有

$$\left|B_f^{(n)}(x)-f(x)\right|\leqslant\frac{\varepsilon}{2}+2M\cdot\frac{\varepsilon}{4M}=\varepsilon$$

又由上式左侧的连续性可知

$$\max_{x\in[0,1]}\left\{\left|B_f^{(n)}(x)-f(x)\right|\right\}<\varepsilon$$

定理结论得证。

注 21-1：组合恒等式（＊）的计算过程如下。

$$\sum_{k=0}^{n}C_n^k x^k(1-x)^{n-k}\left(\frac{k}{n}-x\right)^2$$

$$=\frac{1}{n^2}\sum_{k=0}^{n}k^2 C_n^k x^k(1-x)^{n-k}-\frac{2x}{n}\sum_{k=0}^{n}k C_n^k x^k(1-x)^{n-k}+x^2\sum_{k=0}^{n}C_n^k x^k(1-x)^{n-k}$$

$$=\frac{1}{n^2}\sum_{k=0}^{n}k(k-1)C_n^k x^k(1-x)^{n-k}+\frac{1-2nx}{n^2}\sum_{k=0}^{n}k C_n^k x^k(1-x)^{n-k}+x^2\sum_{k=0}^{n}C_n^k x^k(1-x)^{n-k}$$

$$=\frac{n-1}{n}x^2\sum_{k=2}^{n}C_{n-2}^{k-2}x^{k-2}(1-x)^{n-k}+\frac{x-2nx^2}{n}\sum_{k=1}^{n}C_{n-1}^{k-1}x^{k-1}(1-x)^{n-k}+x^2\sum_{k=0}^{n}C_n^k x^k(1-x)^{n-k}$$

$$=\frac{n-1}{n}x^2+\frac{x-2nx^2}{n}+x^2=\frac{x(1-x)}{n}$$

注 21-2：定理 21-2 的证明依赖于定理 21-1，所以定理 21-2 条件中的"闭区间"不能去掉。读者很容易构造出反例，说明开区间上定理 21-2 的结论不再成立。

我们注意到 $B_f^{(n)}(x)$ 实际上是一个关于 x 的多项式函数，所以它是无穷次可导的，于是由定理 21-2 可以得到推论 21-1。

推论 21-1：任取闭区间 $[a,b]$ 上的连续函数 $f(x)$，对于任意给定的精度 $\varepsilon>0$，一定存在一个 $[a,b]$ 上的光滑函数（即无穷次可导函数）$g(x)$，使得 $\max\limits_{x\in[0,1]}\left\{\left|f(x)-g(x)\right|\right\}<\varepsilon$。

证明：定理 21-2 实际上已经完成了 $[a,b]=[0,1]$ 时推论 21-1 的证明，当 $[a,b]\neq[0,1]$ 时，可以利用 x 轴方向上的图像拉伸，将原本定义在 $[0,1]$ 区间上的函数拉伸为定义在 $[a,b]$ 上的函数，由于这个过程中纵坐标没有变化，因为两函数之差的绝对值在 $[a,b]$ 上的最大值没有变化，故而推论 21-1 成立。

推论 21-1 告诉我们：闭区间上的连续函数可以由光滑函数以任意精度逼近，换句话说，在闭区间上的连续函数任意小的"周围"，一定存在光滑函数可以模拟它。这个结论对于数学建模有很大用处，因为自然界的连续现象不见得都是光滑的，但是我们研究连续现象多用微分方程模型或者向量场分析，这时需要被研究的函数是光滑的。推论 21-1 实际上指出这样做的风险可以任意小。

不仅如此，当 $f(x)$ 在端点 0 和 1 处存在导数时，计算函数 $f(x)$ 的 n 阶贝塞尔变换 $B_f^{(n)}(x)$ 的导函数可得

$$
\begin{aligned}
&\frac{\mathrm{d}B_f^{(n)}}{\mathrm{d}x}(x) \\
&= \frac{\mathrm{d}}{\mathrm{d}x}\left(f(0)(1-x)^n + f(1)x^n + \sum_{k=1}^{n-1} C_n^k f\left(\frac{k}{n}\right) x^k (1-x)^{n-k} \right) \\
&= -f(0)n(1-x)^{n-1} + f(1)nx^{n-1} \\
&\quad + \sum_{k=1}^{n-1} C_n^k f\left(\frac{k}{n}\right)\left(kx^{k-1}(1-x)^{n-k} - (n-k)x^k(1-x)^{n-k-1} \right) \\
&= -f(0)n(1-x)^{n-1} + f(1)nx^{n-1} \\
&\quad + \sum_{k=1}^{n-1} C_n^k f\left(\frac{k}{n}\right) x^{k-1}(1-x)^{n-k-1}(k-nx)
\end{aligned}
$$

进而可得

$$
\frac{\mathrm{d}B_f^{(n)}}{\mathrm{d}x}(0) = -f(0)n + f\left(\frac{1}{n}\right)n = \frac{f(1/n) - f(0)}{1/n}
$$

$$
\frac{\mathrm{d}B_f^{(n)}}{\mathrm{d}x}(1) = f(1)n - f\left(\frac{n-1}{n}\right)n = \frac{f(1) - f((n-1)/n)}{1/n}
$$

于是根据导数的定义，可得

$$
\lim_{n \to +\infty} \frac{\mathrm{d}B_f^{(n)}}{\mathrm{d}x}(0) = \lim_{n \to +\infty} \frac{f(1/n) - f(0)}{1/n} = f'(0)
$$

$$
\lim_{n \to +\infty} \frac{\mathrm{d}B_f^{(n)}}{\mathrm{d}x}(1) = \lim_{n \to +\infty} \frac{f(1) - f(1-1/n)}{1/n} = f'(1)
$$

这意味着 $f(x)$ 的 n 阶贝塞尔变换 $B_f^{(n)}(x)$ 在端点处的瞬时变化率会逐渐逼近 $f(x)$ 在端点处的瞬时变化率。这样一来我们就证明了定理 21-3。

定理 21-3：设函数 $f(x)$ 在开区间 $(a, b) \supset [0, 1]$ 上连续，在 $x=0$ 和 $x=1$ 处可导，设函数 $B_f^{(n)}(x)$ 为函数 $f(x)$ 在区间 $[0, 1]$ 上的 n 阶贝塞尔变换，显然 $B_f^{(n)}(x)$ 的定义域可以扩展到 (a, b) 上，并且有

$$\lim_{n \to +\infty} \frac{\mathrm{d}B_f^{(n)}}{\mathrm{d}x}(0) = f'(0), \quad \lim_{n \to +\infty} \frac{\mathrm{d}B_f^{(n)}}{\mathrm{d}x}(1) = f'(1)$$

注 21-3： 定理 21-3 对于非端点处并不一定成立，读者可构造反例说明这一点。

作为直观解释，图 21-6 中给出了若干常见函数的不同阶数的贝塞尔变换的对比图例，从中可以明显看出，随着贝塞尔变换阶数的增加，变换后的函数逐渐向原函数逼近。

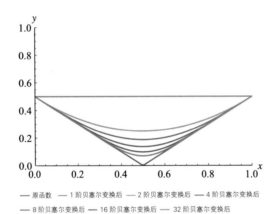

（1）原函数 $f(x) = |x - 0.5|$ 的情形

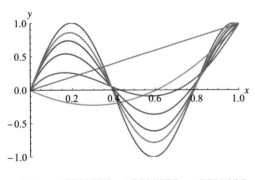

（2）原函数 $f(x) = \sin(8x)$ 的情形

（3）原函数 $f(x) = \dfrac{1}{1 + e^{-50(x-0.5)}}$ 的情形

图 21-6　若干常见函数的不同阶数的贝塞尔变换的对比图例

话题 22:
沃罗诺伊图与狄利克雷自由变形

当我们拍了照片要修图的时候，往往需要对局部拉伸或者压缩，例如：拉长人像照片中的眼角，将嘴角调整得更加上扬，将鼻梁拉高或者将脸颊缩窄，等等。这时我们希望变形后的图片依然比例协调，不会出现夸张、撕裂或者叠影的现象。如何设计这样的变形算法呢？数学里的沃罗诺伊图（Voronoi diagram）和基于它的狄利克雷自由变形方法（Dirichlet free-form deformation）可以解决这个问题——沃罗诺伊图是中学数学中常见的几何现象，我们在初中时利用尺规作图寻找三角形的外心，其实就是在作 3 个点的沃罗诺伊图。

本讲适合在讲授或学习完高中数学的平面向量、直线和圆章节后，作为数学建模材料在日常教学中讲授或学习。本讲内容包括但不限于：

1. 寻找三角形的外心与一般沃罗诺伊图的构造；
2. 在已有沃罗诺伊图中添加新点后的变化；
3. 局部 Sibson 坐标和全局 Sibson 坐标；
4. 狄利克雷自由变形方法及其性质；
5. 狄利克雷自由变形方法用于人脸表情变换。

1. 寻找三角形的外心与一般沃罗诺伊图的构造

我们初中时都学习过如何寻找三角形的外心（外接圆的圆心）——通过寻找三角形三边垂直平分线的交点。详细来说，对于给定的 $\triangle ABC$，分别作 AB、BC 和 AC 的垂直平分线，可以证明它们一定交于一点 Q，由于线段垂直平分线上的点到线段两个端点的距离相等，因此作为三边垂直平分线交点的点 Q 到 $\triangle ABC$ 三个定点的距离相等，于是点 Q 就是 $\triangle ABC$ 的外心。

如图 22-1 所示，从三角形的外心出发，沿着三边垂直平分线得到三条射线，这三条射线将平面分为三个区域，分别记为区域 I、区域 II 和区域 III。根据垂直平分线的性质，平面上距离点 A 比距离点 B 和点 C 都要近的点全部位于区域 I 中。同理，区域 II 为平面到点

B 的距离小于到点 A 和点 C 的距离的点的集合，区域 Ⅲ 为平面到点 C 的距离小于到点 A 和点 B 的距离的点的集合。

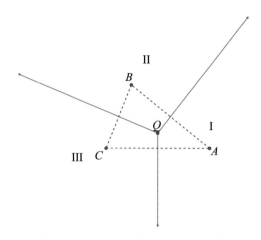

图 22-1 从外心出发沿着三边垂直平分线射出的三条射线将平面分为三个区域

很容易利用距离对图 22-1 的模式进行推广：假设平面上有 n 个互不相同的点 $P_k(x_k, y_k)$（$k = 1, 2, \cdots, n$），定义集合

$$S_k = \left\{ P \in \mathbb{R}^2 \,\middle|\, d(P, P_k) = \min_{i=1, 2, \cdots, n} \left\{ d(P, P_i) \right\} \right\}$$

其中 $d(P, P_k)$ 表示平面内点 P 到点 P_k 的欧式距离。

注意：不同的集合 S_i 和 S_j（$i \neq j$）可能会有部分公共边界。这些集合 S_k 的边界线的全体形成平面内的一个网络，这个网络被称为由点 $P_k(x_k, y_k)$（$k = 1, 2, \cdots, n$）生成的沃罗诺伊图，简称 V 图。图 22-2 中给出了一个由 10 个点生成的 V 图的图示。

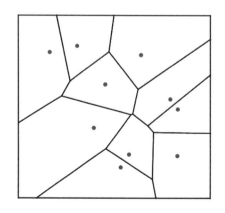

图 22-2 一个由 10 个点生成的 V 图的图示

在这种仿佛显微镜下的细胞组织的网络结构中，如果调整其中一个点的位置，它周围

的网络结构就会随之发生变化，如图 22-3 所示。

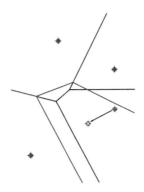

图 22-3　调整 V 图中一个生成点的位置，它周围的网络结构会发生变化，
图中蓝色的网络是变化后的新网络

既然每个生成点只影响它周围的局部，那么就可以利用这个局部性来定义一种平面内点的新局部坐标，即后文所说的 Sibson 坐标。

2. 局部 Sibson 坐标和全局 Sibson 坐标

如图 22-4 所示，我们选取一个由点 P_k $(k=1, 2, 3, 4)$ 生成的局部网络〔图 22-4（1）〕，添加一个新的生成点 Q 后，局部网络结构发生变化〔图 22-4（2）〕，将这两个网络叠加起来，可得图 22-4（3）中的叠加网络。将这个叠加网络中的节点标记为图 22-5 所示。

记 S_{Graph} 为图形 Graph 的面积，显然有关系式

$$S_{\text{四边形}AFEB} + S_{\text{四边形}FECD} + S_{\triangle EBC} + S_{\triangle AFD} = S_{\text{四边形}ABCD}$$

$$\frac{S_{\text{四边形}AFEB}}{S_{\text{四边形}ABCD}} + \frac{S_{\text{四边形}FECD}}{S_{\text{四边形}ABCD}} + \frac{S_{\triangle EBC}}{S_{\text{四边形}ABCD}} + \frac{S_{\triangle AFD}}{S_{\text{四边形}ABCD}} = 1$$

这意味着比例 $\lambda_1 = \dfrac{S_{\triangle EBC}}{S_{\text{四边形}ABCD}}$、$\lambda_2 = \dfrac{S_{\text{四边形}AFEB}}{S_{\text{四边形}ABCD}}$、$\lambda_3 = \dfrac{S_{\triangle AFD}}{S_{\text{四边形}ABCD}}$ 和 $\lambda_4 = \dfrac{S_{\text{四边形}FECD}}{S_{\text{四边形}ABCD}}$ 满足

$$\lambda_1 + \lambda_2 + \lambda_3 + \lambda_4 = 1$$

$$\lambda_i \in (0, 1)，\quad i = 1, 2, 3, 4$$

从几何意义上来看，λ_i 可以被看成图 22-4（1）中包含 P_i 的区域对图 22-4（2）中包含 Q 的区域面积的贡献比例。所谓的局部 Sibson 坐标即定义为

$$(\lambda_1, \lambda_2, \lambda_3, \lambda_4)$$

显然，这个坐标必然位于四维空间 $x\text{-}y\text{-}z\text{-}h$ 中的超平面 $x+y+z+h=1$ 被第一卦限所截区域中。

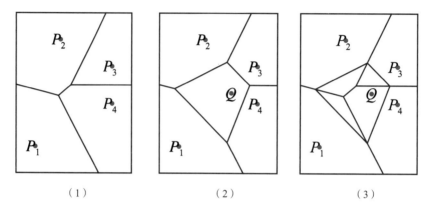

图 22-4　在由点 $P_k(k=1,2,3,4)$ 生成的局部网络中添加新的生成点 Q

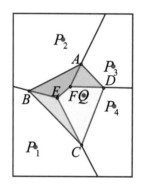

图 22-5　局部 Sibson 坐标

现在将局部 Sibson 坐标扩展到全局，假设现有 n 个生成点 $P_k\ (k=1,2,\cdots,n)$，将生成的 V 图 Γ 中包含 P_k 的区域记作 w_k，并将加入新的生成点 Q 后生成的新 V 图 Γ' 中包含 Q 的区域记作 w_Q，则点 Q 的全局坐标 $(x_1,x_2,\cdots,x_k,\cdots,x_n)$ 定义为：

$$x_k = \frac{S_{w_Q \cap w_k}}{S_{w_Q}}, \quad k=1,2,\cdots,n$$

其中约定 $S_\varnothing = 0$。从定义中可以看出，Q 的局部坐标和全局坐标的维数虽然不一样，但是局部坐标实际上就是将全局坐标的非零坐标拿出来重新组成的坐标。

特别地，Q 在给定的平面几何图形 Ω 中运动时，就生成了 Ω 中每个点的局部 Sibson 坐标集合 D_Ω 和全局 Sibson 坐标集合 U_Ω，根据集合 U_Ω 就可以反过来恢复平面几何图形 Ω。

3. 狄利克雷自由变形方法及其性质

所谓的狄利克雷自由变形，就是在图形上自由添加控制点，然后把该图形在由这些控制点生成的 V 图中的局部 Sibson 坐标作为权重，再将控制点的运动通过加权平均作用到图形中的每个点上。

具体地说，假设现在有一个待变形的平面图形 Ω，狄利克雷自由变形由如下 4 个步骤组成。

算法 22-1：狄利克雷自由变形

Step 1：在 Ω 所在平面内根据需求设置 n 个互异的控制点 P_k $(k = 1, 2, \cdots, n)$，设由这 n 个点生成的 V 图中包含 P_k 的区域为 w_k。

Step 2：$\forall Q \in \Omega$，计算 Q 的全局 Sibson 坐标 $\left(x_1(Q), x_2(Q), \cdots, x_n(Q)\right)$，其中

$$x_k(Q) = \frac{S_{w_Q \cap w_k}}{S_{w_Q}}, \quad k = 1, 2, \cdots, n$$

Step 3：根据需求移动若干 P_k 的位置到 P_k'，得到移动向量 $\overrightarrow{P_k P_k'}$

Step 4：变换后的新图形 Ω' 为

$$\Omega' = \left\{ Q' \,\middle|\, \overrightarrow{QQ'} = \sum_{k=1}^{n} x_k \overrightarrow{P_k P_k'}, \ Q \in \Omega \right\} \ (\ast)$$

注 22-1：由于每个点的全局坐标中可能有部分分量为 0，因此也可以将全局坐标的表达式改写为

$$\Omega' = \left\{ Q' \,\middle|\, \overrightarrow{QQ'} = \sum_{\omega_Q \cap w_k \neq \varnothing} x_k \overrightarrow{P_k P_k'}, \ Q \in \Omega \right\}$$

这样只需要局部计算即可，可以大大降低计算的复杂度；由于这个特性，狄利克雷自由变形可以被看作由若干局部形变"粘贴组合"而成的整体形变。

注 22-2：狄利克雷自由变形不一定将直线变为直线，这是因为它本质上是通过局部 Sibson 坐标作用的，所以当移动某个控制点 P_{k_0} 时，对于离它充分远的点并没有影响；局部作用的性质也是狄利克雷自由变形的好处之一——局部上设计的变化不会影响全局，且设计结果更为丰富（能将直线变化为曲线）。

注 22-3：需要指出，狄利克雷自由变形不具有路径不变性，即若移动若干 P_k 的位置到 P_k'，再移动 P_k' 的位置到 P_k''，对图形 Ω 的变形效果不等价于直接将 P_k 的位置移动到 P_k'' 所对应的变形效果；这是

因为 Sibson 局部坐标会随着控制点的位置变化而逐步变化，所以在针对算法 22-1 的一般情况下

$$\overrightarrow{QQ''} = \overrightarrow{QQ'} + \overrightarrow{Q'Q''}$$
$$= \sum_{k=1}^{n} \left(x_k \overrightarrow{P_k P_k'} + x_k' \overrightarrow{P_k' P_k''} \right)$$
$$\neq \sum_{k=1}^{n} x_k \left(\overrightarrow{P_k P_k'} + \overrightarrow{P_k' P_k''} \right)$$

4. 狄利克雷自由变形方法的应用

狄利克雷自由变形的应用十分广泛，参考文献 [1][2] 中给出了其中一种：利用狄利克雷自由变形对三维人脸进行变形，以变换面部表情。这首先需要将针对平面图形的算法 22-1 推广到三维情形，然后采集人在不同情绪下面部表情特征点的数据，进行统计分析，以得到在不同表情下特征点位置的一般规律，之后就可以使用三维的狄利克雷自由变形对这些特征点进行变形，通过对特征点的变形，也就得到了对人脸的变形，从而完成了表情的转换。利用狄利克雷自由变形来变换特征点位置的好处在于，变换后的表情比较自然，不会扭曲和撕裂，且因为控制点可以任意选取，所以变换后的表情在保持特征点位移下比较丰富、不死板。

话题 23：
动力系统的周期解与生态循环

我们生活在广袤的大自然中，大自然生态圈最基本的结构是食物链。在本讲中，我们将利用数学建模指出，"弱肉强食"并不是一种道德选择，也不是一种偶然结构，而是为了使生态循环得以进行的唯一构造——只要一个星球上有了生态系统，那么它就一定会遵循食物链的形态。同时，本讲所讨论的沃尔泰拉原理（Volterra principle）也是科学畜牧业的理论基础。

本讲适合在讲授或学习完高中数学的基本初等函数、平面向量、导数和定积分章节后，作为数学建模材料在日常教学中讲授或学习。本讲内容包括但不限于：

1. 土丘函数与动力系统的周期解；
2. 两个物种之间的捕猎食饵模型；
3. 沃尔泰拉原理与适度捕杀。

1. 土丘函数与动力系统的周期解

定义 23-1：如果定义在实数区间 (a, b) 上（允许 $a = -\infty$、$b = +\infty$）的函数 $f(x)$ 满足如下三个条件，则称其为"土丘函数"（图 23-1）。

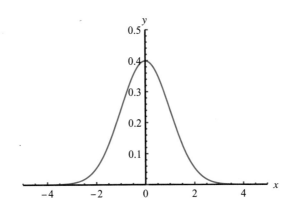

图 23-1 正态分布的概率密度函数是典型的土丘函数

（1）$f(x)$ 在 (a, b) 上处处可导，且导函数处处连续；

（2）$\lim\limits_{x \to a+} f(x) = \lim\limits_{x \to b-} f(x) = 0$；

（3）$\exists c \in (a, b)$，使得：当 $x \in (a, c)$ 时，$f'(x) > 0$，当 $\forall x \in (c, b)$ 时，$f'(x) < 0$。

注 23-1： 从单调性上可以看出，土丘函数均有唯一的极大值，这个极大值也是其最大值。

定理 23-1： 设平面内的动点 P_t 的坐标 $(x(t), y(t))$ 是时间 t（$t \in (-\infty, +\infty)$）的连续可导函数（即导函数存在且连续），且满足如下微分方程组

$$\begin{cases} \dfrac{\mathrm{d}x}{\mathrm{d}t} = f(x, y) \\[2mm] \dfrac{\mathrm{d}y}{\mathrm{d}t} = g(x, y) \end{cases} \quad (*)$$

若方程组（*）再满足如下两个条件：

（1）存在连续可导函数 $m(x)$、$n(y)$ 使得 $\forall x, y$，向量

$$(f(x, y), g(x, y)) \perp (m(x), n(y))$$

（2）$\varphi(x) = \mathrm{e}^{M(x)}$ 和 $\phi(y) = \mathrm{e}^{N(y)}$ 分别为关于 x 和 y 的土丘函数，其中 $M(x)$ 和 $N(y)$ 分别为 $m(x)$ 和 $n(y)$ 的某个原函数（即 $M'(x) = m(x)$ 且 $N'(y) = n(y)$）。则动点 P_t 的轨迹若存在，一定为单点或简单闭合曲线 Γ（即不自交的光滑闭合曲线）。不仅如此，若 P_t 的运动轨迹为简单闭合曲线 Γ，则动点 P_t 在 Γ 上周期运动。

证明： 由于

$$(f(x, y), g(x, y)) \perp (m(x), n(y))$$

因此可得

$$f(x, y)m(x) = -g(x, y)n(y)$$

进而由方程组（*），可得

$$m(x)x'(t) = -n(y)y'(t)$$

$\forall T \in \mathbb{R}$，上式两边同时取 $[0, T]$ 上的定积分，可得

$$\int_0^T m(x)x'(t)\mathrm{d}t = -\int_0^T n(y)y'(t)\mathrm{d}t$$

$$\int_0^{x(T)} m(x)\mathrm{d}x = -\int_0^{y(T)} n(y)\mathrm{d}y$$

由牛顿－莱布尼茨公式，可得

$$M\big(x(T)\big) - M\big(x(0)\big) = -N\big(y(T)\big) + N\big(y(0)\big)$$

进而

$$\mathrm{e}^{M(x(T))-M(x(0))} = \mathrm{e}^{-N(y(T))+N(y(0))}$$

$$\mathrm{e}^{M(x(T))}\mathrm{e}^{N(y(T))} = K$$

其中 $K = \mathrm{e}^{M(x(0))+N(y(0))} > 0$ 为常数。又由 T 的任意性，可得在方程组（*）的前提下，$\mathrm{e}^{M(x)}\mathrm{e}^{N(y)} = K$，即

$$\varphi(x)\phi(y) = K > 0 \quad (**)$$

由于 $\varphi(x)$ 和 $\phi(y)$ 均为土丘函数，不妨设 $\varphi(x)$ 的最大值为 $S_\varphi = \varphi(x_S) > 0$，且 $\phi(y)$ 的最大值为 $S_\phi = \phi(y_S) > 0$。

当 $K > S_\varphi \cdot S_\phi$ 时，方程（**）不存在解 (x, y)。

当 $K = S_\varphi \cdot S_\phi$ 时，方程（**）存在唯一解 $(x, y) = (x_S, y_S)$。

当 $K \in \big(0, S_\varphi \cdot S_\phi\big)$ 时，根据函数 $\varphi(x)$ 的单调性，可知当 $y = y_S$ 时，方程（**），即关于 x 的方程

$$\varphi(x) = \frac{K}{S_\phi}$$

必有两个不相等的解（因为此时 $0 < \dfrac{K}{S_\phi} < S_\varphi$），将两个解分别设为 x_1 和 x_2，不妨设 $x_1 < x_2$，如图 23-2 所示。

- 若 $x < x_1$ 或 $x > x_2$，则方程（**）无解。这是因为根据 $\varphi(x)$ 的单调性，此时 $\varphi(x) < \varphi(x_1)$，于是有

$$\varphi(x)\phi(y) < \varphi(x_1)\phi(y) \leqslant \frac{K}{S_\phi}S_\phi = K$$

- 若 $x = x_1$ 或 $x = x_2$，则方程（**）有唯一解。这是因为此时 $\varphi(x) = \varphi(x_1) = \dfrac{K}{S_\phi}$，于是有

$$K = \varphi(x)\phi(y) = \frac{K}{S_\phi}\phi(y)$$

即 $\phi(y) = S_\phi$，这意味着必有 $y = y_S$。

- 若 $x \in (x_1, x_2)$，则方程（**）有两个解。这是因为此时 $\varphi(x) > \varphi(x_1) = \dfrac{K}{S_\varphi}$，于是有

$$K = \varphi(x)\phi(y) > \frac{K}{S_\phi}\phi(y)$$

即 $\phi(y) < S_\phi$。根据函数 $\phi(y)$ 的单调性，存在 y_1 和 y_2 两个不等实数，使得 $K = \varphi(x)\phi(y)$。

综上所述，如图 23-2 所示，P_t 的轨迹若存在，一定是一个点或者是一条简单闭曲线。又由于每个时刻 $x(t)$ 和 $y(t)$ 的瞬时变化率仅由 P_t 在此时刻的坐标决定，所以当 P_t 的轨迹为简单闭合曲线 Γ 时，函数 $x(t)$ 和 $y(t)$ 均为周期函数，且具有相同周期，即 P_t 一定呈周期运动。

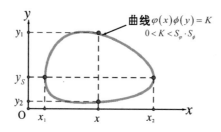

图 23-2 当 $0 < K < S_\varphi \cdot S_\phi$ 时，方程 $\varphi(x)\phi(y) = K$ 的解的分布

注 23-2：根据微积分知识，$M(x)$ 和 $N(x)$ 的选取对定理条件没有干扰，因为不同的选取最多相差一个常数，从而使得 $\varphi(x)$ 和 $\phi(y)$ 最多相差一个正系数。

注 23-3：定理 23-1 的逆命题不一定对。

注 23-4：定理 23-1 的作用在于将土丘函数与微分方程组的简单闭合曲线解联系起来，是一个判定定理。

2. 两个物种之间的捕猎食饵模型

举个例子，假设物种 A、B 分别是生活在同一片草原上的兔子和狼（图 23-3）。假设狼的数量 $y(t)$（单位：十匹）和兔子的数量 $x(t)$（单位：千只）均为时间 t（单位：天）的连续可导函数，即，导函数 $y'(t)$、$x'(t)$ 均存在且连续。我们通过微分方程组来考虑狼和兔子数量的变化速度 $y'(t)$、$x'(t)$ 受双方数量 $y(t)$、$x(t)$ 的影响：物种 B 以物种 A 为捕猎对象，物种 A 的数目增加时，会提高物种 B 的繁衍速度；物种 B 过多时，又会限

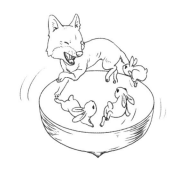

图 23-3　狼适量捕杀兔子对狼和兔子的种群来说都是好事

制物种 A 的种群数量；特别地，当物种 A 很多，物种 B 足够多时，则物种 B 越多，物种 A 的种群数量下降速度越快。

基于以上思考，得到关于 $x(t)$、$y(t)$ 的微分方程组如下：

$$\begin{cases} \dfrac{\mathrm{d}x}{\mathrm{d}t}=(a-b\cdot y)x \\ \dfrac{\mathrm{d}y}{\mathrm{d}t}=(d\cdot x-c)y \end{cases} \qquad (1)$$

其中 a, b, c, d 均为正常数。对于一般的参数取值，这个微分方程组的解析解很难得到，我们使用定理 23-1 来分析它。

将方程组（1）中的各式对应到定理 23-1，可知

$$\begin{cases} f(x, y)=(a-b\cdot y)x \\ g(x, y)=(d\cdot x-c)y \end{cases}$$

当我们设

$$\begin{cases} m(x)=-d+\dfrac{c}{x} \\ n(y)=-b+\dfrac{a}{y} \end{cases}$$

便有

$$\big(f(x, y), g(x, y)\big)\perp\big(m(x), n(y)\big)$$

选择 $m(x)$ 和 $n(y)$ 的原函数 $M(x)$ 和 $N(y)$ 分别为

$$\begin{cases} M(x) = -d \cdot x + c \ln x \\ N(y) = -b \cdot y + a \ln y \end{cases}$$

则有

$$\begin{cases} \varphi(x) = \mathrm{e}^{M(x)} = \mathrm{e}^{-d \cdot x} \cdot x^c \\ \phi(y) = \mathrm{e}^{N(y)} = \mathrm{e}^{-b \cdot y} \cdot y^a \end{cases}$$

其中因 x 和 y 代表种群数量，故 $x > 0$, $y > 0$。

利用高中学过的导数知识，很容易判定如上的 $\varphi(x)$ 和 $\phi(y)$ 均为土丘函数。实际上，对函数 $\varphi(x)$ 求导可得

$$\varphi'(x) = \left(\mathrm{e}^{-d \cdot x} \cdot x^c \right)' = -d\mathrm{e}^{-d \cdot x} x^c + c\mathrm{e}^{-d \cdot x} \cdot x^{c-1} = \mathrm{e}^{-d \cdot x} \cdot x^{c-1} \cdot (c - dx)$$

当 $x < \dfrac{c}{d}$ 时，$\varphi'(x) > 0$，函数 $\varphi(x)$ 单调递增；当 $x > \dfrac{c}{d}$ 时，$\varphi'(x) < 0$，函数 $\varphi(x)$ 单调递减（表 23-1）。同时 $\lim\limits_{x \to 0^+} \varphi(x) = 0 = \lim\limits_{x \to +\infty} \varphi(x)$，于是根据定义 23-1 可知，函数 $\varphi(x)$ 为关于 x 的土丘函数。类似地，可知函数 $\phi(y)$ 也是关于 y 的土丘函数。

表 23-1　随着 x 变化，函数 $\varphi(x)$ 单调性的变化规律

x	$\left(0, \dfrac{c}{d}\right)$	$\dfrac{c}{d}$	$\left(\dfrac{c}{d}, +\infty\right)$
$\varphi'(x)$	$+$	0	$-$
$\varphi(x)$	↗	最大值	↘

于是由物种 A、B 种群数量构成的坐标 $(x(t), y(t))$ 随时间 t 变化的轨迹必为点单或简单闭曲线，$(x(t), y(t))$ 将呈现周期运动，不妨设其运动周期为 T。下面我们来推导著名的沃尔泰拉原理。

3. 沃尔泰拉原理与适度捕猎

既然微分方程组（1）的解为周期函数，一个自然的问题是，参数 a, b, c, d 的变化会对一个周期内解的"平均值"产生什么影响？对这个问题的解答最终会从数学的角度阐释大自然生态的奥妙。

要解答这个问题，首先遇到的问题就是："如何计算 $x(t)$、$y(t)$ 在一个周期内的平均

值?"以往我们都是对离散的数据求均值，但是现在 $x(t)$、$y(t)$ 都是连续函数，这时就不能用简单的"先加和再除以总数"来定义"平均值"了，而是要用到定积分。

定义函数 $x(t)$、$y(t)$ 在一个周期内的均值分别为定积分

$$\bar{x} = \frac{1}{T}\int_0^T x(t)\mathrm{d}t，\quad \bar{y} = \frac{1}{T}\int_0^T y(t)\mathrm{d}t$$

在满足微分方程组（1）的情况下，我们来计算这两个数值。

由微分方程组（1），经变形可得

$$\begin{cases} \dfrac{x'(t)}{x(t)} = a - by \\[3mm] \dfrac{y'(t)}{y(t)} = dx - c \end{cases}$$

对两式两端分别进行定积分，可得

$$\begin{cases} \displaystyle\int_0^T \frac{x'(t)}{x(t)}\mathrm{d}t = \int_0^T \big(a - b\cdot y(t)\big)\mathrm{d}t \\[4mm] \displaystyle\int_0^T \frac{y'(t)}{y(t)}\mathrm{d}t = \int_0^T \big(d\cdot x(t) - c\big)\mathrm{d}t \end{cases}$$

进而可得

$$\begin{cases} \ln x(T) - \ln x(0) = aT - b\displaystyle\int_0^T y(t)\mathrm{d}t \\[4mm] \ln y(T) - \ln y(0) = d\displaystyle\int_0^T x(t)\mathrm{d}t - cT \end{cases}$$

注意到 $x(T) = x(0)$，$y(T) = y(0)$，化简上式可得

$$\begin{cases} \dfrac{1}{T}\displaystyle\int_0^T y(t)\mathrm{d}t = \dfrac{a}{b} \\[4mm] \dfrac{1}{T}\displaystyle\int_0^T x(t)\mathrm{d}t = \dfrac{c}{d} \end{cases}$$

即

$$\begin{cases} \bar{y} = \dfrac{a}{b} \\[3mm] \bar{x} = \dfrac{c}{d} \end{cases}$$

这说明，平衡点 $P\left(\dfrac{c}{d}, \dfrac{a}{b}\right)$ 具有很明显的实际意义，其横、纵坐标分别为两个物种在一个周期内的"平均数量"。从这个结果可以清楚地看到参数的变化对这个"平均数量"的影响。

那么什么样的现实操作能带来微分方程组里这些参数的变化呢？一个简单的办法就是"捕猎"。

如果按比例适量捕猎兔子（即函数 $x(t)$ 所对应的物种 A），造成兔子的增长率降低 $\lambda x(t)$，同时狼（即函数 $y(t)$ 所对应的物种 B）因食物减少，增长率降低 $\mu y(t)$。则微分方程组（1）应修改为

$$\begin{cases} \dfrac{\mathrm{d}x}{\mathrm{d}t} = (a - by)x - \lambda x \\ \dfrac{\mathrm{d}y}{\mathrm{d}t} = (dx - c)y - \mu y \end{cases}$$

即

$$\begin{cases} \dfrac{\mathrm{d}x}{\mathrm{d}t} = (a - \lambda - by)x \\ \dfrac{\mathrm{d}y}{\mathrm{d}t} = (dx - c - \mu)y \end{cases}$$

这相当于在微分方程组（1）中用 $a - \lambda$ 替换掉原来的 a，用 $c + \mu$ 替换掉原来的 c。

根据前文推导的结论，此时有

$$\begin{cases} \bar{y} = \dfrac{a - \lambda}{b} \\ \bar{x} = \dfrac{c + \mu}{d} \end{cases}$$

如果按比例适量捕猎狼，造成狼的增长率降低 $\mu y(t)$，同时兔子因天敌减少，增长率增加 $\lambda x(t)$。则微分方程组（1）应修改为

$$\begin{cases} \dfrac{\mathrm{d}x}{\mathrm{d}t} = (a - by)x + \lambda x \\ \dfrac{\mathrm{d}y}{\mathrm{d}t} = (dx - c)y - \mu y \end{cases}$$

即

$$\begin{cases} \dfrac{\mathrm{d}x}{\mathrm{d}t} = (a + \lambda - by)x \\ \dfrac{\mathrm{d}y}{\mathrm{d}t} = (dx - c - \mu)y \end{cases}$$

这相当于在微分方程组（1）中用 $a+\lambda$ 替换掉原来的 a，用 $c+\mu$ 替换掉原来的 c。根据前文推导的结论，此时有

$$
\begin{cases}
\bar{y} = \dfrac{a+\lambda}{b} \\[2mm]
\bar{x} = \dfrac{c+\mu}{d}
\end{cases}
$$

综上所述，可得如下的"奇妙"结论。

如果适量捕猎兔子，则狼在周期内的平均数会减少，但兔子在一个周期内的平均数却会增加。

如果适量捕猎狼，则狼在周期内的平均数反而会增加，且兔子在一个周期内的平均数也会增加。

上面的两条结论被称为洛特卡－沃尔泰拉原理（Lotka-Volterra Principle），这条原理在 20 世纪上半叶由洛特卡（Alfred J. Lotka，1925）和沃尔泰拉（Vito Volterra，1926）提出，从而奠定了种间竞争理论的基础。后来这套模型被不同的人推广、拓展和完善。到了 20 世纪 60 年代，理查德·古德温（Richard Goodwin，1965，1967）的工作使得洛特卡－沃尔泰拉原理从生态学范畴走进经济学，用以描述工业部门或企业间的合作与竞争。现在，随着互联网经济和电子商务的发展，洛特卡－沃尔泰拉原理及其模型又被引用来分析不同电子商务平台的发展。读者觉得洛特卡－沃尔泰拉原理还能有哪些可能的应用呢？

话题 24：

带有地域迁徙的传染病模型

病毒肆虐会威胁到全社会的生命安全，是全社会面临的一次重大挑战。假如一个国家幅员辽阔，交通网络发达，又恰逢节假日，那么人员流动性会更强。为了降低人员流动性，延缓病毒的进一步扩散，可以采取许多有效的措施。和教科书式的 SIR 模型不同，实际的地域迁徙特征是不能不考虑的重要影响因素。本讲在经典的 SIR 模型基础上提出基于地域迁徙的改进模型，并利用改进后的模型分析疫情的发展规律。

本讲内容除了需要高中课内的函数、数列、导数、积分和向量知识，还需要基本的矩阵运算知识。本讲内容包括但不限于：

1. 经典 SIR 模型的连续形式与离散形式；
2. 关于 SIR 模型的若干估计不等式的构建；
3. 带有地域迁徙的 SIR 模型；
4. 从理论上说明重症地区施行各项措施的意义。

1. 经典 SIR 模型的连续形式与离散形式

经典 SIR 模型由克马克（Kermack）与麦肯德里克（McKendrick）在 1927 年提出，当时的研究背景是伦敦正在流行黑死病。SIR 模型将所有人（在传染性强的病毒面前，假设所有人均可能被感染，但已痊愈者将免疫）分为三类：还没被感染者，数量为 S（单位：千人）；正感染者，数量为 I（单位：千人）；已痊愈或死亡者，数量为 R（单位：千人）。显然 S、I、R 均为关于时间 t（单位：天）的函数，将其设为 $S(t)$、$I(t)$、$R(t)$，显然 $S(t)+I(t)+R(t)=M$，其中 M 为总人口数（单位：千人）。SIR 模型构建了 $S(t)$、$I(t)$、$R(t)$ 三者之间的动力学关系。

- ● 连续情形

由于人数的最小改变单位为 1，是系统单位的千分之一，因此可以假设 $S(t)$、$I(t)$、$R(t)$ 均为随时间 t 变化的连续函数。又由于可导函数可以任意精度逼近连续函数（可导函数类在连续函数类中稠密，这是微分拓扑的一个基本结果），于是可以进一步假设 $S(t)$、

$I(t)$、$R(t)$ 均为随时间 t 变化的可导函数，即 $S'(t)$、$I'(t)$、$R'(t)$ 均存在，分别表示"还没被感染人数""正感染人数""已痊愈或死亡人数"的变化速度。

关于病毒传播的两个常识性认知如下。

（1）"还没被感染人数" $S(t)$ 逐渐减少。$S(t)$ 越大，$S(t)$ 下降越快；"正感染人数" $I(t)$ 越大，$S(t)$ 下降越快。而且 $S(t)$ 越大，$I(t)$ 对 $S(t)$ 下降速度的影响越明显。

（2）"已痊愈或已死亡人数" $R(t)$ 的变化速度和 $I(t)$ 正相关。

根据（1）和（2），$S'(t)$ 和乘积 $S(t)I(t)$ 负相关，$R'(t)$ 和 $I(t)$ 正相关，于是有

$$\begin{cases} \dfrac{\mathrm{d}S}{\mathrm{d}t} = -\alpha S(t)I(t) \\ \dfrac{\mathrm{d}R}{\mathrm{d}t} = \beta I(t) \end{cases}$$

其中 $\alpha > 0,\ \beta > 0$ 分别为待定的正比例常数。再注意到

$$S(t) + I(t) + R(t) = M$$

如果假设总人口数 M 不变，对上式两边求导可得

$$S'(t) + I'(t) + R'(t) = 0$$

于是得到微分方程组

$$\begin{cases} S'(t) = -\alpha S(t)I(t) \\ I'(t) = \alpha S(t)I(t) - \beta I(t) \quad （*） \\ R'(t) = \beta I(t) \end{cases}$$

这便是经典的 SIR 模型，模型中含有两个系统参数 α 和 β，它们的现实意义分别为"病毒在人群中传播的强度"与"正感染者转化为已痊愈或死亡者的比例"，当病毒未产生变异前，可认为参数 α 和 β 均为正定常数。图 24-1 中给出了一种参数取值下函数 $S(t)$、$I(t)$、$R(t)$ 解的示意图像，其中 $M = 1000$、$\alpha \approx 0.0014$、$\beta \approx 0.6126$。

通过对图 24-1 的观察，结合严格证明，可以发现性质 24-1。

性质 24-1：$S(t)$ 为单调递减函数，$R(t)$ 为单调递增函数。

证明：由方程组（*），$S'(t) < 0$，$R'(t) > 0$，立即可得。

注 24-1：这个性质为构建反函数 S^{-1} 和 R^{-1} 做好了理论准备。

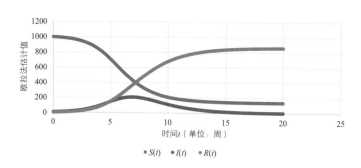

图 24-1　用欧拉近似法得到的估计曲线示意图

性质 24-2：$I(t)$ 在 $t < S^{-1}\left(\dfrac{\beta}{\alpha}\right)$ 时单调递增，在 $t > S^{-1}\left(\dfrac{\beta}{\alpha}\right)$ 时单调递减，在

$t = S^{-1}\left(\dfrac{\beta}{\alpha}\right)$ 时取得最大值，其中 S^{-1} 表示函数 S 的反函数。

证明：首先，由性质 24-1 可知，函数 S 的对应关系为一一对应，于是 S^{-1} 良定。

其次，由于 $I(t)$ 可导，于是其极值处必有 $I'(t) = 0$，即

$$\alpha S(t) I(t) - \beta I(t) = 0$$

变形可得 $S(t) = \dfrac{\beta}{\alpha}$，即 $t = S^{-1}\left(\dfrac{\beta}{\alpha}\right)$。且由于函数 $S(t)$ 单调递减，因此当 $t < S^{-1}\left(\dfrac{\beta}{\alpha}\right)$

时，$S(t) > \dfrac{\beta}{\alpha}$，即 $I'(t) > 0$；同理，当 $t > S^{-1}\left(\dfrac{\beta}{\alpha}\right)$ 时，$S(t) < \dfrac{\beta}{\alpha}$，即 $I'(t) < 0$。于是

$t = S^{-1}\left(\dfrac{\beta}{\alpha}\right)$ 为函数 $I(t)$ 唯一的极值点，且为极大值点，所以必为最大值点。

注 24-2：这个性质实际上给出了正感染人数最多时尚未感染人数的估计值。

性质 24-3：$\lim\limits_{t \to +\infty} I(t) = 0$。

证明：对方程 $R'(t) = \beta I(t)$ 两边取定积分，可得

$$\int_0^T R'(t)\,\mathrm{d}t = \beta \int_0^T I(t)\,\mathrm{d}t$$

$$R(T) - R(0) = \beta \int_0^T I(t)\,\mathrm{d}t$$

进而可得

$$\int_0^T I(t)\,\mathrm{d}t \leqslant \frac{1}{\beta} R(T) \leqslant \frac{M}{\beta}$$

令 $T \to +\infty$ ，可得

$$\lim_{T \to +\infty} \int_0^T I(t) \, \mathrm{d}t = \int_0^{+\infty} I(t) \, \mathrm{d}t \leqslant \frac{M}{\beta}$$

注意到 $\frac{M}{\beta}$ 为定值，且 $I(t)$ 在 $t > S^{-1}\left(\frac{\beta}{\alpha}\right)$ 时单调递减且非负，于是只能有

$$\lim_{t \to +\infty} I(t) = 0$$

注 24-3：这个性质指出，即使不做任何干预，疫情最终也一定会消失，但是这可能需要经历很长的时间，并且使社会承受巨大的损失。

性质 24-4：设 $t_0 = S^{-1}\left(\frac{\beta}{\alpha}\right)$ ，则当 $\alpha \cdot I(t_0) \cdot t_0 < 1$ 时，有不等式

$$1 + \alpha \cdot I(2t_0) \cdot t_0 < \frac{S(t_0)}{S(2t_0)} < 1 + \frac{1}{1 - \alpha \cdot I(t_0) \cdot t_0}$$

特别地，此时有

$$S(2t_0) > S(t_0) \cdot \left(1 - \alpha \cdot I(t_0) \cdot t_0\right)$$

证明：利用方程 $S'(t) = -\alpha S(t) I(t)$ 可得

$$\begin{aligned}
S(2t_0) &= S(t_0) + S(2t_0) - S(t_0) \\
&= S(t_0) + \int_{t_0}^{2t_0} S'(t) \, \mathrm{d}t \\
&= S(t_0) - \alpha \int_{t_0}^{2t_0} S(t) I(t) \, \mathrm{d}t
\end{aligned}$$

由性质 24-1、性质 24-2 可知，乘积 $S(t)I(t)$ 在 $t \in (t_0, 2t_0)$ 上单调递减，于是可得

$$S(t_0) - \alpha S(t_0) I(t_0) t_0 < S(2t_0) < S(t_0) - \alpha S(2t_0) I(2t_0) t_0$$

经过变形可得

$$1 + \alpha \cdot I(2t_0) \cdot t_0 < \frac{S(t_0)}{S(2t_0)} < \frac{1}{1 - \alpha \cdot I(t_0) \cdot t_0}$$

注 24-4：这个不等式链给出了从 t_0 时刻估计 $2t_0$ 时刻的方法。使用相似的方法还可以得到任意 kt_0 的估计值，其中 $k \in \mathbb{N}^*$。

性质 24-5：若 $S''(t_1) = 0$，则 $S(t_1)$、$I(t_1)$ 为如下方程组的根

$$\begin{cases} 2I(t_1) - \dfrac{\beta}{\alpha} \cdot \ln S(t_1) = M - \dfrac{\beta}{\alpha} \cdot \ln M - \dfrac{\beta}{\alpha} \\ S(t_1) - I(t_1) = \dfrac{\beta}{\alpha} \end{cases}$$

证明：对方程

$$S'(t) = -\alpha S(t) I(t)$$

两边求导可得

$$S''(t) = -\alpha \big(S'(t) I(t) + S(t) I'(t) \big)$$

将方程组（*）代入，可得

$$S''(t) = -\alpha \big(-\alpha S(t) I^2(t) + \alpha S^2(t) I(t) - \beta S(t) I(t) \big)$$

于是当 $S''(t_1) = 0$ 时，有

$$-\alpha I(t_1) + \alpha S(t_1) - \beta = 0$$

即 $S(t_1) - I(t_1) = \dfrac{\beta}{\alpha}$。

另外，将方程组（*）的前两个方程相加可得

$$S'(t) + I'(t) = -\beta \cdot I(t)$$

对上式两边在 $[0, t_1]$ 上积分，可得

$$\int_0^{t_1} \big(S'(t) + I'(t) \big) \mathrm{d}t = -\beta \cdot \int_0^{t_1} I(t) \mathrm{d}t$$

$$S(t_1) + I(t_1) - S(0) - I(0) = -\beta \cdot \int_0^{t_1} I(t) \mathrm{d}t$$

注意到 $S(0) = M$、$I(0) = 0$，可得

$$S(t_1) + I(t_1) = M - \beta \cdot \int_0^{t_1} I(t) \mathrm{d}t$$

将此式与 $S(t_1) - I(t_1) = \dfrac{\beta}{\alpha}$ 联立，可得

$$2I(t_1) = M - \beta \cdot \int_0^{t_1} I(t)\,\mathrm{d}t - \frac{\beta}{\alpha}$$

注意到

$$\frac{S'(t)}{\alpha S(t)} = -I(t)$$

代入可得

$$2I(t_1) = M + \frac{\beta}{\alpha} \cdot \int_0^{t_1} \frac{S'(t)}{S(t)}\,\mathrm{d}t - \frac{\beta}{\alpha}$$

计算可得

$$2I(t_1) = M + \frac{\beta}{\alpha} \cdot \big(\ln S(t_1) - \ln M\big) - \frac{\beta}{\alpha}$$

整理可得

$$2I(t_1) - \frac{\beta}{\alpha} \cdot \ln S(t_1) = M - \frac{\beta}{\alpha} \cdot \ln M - \frac{\beta}{\alpha}$$

注 24-5：使得 $S''(t) = 0$ 的 t 值为一种重要的"拐点"，即还未受到传染的人数变化速率的变化由快到慢或由慢到快的点。

● **离散情形**

因为连续的 SIR 模型可以使用微积分作为处理工具，所以更加便于推导性质。但是微分方程组（＊）难以求出解析解，面对这种情况，常用的解决办法是离散化模型以便数值模拟。最基本的离散化方法是"用平均变化率代替斜率"，即用

$$\frac{\Delta f(t)}{\Delta t} = \frac{f(t + \Delta t) - f(t)}{\Delta t}$$

代替 $f'(t)$。鉴于目前基本的采样时间单位为 1 天，则令 $\Delta t = 1$，于是可得

$$\frac{f(t+1) - f(t)}{1} \approx f'(t)$$

即

$$f(t+1) \approx f(t) + f'(t)$$

这样就得到了从 t 时刻状态估计 $t+1$ 时刻状态的近似递推关系，这种方法被称为欧拉近似法。

利用欧拉近似法，可以将模型（*）离散化为如下的离散模型

$$\begin{cases} S(n+1) = S(n) - \alpha S(n) I(n) \\ I(n+1) = I(n) + \alpha S(n) I(n) - \beta I(n) \quad （**） \\ R(n+1) = R(n) + \beta I(n) \end{cases}$$

其中 $n \in \mathbb{N}^*$。通过代数变形，可推导出数列 $\{I(n)\}$ 的递推关系。实际上，由模型（**）的前两个递推关系式可得

$$\frac{S(n+1)}{S(n)} = 1 - \alpha I(n)$$

$$\frac{I(n+1)}{I(n)} + \beta - 1 = \alpha S(n)$$

进而可得

$$\frac{\dfrac{I(n+2)}{I(n+1)} + \beta - 1}{\dfrac{I(n+1)}{I(n)} + \beta - 1} = \frac{S(n+1)}{S(n)} = 1 - \alpha I(n)$$

化简可得

$$\frac{I(n+2)}{I(n+1)} - \frac{I(n+1)}{I(n)} = -\alpha\left(I(n+1) - I(n)\right) - \alpha\beta I(n)$$

叠加可得

$$\frac{I(n+2)}{I(n+1)} + \alpha I(n+1) = -\alpha\beta \cdot \sum_{k=1}^{n} I(k) + \frac{I(2)}{I(1)} + \alpha I(1)$$

另外，由于

$$\frac{I(n+1)}{I(n)} = \alpha S(n) - \beta + 1$$

因此

$$I(n+1) < I(n) \Leftrightarrow \alpha S(n) < \beta$$

在传染病传播研究中，一般将 $\dfrac{\alpha S(n)}{\beta}$ 记为 R_0。由上式可知，当 $R_0 < 1$ 时，疫情便可受到有效抑制。于是疫情防控的重中之重，就是通过行之有效的医疗和行政手段，使得参数 α 和 β 尽可能被调整到使得 $R_0 < 1$。由于 α 和 β 的实际意义分别为"病毒在人群中传播的强度"与"正感染者转化为已痊愈或死亡者的比例"，因此一般来说，对 α 的调控主要靠社会规章及宣传，对 β 的调控主要靠医疗技术的攻坚克难。

2. 带有地域迁徙的 SIR 模型

前面介绍了经典的 SIR 模型的连续和离散形式，并且建立了一些估计不等式。但是结合节假日时段人流量大的特点，不考虑人口的地域迁徙显然是不合理的。下面我们来构建带有地域迁徙的推广的 SIR 模型，为方便起见，我们姑且称改进模型为 M-SIR 模型，其中的 M 取自英文单词"migratory"。

为了承载不同省市地区各自不同的、随时间变化的 S、I、R，不能再采用函数，只能使用向量值函数，为此我们设列向量 $S(t) = \left(S_1(t), S_2(t), \cdots, S_l(t)\right)^T$、$I(t) = \left(I_1(t), I_2(t), \cdots, I_l(t)\right)^T$、$R(t) = \left(R_1(t), R_2(t), \cdots, R_l(t)\right)^T$，以及矩阵 $A = \left(a_{ij}\right)_{l \times l}$，$K = \left(k_{ij}\right)_{l \times l}$，将原离散 SIR 模型推广如下。

$$\begin{cases} S(n+1) = S(n) \cdot A - \alpha S(n)^T \cdot K \cdot I(n)\mathbf{1} \\ R(n+1) = R(n) + \beta I(n) \qquad\qquad (\Delta) \\ \langle S(n) + I(n) + R(n) \rangle = M \end{cases}$$

其中 $\mathbf{1} = (1, 1, \cdots, 1)^T$ 为每个元素均为 1 的 l 维列向量，"$\langle\ \rangle$"被定义为取矩阵（或向量）中所有元素的和，M 为各地区人口总数之和，l 为地区数，$l \in \mathbb{N}^*$，$l = 1$ 时即为经典的 SIR 模型。α 和 β 的含义同前文所述，依然被视为常数。在这个模型中，A 和 K 反映了不同地区之间的人口迁徙情况。

（1）a_{ij} 表示地区 i 的未感染者迁徙到地区 j 的比例，于是 $\sum\limits_{j=1}^{l} a_{ij} = 1$，$\forall i$；

（2）k_{ij} 表示地区 i 的未感染者和地区 j 的正感染者接触的概率，于是 $\sum\limits_{j=1}^{l} k_{ij} < 1$，$\forall i, j$；

（3）假设：正感染者不会发生地域迁徙。

由模型（Δ）可得

$$\langle \mathbf{I}(n+1)\rangle = \mathbf{M} - \left(\langle \mathbf{S}(n+1)\rangle + \langle \mathbf{R}(n+1)\rangle\right)$$

$$\langle \mathbf{I}(n)\rangle = \mathbf{M} - \left(\langle \mathbf{S}(n)\rangle + \langle \mathbf{R}(n)\rangle\right)$$

相减可得

$$\langle \mathbf{I}(n+1)\rangle - \langle \mathbf{I}(n)\rangle = -\left(\langle \mathbf{S}(n+1)\rangle - \langle \mathbf{S}(n)\rangle\right) - \left(\langle \mathbf{R}(n+1)\rangle - \langle \mathbf{R}(n)\rangle\right)$$

另外，由模型（ Δ ）可知

$$\langle S(n+1) - S(n)\rangle = \langle S(n)\cdot (A-E) - \alpha S(n)^T \cdot K \cdot I(n)\mathbf{1}\rangle$$

$$\langle R(n+1) - R(n)\rangle = \beta \langle I(n)\rangle$$

注意到 $\|\mathbf{1}\| = l$ ，可得

$$\langle I(n+1)\rangle - \langle I(n)\rangle = -\langle S(n)\cdot (A-E)\rangle + \alpha l \cdot S(n)^T \cdot K \cdot I(n) - \beta \langle I(n)\rangle$$

注意到 $\sum_{j=1}^{l} a_{ij} = 1$ ，可得

$$\langle S(n)\cdot (A-E)\rangle = 0$$

进而可得

$$\langle I(n+1)\rangle - (1-\beta)\langle I(n)\rangle = \alpha l \cdot S(n)^T \cdot K \cdot I(n)$$

设 $\lambda(n) = S(n)^T \cdot K \cdot I(n)$ ，则有

$$\langle I(n+1)\rangle = (1-\beta)\langle I(n)\rangle + \alpha l \cdot \lambda(n)$$

假设 $\langle I(n)\rangle$ 趋于稳定，稳定值为 $\lim_{n\to +\infty}\langle I(n)\rangle = I_0$ ，则对上式两边求极限，可得

$$I_0 = (1-\beta)I_0 + \alpha l \cdot \lim_{n\to +\infty}\lambda(n)$$

化简可得

$$I_0 = \frac{\alpha}{\beta}l \cdot \lim_{n\to +\infty}\lambda(n)$$

于是只要控制 $\lambda(n)$ 尽快趋近于 0，则可保证 $\langle I(n)\rangle$ 能够尽快趋近于 0。有些措施，如交通管制相当于通过减小矩阵 K 中的元素值，以降低 $\lambda(n)$ 的取值。交通枢纽城市尤其更应该加强管控。

话题 25：
相似三角形与城墙长度估测

人体的各部位长度，例如身高、腿长、手指长和瞳距等，在成年后即保持稳定，我们姑且称它们为人体常数。当我们置身于一个没有计算设备、网络设备和测量设备的情景中，却需要估计某些事物的长度或高度时，利用平面几何中的相似关系来构造数学模型，将我们所要测量的量通过模型转化为某些身体部位的长度的代数式，就可以实现粗略的估计了。

本讲适合在讲授或学习完初中数学的相似三角形后，作为数学建模素材在日常教学中讲授或学习。本讲内容包括但不限于：

1. 建立相似三角形模型来估测故宫的一段围墙的长度；
2. 参数灵敏性与模型估测能力的极限；
3. 改进模型以拓展估测能力。

图 25-1 是北京故宫的一段城墙，我想要测量图中两条黄色标线中间的城墙长度。

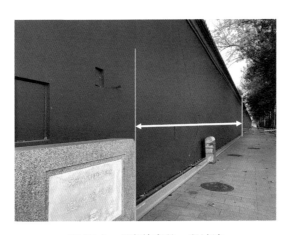

图 25-1 北京故宫的一段城墙

这个问题的解决办法很多，最简单的是用尺子量，或者用手机里自带的测量工具量。但是假如我手边没有尺子，也没有手机等其他测量设备，那么应该如何去估测这段城墙的长度呢？

有的读者可能会立刻想到"用脚步丈量"的方法。因为我了解自己的身高 h_0（单位：cm），于是就能通过观察步长和身高的比例（设为 λ）估计出一步走过的距离 λh_0（单位：cm），记录从一端到另一端所走过的步数（记为 N，不一定是正整数），即可估计出这段城墙的长度 $N\lambda h_0$（单位：cm）。当然这样做是有很多误差的，因为我们没法把每一步控制在一个精确相等的水平，忽长忽短的步长会造成步数 N 的不准确，从而影响估测的精准程度。

改善"用脚步丈量"的精度的方法不止一种，其中最容易想到的恐怕是"多走几遍取平均"。我可以来来回回多走几趟，比如反复走 n 次，分别记步数为 N_k，$k = 1,\ 2,\ \cdots,\ n$，则改进后的城墙长度估计值为

$$\frac{1}{n}\sum_{k=1}^{n} N_k \cdot \lambda h_0 \tag{1}$$

根据大数定律 [1]，只要我保证走的时候平均步长稳定在 λh 上下波动，则走的遍数 n 越多，结果就越精准。

当然还有那种不需要来回走动的估测方法，但要利用初中所学的相似三角形的知识。如图 25-2 所示，我们来构造相似三角形模型。

首先，将大拇指垂直于地面，放到靠近眼睛的位置，使得拇指的高度在视线中刚好遮挡住想要测量的那段城墙的初始端的高度。不妨设城墙高度为 h，拇指长度为 r，眼睛与拇指的水平距离为 l_1，拇指与城墙初始端的水平距离为 d，单位均为 cm。

然后，将拇指水平前移，直到视线中拇指的高度刚好遮挡住想要测量的那段城墙末端的高度。不妨设这个阶段的手臂伸长量为 l_2，单位为 cm。

显然并不需要对这些量全都赋值，因为最后城墙长度 L 的表达式中有可能只含有其中的一部分，这其实蕴含着数学中"设而不求"的思想方法。具体地说，根据相似三角形的理论，可以根据两个状态分别列出如下的比例方程组。

$$\begin{cases} \dfrac{l_1}{l_1 + d} = \dfrac{r}{h} \\[2mm] \dfrac{l_1 + l_2}{l_1 + d + L} = \dfrac{r}{h} \end{cases} \tag{2}$$

解得

$$L = \frac{h}{r} l_2 \tag{3}$$

可以看到，最后算出的城墙长度仅和三个量有关：拇指长度 r、城墙高度 h 和手臂伸长量 l_2。幸运的是，它们恰好是这个模型的所有量中最容易估计的三个量——以我个人为例，我的拇指长度约为 5cm，在图 25-2 中，我的手臂伸长量约为 30cm，而北京故宫城墙的高度约

为我身高的 3.7 倍（图 25-3），我的身高加上鞋高约为 175cm，于是根据公式（3）计算可得，这段城墙的长度约为 38.9m。事后我又用手机里的测量工具测量了一下这段城墙的长度，约为 39.3m。如果将手机测出的长度看作真实长度的话，那么用上面的相似三角形模型得到的结果和真实长度的相对误差为

$$\frac{|38.9-39.3|}{39.3}\times100\% \approx 1.02\% \tag{4}$$

可见，在没有任何工具的情况下，这种利用人体常数的相似三角形估测方法还是比较实用的。

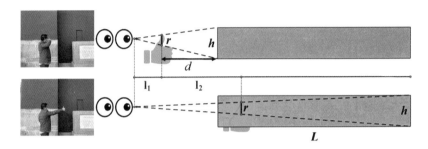

图 25-2　在不走动的情况下，用相似三角形估测城墙长度的模型

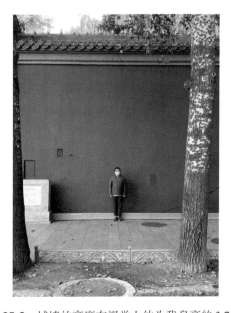

图 25-3　城墙的高度在视觉上约为我身高的 3.7 倍

当然，如果上面这个模型有效，需要符合如下两条基本假设。

基本假设 1：地面平直无起伏。

基本假设 2：能见度较好，视野清楚。

显而易见，如果上面两条基本假设不成立，那么刚才的模型将不再成立。

对模型结果的影响还有对 h、r 和 l_2 三个量的估计的准确程度。观察公式（3），直观的感受好像是因为 r 在分母上，所以 r 的变化对结果的变化影响最大。但是事实是否真的是这样呢？为此我们对三个参数 h、r 和 l_2 做如下灵敏性分析：

$$\frac{\Delta L/L}{\Delta h/h} = \frac{\Delta L}{\Delta h} \cdot \frac{h}{L} \approx \frac{\partial L}{\partial h} \cdot \frac{h}{L} = \frac{l_2}{r} \cdot \frac{h}{hl_2/r} = 1 \tag{5}$$

$$\frac{\Delta L/L}{\Delta l_2/l_2} = \frac{\Delta L}{\Delta l_2} \cdot \frac{l_2}{L} \approx \frac{\partial L}{\partial l_2} \cdot \frac{l_2}{L} = \frac{h}{r} \cdot \frac{l_2}{hl_2/r} = 1 \tag{6}$$

$$\frac{\Delta L/L}{\Delta r/r} = \frac{\Delta L}{\Delta r} \cdot \frac{r}{L} \approx \frac{\partial L}{\partial r} \cdot \frac{r}{L} = -\frac{hl_2}{r^2} \cdot \frac{r}{hl_2/r} = -1 \tag{7}$$

其中（5）~（7）式的左边分别在计算"h、l_2 和 r 变化 1%，L 会变化百分之多少"。"$\frac{\partial L}{\partial h}$"表示将 L 视为关于 h 的单变量函数，将其余字母看作参数的求导结果。

从结果可以看到，h、l_2 和 r 对结果的影响幅度是一样的。只不过当 h 和 l_2 增大时，L 会增大；而当 r 增大时，L 会减小。

如果读者没有学过导数也没关系，我们也可以通过列表的形式来观察 h、l_2 和 r 对结果的影响，见表 25-1，可以得到"h、l_2 和 r 对结果的影响幅度一样"的结论。

我们为什么要分析参数的取值变化对结果的影响呢？（这种分析也叫作模型的灵敏性分析。）这是因为各参数的取值都是我们估计出来的，如果参数的微小波动会造成结果的大范围波动，那么这个模型就是无法使用的，因为我们无法在缺少工具的情况下准确测量 h、l_2 和 r。

幸运的是，（5）~（7）式表明上面的相似模型的结果不会因为参数的微小波动而发生大范围波动，即模型是稳健的。

表 25-1　通过表格法分析 h、l_2 和 r 对结果的影响

浮动	−5%	−1%	当前取值	+1%	+5%
h	615.125	641.025	647.5	653.975	679.875
L	3690.75	3846.15	3885	3923.85	4079.25
偏差	−5%	−1%	0	+1%	+5%

浮动	−5%	−1%	当前取值	+1%	+5%
l_2	28.5	29.7	30	30.3	31.5
L	3690.75	3846.15	3885	3923.85	4079.25
偏差	−5%	−1%	0	+1%	+5%

浮动	−5%	−1%	当前取值	+1%	+5%
r	4.75	4.95	5	5.05	5.25
L	4089.47	3924.24	3885.00	3846.53	3700.00
偏差	+5%	+1%	0	+1%	−5%

不过可惜的是，上面这个模型虽然有效且稳健，但是也有它的局限性。实际上，我们的手臂伸长量是有范围的，这个范围就是我们手臂的总长度。例如我的手臂总长度约为50cm，所以用上述方法最多可以测量的城墙长度约为

$$\frac{50}{5} \times 175 \times 3.7 = 6475\text{cm} \approx 64.8\text{m} \tag{8}$$

那么对于长度超过 64.8m 的城墙，对我来说，用上述方法就无法直接估计了。当然这时候可以将要测长的城墙分为若干不超过 64.8m 的部分，分别估计再求和。但是有没有可以直接估测的改进办法呢？

有的读者可能已经想到了，我们有两只手，刚才的模型中仅用了一只手，可否利用另一只手来改进我们的模型呢？

回答是肯定的，我们可以设计改进模型（图 25-4），依然使用的是初中相似三角形的知识。

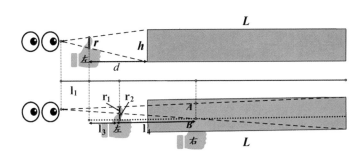

图 25-4 改进后的相似三角形估测模型，用到了双手

第 1 步和原模型相同。首先将左手拇指垂直于地面，放到靠近眼睛的位置，使得拇指的高度在视线中刚好遮挡住想要测量的那段城墙的初始端的高度。不妨设城墙高度为 h，拇指长度为 r，眼睛与拇指的水平距离为 l_1，拇指与城墙初始端的水平距离为 d，单位均为 cm。

第 2 步和原模型略有不同。将左手拇指水平前移，直到视线中拇指的**最顶端**刚好遮挡住想要测量的那段城墙尾部的**上顶端**。不妨设这个阶段的左手手臂伸长量为 l_3，单位为 cm。

第 3 步是新添加的步骤。将右手拇指的**上顶端**对准左手拇指的**根部**，沿着出发方向水平前移，直到视线中右手拇指的**最顶端**刚好遮挡住想要测量的那段城墙尾部的**下顶点**。不妨设这个阶段的右手手臂伸长量为 l_4，同时设**视线中**左右手拇指顶端间距为 r_1，设 $r_2 = r - r_1$，单位为 cm。

显然根据上述操作，有 $r_1 < r$，$l_3 < l_2$，其中 l_2 为原模型中的参数。

根据相似三角形的理论，可以列出比例方程组，如下。

$$\begin{cases} \dfrac{l_1}{l_1+d} = \dfrac{r}{h} \\[3mm] \dfrac{l_1+l_3}{l_1+d+L} = \dfrac{r_1}{h} \end{cases} \tag{9}$$

通过消元法可解得

$$L = \frac{h}{r_1}l_1 + \frac{h}{r_1}l_3 - \frac{h}{r}l_1 \tag{10}$$

和原模型的结果（3）式相比，在 r 和 l_1 取值相同时，如果设 l_2 的最大值为 L_2，则（3）所能估测的最大长度为

$$L_{\max} = \frac{h}{r}L_2 \tag{11}$$

由于人的手臂长度在新旧模型中相等，即在新模型中，l_3 的最大取值也为 L_2，因此新模型所能估测的最大长度为

$$L'_{\max} = \frac{h}{r_1}l_1 + \frac{h}{r_1}L_2 - \frac{h}{r}l_1 \tag{12}$$

于是新旧模型的最大估计距离之差为

$$L'_{\max} - L_{\max} = \frac{h}{r_1}l_1 + \frac{h}{r_1}L_2 - \frac{h}{r}l_1 - \frac{h}{r}L_2 > 0 \tag{13}$$

可以看到，新模型的计算结果和五个量 r_1，r，h，l_1，l_3 有关，以增加复杂度的代价换来了对估测距离能力的扩展。下一个自然的问题是：这种能力到底能扩展到多大？

通过图 25-4，显然可以看到

$$\frac{r_1}{r_2} > \frac{l_1+l_3}{l_4} \tag{14}$$

注意到 $r_1+r_2 = r$，可得

$$\frac{r_1}{r} > \frac{l_1+l_3}{l_1+l_3+l_4} \tag{15}$$

即

$$\frac{1}{r_1} < \left(1 + \frac{l_4}{l_1 + l_3}\right)\frac{1}{r} \qquad (16)$$

且身高越高，则不等式（16）两端的数值越接近；如果身高等于城墙高度，则不等式（16）中的不等号就可以被替换为等号了——但这显然是不可能的。

将（16）式代入（10）式，可得

$$L = \frac{h}{r_1}l_1 + \frac{h}{r_1}l_3 - \frac{h}{r}l_1 < h\left[\frac{l_1 + l_3}{r}\left(1 + \frac{l_4}{l_1 + l_3}\right) - \frac{l_1}{r}\right] = h\left[\frac{l_1 + l_3 + l_4}{r} - \frac{l_1}{r}\right] = \frac{h}{r}(l_3 + l_4) \qquad (17)$$

由于 $l_3 \leqslant L_2$，$l_4 \leqslant L_2$，且二者的等号不可能同时取到（受人体结构限制），因此可得

$$L < 2\frac{h}{r}L_2 \qquad (18)$$

这意味着，新模型最多能将原模型的估测能力扩展为原来的 2 倍。回顾前文，原模型最多能够测量大约 65m 的距离，那么新模型就最多能将这个距离扩展为 130m。

有没有什么方法可以进一步扩展估测的距离范围呢？这个问题留给读者作为思考练习。

话题 26：
水面映字与半球映射

我们在日常生活中都有体会：当拿起一个装有水的半球形杯子，并透过杯中水面观察杯子下方纸面上的字迹时，我们发现字迹会产生一定程度的形变，如图 26-1 所示。一系列自然的问题是：纸面上的给定图形映射到水面时到底变为什么图形？这种映射受哪些参数影响？这些参数影响的效果是什么样的？什么样的曲线在映射之后不会发生形变？这些问题足以用高中的平面向量与空间向量知识解决，这也是本讲要讨论的话题。

本讲适合在讲授或学习完高中数学的基本初等函数、平面向量、空间向量和导数章节后，作为数学建模素材在日常教学中讲授或学习。本讲内容包括但不限于：

1. 半球映射模型的建立；
2. 对半球映射性态的分析；
3. 一些有趣的直观例子（包括半球映射下点密度的变化）；
4. 参数变化对映射效果的影响。

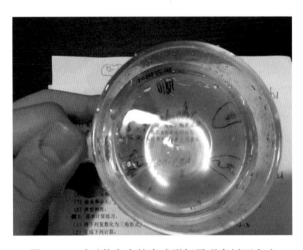

图 26-1 透过装有水的半球形杯子观察纸面字迹

我们的目的是建立一个从生活现象中抽象而成的几何模型，为此我们需要四条基本假设。

基本假设 1：纸面上的图形通过与水平面垂直的平行光线先投射到半球面上，再经过光在水面的一次折射射入人眼中。

　　基本假设 2：人眼为空间中的一个点，位于水面正中央的正上方。

　　基本假设 3：玻璃杯的轮廓为半球形，水面位于大圆截面位置。

　　基本假设 4：忽略玻璃杯的厚度，即忽略杯壁中的折射过程。

　　在如上四个基本假设下，可以将图 26-1 中的情景抽象为图 26-2 所示的几何模型。我们可以在这个几何模型上建立空间直角坐标系，原点位于球体的球心处，球心竖直向上的方向为 z 轴正方向，x 轴和 y 轴方向任意。为不失一般性，设球体的半径为 1，人眼位置为 $E(0, 0, h)$，纸面所在平面为 $z = -l$。如图 26-2 所示，平面 $z = -l$ 上的图形首先竖直地投射到半球面上，我们得到半球面上的图形；之后半球面上的图形又通过赤道平面的折射（从水中入射到空气中）到达人眼。设定光线从水中到空气中的折射率为 $\dfrac{3}{4}$。很显然，球面上的投射图形直接决定了水面上的折射图形。

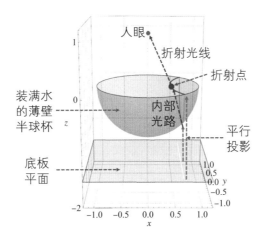

图 26-2　在基本假设下抽象出来的几何模型

　　为了将这种决定关系定量地呈现出来，我们需要分析球面投射图形上点 P_1 的坐标与水面折射图形上点 P_2 的坐标之间的关系。由于三点确定一个平面，因此光路 P_1P_2E 一定位于同一平面内。为了简便起见，我们就可以将这个平面抽出来单独计算，并利用旋转的办法将这个平面内发生的事情扩展到任意光路所在平面上去。

　　我们在光路 P_1P_2E 中建立平面直角坐标系，如图 26-3 所示，此时半球被平面截取为半圆，将坐标原点设置在半圆的圆心处（即和原空间直角坐标系的原点重合），将纵轴设置为垂直向上（即和原空间直角坐标系的 z 轴重合），将横轴记为 r 轴。

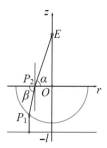

图 26-3 光路 P_1P_2E 所在平面

设 $P_1(r_1, z_1)$、$P_2(r_2, 0)$、$E(0, h)$，则有

$$\cos\alpha = \frac{|r_2|}{\sqrt{h^2 + r_2^2}}$$

$$\cos\beta = \frac{\overrightarrow{P_2P_1}}{|\overrightarrow{P_2P_1}|} \cdot (-1,\, 0) = -\frac{r_1 - r_2}{\sqrt{(r_1 - r_2)^2 + (z_1 - z_2)^2}}$$

根据折射定律，$\mu = \cos\alpha : \cos\beta = 4:3$，于是可得

$$\frac{3|r_2|}{\sqrt{h^2 + r_2^2}} = -\frac{4(r_1 - r_2)}{\sqrt{(r_1 - r_2)^2 + (z_1 - z_2)^2}}$$

即

$$\frac{9r_2^2}{h^2 + r_2^2} = \frac{16(r_1 - r_2)^2}{(r_1 - r_2)^2 + z_1^2} = \frac{16(r_1 - r_2)^2}{(r_1 - r_2)^2 + 1 - r_1^2}$$

两边取倒数可得

$$1 + \frac{h^2}{r_2^2} = \frac{1}{\mu^2} + \frac{1 - r_1^2}{\mu^2(r_1 - r_2)^2} \tag{1}$$

有了上述准备，就可以定义如下的半球映射了。

定义 26-1（半球映射）：设 Δ 为单位圆盘 $\Delta = \{(x, y) \mid x^2 + y^2 < 1\}$，$P \in \Delta$ 为其中一点，设点 P 坐标的参数形式为 $(r\cos\theta,\, r\sin\theta)$，则其半球映射下的像定义为

$$\varphi(P) = (\tilde{r} \cdot \cos\theta,\, \tilde{r} \cdot \cos\theta) \in \Delta$$

其中 $r > 0$、$\tilde{r} > 0$、$\theta \in [0, 2\pi)$，$\tilde{r}$ 和 r 满足方程

$$1 + \frac{h^2}{\tilde{r}^2} = \frac{1}{\mu^2} + \frac{1-r^2}{\mu^2\left(r-\tilde{r}\right)^2} \tag{2}$$

其中 $\mu > 1$、$h \geq 1$ 为参数。

注 26-1： 已知 $r \in (0,1)$，代入（2）式可求得不止一个 $\tilde{r}$，但其中只有一个满足 $\tilde{r} \in (0,1)$，所以定义是良定的。

注 26-2： 半球映射的原像，就是图 26-2 中底板平面内的点；半球映射的像，即为图 26-2 中半球面赤道平面上的映照点。底板平面内的图形在半球映射下，在半球赤道平面上显映出对应的图形。

注 26-3： 半球映射可以被看作从单位圆盘到自身的映射，显然它是单射，同时也是满射〔因为给定 $\tilde{r} \in (0,1)$ 值，也能通过（2）式求出对应的 $r \in (0,1)$〕。所以半球映射为单位圆盘到自身的一一映射。

注 26-4： 半球映射并不是共形映射，因为它并非将单元圆盘内的圆映射为圆[1]。图 26-4 中给出了若干图形的映射结果。图 26-5 中直观地展现了半球映射对单位圆盘内密度的改变，其中 $\mu = \frac{4}{3}$，$h = 1$。

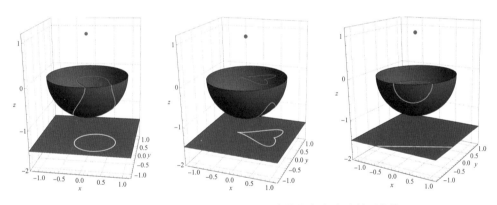

图 26-4 （从左至右）圆、心形、直线段在半球映射下的像

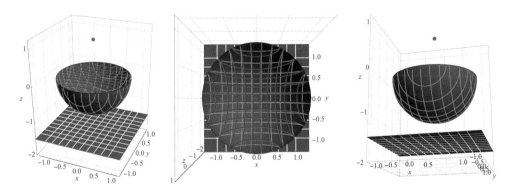

图 26-5 半球映射将单位圆盘内的平行网格映射为单位圆盘内密度向中央汇聚的弯曲网格

参数 μ 和 h 对半球映射的效果会有什么影响呢？从图 26-6 中可以直观看到，当折射率 μ 保持不变时，h 越大，半球映射对原网格的保持越好；反之，h 越小，形变越大。

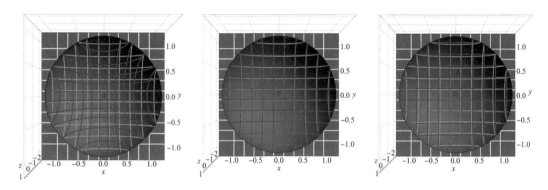

图 26-6 当 $\mu = \dfrac{4}{3}$，h 分别取值 1、10、100 时的半球映射效果

实际上当 $h \to +\infty$ 时，代入（2）式，可得（2）式左侧趋于无穷，故右侧也趋于无穷，即

$$\frac{1-r^2}{\mu^2 \left(r-\tilde{r}\right)^2} \to +\infty$$

进而 $\tilde{r} \to r$。这一点从半球映射的物理意义很容易看出——h 越大，折射光线越接近平行光线（图 26-7）。

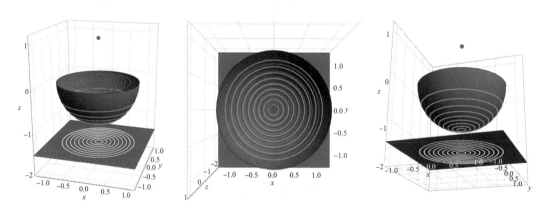

图 26-7 半球映射对同心圆的变换效果，其中参数 $h = 2$、$\mu = \dfrac{4}{3}$

另外，当折射率 $\mu \to 1$ 时，方程（2）逐渐接近如下方程

$$\frac{h^2}{\tilde{r}^2} = \frac{1-r^2}{\left(r-\tilde{r}\right)^2} \tag{3}$$

解得

$$\tilde{r} = \frac{h^2 r - hr\sqrt{1-r^2}}{h^2 + r^2 - 1}, \quad \text{或} \quad \tilde{r} = \frac{h^2 r + hr\sqrt{1-r^2}}{h^2 + r^2 - 1}$$

显然 $\tilde{r} < r$，于是舍掉上面的第二个解，（思考：为什么？）于是

$$\tilde{r} = \frac{h^2 r - hr\sqrt{1-r^2}}{h^2 + r^2 - 1} \tag{4}$$

当折射率 $\mu \to +\infty$ 时，方程（2）逐渐接近如下方程

$$1 + \frac{h^2}{\tilde{r}^2} = 0 \tag{5}$$

此时无解。

另外，由方程（2）容易证明，

$$1 + h^2 < 1 + \frac{h^2}{\tilde{r}^2} = \frac{1}{\mu^2} + \frac{1-r^2}{\mu^2 (r-\tilde{r})^2} < \frac{1}{\mu^2}\left(1 + (r-\tilde{r})^{-2}\right)$$

进而可得

$$\left(1 + h^2\right)\mu^2 < 1 + (r-\tilde{r})^{-2} \tag{6}$$

由（6）式可得，变换前后的差值 $\Delta(r) = r - \tilde{r} > 0$ 的范围如下：

$$0 \leq \Delta(r) < \sqrt{\frac{1}{\left(1+h^2\right)\mu^2 - 1}} \tag{7}$$

这意味着，折射率越大或观察高度越高，观察到的图形形变幅度就越小。

话题 27：
复数的几何意义、共形变换与图片扫描

　　复数是高中阶段对数域的第一次本质扩充，这个扩充以损失全序性为代价，获得了更为明晰和简洁的几何形态，使得复数成为处理方程和几何的标准数域。复数在几何上的方便意义来自两个方面：一是它作为对象的二维属性，复平面内的点与平面向量一一对应；二是复数之间运算的几何直观——径向拉伸和旋转。对这两方面的继续挖掘最终催生了里程碑式的"黎曼映射定理"的发现，该定理规范了复平面上的所有共形映射，在它们之间建立起了稳固的联系。从现代数学"关系本体论"的角度来看，该发现无疑是伟大的。从现实应用角度来看，它也为图片扫描时不规范区域的规范化提供了理论依据。本讲从复数的几何意义开始，介绍黎曼映射定理，并利用一个简单的共形映射实现对某类扫描图片的整形。因本讲面向高中读者，所以不从复分析角度切入。

　　本讲适合在讲授或学习完高中数学的基本初等函数（幂、指数、对数、三角函数）、平面向量、复数和导数章节后，作为数学建模素材在日常教学中讲授或学习。本讲内容包括但不限于：

　　1. 复数及其运算的几何意义；

　　2. 共形映射与调和函数；

　　3. 黎曼映射定理的介绍；

　　4. 利用共形映射实现对扫描图片的整形。

1. 复数及其运算的几何意义

　　复数的一般形式形如 $z = a + bi$，其中 $a, b \in \mathbb{R}$，i 满足 $i^2 = -1$，为虚数单位。这里需要注意，绝对不能想当然地写作 $i = \sqrt{-1}$，否则会产生如下矛盾：

$$1 = \sqrt{1} = \sqrt{(-1) \times (-1)} = \sqrt{-1} \times \sqrt{-1} = i^2 = -1$$

　　根据定义，复数 $z = a + bi$（$a, b \in \mathbb{R}$）由它的实部 a 和虚部 b 唯一决定，这两个实数 a、b 可以被看作一个有序实数对（a, b），进而就对应了二维欧式平面中的点。不同的复数对应不同的点，反过来，不同的点也对应了不同的复数，所以复数集 $\mathbb{C}$ 中的复数和欧式

平面点集 $\mathbb{R}^2$ 上的点通过这种方式一一对应。我们也将与复数集 $\mathbb{C}$ 对应起来的平面称为复平面，复平面是复一维的几何对象，同时也是实二维的几何对象。

复数之间存在加、减、乘、除四则运算，其中减法被看作加法的逆运算，除法被看作乘法的逆运算。复数加法的几何意义等同于平面向量的平行四边形法则，

$$\left(a_1 + b_1 \mathrm{i}\right) + \left(a_2 + b_2 \mathrm{i}\right) = \left(a_1 + a_2\right) + \left(b_1 + b_2\right)\mathrm{i} \tag{1}$$

其中 $a_j,\ b_j \in \mathbb{R}$，$j = 1,\ 2$。从平面向量的角度描述，即为

$$\left(a_1,\ b_1\right) + \left(a_2,\ b_2\right) = \left(a_1 + a_2,\ b_1 + b_2\right) \tag{2}$$

复数的乘法也具有非常清晰的几何直观，但是首先需要使用著名的欧拉公式将复数的形式变为指数形式。欧拉公式的形式如下：

$$\cos\theta + \sin\theta \cdot \mathrm{i} = \mathrm{e}^{\mathrm{i}\theta} \tag{3}$$

它可以通过将两边展开为点点收敛的无穷级数被证明。

利用欧拉公式，任何一个复数都可以表示为指数形式：

$$z = a + b\mathrm{i} = \sqrt{a^2 + b^2}\left(\frac{a}{\sqrt{a^2 + b^2}} + \frac{b}{\sqrt{a^2 + b^2}}\mathrm{i}\right) = |z|\mathrm{e}^{\mathrm{i}\theta} \tag{4}$$

其中 $|z|$ 为复数 z 的模长，$\theta \in (-\pi,\ \pi]$ 称为复数 z 的主辐角，记为 $\arg z$，满足

$$\cos\theta = \frac{a}{\sqrt{a^2 + b^2}},\ \sin\theta = \frac{b}{\sqrt{a^2 + b^2}} \tag{5}$$

一般的辐角 $\mathrm{Arg}\, z$ 为主辐角加上 2π 的某个正数倍，即

$$\mathrm{Arg}\, z = \arg z + 2k\pi,\ k \in \mathbb{Z} \tag{6}$$

显然，辐角中对不同整数 n 的选取不改变复数的值。

借助指数形式，两个复数的乘法就可以简洁地表示为

$$z_1 z_2 = |z_1|\mathrm{e}^{\mathrm{i}\,\mathrm{Arg}\, z_1} \cdot |z_2|\mathrm{e}^{\mathrm{i}\,\mathrm{Arg}\, z_2} = |z_1 z_2|\mathrm{e}^{\mathrm{i}\left(\mathrm{Arg}\, z_1 + \mathrm{Arg}\, z_2\right)} \tag{7}$$

即"两复数相乘，模长相乘，辐角相加"。

辐角具有非常明确的几何意义，图 27-1 中为复平面内任取的一个复数 $z = a + b\mathrm{i} = |z|\mathrm{e}^{\mathrm{i}\theta}$。

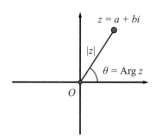

图 27-1 辐角的几何意义

辐角的几何意义意味着，复数的乘法可以被看作径向伸缩和旋转的复合映射。具体地说，设 $z_0 = |z_0| \mathrm{e}^{\mathrm{i} \operatorname{Arg} z_0}$，则映射

$$
\begin{array}{rccc}
f_{z_0}: & \mathbb{C} & \to & \mathbb{C} \\
& z = |z| \mathrm{e}^{\mathrm{i} \operatorname{Arg} z} & \mapsto & |z_0||z| \mathrm{e}^{\mathrm{i}(\operatorname{Arg} z + \operatorname{Arg} z_0)}
\end{array}
$$

可以分解为如下两个映射的复合：

$$
\begin{array}{rccc}
\tau_{z_0}: & \mathbb{C} & \to & \mathbb{C} \\
& z = |z| \mathrm{e}^{\mathrm{i} \operatorname{Arg} z} & \mapsto & |z_0||z| \mathrm{e}^{\mathrm{i} \operatorname{Arg} z}
\end{array}
$$

$$
\begin{array}{rccc}
r_{z_0}: & \mathbb{C} & \to & \mathbb{C} \\
& z = |z| \mathrm{e}^{\mathrm{i} \operatorname{Arg} z} & \mapsto & |z| \mathrm{e}^{\mathrm{i}(\operatorname{Arg} z + \operatorname{Arg} z_0)}
\end{array}
$$

$$
f_{z_0}(z) = \tau_{z_0}\left(r_{z_0}(z)\right) = r_{z_0}\left(\tau_{z_0}(z)\right)
$$

如图 27-2 所示，$\tau_{z_0}(z)$ 表示将复数 z 沿着它所在方向拉伸至原来模长的 $|z_0|$ 倍，方向不变；$r_{z_0}(z)$ 表示将复数 z 绕着坐标原点逆时针旋转 $\operatorname{Arg} z_0$，模长不变。因为径向和旋转方向互相垂直，所以复合的先后顺序并不影响结果（这其实是平面的一个本质属性，三维空间中没有这种交换不变性）。

特别地，当 $z = \mathrm{e}^{\mathrm{i}\theta}$ 时，$z^n = \mathrm{e}^{\mathrm{i}n\theta}$，$n \in \mathbb{N}^*$，可得著名的棣莫弗公式：

$$
(\cos\theta + \sin\theta \cdot \mathrm{i})^n = \cos(n\theta) + \sin(n\theta) \cdot \mathrm{i} \tag{8}
$$

利用棣莫弗公式可以很轻松地推导任意倍数的倍角公式：

$$
\begin{cases}
\cos(n\theta) = \operatorname{Re}\left((\cos\theta + \sin\theta \cdot \mathrm{i})^n\right) \\
\sin(n\theta) = \operatorname{Im}\left((\cos\theta + \sin\theta \cdot \mathrm{i})^n\right)
\end{cases} \tag{9}
$$

其中 $\operatorname{Re}(\ )$ 代表取实部，$\operatorname{Im}(\ )$ 代表取虚部。例如，当 $n = 2$ 时，即可得到通常的二倍角公式

$$\begin{cases} \cos(2\theta) = \mathrm{Re}\left((\cos\theta + \sin\theta \cdot \mathrm{i})^2\right) = \cos^2\theta - \sin^2\theta \\ \sin(2\theta) = \mathrm{Im}\left((\cos\theta + \sin\theta \cdot \mathrm{i})^2\right) = 2\sin\theta\cos\theta \end{cases} \tag{10}$$

当 $n = 3$ 时，即可得到通常的三倍角公式

$$\begin{cases} \cos(3\theta) = \mathrm{Re}\left((\cos\theta + \sin\theta \cdot \mathrm{i})^3\right) = \cos^3\theta - 3\cos\theta\sin^2\theta = 4\cos^3\theta - 3\cos\theta \\ \sin(3\theta) = \mathrm{Im}\left((\cos\theta + \sin\theta \cdot \mathrm{i})^3\right) = 3\cos^2\theta\sin\theta - \sin^3\theta = 3\sin\theta - 4\sin^3\theta \end{cases} \tag{11}$$

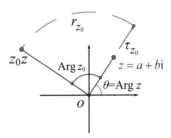

图 27-2 复数乘法的几何意义

2. 共形映射与调和函数

我们考虑从欧式平面 $\mathbb{R}^2$ 到其自身的映射

$$\begin{aligned} \varphi: \quad \mathbb{R}^2 &\to \qquad \mathbb{R}^2 \\ (x, y) &\mapsto \left(u(x, y), v(x, y)\right) \end{aligned}$$

其中 $u(x, y)$、$v(x, y)$ 均为关于每个分量连续可导的二元函数。

考虑欧式平面上的两条任意光滑曲线

$$\vec{r_1}(t) = \left(x_1(t), y_1(t)\right)$$

$$\vec{r_2}(t) = \left(x_2(t), y_2(t)\right)$$

其中 $t \in (-1, 1)$，$x_j(t)$ 和 $y_j(t)$ 为关于 t 的连续可导函数，$j = 1, 2$。设这两条曲线交于点 $P(x_0, y_0)$，且不妨假设

$$\begin{cases} x_0 = x_1(0) = x_2(0) \\ y_0 = y_1(0) = y_2(0) \end{cases}$$

则映射 φ 将这两条曲线映射为如下的两条新曲线：

$$\overrightarrow{\gamma_1}(t) = \left(u\left(x_1(t), y_1(t)\right), v\left(x_1(t), y_1(t)\right)\right)$$

$$\overrightarrow{\gamma_2}(t) = \left(u\left(x_2(t), y_2(t)\right), v\left(x_2(t), y_2(t)\right)\right)$$

设 φ 将点 P 映射为 Q，则新曲线 $\overrightarrow{\gamma_1}(t)$ 和 $\overrightarrow{\gamma_2}(t)$ 交于点 Q。

经过简单计算可得

$$\overrightarrow{r_1'}(t) = \left(x_1'(t), y_1'(t)\right)$$

$$\overrightarrow{r_2'}(t) = \left(x_2'(t), y_2'(t)\right)$$

$$\overrightarrow{\gamma_1'}(t) = \left(\frac{\partial u}{\partial x}x_1'(t) + \frac{\partial u}{\partial y}y_1'(t), \ \frac{\partial v}{\partial x}x_1'(t) + \frac{\partial v}{\partial y}y_1'(t)\right)$$

$$\overrightarrow{\gamma_2'}(t) = \left(\frac{\partial u}{\partial x}x_2'(t) + \frac{\partial u}{\partial y}y_2'(t), \ \frac{\partial v}{\partial x}x_2'(t) + \frac{\partial v}{\partial y}y_2'(t)\right)$$

若曲线 $\overrightarrow{r_1}(t)$ 和 $\overrightarrow{r_2}(t)$ 在点 P 垂直，即 $\overrightarrow{r_1'}(0) \cdot \overrightarrow{r_2'}(0) = 0$，即

$$x_1'(0)x_2'(0) + y_1'(0)y_2'(0) = 0 \tag{12}$$

再考察 $\overrightarrow{\gamma_1'}(0) \cdot \overrightarrow{\gamma_2'}(0)$ 可得

$$\begin{aligned}
&\overrightarrow{\gamma_1'}(0) \cdot \overrightarrow{\gamma_2'}(0) \\
&= \left(\frac{\partial u}{\partial x}x_1'(0) + \frac{\partial u}{\partial y}y_1'(0)\right)\left(\frac{\partial u}{\partial x}x_2'(0) + \frac{\partial u}{\partial y}y_2'(0)\right) \\
&\quad + \left(\frac{\partial v}{\partial x}x_1'(0) + \frac{\partial v}{\partial y}y_1'(0)\right)\left(\frac{\partial v}{\partial x}x_2'(0) + \frac{\partial v}{\partial y}y_2'(0)\right) \\
&= \left(\frac{\partial u}{\partial x}\frac{\partial u}{\partial x}x_1'(0)x_2'(0) + \frac{\partial u}{\partial y}\frac{\partial u}{\partial y}y_1'(0)y_2'(0) + \frac{\partial u}{\partial x}\frac{\partial u}{\partial y}\left(x_1'(0)y_2'(0) + y_1'(0)x_2'(0)\right)\right) \\
&\quad + \left(\frac{\partial v}{\partial x}\frac{\partial v}{\partial x}x_1'(0)x_2'(0) + \frac{\partial v}{\partial y}\frac{\partial v}{\partial y}y_1'(0)y_2'(0) + \frac{\partial v}{\partial x}\frac{\partial v}{\partial y}\left(x_1'(0)y_2'(0) + y_1'(0)x_2'(0)\right)\right)
\end{aligned} \tag{13}$$

显然，当 $u(x, y)$ 和 $v(x, y)$ 满足

$$\begin{cases} \dfrac{\partial u}{\partial x} = \dfrac{\partial v}{\partial y} \\[2mm] \dfrac{\partial u}{\partial y} = -\dfrac{\partial v}{\partial x} \end{cases} \tag{14}$$

时，$\vec{\gamma_1'}(0) \cdot \vec{\gamma_2'}(0) = 0$。方程组（14）被称为柯西－黎曼方程，不失一般性地，我们刚才相当于证明了：

命题 27-1：对于映射 $\varphi(x, y) = (u(x, y), v(x, y))$ 而言，如果 $u(x, y)$ 和 $v(x, y)$ 满足柯西－黎曼方程，且 $\left(\dfrac{\partial u}{\partial x}\right)^2 + \left(\dfrac{\partial u}{\partial y}\right)^2 \neq 0$，则映射 φ 将直角映射为直角。反之，如果映射 φ 将所有直角均映射为直角，则 $u(x, y)$ 和 $v(x, y)$ 必满足柯西－黎曼方程，且 $\left(\dfrac{\partial u}{\partial x}\right)^2 + \left(\dfrac{\partial u}{\partial y}\right)^2 \neq 0$。

注 27-1：命题 27-1 的必要性证明由方程（13）及曲线 $\vec{r_1}(t)$ 和 $\vec{r_2}(t)$ 的任意性立即可得。

注 27-2：之所以要求 $\left(\dfrac{\partial u}{\partial x}\right)^2 + \left(\dfrac{\partial u}{\partial y}\right)^2 \neq 0$，是因为使得 $\left(\dfrac{\partial u}{\partial x}\right)^2 + \left(\dfrac{\partial u}{\partial y}\right)^2 = 0$ 的点为映射目标曲线的奇异点，曲线在这样的点处要么自交，要么是尖点，没有唯一明确的切方向。

于是对于满足柯西－黎曼方程的映射 φ 而言，它保持了映射前后的直角关系不变。由于圆周角为直角，因此它也保持圆不变性——即如果映射 φ 的原像是圆，那么它的像也一定是圆（或退化的点，或一条直线——直线可以被看作包含无穷原点的圆）。

定义 27-1（共形映射）：将映射 $\varphi(x, y) = (u(x, y), v(x, y))$ 称为"共形映射"，如果它满足

（1）映射 φ 满足柯西－黎曼方程（14），且 $\left(\dfrac{\partial u}{\partial x}\right)^2 + \left(\dfrac{\partial u}{\partial y}\right)^2 \neq 0$；

（2）映射 φ 为从定义域到值域的双射。

实际上可以进一步证明，共形映射不仅可以保持直角和圆的不变性，还可以保持任意夹角的不变性。即命题 27-2 成立。它的证明可以从绝大多数复分析的基础文献中查到。

命题 27-2：共形映射保持相交曲线在交点处的夹角不变。

共形映射与调和函数有非常直接的联系。实际上，如果映射 $\varphi = (u(x, y), v(x, y))$ 为共形映射，则 $u(x, y)$ 和 $v(x, y)$ 满足柯西－黎曼方程（14），如果它们二阶连续可导，则有

$$\begin{cases} \dfrac{\partial^2 u}{\partial x^2} = \dfrac{\partial}{\partial x}\left(\dfrac{\partial u}{\partial x}\right) = \dfrac{\partial}{\partial x}\left(\dfrac{\partial v}{\partial y}\right) = \dfrac{\partial^2 v}{\partial x \partial y} \\[3mm] \dfrac{\partial^2 u}{\partial y^2} = \dfrac{\partial}{\partial y}\left(\dfrac{\partial u}{\partial y}\right) = -\dfrac{\partial}{\partial y}\left(\dfrac{\partial v}{\partial x}\right) = -\dfrac{\partial^2 v}{\partial x \partial y} \end{cases} \tag{15}$$

进而可得

$$\frac{\partial^2 u}{\partial x^2} + \frac{\partial^2 u}{\partial y^2} = 0 \tag{16}$$

同理可得

$$\frac{\partial^2 v}{\partial x^2} + \frac{\partial^2 v}{\partial y^2} = 0 \tag{17}$$

数学上通常将算子 $\dfrac{\partial^2}{\partial x^2} + \dfrac{\partial^2}{\partial y^2}$ 记为 Δ，称为拉普拉斯算子。于是（16）式和（17）式可改写为

$$\begin{cases} \Delta u = 0 \\ \Delta v = 0 \end{cases} \tag{18}$$

数学上将拉普拉斯算子计算为 0 的二元函数称为调和函数。调和函数最重要的性质为路径积分的不变性，即通过曲线积分

$$F(x, y) = \int_{(x_0, y_0)}^{(x, y)} u(s, t)\, \mathrm{d}l \tag{19}$$

定义出的函数 $F(x, y)$ 是良定的，和积分路径无关。这是因为对于任意两个不相交的平面积分路径 Γ_1 和 Γ_2，它们围成一个平面封闭区域 Ω，且 Ω 的边界即为 Γ_1 和 Γ_2。根据格林公式有

$$\begin{aligned} \oint_{\partial\Omega} u\, \mathrm{d}l &= \iint_\Omega \mathrm{d}(u\, \mathrm{d}l) = \iint_\Omega \mathrm{d}\left(\frac{\partial u}{\partial x}\mathrm{d}y - \frac{\partial u}{\partial y}\mathrm{d}x\right) \\ &= \iint_\Omega \left(\frac{\partial^2 u}{\partial x^2}\mathrm{d}x\mathrm{d}y + \frac{\partial^2 u}{\partial y^2}\mathrm{d}x\mathrm{d}y\right) = \iint_\Omega \Delta u\, \mathrm{d}x\mathrm{d}y = 0 \end{aligned} \tag{20}$$

于是沿着路径 Γ_1 和 Γ_2 的积分结果是一样的。

还可以利用复数将柯西 – 黎曼方程改写为更为简洁的形式。记

$$\begin{cases} \dfrac{\partial}{\partial z} = \dfrac{\partial}{\partial x} - \dfrac{\partial}{\partial y}\mathrm{i} \\[3mm] \dfrac{\partial}{\partial \overline{z}} = \dfrac{\partial}{\partial x} + \dfrac{\partial}{\partial y}\mathrm{i} \end{cases} \tag{21}$$

则有

$$\begin{aligned} &\frac{\partial^2}{\partial z \partial \overline{z}}\big(u(x,\,y)+v(x,\,y)\mathrm{i}\big) \\ &= \left(\frac{\partial}{\partial x} - \frac{\partial}{\partial y}\mathrm{i}\right)\left(\frac{\partial}{\partial x} + \frac{\partial}{\partial y}\mathrm{i}\right)\big(u(x,\,y)+v(x,\,y)\mathrm{i}\big) \\ &= \left(\frac{\partial^2}{\partial x^2} + \frac{\partial^2}{\partial y^2}\right)\big(u(x,\,y)+v(x,\,y)\mathrm{i}\big) \\ &= \big(\Delta u(x,\,y)+\Delta v(x,\,y)\mathrm{i}\big) \end{aligned} \tag{22}$$

如果将映射 φ 看成从复平面 $\mathbb{C}$ 到其自身的映射

$$\varphi(x+y\mathrm{i}) = u(x,\,y)+v(x,\,y)\mathrm{i} \tag{23}$$

经过简单计算可得

$$\begin{aligned} \frac{\partial \varphi}{\partial \overline{z}} &= \left(\frac{\partial}{\partial x} + \frac{\partial}{\partial y}\mathrm{i}\right)\big(u(x,\,y)+v(x,\,y)\mathrm{i}\big) \\ &= \left(\frac{\partial u}{\partial x} - \frac{\partial v}{\partial y}\right) + \left(\frac{\partial u}{\partial y} + \frac{\partial v}{\partial x}\right)\mathrm{i} \end{aligned} \tag{24}$$

于是有下列定义和命题。

定义 27-2：从复平面 $\mathbb{C}$ 内的区域 Ω 到复平面 $\mathbb{C}$ 的映射 $\varphi(x+y\mathrm{i}) = u(x,\,y) + v(x,\,y)\mathrm{i}$ 为全纯函数，当且仅当

$$\frac{\partial \varphi}{\partial \overline{z}} = 0 \tag{25}$$

命题 27-3：从复平面 $\mathbb{C}$ 内的区域 Ω 到复平面 $\mathbb{C}$ 的全纯函数 $\varphi(x+y\mathrm{i}) = u(x,\,y) + v(x,\,y)\mathrm{i}$ 为共形映射，当且仅当

$$\frac{\partial \varphi}{\partial z} \neq 0 \tag{26}$$

命题 27-4：若从复平面 $\mathbb{C}$ 内的区域 Ω 到复平面 $\mathbb{C}$ 的映射 $\varphi(x+y\mathrm{i})=u(x,y)+v(x,y)\mathrm{i}$ 为全纯函数，则有

$$\frac{\partial^2 \varphi}{\partial z \partial \overline{z}} = 0 \qquad (27)$$

并且 $\mathrm{Re}\,\varphi$ 和 $\mathrm{Im}\,\varphi$ 均为调和函数。

在现代几何学中，如果我们想要在一个拓扑流形上积分，往往要先在这个拓扑流形上赋予度量结构，然后通过霍奇分解将上面的 1- 微分形式分解出调和部分，再利用调和部分的积分路径无关性来定义流形上从一点到另一点的积分。此法定义出的积分与积分路径无关，更方便研究。由于柯西 - 黎曼方程与调和函数之间的紧密关系，因此现代几何学往往用复几何的语言描述。

例 27-1：默比乌斯变换

默比乌斯变换是这样的一个复变函数：

$$\mu(z) = \frac{az+b}{cz+d}$$

其中 $a,\,b,\,c,\,d \in \mathbb{C}$ 且满足 $ad-bc \neq 0$。默比乌斯变换即为一个全纯函数，因为

$$\frac{\partial}{\partial \overline{z}} \mu(z) = \left(\frac{\partial}{\partial x} + \frac{\partial}{\partial y}\mathrm{i}\right)\frac{a(x+y\mathrm{i})+b}{c(x+y\mathrm{i})+d}$$

$$= \frac{\partial}{\partial x}\left(\frac{a(x+y\mathrm{i})+b}{c(x+y\mathrm{i})+d}\right) + \frac{\partial}{\partial y}\left(\frac{a(x+y\mathrm{i})+b}{c(x+y\mathrm{i})+d}\right)\mathrm{i}$$

$$= \frac{a(c(x+y\mathrm{i})+d)-c(a(x+y\mathrm{i})+b)}{(c(x+y\mathrm{i})+d)^2} + \frac{a\mathrm{i}(c(x+y\mathrm{i})+d)-c\mathrm{i}(a(x+y\mathrm{i})+b)}{(c(x+y\mathrm{i})+d)^2}\mathrm{i}$$

$$= \frac{a(c(x+y\mathrm{i})+d)-c(a(x+y\mathrm{i})+b)-a(c(x+y\mathrm{i})+d)+c(a(x+y\mathrm{i})+b)}{(c(x+y\mathrm{i})+d)^2} = 0$$

所以默比乌斯变换是共形变换。实际上，如果 $ad-bc=1$，则默比乌斯变换将单位圆盘一一映射为单位圆盘。反过来也可以证明，所有单位圆盘到自身的一一全纯映射都是默比乌斯变换。

默比乌斯变换之所以有这样的性质，是因为它可以分解为

$$\mu(z) = \frac{az+b}{cz+d} = \frac{\dfrac{a}{c}(cz+d)+b-\dfrac{ad}{c}}{cz+d} = \frac{a}{c} + \frac{bc-ad}{c^2z+dc}$$

于是默比乌斯变换由平移、拉伸和反演变换复合而成，其中反演变换即为映射 $\phi(z) = \dfrac{1}{z}$，反演变换也是全纯函数，因为

$$\frac{\partial}{\partial \bar{z}}\phi(x,y) = \left(\frac{\partial}{\partial x} + \frac{\partial}{\partial y}\mathrm{i}\right)\frac{1}{x+y\mathrm{i}} = -\frac{1}{(x+y\mathrm{i})^2} - \frac{\mathrm{i}^2}{(x+y\mathrm{i})^2} = 0$$

而平移、反演、拉伸都是全纯的，并且复导数非零，进而是共形的，所以它们的复合也是全纯和共形的。

3. 黎曼映射定理的介绍

著名的黎曼映射定理描述如下。

定理 27-1（黎曼映射定理）：设 Ω 为复平面上的非空单连通开区域，且 $\Omega \neq \mathbb{C}$，则对于任意的 $z_0 \in \Omega$，存在唯一一个双全纯映射 $\varphi : \Omega \to H$，使得 $\varphi(z_0) = 0$，$\varphi'(z_0) \in \mathbb{R}^+ = (0, +\infty)$。其中 $H = \{z \mid \operatorname{Im} z \geq 0\}$ 为上半复平面。

注 27-3：设 $\varphi(x,y) = u(x,y) + v(x,y)\mathrm{i}$，其中 $u(x,y)$ 和 $v(x,y)$ 为实二元函数，i 为虚数单位，则其复导数定义如下

$$\varphi'(z) = \left(\frac{\partial}{\partial x} - \frac{\partial}{\partial y}\mathrm{i}\right)(u(x,y) + v(x,y)\mathrm{i}) = \left(\frac{\partial u}{\partial x} + \frac{\partial v}{\partial y}\right) + \left(\frac{\partial v}{\partial x} - \frac{\partial u}{\partial y}\right)\mathrm{i}$$

注 27-4：黎曼映射定理的唯一性由边界条件 $\varphi(z_0) = 0$ 和 $\varphi'(z_0) \in \mathbb{R}^+ = (0, +\infty)$ 保证，如果这两个条件缺少一个，那么映射将不再唯一，那时不同的映射之间相差一个默比乌斯变换。

黎曼映射定理给出了映射的存在唯一性，但是并没有给出构造映射的方法。一般地，这种映射的构造是非常困难的，但是在特殊情况下可以直接写出其映射公式。这就是下面的施瓦茨－克里斯托费尔（Schwarz-Christoffel）公式。

定理 27-2：设 w_1, w_2, $\cdots$, w_n 为复平面内实轴上的 n 个不同的点，且 $w_1 < w_2 < \cdots < w_n$，则映射

$$f(w) = C_1 \int_0^w \prod_{k=1}^n (z - w_k)^{-\beta_k} \, \mathrm{d}z + C_2$$

将上半复平面 $H = \{z \mid \operatorname{Im} z \geq 0\}$ 映射为复平面的 $n+1$ 边多边形区域 Ω（允许是凹多边形），其中 Ω 的顶点逆时针依次为 $f(w_1)$, $f(w_2)$, $\cdots$, $f(w_n)$, $f(\infty)$，且 $f(w_i)$ 处多边形 Ω 的外角为 β_k，C_1 和 C_2 为两个复参数。

4. 利用共形映射实现对扫描图片的整形

在实际的应用中，我们往往可以根据需要构造出所需共形映射。例 27-2 中的映射是一个很常用的映射，它可以实现"将复平面内的一根棍子磨平"的效果。

例 27-2：考虑复变函数

$$\varphi(z) = \sqrt{z^2 + h^2}$$

或将其等价地写为

$$\varphi(x, y) = \sqrt{(x + yi)^2 + h^2}$$

其中 h 为一个正实数，复数开根号" $\sqrt{z}$ "的含义是 $\sqrt{z} = \sqrt{|z|} \cdot \mathrm{e}^{\mathrm{i}\frac{\operatorname{Arg} z}{2}}$，其中 $\operatorname{Arg} z$ 为复数 z 的辐角，且令其位于 $[0, 2\pi)$ 之中。

这个函数可以被看作由三个更简单的函数复合而成：

$$f(z) = z^2 、 g(z) = z + h^2 、 q(z) = \sqrt{z}$$

$$\varphi(z) = q(g(f(z)))$$

很容易验证 f、g、q 均为全纯函数，于是它们的复合 φ 也是全纯函数。图 27-3 中给出了映射 f、g、h 各自的效果，以及复合起来后映射 φ 的效果。

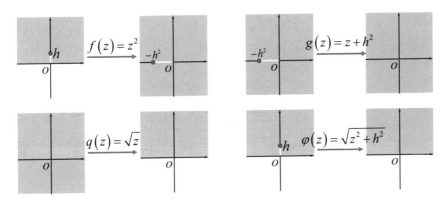

图 27-3　例 27-2 中各映射的效果

直观上看，全纯映射 φ 的效果仿佛是"将原来复平面上高为 h 的黄色棍子磨平"，而且在"磨平"的过程中，对除"棍子"周围的图形共形。图 27-4 和图 27-5 展示了不同区域和不同曲线形状的基本图形（直线和圆）在映射 φ 下的结果。

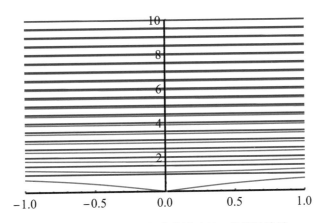

图 27-4　上半复平面的直线被映射 φ 作用的效果

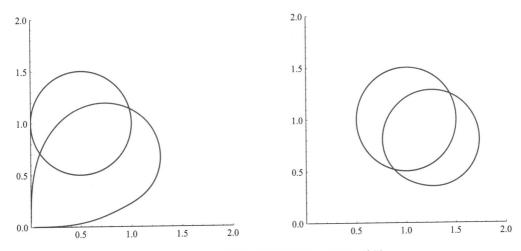

图 27-5　上半复平面的圆被映射 φ 作用的效果

那么这和图片的扫描与整形有什么关系呢？图 27-6 的左图为某张切角黑白图片的原图，右图为使用某手机拍照扫描软件整形后的图片。

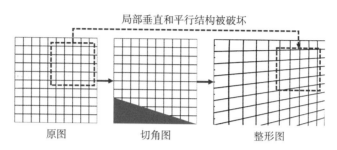

图 27-6 某手机拍照扫描软件对切角图片的整形效果

从图 27-6 中可以看到，原图中某些直角在整形后变为非直角。这是因为该扫描软件使用的整形方法是简单地将左图中的矩形拉伸为右图中的四边形，而这种拉伸并非共形映射。如果希望整形后尽可能地保留直角，又该如何整形呢？我们希望用共形映射可以达到或接近预期效果。

图 27-7 中展示了利用映射 φ 的整形效果。可以看到：采用共形映射变换后，原图中网格线之间的垂直关系被很好地保留下来。也就是说，共形映射可以更好地保持图形的结构信息。但是需要注意的是，共形映射虽然可以保持几何结构不变，但是构造适合的映射往往需要相对复杂的计算。例如图 27-7 中利用一次映射 φ 整形其实并没有将切角图片变为矩形，依然有一个"弧形"的切片。当然我们可以多步重复使用映射 φ，将弧形的切片逐步变小，同时因为每一步都是共形变换，所以映射的复合依然共形。理论上，经过充分多次重复整形之后，弧形切片的面积将可达到任意小，但是其计算代价明显大于图 27-6 中四角拉伸的办法。所以图 27-7 中的方法适用于那些对图片中的结构信息非常重视的应用领域，例如航天工业。

当然，需要整形的图形可能千奇百怪，不可能人为地逐个构造适合的共形映射。实际上，在应用中往往使用调和向量场来逐步调整图片，这个方法就需要用到偏微分方程及其数值解理论，这超出了本讲想要介绍的范围。读者可以参阅参考文献了解相关技术[1]。

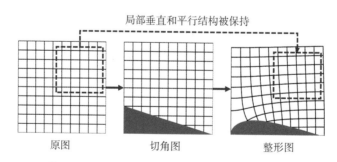

图 27-7 利用共形映射 φ 对切角图片的整形效果

话题 28：

再谈艺廊摄像头问题——二重监控

我们在话题 11 中讨论了在一个 n 边形艺廊的拐角处设置摄像头，以最少的摄像头数量覆盖整个艺廊的监控器分布方法。通过使用对偶图和图的三着色方法，得到了摄像头数量不会超过 $n/3$。但是现实中很多极端贵重的艺术品往往会被单独安放在某个房间的中央，游客会从四面八方去观赏展品。如果仅有一个摄像头监控该展品，那么万一这个摄像头遭到人为或意外损坏，该展品就会脱离监控。为了避免这种事件发生的可能，一个有效且简单的办法是在房间的墙壁上安装两个摄像头，同时监控该展品，确保两个摄像头的视野都能够覆盖以该展品为中心、半径为 r 的某个圆形区域，并且使得这两个摄像头离得尽量远。一个自然的问题是：是否任意指定房间，都能够安装这样的二重监控摄像头组？答案是否定的，本讲就来讨论这个问题，并最终给出何时无法安装的判定定理。

本讲适合在讲授或学习完高中数学的三角函数、三角恒等变换和解三角形后，作为数学建模素材在日常教学中讲授或学习。本讲内容包括但不限于：

1. 系统参数空间的确定；

2. 二重监控系统存在的性质定理，即何时不存在的判定定理；

3. 一种简单的安装算法；

4. 多重监控问题简介。

假设展厅平面图为一个单连通的平面凸区域 Ω，其内部点 O 处安放着一个贵重展品，以点 O 为圆心，以 $r > 0$ 为半径作圆 C，圆 C 的内部区域称为安全范围。首要的问题是，寻找两个点 P_1，$P_2 \in \partial\Omega$（其中 $\partial\Omega$ 表示多边形区域 Ω 的边界，即房间的墙壁），使得过点 P_i 作圆 C 的两条切线，两条切线所张角度小于等于 α，$i = 1, 2$。角 α 可以被看作摄像头视野的最大张角，设 $\alpha \in (0, \pi)$，并且要求摄像头 P_1 的张角区域和 P_2 的张角区域的公共部分为一个凸四边形，而非一个开放区域（图 28-1，这相当于一个分离性条件，避免两个摄像头距离过近，降低两个摄像头同时被恶意损坏的可能）。为了处理这个问题，我们分为两步进行。

Step 1：首先不考虑条件"P_1，$P_2 \in \partial\Omega$"，并认为过点 P_i 作圆 C 的两条切线，两条切线

所张角度恰好等于 α，$i = 1, 2$，确定点 P_1、P_2 的位置（图 28-1 左图）。

Step 2：挪动圆 O 和 P_1、P_2，使得 P_1、P_2 位于边界 $\partial\Omega$ 上（图 28-1 右图）。

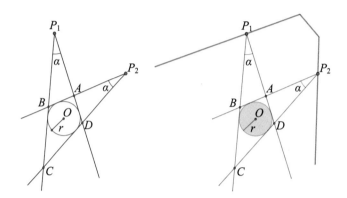

图 28-1　先确定点 P_1、P_2 的位置（左图），再将整个监控系统安置在墙壁 $\partial\Omega$ 上（右图）

首先观察图 28-1，利用平面几何很容易得到如下观察。

观察 1：$\angle ABC = \angle ADC$。

这是因为 $\angle ABC = \angle P_1AB + \alpha = \angle P_2AB + \alpha = \angle ADC$。

观察 2：$\angle BAD - \angle BCD = 2\alpha$。

这是因为，连接 CA 并延长至点 Q，如图 28-2 所示。根据外角定理可得

$$\angle BAC = \angle P_2AQ = \alpha + \angle DCA$$

$$\angle DAC = \angle P_1AQ = \alpha + \angle BCA$$

两式相加可得 $\angle BAD = 2\alpha + \angle BCD$。

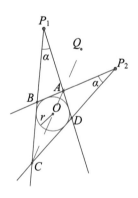

图 28-2　$\angle BAD - \angle BCD = 2\alpha$ 的证明辅助线

观察 3：给定 α 和 r，不考虑刚性旋转，四边形 $ABCD$ 完全由 $\angle BCD$ 决定。

这是因为，由观察 1 和观察 2，如果设四边形 $ABCD$ 四个内角分别为 $\angle A$、$\angle B$、$\angle C$、

$\angle D$，则有如下方程组

$$\begin{cases} \angle A + \angle B + \angle C + \angle D = 2\pi \\ \angle B = \angle D \\ \angle A = \angle C + 2\alpha \end{cases}$$

解得

$$\begin{cases} \angle A = \angle C + 2\alpha \\ \angle B = \pi - \angle C - \alpha \\ \angle D = \pi - \angle C - \alpha \end{cases}$$

于是四边形 $ABCD$ 的形状由 $\angle C$ 所决定。又因为圆 O 为四边形 $ABCD$ 的内切圆，半径 r 决定了四边形 $ABCD$ 在形状相似时的大小。于是在不考虑刚性旋转的情况下，四边形 $ABCD$ 由 $\angle C$ 唯一决定。

注 28-1： 观察 3 说明，当给定 α 和 r 之后，四边形 $ABCD$ 的信息完全含于 $\angle C$ 的信息中。又由于点 P_1、P_2 均为四边形 $ABCD$ 两组对边延长线的交点，因此点 P_1、P_2 的位置信息也由 $\angle C$ 唯一决定。于是 $\angle C$ 是本系统中除 α 和 r 之外的第三个重要参数。

观察 4： 线段长 $BA = AD$、$BC = DC$、$P_1B = P_2D$，且 $BD \parallel P_1P_2$。

这是因为，四边形 $ABCD$ 外接于圆，于是 $\angle BAC = \angle DAC$，$\angle BCA = \angle DCA$，又由于 $AC = AC$，因此 $\triangle ABC \simeq \triangle ADC$，于是 $BA = AD$、$BC = DC$。同时由于 $\angle P_1 = \angle P_2$ 且 $\angle P_1AB = \angle P_2AD$，可得 $\triangle P_1AB \simeq \triangle P_2AD$，于是 $P_1B = P_2D$。进而有 $CB : CP_1 = CD : CP_2$，可得 $BD \parallel P_1P_2$。

现固定 $\angle C$，并设边长 $AB = a$、$BC = b$，于是 $CD = b$、$DA = a$，连接 BD 并设线段长 $BD = l$，连接 P_1P_2，并设线段长 $P_1P_2 = \delta$。由观察 4 可得

$$\frac{l}{\delta} = \frac{b}{b + BP_1} \tag{1}$$

为方便起见，设四边形 $ABCD$ 的四个内角分别为 $\angle A$、$\angle B$、$\angle C$、$\angle D$。关注 $\triangle P_1DB$，根据正弦定理可得

$$\frac{l}{\sin\alpha} = \frac{BP_1}{\sin\angle BDA}$$

由于 $\triangle ABD$ 为等腰三角形，$\angle A + 2\angle BDA = 180°$，可得

$$\frac{l}{\sin \alpha} = \frac{BP_1}{\cos(A/2)} \tag{2}$$

注意到

$$l = 2b \sin \frac{C}{2} \tag{3}$$

联立（1）式、（2）式和（3）式，可解得

$$\delta = 2b \sin \frac{C}{2}\left(1 + 2\cos \frac{A}{2}\csc \alpha \sin \frac{C}{2}\right) \tag{4}$$

$$BP_1 = 2b \cos\left(\frac{A}{2}\right)\csc \alpha \sin\left(\frac{C}{2}\right) \tag{5}$$

其中 $\csc \alpha = (\sin \alpha)^{-1}$。注意到 $\angle A = 2\alpha + \angle C$，代入（4）式和（5）式可得

$$\delta = 2b \sin \frac{C}{2}\left(1 + 2\cos\left(\frac{C}{2} + \alpha\right)\csc \alpha \sin \frac{C}{2}\right) \tag{6}$$

$$BP_1 = 2b \cos\left(\frac{C + 2\alpha}{2}\right)\csc \alpha \sin\left(\frac{C}{2}\right) \tag{7}$$

同时在 $\triangle ABC$ 中，如图 28-3 所示，设圆 O 与 AB 相切于点 M，与 BC 相切于点 N，连接 OM、ON，则有 $BM = BN$，$CN = r\cot\frac{C}{2}$，$AM = r\cot\frac{A}{2}$，进而可得

$$b - a = r\left(\cot\frac{C}{2} - \cot\frac{A}{2}\right) \tag{8}$$

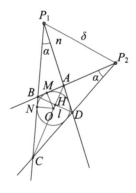

图 28-3 推导 b 和 $\angle C$、α 和 r 之间关系时所用的辅助线

连接 AC 与 BD 交于点 H，在 $\mathrm{Rt}\triangle BAH$ 与 $\mathrm{Rt}\triangle BCH$ 中，有

$$a = \frac{l}{2}\csc\frac{A}{2} \ , \ b = \frac{l}{2}\csc\frac{C}{2} \tag{9}$$

将（8）式和（9）式联立方程组，并注意到 $\angle A - \angle C = 2\alpha$，可以解得

$$b = r\cos\frac{\alpha}{2}\csc\frac{C}{2}\sec\frac{C+\alpha}{2} \tag{10}$$

将（10）式代入（6）式和（7）式，并使用和差化积公式，可得

$$\delta = 2r\csc\frac{\alpha}{2}\sin\frac{C+\alpha}{2} \tag{11}$$

$$BP_1 = 2r\csc\alpha\cos\frac{\alpha}{2}\sec\frac{C+\alpha}{2}\cos\frac{C+2\alpha}{2} \tag{12}$$

过点 C 作 $CK \perp P_1P_2$ 于点 K，易知 C、H、K 三点共线。设线段长 $HK = h$，由（12）式可得

$$h = BP_1\cos\frac{C}{2} = \frac{1}{2}r\big(\cos\alpha + \cos(C+\alpha)\big)\csc\frac{\alpha}{2}\sec\frac{C+\alpha}{2} \tag{13}$$

注意到 $\triangle ABC \simeq \triangle ADC$、$\triangle P_1AB \simeq \triangle P_2AD$，可得 $P_1C = P_2C$，于是点 C 在线段 P_1P_2 的垂直平分线上。进而可得性质定理 28-1。

定理 28-1：设 Ω 为一个平面凸区域。若存在 $P_1, P_2 \in \partial\Omega$ 使得以 P_1 和 P_2 为顶点、大小为 α 的张角区域的公共部分 Γ（一个凸四边形）包含半径为 r 的圆盘，则下列不等式成立。

$$D(\Omega) \geqslant 2r\csc\frac{\alpha}{2}\sin\frac{C+\alpha}{2} \tag{14}$$

$$D(\Omega) \geqslant \frac{1}{2}r\big(\cos\alpha + \cos(C+\alpha)\big)\csc\frac{\alpha}{2}\sec\frac{C+\alpha}{2} \tag{15}$$

其中 $D(\Omega) = \mathrm{Max}\big\{|Q_1Q_2|\big|Q_1, Q_2 \in \Omega\big\}$，$\angle C$ 为四边形 Γ 中距离直线 P_1P_2 最远的顶点所对应的内角。

注 28-2：定理 28-1 的逆否命题给出了何时不存在二重监控系统的判定法则。

注 28-3：如果区域 Ω 是事先确定的，那么由定理 28-1，$\angle C$ 就需要满足

$$\sin\frac{C+\alpha}{2} \leqslant \sin\frac{\alpha}{2} \cdot \frac{D(\Omega)}{2r} \tag{16}$$

由于 $\angle A = \angle C + 2\alpha > \angle C + \alpha$，因此 $\dfrac{\angle C + \alpha}{2}$ 一定是锐角，于是由不等式（16）可解得

$$\angle C \leqslant 2\,\mathrm{Arcsin}\left(\frac{D(\Omega)}{2r} \cdot \sin\frac{\alpha}{2}\right) - \alpha \tag{17}$$

明确了二重监控系统何时无法安装的判定定理之后，下面的问题就是在该定理存在时，如何方便地找到适合的安装位置——包括展品的位置 O，以及摄像头的安装位置 P_1、P_2。正如本讲开篇所言，为了降低两个摄像头同时被恶意损坏的可能，需要使 P_1 和 P_2 相隔得尽可能远。

下面给出了一种比较方便的安装方法（图 28-4）。

算法 28-1：二重监控系统的安装

输入： 安全半径 r、监控摄像头的张角 α、平面凸区域 Ω。

输出： 展品摆放位置 O，摄像头安装位置 P_1、P_2。

Step 1：找到区域 Ω 的最远对径点作为 P_1 和 P_2。

Step 2：连接 P_1 和 P_2 两点，并作出其垂直平分线 h。

Step 3：在垂直平分线 h 上定位点 C（不一定在 Ω 内部），使得

$$\angle P_1 C P_2 \leqslant 2\,\mathrm{Arcsin}\left(\frac{D(\Omega)}{2r} \cdot \sin\frac{\alpha}{2}\right) - \alpha$$

Step 4：从点 C 出发，沿着 h 朝着线段 $P_1 P_2$ 方向前进如下距离 CO，确定点 O 位置

$$CO = r\csc\frac{C}{2}$$

Step 5：输出点 P_1、P_2、O 位置。

注 28-4： 算法 28-1 的主要计算复杂度集中在 Step 1。如果 Ω 是平面凸 n 边形区域，在算法 28-1 的 Step 1 中，只需要使用旋转卡壳算法逐步观察对角线长度，即可在 $n\ln n$ 时间复杂度内得到对径点。关于旋转卡壳算法，读者可参阅参考文献 [1][2]。

注 28-5： 算法 28-1 只是一种充分性的安装算法，即并非所有满足需求的二重监控系统都可以由算法 28-1 给出。

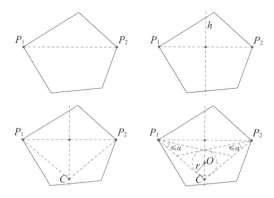

图 28-4 二重监控系统安装步骤示意图

二重监控系统的不安全性理论上可以达到零，因为两个摄像头同时被损坏的概率为零。一旦发生其中一个被损坏的情况，那么就可以即刻关闭展馆。如果照顾到观众的感受，不允许在展览时关闭展馆，而是选择在展览结束后再进行维修，那么二重监控系统还是有风险的。假设一个摄像头在展览期间被损坏的概率为 p，则两个摄像头在展览期间都被损坏的概率为 p^2，这就是二重监控系统失效的概率。一般地，n 重监控系统的失效概率为 p^n，随着监控摄像头增多，这个失效概率会迅速减小。对于一般 n 重监控系统的推广和研究留给读者思考。

话题 29：
Sigmoid 函数与万有逼近定理

在资源受限的生物种群模型中，生物种群数量变化趋势经常符合 S 型函数，即先加速增多，直到种群数量达到环境所能容纳的种群极限数量的一半，之后增速逐渐放缓，直到种群数量渐近于环境所能容纳的极限数量。S 型曲线在数学上可以被看作由 Sigmoid 函数经过平移和拉伸得到的。Sigmoid 函数不仅仅在生物学中应用广泛，在信息科学、材料科学甚至心理学中也具有丰富价值。神经网络中著名的万有逼近定理，就是利用 Sigmoid 函数逼近阶跃函数，将阶梯函数分解为若干简单 S 型函数的线性组合，进而以任意精度逼近给定的复杂函数。不仅如此，借助 Sigmoid 函数，可以用一个光滑函数以任意精度逼近任意有限分支规则。

本讲适合在讲授或学习完高中数学的基本初等函数、数列、导数和定积分章节后，作为数学建模素材在日常教学中讲授或学习。本讲内容包括但不限于：

1. Sigmoid 函数与阶跃函数；

2. S 型函数的线性组合与阶梯函数；

3. 神经网络的万有逼近定理；

4. 用 Sigmoid 函数逼近分支规则；

5. Sigmoid 函数的分段线性变种——ReLU 函数。

1. Sigmoid 函数与阶跃函数

Sigmoid 函数的定义域是全体实数，其解析式为

$$f(x) = \frac{1}{1 + e^{-x}} \tag{1}$$

通过对这个函数求导数及二阶导数

$$f'(x) = \frac{e^{-x}}{\left(1 + e^{-x}\right)^2} \ , \ f''(x) = \frac{e^{-x}\left(e^{-x} - 1\right)}{\left(1 + e^{-x}\right)^3} \tag{2}$$

可以得到其图像的形态特征，如表 29-1 所示。图 29-1 描绘了其函数图像。

表 29-1 Sigmoid 函数的形态特征

x	$-\infty$	$(-\infty, 0)$	0	$(0, +\infty)$	$+\infty$
$f'(x)$	0	$+$	$1/4$	$+$	1
$f''(x)$	0	$+$	0	$-$	0
$f(x)$	渐近于 $y = 0$	加速 递增	增速 最快	减速 递增	渐进于 $y = 1$

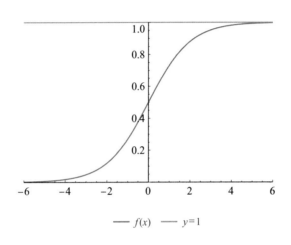

图 29-1 Sigmoid 函数的函数图像

Sigmoid 函数之所以常见且重要，其中一个重要的原因是，它经过拉伸和平移的图像变换可以以任意精度逼近阶跃函数。同时，Sigmoid 函数是光滑函数（任意阶导数存在且连续），这就为分析很多具有离散突变的相应问题带来了方便。

具体地说，阶跃函数的一般形式为

$$h_a(x) = \begin{cases} 1, & x \geqslant a \\ 0, & x < a \end{cases} \tag{3}$$

其中 $a \in \mathbb{R}$ 为参数。称 $h_a(x)$ 为在 a 处跳跃的阶跃函数。

阶跃函数并不是连续的，它在 $x = a$ 处存在第一类间断点，且是不可去间断点。但是可以基于 Sigmoid 函数构造函数序列 $\{S_n(x; a)\}$ 去逼近它，其中 $S_n(x; a)$ 形如：

$$S_n(x; a) = f(n(x-a)) = \frac{1}{1 + \mathrm{e}^{-n(x-a)}} \tag{4}$$

命题 29-1：设 $f(x)$ 为 Sigmoid 函数，$h_a(x)$ 为在 a 处跳跃的阶跃函数，函数序列 $\{S_n(x;\,a)\}$ 形如

$$S_n(x;\,a) = f(n(x-a)) = \frac{1}{1+\mathrm{e}^{-n(x-a)}} \tag{5}$$

则 $\forall \varepsilon > 0$，$\exists N > 0$，使得只要 $n > N$，便有

$$\int_{-\infty}^{+\infty} |S_n(x;\,a) - h_a(x)|\,\mathrm{d}x < \varepsilon \tag{6}$$

证明：$\forall \varepsilon > 0$ 取定，记 $I_n(M) = \int_{a-M}^{a+M} |S_n(x;\,a) - h_a(x)|\,\mathrm{d}x$，取 $N = \left[\dfrac{4}{\varepsilon}\right] + 1$，其中 [] 为高斯取整函数。则当 $n > N$ 时有

$$
\begin{aligned}
I_n(M) &= \int_{a-M}^{a+M} |S_n(x;\,a) - h_a(x)|\,\mathrm{d}x \\
&= \int_{a-M}^{a-\frac{\varepsilon}{4}} |S_n(x;\,a) - h_a(x)|\,\mathrm{d}x + \int_{a+\frac{\varepsilon}{4}}^{a+M} |S_n(x;\,a) - h_a(x)|\,\mathrm{d}x + \int_{a-\frac{\varepsilon}{4}}^{a+\frac{\varepsilon}{4}} |S_n(x;\,a) - h_a(x)|\,\mathrm{d}x \\
&\leqslant \int_{a-M}^{a-\frac{\varepsilon}{4}} (S_n(x;\,a) - h_a(x))\,\mathrm{d}x + \int_{a+\frac{\varepsilon}{4}}^{a+M} (h_a(x) - S_n(x;\,a))\,\mathrm{d}x + \frac{\varepsilon}{2} \\
&= \int_{a-M}^{a-\frac{\varepsilon}{4}} \frac{1}{1+\mathrm{e}^{-n(x-a)}}\,\mathrm{d}x + \int_{a+\frac{\varepsilon}{4}}^{a+M} \frac{\mathrm{e}^{-n(x-a)}}{1+\mathrm{e}^{-n(x-a)}}\,\mathrm{d}x + \frac{\varepsilon}{2} \\
&< \int_{-M}^{-\frac{\varepsilon}{4}} \mathrm{e}^{nx}\,\mathrm{d}x + \int_{\frac{\varepsilon}{4}}^{M} \mathrm{e}^{-nx}\,\mathrm{d}x + \frac{\varepsilon}{2} \\
&= 2\int_{\frac{\varepsilon}{4}}^{M} \mathrm{e}^{-nx}\,\mathrm{d}x + \frac{\varepsilon}{2} \\
&= -\frac{2}{n}\int_{\frac{\varepsilon}{4}}^{M} \mathrm{e}^{-nx}\,\mathrm{d}(-nx) + \frac{\varepsilon}{2} \\
&= \frac{2}{n}\left(\mathrm{e}^{-\frac{\varepsilon}{4}} - \mathrm{e}^{-M}\right) + \frac{\varepsilon}{2} \\
&< \frac{2}{n} + \frac{\varepsilon}{2} < \frac{2}{N} + \frac{\varepsilon}{2} < \frac{\varepsilon}{2} + \frac{\varepsilon}{2} = \varepsilon
\end{aligned}
$$

于是 $\exists N > 0$，对于任意的 $M > 0$，只要 $n > N$，便有 $I_n(M) < \varepsilon$。再由于

$$I_\infty(M) = \int_{-\infty}^{+\infty} |S_n(x;\,a) - h_a(x)|\,\mathrm{d}x = \lim_{M \to +\infty} I_n(M) \tag{7}$$

以及极限的保序性，可知 $\exists N > 0$，对于任意的 $M > 0$，只要 $n > N$，便有 $I_\infty(M) < \varepsilon$，证毕。

注 29-1：（6）式左侧可以被看作衡量函数 $S_n(x;a)$ 和 $h_a(x)$ 差别的一种"距离"。定义 29-1 及其后的命题 29-2 表明，如此定义的函数间的"距离"，符合通常对距离的直观印象。它帮助我们理解"逼近"这件事到底是在什么水平下发生的。

注 29-2：$S_n(x;a)$ 并不会逐点收敛到 $h_a(x)$。实际上，如果 $x \neq a$，则有 $\lim\limits_{n \to \infty} S_n(x;a) = h_a(x)$，但是 $S_n(x;a) = \dfrac{1}{2}$、$h_a(a) = 1$，于是 $\left| S_n(x;a) - h_a(x) \right| = \dfrac{1}{2}$。

定义 29-1：设定义在实数集 $\mathbb{R}$ 上的函数 $f(x)$ 和 $g(x)$ 均为分段连续函数，且至多存在有限个间断点。定义 f 和 g 的 L^1 距离为

$$d(f,g) = \int_{-\infty}^{+\infty} \left| f(x) - g(x) \right| \mathrm{d}x \qquad (8)$$

允许 $d(f,g) = +\infty$。

命题 29-2：设 $C^*(\mathbb{R})$ 为定义在实数集 $\mathbb{R}$ 上的所有至多存在有限个间断点的分段连续函数所构成的集合，则有

（1）$d(f,f) = 0$，$\forall f \in C^*(\mathbb{R})$；

（2）$d(f,g) = d(g,f)$，$\forall f, g \in C^*(\mathbb{R})$；

（3）$d(f,g) \geqslant 0$，$\forall f, g \in C^*(\mathbb{R})$，且 $d(f,g) = 0$ 当且仅当存在某个 $\mathbb{R}$ 的零测度子集 I_0，使得 $f(x) = g(x)$，$\forall x \in \mathbb{R} \setminus I_0$；

（4）$d(f,g) + d(g,h) \geqslant d(f,h)$，$\forall f, g, h \in C^*(\mathbb{R})$。

证明：（1）（2）和（3）由定义 29-1 立即可得，（4）可由绝对值不等式

$$\left| f(x) - h(x) \right| \leqslant \left| f(x) - g(x) \right| + \left| g(x) - h(x) \right|$$

两边求积分得到。

注 29-3：命题 29-2 中的（1）称为反身性，（2）称为对称性，（3）称为非负性（允许相差一个零测度集），（4）称为三角不等式。

注 29-4：注意 $C^*(\mathbb{R})$ 并不构成距离空间，因为如上定义的距离 d 并不满足自反性，即，并没有"$d(f,g) = 0 \Leftrightarrow f = g$"。实际上，$C^*(\mathbb{R})$ 需要约掉一个等价关系"$\sim$"后才是距离空间，其中"$f \sim g$"当且仅当"存在某个 $\mathbb{R}$ 的零测度子集 I_0，使得 $f(x) = g(x)$，$\forall x \in \mathbb{R} \setminus I_0$"。

用定义 29-1 的语言书写命题 29-1（图 29-2），如下。

命题 29-1（重写形式）：设 $f(x)$ 为 Sigmoid 函数，$h_a(x)$ 为在 a 处跳跃的阶跃函数，函数序列 $\{S_n(x;\,a)\}$ 形如

$$S_n(x;\,a) = f(n(x-a)) = \frac{1}{1+e^{-n(x-a)}} \tag{9}$$

则 $\forall \varepsilon > 0$，$\exists N > 0$，使得只要 $n > N$，便有

$$d(S_n(x;\,a),\,h_a(x)) < \varepsilon \tag{10}$$

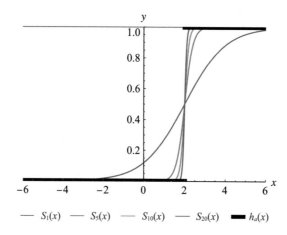

$\quad$ — $S_1(x)$ $\quad$ — $S_5(x)$ $\quad$ — $S_{10}(x)$ $\quad$ — $S_{20}(x)$ $\quad$ ▬ $h_a(x)$

图 29-2 用 $S_n(x) = f(n(x-a))$ 逼近阶跃函数 $h_a(x)$

2. S 型函数的线性组合与阶梯函数

一般的阶梯函数由有限个阶跃函数线性组合而成。具体来说，函数 $g(x)$ 被称为阶梯函数，若存在 N 个阶跃函数 $h_{a_i}(x)$，$a_i \neq a_j$，$i \neq j$，$i, j \in \{1, 2, \cdots, N\}$，以及 N 个实数 $b_1, b_2, \cdots, b_N$，使得

$$g(x) = \sum_{i=1}^{N} \left(b_i \cdot h_{a_i}(x) \right) \tag{11}$$

由于 S 型函数 $S_n(x;\,a)$ 可以逼近 $h_{a_i}(x)$，且 N 为一个有限的正整数，因此

$$g_n(x) = \sum_{i=1}^{N} \left(b_i \cdot S_n(x;\,a_i) \right) \tag{12}$$

便可以逼近 $g(x)$，如图 29-3 所示。这里的逼近指的是 L^1 距离下的逼近，即命题 29-3。

命题 29-3：设 $g(x)$ 和 $g_n(x)$ 的定义如（7）式和（8）式所示，则 $\lim\limits_{n \to \infty} d\big(g_n(x),$ $g(x)\big) = 0$。

证明：由命题 29-2，可知

$$d\big(g_n(x), g(x)\big) \leqslant \sum_{i=1}^{N} \Big(|b_i| \cdot d\big(S_n(x;\, a_i),\, h_{a_i}(x)\big) \Big)$$

进而由命题 29-1 及 N 的有限性，可知结论成立。

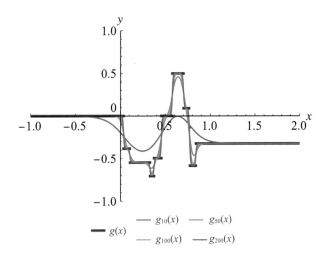

图 29-3　用 S 型函数的线性组合逼近阶梯函数

3. 神经网络的万有逼近定理

所谓的神经网络，即为函数

$$g_n(x) = \sum_{i=1}^{N} \big(b_i \cdot S_n(x;\, a_i)\big) \tag{13}$$

我们可以将其描绘成如图 29-4 所示的计算网络，这里 $w_i = n$，$i = 1, 2, \cdots, N$。一般情况下，各 w_i 可以互不相等。

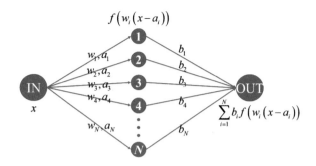

图 29-4 采用 Sigmoid 函数作为激励函数的神经网络即为 S 型函数的线性组合

图 29-4 具有仿生学的解释，参考图 29-5 中单个神经元的生物学结构：输入信号 x，通过 N 条树突传递到 N 个神经元，每条树突对于信号有增强或减弱（乘以 w_i 倍）和相位延时（平移 a_i）的效果，经过 N 个神经元的细胞体的激励产生响应（作用 Sigmoid 函数 $f(x)$）后，再经过突触汇总输出，其中经过轴突时会对激励后的信号予以加强或削弱（乘以 b_i 倍）。

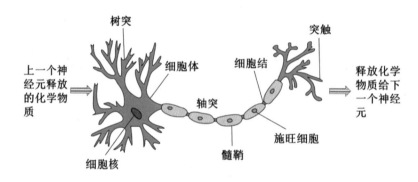

图 29-5 单个神经元的生物学结构

图 29-4 中输入节点的集合被称为"输入层"，输出节点的集合被称为"输出层"，中间的 N 个节点的集合被称为"隐含层"。图 29-4 实际上是一个输入层和输出层各包含 1 个节点，隐含层包含 N 个节点的神经网络。一般地，输入和输出可以是高维向量，相应的输入层和输出层可以有多个节点；隐含层也不一定只有一层，不同的隐含层允许具有不同的节点个数。

神经网络的发明初衷是模仿大脑的学习机制，用 S 型函数拟合采样数据点。一般地，假设采样数据集为 $Data = \{P_i(x_i, y_i) \mid i = 1, 2, \cdots, M\}$，其中 $M \gg 1$ 为远大于 1 的正整数。客观现实中一定存在至少一个连续函数 $y = \varphi(x)$，可以在最小二乘法的意义下较好地拟合数据集 $Data$。但是当面对一个新现象对应的数据集时，我们既不知道 $y = \varphi(x)$ 的函数型，也对如何设置参数一无所知，这也是最小二乘法在使用时面临的一个本质难点。神经网络为这个问题带来了福音。实际上，定理 29-1 指出：只要函数 $y = \varphi(x)$ 是连续的，就存在神经网络以任意精度逼近它。

定理 29-1（万有逼近定理）：设函数 $y = \varphi(x)$ 在区间 $[a, b]$ 上连续。则 $\forall \varepsilon > 0$，存在充分大的 $n \in \mathbb{N}^*$，$N \in \mathbb{N}^*$，及实数 a_i，b_i，$i = 1, 2, \cdots, N$，使得函数

$$g_n(x) = \sum_{i=1}^{N} \left(b_i \cdot S_n(x; a_i) \right)$$

满足

$$\int_a^b \left| g_n(x) - \varphi(x) \right| \mathrm{d}x < \varepsilon$$

证明：由于函数 $y = \varphi(x)$ 在区间 $[a, b]$ 上连续，于是必在 $[a, b]$ 上一致连续，于是 $\forall \varepsilon > 0$，$\exists \delta > 0$，使得只要定义域内的 x_1, x_2 满足 $|x_1 - x_2| < \delta$，便有

$$\left| \varphi(x_1) - \varphi(x_2) \right| < \frac{\varepsilon}{2(b-a)}$$

现选取 $N = \left[\dfrac{b-a}{\delta} \right] + 1$，其中 "$[\ ]$" 为高斯取整函数。令 $a = a_1 < \cdots < a_N < a_{N+1} = b$ 等分区间 $[a, b]$，构造阶梯函数

$$h(x) = \sum_{i=1}^{N} \left(b_i \cdot h_{a_i}(x) \right)$$

其中 $b_i = \varphi(a_i) - \varphi(a_{i-1})$，$i = 2, 3, \cdots, N+1$，$b_1 = \varphi(a_1)$。于是根据 $y = \varphi(x)$ 的一致连续性，可知 $\forall x \in [a, b]$ 有

$$\left| h(x) - \varphi(x) \right| < \frac{\varepsilon}{2(b-a)}$$

将 $y = \varphi(x)$ 按照如下方式延拓到 $(-\infty, +\infty)$ 上，

$$\phi(x) = \begin{cases} \varphi(b), & x > b \\ \varphi(x), & x \in [a, b] \\ 0, & x < a \end{cases}$$

显然有

$$\int_a^b \left| h(x) - \varphi(x) \right| \mathrm{d}x = \int_{-\infty}^{+\infty} \left| h(x) - \phi(x) \right| \mathrm{d}x = d\left(h(x), \phi(x) \right)$$

$$\int_a^b \left| g_n(x) - \varphi(x) \right| \mathrm{d}x < \int_{-\infty}^{+\infty} \left| g_n(x) - \phi(x) \right| \mathrm{d}x = d\left(g_n(x), \phi(x) \right)$$

由命题 29-3 可知，对于给定的 $\varepsilon > 0$，存在 $N_0 > 0$，使得只要 $n > N_0$，便有

$$d\big(g_n(x), h(x)\big) < \frac{\varepsilon}{2}$$

于是当 $n > N_0$ 时，有

$$
\begin{aligned}
& d\big(g_n(x), \phi(x)\big) \\
\leqslant\ & d\big(g_n(x), h(x)\big) + d\big(h(x), \phi(x)\big) \\
<\ & \frac{\varepsilon}{2} + d\big(h(x), \phi(x)\big) \\
=\ & \frac{\varepsilon}{2} + \int_a^b \big|h(x) - \varphi(x)\big| \mathrm{d}x \\
<\ & \frac{\varepsilon}{2} + \int_a^b \frac{\varepsilon}{2(b-a)} \mathrm{d}x \\
=\ & \varepsilon
\end{aligned}
$$

定理证毕。

注 29-5：如果条件中假设 $\varphi(x)$ 在 (a, b) 上可导，且导函数也连续，那么不仅可以得到存在性证明，还能够定量地给出参数 n, N, a_i, b_i 的具体设置（见参考文献 [1]）。

注 29-6：该定理稍经修改，也适用于闭区间上具有有限间断点的分段连续函数，留作练习。

注 29-7：定理 29-1 只是给出了存在性结论，实际应用时 n, N 可能非常大，导致运算规模异常庞大。这也是 1970 年人工智能出现第一次低谷的原因。如何选取有效且尽可能小的 n, N 是问题的关键。同时，a_i（$i = 2, \cdots, N$）也不一定是区间 $[a, b]$ 的等分点，在有的问题里，非等分取点会使得 n, N 更小，从而简化系统的计算复杂度。

注 29-8：神经网络相当于解决了最小二乘法拟合数据时"如何选取函数型"这一本质难点。但是因为参数过多，从神经网络中很难反映出数据背后的机理，所以不适用于机理建模。

具体地说，在确定了 n 和 N 之后，使用神经网络（13）来拟合数据集 $Data$，等价于求解如下的无约束非线性规划问题（有时会规定参数空间的范围，那时即为有约束的非线性规划问题）。

$$\min L\big(b_i, a_i\big) = \sum_{j=1}^{M} \big(g_n(x_i) - y_i\big)^2 \tag{14}$$

这需要求解非线性方程组

$$
\begin{cases}
\dfrac{\partial L(b_i, a_i)}{\partial a_i} = 0, \ i = 1, 2, \cdots, n \\[3mm]
\dfrac{\partial L(b_i, a_i)}{\partial b_i} = 0, \ i = 1, 2, \cdots, n
\end{cases}
\tag{15}
$$

该方程组因其非线性一般很难求解，所以工程上使用梯度下降法等数值迭代方法求解其数值。

注 29-9：如果数据集 *Data* 中任何两个数据的横坐标不等，那么就可以构造拉格朗日多项式（Lagrange polynomial）经过每一个数据点，但是这样的多项式首先次数过高，其次还有可能在数据端点处产生大范围跳跃[1]，而使用神经网络则不会出现这个问题。所以神经网络也可以用作插值方法。

4. 利用 Sigmoid 函数逼近多分支规则

角谷猜想在 1937 年由德国数学家洛塔尔·科拉茨（Lothar Collatz）提出，匈牙利大数学家埃尔德什（P. Erdös）认为"数学还没有成熟到足以解决这样的问题"。目前人类已经验证了小于 7×10^{11} 的所有正整数，均未发现例外。但是对于首项 a_1 和首次到达 $a_{n_0} = 1$ 之项数 n_0 之间的关系，依然一筹莫展。

角谷猜想：任取正整数 $a_1 \in \mathbb{N}^*$，按照如下规则生成数列 $\{a_n\}$

$$
a_{n+1} = \sigma(a_n) = \begin{cases} 3a_n + 1, & a_n \text{为奇数} \\[2mm] \dfrac{a_n}{2}, & a_n \text{为偶数} \end{cases}
\tag{16}
$$

其中 $n \in \mathbb{N}^*$。则经过有限步递推，一定存在某一步 n_0，使得 $a_{n_0+1} = 1$。

递推规则（16）为 2- 分支规则，利用三角函数可将其写成一个式子。设函数 $L(x)$ 形如

$$
L(x) = \frac{\sqrt{\cos^2(x\pi)} + \cos(x\pi)}{4} x + \frac{\sqrt{\cos^2(x\pi)} - \cos(x\pi)}{2}(3x+1)
\tag{17}
$$

则有

$$
L(a_n) = \sigma(a_n)
\tag{18}
$$

但函数 $L(x)$ 并非连续函数，所有的正整数均为其间断点。借助 S 型函数，我们可以得到一个与 $\sigma(x)$ 充分接近的光滑函数，定义如下。

$$F_k(x) = \frac{e^{k\cos(\pi x)}}{1+e^{k\cos(\pi x)}}\frac{x}{2} + \frac{e^{-k\cos(\pi x)}}{1+e^{-k\cos(\pi x)}}(3x+1) \tag{19}$$

其中 $k \in \mathbb{N}^*$。容易证明，对于 $\forall x \in \mathbb{N}^*$，

$$\lim_{k \to +\infty} F_k(x) = \sigma(x) \tag{20}$$

我们将函数 $F_k(x)$ 和 $L(x)$ 描绘在同一个平面直角坐标系中，如图 29-6 所示。

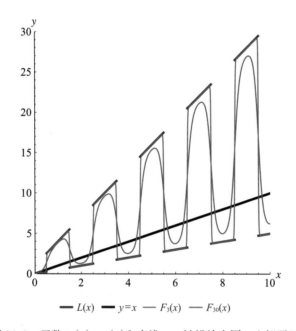

图 29-6 函数 $F_n(x)$、$L(x)$ 和直线 $y=x$ 被描绘在同一坐标平面内

另一个经典的例子是对于高斯取整函数 $y=[x]$，构造

$$G_{k,m}(x) = \sum_{i=1}^{m-1} \frac{1}{1+e^{-k(x-i)}} \tag{21}$$

则如图 29-7 所示，$\forall x \notin \mathbb{N}$，$x>0$，均有

$$\lim_{k \to +\infty} \lim_{m \to +\infty} G_{k,m}(x) = \lim_{m \to +\infty} \lim_{k \to +\infty} G_{k,m}(x) = [x] \tag{22}$$

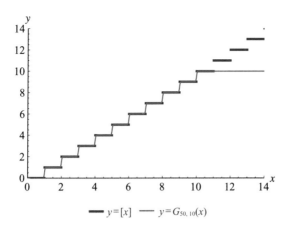

图 29-7 利用 S 型函数的叠加对高斯取整函数的逼近

一般地，假设对 $x > 0$，分支规则 $\sigma(x)$ 形如

$$\sigma(x) = \begin{cases} f_0(x), & [x] \equiv 0 \,(\mathrm{mod}\, m) \\ f_1(x), & [x] \equiv 1 \,(\mathrm{mod}\, m) \\ \quad\quad \vdots \\ f_{m-1}(x), & [x] \equiv m-1 \,(\mathrm{mod}\, m) \end{cases} \tag{23}$$

则可构造

$$F_k(x) = \sum_{i=1}^{m-1} \frac{f_i(x) - f_{i-1}(x)}{1 + \mathrm{e}^{-k(x-i)}} + f_0(x) \tag{24}$$

使得 $\forall x \notin \mathbb{N}$，$x \in [0, m)$，均有

$$\lim_{k \to +\infty} F_k(x) = \sigma(x) \tag{25}$$

图 29-8 中给出了一个 5 - 分支结构的逼近例子，其中

$$\sigma(x) = \begin{cases} 0, & [x] \equiv 0 \,(\mathrm{mod}\, 5) \\ \sin(x), & [x] \equiv 1 \,(\mathrm{mod}\, 5) \\ \sin(2x), & [x] \equiv 2 \,(\mathrm{mod}\, 5) \\ \sin(3x), & [x] \equiv 3 \,(\mathrm{mod}\, 5) \\ \sin(4x), & [x] \equiv 4 \,(\mathrm{mod}\, 5) \end{cases} \tag{26}$$

可以看到，这个构造并不能保持周期性。它能够保持在一个周期内的逼近效果，但是在周期 $[0, m)$ 外的拟合效果并不好。通过平移，该方法可以逼近任何一个周期内函数 $\sigma(x)$ 除整数点外的行为，这可以利用高斯函数"[ ]"将 $F_k(x)$ 改造为 $F_k\left(x - [\dfrac{x}{m}] \cdot m\right)$ 来达成。但是

如果想要寻求周期性光滑逼近，还是需要借助傅里叶级数去展开。

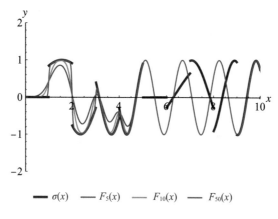

图 29-8 一个具有 5-分支结构的逼近例子

5. Sigmoid 函数的变种：ReLU 函数

Sigmoid 函数在数学上具有光滑性质，但是因为其带有指数成分，所以在训练神经网络的参数时，会因其非线性而造成计算复杂度上的困难。所以在实际应用时，常用如下的 ReLU 函数替代 Sigmoid 函数作为神经网络的激励响应函数。

ReLU 函数全称为 rectified linear unit，译为"线性整流函数"。其解析式为

$$R(x) = \begin{cases} x, & x \geq 0 \\ 0, & x < 0 \end{cases} \tag{27}$$

将神经网络中的激励响应函数从 Sigmoid 函数替换为 ReLU 函数，所得神经网络的输出函数

$$Out(x) = \sum_{i=1}^{N} \left(b_i \cdot R\left(w_i \left(x + a_i \right) \right) \right) \tag{28}$$

是一个连续的分段线性函数，所以它的导数在每一段上都是常函数，这有利于对众多参数的训练。利用 ReLU 函数构建的神经网络依然可以被证明具有万有逼近性质，其证明和 Sigmoid 函数的情形类似，但是不尽相同，留给读者作为练习。

作为例子，我们下面用 ReLU 函数来逼近正弦函数 $y = \sin x$ 在 $[0, \pi]$ 之间的部分。构造函数序列

$$Out_N(x) = \frac{N}{\pi} \cdot \sum_{i=1}^{N} b_i \left(R\left(x - a_i \right) - R\left(x - a_{i+1} \right) \right) \tag{29}$$

其中 $a_i = \frac{i-1}{N}\pi$，$i = 1, 2, \cdots, N+1$；$b_i = \sin(a_i) - \sin(x - a_{i+1})$，$i = 1, 2, \cdots, N$。图 29-9 中

展示了不同 N 值下 $Out_N(x)$ 的逼近效果，图 29-10 展示了 $Out_N(x)$ 的分段线性性质。

构造的技巧主要集中在如下的"模块"。实际上，对于每个 $i = 1, 2, \cdots, N$，函数

$$p_i(x) = b_i \left(R(x - a_i) - R(x - a_{i+1}) \right) \tag{30}$$

是一个类似于 S 型函数的分段线性函数，这是因为，通过直接计算可得

$$p_i(x) = \begin{cases} b_i, & x > a_{i+1} \\ b_i(x - a_i), & x \in [a_i, a_{i+1}] \\ 0, & x < a_i \end{cases} \tag{31}$$

使用 ReLU 函数的组合对一般函数的逼近留给读者作为练习。当然，神经网络中还有很多其他类型的激励响应函数，它们各有各的优势和劣势[2][3]。

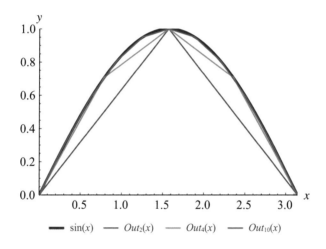

图 29-9 不同 N 值下 $Out_N(x)$ 的逼近效果

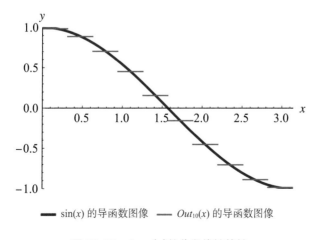

图 29-10 $Out_N(x)$ 的分段线性特性

话题 30：
流方法、曲线和曲面的镶嵌

在电影特效制作和工业设计时，经常需要将某种花纹自然地镶嵌在曲线或曲面上，这个问题可以归结为如下的数学问题：假设平面直角坐标系中的曲线 L 为某个一元函数的图像，当弯曲横轴时，相应的曲线 L 又会如何变化呢？推广到二维情况，假设空间直角坐标系中的曲面 S 为某个二元函数的图像，当弯曲 x-o-y 平面时，相应的曲面 S 又会如何变化呢？更一般的流形上也有类似的问题，在黎曼几何中利用曲面法丛上的向量场和偏微分方程来将曲面"滑动"到目标样式，也被称为"流方法"，是现代数学的核心思想之一。在初等例子中，流方法体现为高中阶段向量和导数的综合应用。本讲就通过高中知识，以初等例子介绍流方法的主要思想。

本讲适合在讲授或学习完高中数学的基本初等函数、导数、定积分、平面向量与空间向量章节后，作为数学建模素材在日常教学中讲授或学习。本讲内容包括但不限于：

1. 一些数学工具的准备——曲线论基础、向量的叉积和弧长公式；

2. 曲线镶嵌问题与平面内的流方法；

3. 曲面镶嵌问题与空间中的流方法；

4. 一些有趣的例子。

1. 一些数学工具的准备——曲线论基础、向量的叉积和弧长公式

由于一般空间中的曲线不见得能够位于某个平面内，也不见得是某个函数的图像，因此数学上经常用向量值函数，即参数方程来描述它。具体地说，一条平面光滑曲线形如

$$\begin{cases} x = x(t) \\ y = y(t) \end{cases}, t \in \mathbb{R}$$

或记为

$$\vec{r}(t) = (x(t), y(t)), t \in \mathbb{R} \tag{1}$$

一条空间光滑曲线形如

$$\begin{cases} x = x(t) \\ y = y(t), \ t \in \mathbb{R} \\ z = z(t) \end{cases}$$

或记为

$$\vec{r}(t) = (x(t), y(t), z(t)), \ t \in \mathbb{R} \qquad (2)$$

其中 $x(t)$，$y(t)$，$z(t)$ 均为关于 t 的连续可导函数（即导函数存在且导函数连续）。定义向量值导数如下

$$\vec{r'}(t) = \lim_{\Delta t \to 0} \frac{\vec{r}(t + \Delta t) - \vec{r}(t)}{\Delta t} \qquad (3)$$

它依然是一个向量，其大小为向量值函数 $\vec{r}(t)$ 在 t 时刻的瞬时变化大小，其方向为向量值函数 $\vec{r}(t)$ 在 t 时刻的瞬时变化方向。对于二维情形，根据一元函数导数的定义，可得

$$\vec{r'}(t) = \lim_{\Delta t \to 0} \frac{\vec{r}(t + \Delta t) - \vec{r}(t)}{\Delta t} = \left(\lim_{\Delta t \to 0} \frac{x(t + \Delta t) - x(t)}{\Delta t}, \ \lim_{\Delta t \to 0} \frac{y(t + \Delta t) - y(t)}{\Delta t} \right) = (x'(t), y'(t)) \quad (4)$$

对于三维情形，类似地也有

$$\vec{r'}(t) = (x'(t), y'(t), z'(t)) \qquad (5)$$

一元函数求导的链式法则也可以自然地推广到向量值函数上。对于二维情形，设

$$\vec{r_1}(t) = (x_1(t), y_1(t))$$

$$\vec{r_2}(t) = (x_2(t), y_2(t))$$

为两条平面参数曲线，则它们的数量积为

$$\vec{r_1}(t) \cdot \vec{r_2}(t) = x_1(t) x_2(t) + y_1(t) y_2(t) \qquad (6)$$

对其两边求导，可得

$$
\begin{aligned}
&\left(\overrightarrow{r_1}(t) \cdot \overrightarrow{r_2}(t)\right)' \\
&= x_1'(t) x_2(t) + x_1(t) x_2'(t) + y_1'(t) y_2(t) + y_1(t) y_2'(t) \\
&= \left(x_1'(t) x_2(t) + y_1'(t) y_2(t)\right) + \left(x_1(t) x_2'(t) + y_1(t) y_2'(t)\right) \\
&= \left(x_1'(t), y_1'(t)\right) \cdot \left(x_2(t), y_2(t)\right) + \left(x_1(t), y_1(t)\right) \cdot \left(x_2'(t), y_2'(t)\right) \\
&= \overrightarrow{r_1}'(t) \cdot \overrightarrow{r_2}(t) + \overrightarrow{r_1}(t) \cdot \overrightarrow{r_2}'(t)
\end{aligned}
$$

对于三维情况的推导是类似的，留给读者作为练习。于是可得向量值函数求导的链式法则：

$$
\left(\overrightarrow{r_1}(t) \cdot \overrightarrow{r_2}(t)\right)' = \overrightarrow{r_1}'(t) \cdot \overrightarrow{r_2}(t) + \overrightarrow{r_1}(t) \cdot \overrightarrow{r_2}'(t) \tag{7}
$$

进而可得命题 30-1。

命题 30-1：若向量值函数 $\vec{r}(t)$ 的模长为定值，则必有 $\vec{r}'(t) \perp \vec{r}(t)$，反之亦然。

证明：设 $\left|\vec{r}(t)\right| = C$ 为定值，则 $\vec{r}(t) \cdot \vec{r}(t) = C^2$ 为关于 t 的常函数，两边求导可得

$$
\vec{r}'(t) \cdot \vec{r}(t) + \vec{r}(t) \cdot \vec{r}'(t) = 0
$$

即

$$
\vec{r}'(t) \cdot \vec{r}(t) = 0
$$

于是

$$
\vec{r}'(t) \perp \vec{r}(t)
$$

注 30-1：命题 30-1 对于任意维度的向量值函数均成立，在曲线论中具有基础、重要的地位，是曲线论中最重要的规律之一。

为简单起见，我们希望研究的曲线是"**正则的**"，即 $\left|\vec{r}'(t)\right| \neq 0$，$\forall t$，否则存在某个 t_0 使得 $\left|\vec{r}'(t_0)\right| = 0$，此时曲线 $\vec{r}(t)$ 在 $t = t_0$ 处的切方向是"**迷向的**"，即没有明确的切方向（因为零向量没有明确方向）。非正则曲线的奇异点（即使得 $\left|\vec{r}'(t)\right| = 0$ 的点）可以使用被称为"**奇异点解消**"的方法在高一维度的空间里被消除，这超出了本讲的内容，相关内容读者可参阅参考文献 [1]。我们下面研究的曲线都是正则曲线。

另一个和向量相关的工具是向量的"**叉积**"。叉积的用处是在已知两个不共线非零向量时，求取和它们同时垂直的向量，并且使得三个向量按出现的顺序形成右手系。于是叉积

仅对于空间向量有用，而对于平面向量无效，因为平面内不存在第三个向量与两条已知的不共线非零向量垂直。具体地说，设

$$\vec{a} = \left(a_1, a_2, a_3 \right), \quad \vec{b} = \left(b_1, b_2, b_3 \right)$$

则 $\vec{a}$ 和 $\vec{b}$ 的叉积 $\vec{a} \times \vec{b}$ 定义为如下的向量

$$\vec{a} \times \vec{b} = \left(a_2 b_3 - a_3 b_2, \ a_3 b_1 - a_1 b_3, \ a_1 b_2 - a_2 b_1 \right) \tag{8}$$

容易验证

$$\left(\vec{a} \times \vec{b} \right) \vec{a} = \left(a_2 b_3 - a_3 b_2 \right) a_1 + \left(a_3 b_1 - a_1 b_3 \right) a_2 + \left(a_1 b_2 - a_2 b_1 \right) a_3 = 0$$

$$\left(\vec{a} \times \vec{b} \right) \vec{b} = \left(a_2 b_3 - a_3 b_2 \right) b_1 + \left(a_3 b_1 - a_1 b_3 \right) b_2 + \left(a_1 b_2 - a_2 b_1 \right) b_3 = 0$$

容易看出，$\vec{a} \times \vec{b} = -\vec{b} \times \vec{a}$。

叉积的几何意义也很明确，实际上利用向量的夹角公式可以证明（留给读者作为练习）

$$\left| \vec{a} \times \vec{b} \right| = \left| \vec{a} \right| \left| \vec{b} \right| \sin <\vec{a}, \ \vec{b}> \tag{9}$$

其中 $<\vec{a}, \vec{b}>$ 表示向量 $\vec{a}, \vec{b}$ 之间的夹角。公式（9）指出，非零不共线向量 $\vec{a}$ 和 $\vec{b}$ 的叉积 $\vec{a} \times \vec{b}$ 的模长 $\left| \vec{a} \times \vec{b} \right|$，等于以向量 $\vec{a}$ 和 $\vec{b}$ 为邻边所张成的平行四边形的面积（图 30-1）。这也解释了为什么当 $\vec{a}$ 和 $\vec{b}$ 共线时，叉积的结果为零向量——因为共线向量 $\vec{a}$ 和 $\vec{b}$ 张成的"平行四边形"面积为零。

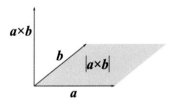

图 30-1 向量的叉积

（8）式可能不太方便记忆，使用行列式的记号可将（8）式改写为

$$\vec{a} \times \vec{b} = \left(\begin{vmatrix} a_2 & a_3 \\ b_2 & b_3 \end{vmatrix}, \ \begin{vmatrix} a_3 & a_1 \\ b_3 & b_1 \end{vmatrix}, \ \begin{vmatrix} a_1 & a_2 \\ b_1 & b_2 \end{vmatrix} \right) \tag{10}$$

或利用三元数 **i**, **j**, **k** 写为

$$\vec{a} \times \vec{b} = \begin{pmatrix} \mathbf{i} & \mathbf{j} & \mathbf{k} \\ a_1 & a_2 & a_3 \\ b_1 & b_2 & b_3 \end{pmatrix} \tag{11}$$

读者可以根据自己的已有知识储备，选择适合的形式记忆和使用。对于不愿意使用叉积的读者来说，也可以用解方程的办法，求解如下的二元一次方程组，解出所需的同时与 $\vec{a}$ 和 $\vec{b}$ 垂直的向量 $\vec{c} = (c_1, c_2, c_3)$

$$\begin{cases} \vec{a} \cdot \vec{c} = a_1 c_1 + a_2 c_2 + a_3 c_3 = 0 \\ \vec{b} \cdot \vec{c} = b_1 c_1 + b_2 c_2 + b_3 c_3 = 0 \end{cases} \tag{12}$$

方程组（12）有三个未知数 c_1, c_2, c_3，但是只有两个方程，于是存在无穷多组解，这无穷多组解都是共线的，取一组适合的解使用即可。

但是需要指出的是：利用公式（8）（10）或（11）计算得到的叉积 $\vec{a} \times \vec{b}$，自然地使得向量组 $\{\vec{a}, \vec{b}, \vec{a} \times \vec{b}\}$ 按顺序形成右手系；但是通过方程组（12）计算得到的向量 $\vec{c}$，不一定使得向量组 $\{\vec{a}, \vec{b}, \vec{c}\}$ 按顺序形成右手系。所以在实际使用时，使用叉积比解方程组（12）要方便，因为后者往往需要通过对图形进行再判断以选定右手系方向。

第三个工具是曲线积分，它用来求取曲线段（平面或空间中）的长度。设有曲线参数方程 $\vec{r}(t)$，为了求取这条曲线位于 $t \in [a, b]$ 内的长度，我们使用微元法，利用折线段的长度来逼近它。具体地说，首先将区间 $[a, b]$ 进行 N 等分，设等分点为

$$a = t_0 < t_1 < t_2 \cdots < t_N = b \tag{13}$$

在 $t = t_i$ 处采样得到曲线上的采样点 $P_i = \vec{r}(t_i)$，$i = 0, 1, 2, \cdots, N$，顺次连接采样点，可得一条折线段

$$\overline{P_0 P_1 P_2 \cdots P_N}$$

对于闭区间上的光滑曲线来说，可以证明随着 N 不断增多，这样构造出来的折线段的长度会趋于要求的曲线段的长度。

逐段利用两点间距离公式，可得折线段 $\overline{P_0 P_1 P_2 \cdots P_N}$ 的长度为

$$L_N = \sum_{i=1}^{N} \left| \overline{P_{i-1} P_i} \right| = \sum_{i=1}^{N} \left| \vec{r}(t_i) - \vec{r}(t_{i-1}) \right| = \sum_{i=1}^{N} \left| \frac{\vec{r}(t_i) - \vec{r}(t_{i-1})}{t_i - t_{i-1}} \right| \Delta t \tag{14}$$

其中 $\Delta t = \dfrac{b-a}{N}$。根据定义式（3）可知，当 $N \to \infty$ 时，

$$L_N = \sum_{i=1}^{N} \left| \frac{\vec{r}(t_i) - \vec{r}(t_{i-1})}{t_i - t_{i-1}} \right| \Delta t \to \int_a^b \left| \vec{r'}(t) \right| dt \tag{15}$$

于是我们用

$$\int_a^b \left| \vec{r'}(t) \right| dt \tag{16}$$

计算光滑正则曲线 $\vec{r}(t)$ 在 $t \in [a, b]$ 上的弧长。（16）式也被称为"**弧长公式**"。

　　有了上面对于曲线论、叉积和弧长公式的准备，就可以描述曲线和曲面的嵌套问题了。为了简便起见，下面首先讨论曲线的情况。

2. 曲线镶嵌问题与平面内的流方法

　　平面内的曲线镶嵌问题的严格描述如下。

问题 1：平面曲线的镶嵌问题

　　设函数 $h(x)$、$f(x)$ 为两个一元函数，其中 $f(x)$ 的导函数存在且导函数连续，$x \in (-1, 1)$。我们希望求取一条平面曲线 l_g，使得

$$\min_{Q \in l_g} |QP_x| = h(s(x)), \quad x \in (-1, 1) \tag{17}$$

其中点 $P_x = (x, f(x))$ 为 $f(x)$ 函数图像上的点，$s(x)$ 为 $f(x)$ 函数图像上弧 $\overgroup{P_0 P_x}$ 的长度，$\min\limits_{Q \in l_g} |QP_x|$ 的几何意义为从曲线 l_g 上的点到函数 $f(x)$ 图像上的点 $P_x = (x, f(x))$ 的最小距离。

　　称曲线 l_g 为函数 $h(x)$ 的图像在函数 $f(x)$ 图像上的镶嵌，称 $h(x)$ 的函数图像为纹理曲线，称 $f(x)$ 的函数图像为底曲线。

注 30-2：之所以条件中要求满足（17）式，而非简单要求

$$\min_{Q \in l_g} |QP_x| = h(x) \tag{18}$$

是因为我们希望在镶嵌过程中，可以使得从变换后镶嵌曲线 l_g 上的点 Q_1、Q_2 到底曲线 $f(x)$ 图像上的垂直投影 P_1、P_2 的距离，和从纹理曲线 $h(x)$ 上与 Q_1、Q_2 对应的点到 x 轴上垂直投影点的距离相等。这样才符合"镶嵌"的直观意义。

由于直线外一点到直线上点的连线中垂线段最短，因此一个自然的想法是在 $f(x)$ 函数图像的每个位置上沿着法方向垂直流动 $h(s(x))$ 的长度，这也是"流方法"这个名称的直观来源。将此想法写成数学算法，即算法 30-1。

算法 30-1：平面上曲线镶嵌的流方法

输入： 纹理曲线 $h(x)$，底曲线 $f(x)$。

输出： 镶嵌曲线 $f(x)$。

Step 1：计算 $f(x)$ 的函数图像在 P_x 处的单位切方向 $\vec{v}(x)$。

Step 2：计算 $f(x)$ 的函数图像在 P_x 处的单位法方向 $\vec{n}(x)$。

Step 3：利用公式

$$\overrightarrow{P_xQ_x} = h(s(x)) \cdot \vec{n}(x) \tag{19}$$

计算曲线 l_g 上距离 P_x 最近的点 Q_x 的坐标。

Step 4：令 P_x 在 $f(x)$ 的函数图像上滑动，即可得到曲线 l_g 的参数方程

$$\vec{r}_g(x) = (x, f(x)) + h(s(x)) \cdot \vec{n}(x), \quad x \in (-1, 1) \tag{20}$$

具体计算中，$\vec{v}(x)$、$\vec{n}(x)$ 和 $s(x)$ 可以按如下方法计算：

（1）计算 $\vec{v}(x)$

$f(x)$ 函数图像为曲线 $\vec{r}_f(x) = (x, f(x))$，于是

$$\vec{v}(x) = \frac{(1, f'(x))}{|(1, f'(x))|} \tag{21}$$

（2）计算 $\vec{n}(x)$

根据命题 30-1 可知 $\vec{v}'(x) \perp \vec{v}(x)$，进而可得

$$\vec{n}(x) = \frac{\vec{v}'}{|\vec{v}'|} \tag{22}$$

（3）计算 $s(x)$

由曲线的弧长公式可得

$$s(x) = \int_0^x \sqrt{1 + (f'(u))^2} \, \mathrm{d}u \tag{23}$$

注 30-3：所得镶嵌曲线 l_g 不一定是能构成某个函数的图像，从图 30-2 中可以看出，其镶嵌曲线存在两点位于同一竖直方向上，所以不可能构成任何函数的图像。

注 30-4：在算法 30-1 中，单位切方向 $\vec{v}(x)$ 和单位法方向 $\vec{n}(x)$ 均有两个方向可供选择，分别对应着两套不同的定向规则。本讲默认这样选取 $\vec{v}(x)$ 和 $\vec{n}(x)$ 的方向：$\vec{v}(x)$ 选取与 x 轴正方向夹角为锐角的方向，$\vec{n}(x)$ 选择与 y 轴正方向夹角为锐角或直角的方向。容易检验，在这样的定向规则下，$\vec{v}(x)$ 和 $\vec{n}(x)$ 按顺序形成右手系。注意到 $\vec{v}(x)$ 和 $\vec{n}(x)$ 为互相垂直的单位向量，且符合右手系定向，因此 $\vec{v}(x)$ 和 $\vec{n}(x)$ 也被称为平面曲线的"**活动标架**"。

图 30-2 给出了一条正弦型函数的纹理曲线在半圆形底曲线上的镶嵌效果。

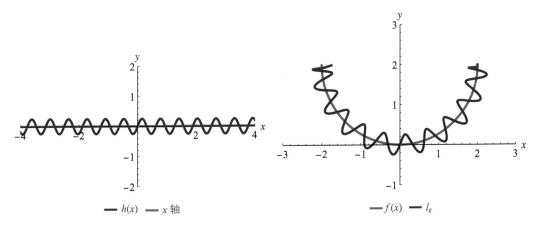

图 30-2 纹理曲线 $h(x)=\dfrac{1}{4}\sin(10x)$（左图）镶嵌在底曲线 $f(x)=2-\sqrt{4-x^2}$ 上（右图）

3. 曲面镶嵌问题与空间中的流方法

平面内的曲线镶嵌问题可以自然地推广到的三维空间中。为简单起见，我们下面仅研究可以用球坐标系参数表示的空间封闭曲面上的镶嵌问题，一般的镶嵌问题需要使用微分几何上的更多准备（例如测地线、联络与测地距离等）。感兴趣的读者可以参阅参考文献尝试推广 [2]。

问题 2：空间封闭曲面的镶嵌问题

设函数 $h(x, y)$ 为一个二元函数，$\vec{r}(\alpha, \beta)$ 为空间直角坐标系中的一个曲面 Γ_0，且具有球坐标形式

$$\vec{r}(\alpha, \beta)=\big(\rho(\alpha, \beta)\sin\alpha\sin\beta,\ \rho(\alpha, \beta)\sin\alpha\cos\beta,\ \rho(\alpha, \beta)\cos\alpha\big) \qquad (24)$$

其中 $\rho(\alpha, \beta)$ 为关于 α 和 β 的二元光滑函数，即 $\rho(\alpha, \beta)$ 对于 α 和 β 的偏导数均存在且连续，$\alpha \in [-\pi, \pi)$，$\beta \in \left[-\dfrac{\pi}{2}, \dfrac{\pi}{2}\right)$。我们希望求取一个曲面 Γ_1，使得

$$\min_{Q \in \Gamma_1} |QP_{\alpha,\beta}| = h(s_1(\alpha, \beta), s_2(\alpha, \beta)) \tag{25}$$

其中点 $P_{\alpha, \beta} = \vec{r}(\alpha, \beta)$ 为曲面 Γ_0 上的点，$s_1(\alpha, \beta)$ 为曲面 Γ_0 上从 $P_{0,\beta}$ 到 $P_{\alpha,\beta}$ 的最短距离，$s_2(\alpha, \beta)$ 为曲面 Γ_0 上从 $P_{\alpha, 0}$ 到 $P_{\alpha,\beta}$ 的最短距离。$\min\limits_{Q \in \Gamma_1} |QP_{\alpha,\beta}|$ 的几何意义为曲面 Γ_1 上的点到曲面 Γ_0 上的点 $P_{\alpha,\beta}$ 的最短距离。

称曲面 Γ_1 为函数 $h(x, y)$ 的图像在曲面 Γ_0 上的镶嵌，称 $h(x, y)$ 的函数图像为纹理曲面，称曲面 Γ_0 为底曲面。

注 30-5： 曲面上从一点到另一点的最短距离，也被称为"**测地距离**"。对于可以用球坐标参数表示的曲面 $\vec{r}(\alpha, \beta)$ 而言，从 $P_{0,\beta}$ 到 $P_{\alpha,\beta}$ 的测地距离 $s_1(\alpha, \beta)$ 和从 $P_{\alpha, 0}$ 到 $P_{\alpha,\beta}$ 的测地距离 $s_2(\alpha, \beta)$ 具有如下的方便形式

$$s_1(\alpha, \beta) = \int_0^\alpha |\vec{r}_1(u, \beta)| \, du \tag{26}$$

$$s_2(\alpha, \beta) = \int_0^\beta |\vec{r}_2(\alpha, v)| \, dv \tag{27}$$

其中 $\vec{r}_1(\alpha, \beta)$ 为将 β 看作常数，对曲线 $\vec{r}_\beta(\alpha) = \vec{r}(\alpha, \beta)$ 求关于 α 的向量值导数的结果；$\vec{r}_2(\alpha, \beta)$ 为将 α 看作常数，对曲线 $\vec{r}_\alpha(\beta) = \vec{r}(\alpha, \beta)$ 求关于 β 的向量值导数的结果。

将算法 30-1 推广到曲面上，即算法 30-2，它的基本想法和算法 30-1 类似，依然是在底曲面相应位置上沿着法方向按照纹理曲面的高度流动一个距离，从而形成目标镶嵌曲面。

算法 30-2：空间中曲面镶嵌的流方法
输入： 纹理曲面 $h(x, y)$，底曲面 Γ_0：$\vec{r}(\alpha, \beta)$。
输出： 镶嵌曲面 Γ_1。
Step 1：计算底曲面 Γ_0 在 $P_{\alpha, \beta}$ 处沿经线和纬线方向的单位切方向 $\vec{v}_1(\alpha, \beta)$ 和 $\vec{v}_2(\alpha, \beta)$。
Step 2：计算底曲面 Γ_0 在 $P_{\alpha, \beta}$ 处的法方向 $\vec{n}(\alpha, \beta)$。
Step 3：利用公式

$$\overrightarrow{P_{\alpha, \beta} Q_{\alpha, \beta}} = h(s_1(\alpha, \beta), s_2(\alpha, \beta)) \cdot \vec{n}(\alpha, \beta) \tag{28}$$

计算曲面 Γ_1 上距离 $P_{\alpha,\beta}$ 最近的点 $Q_{\alpha,\beta}$ 的坐标。

Step 4：令 $P_{\alpha,\beta}$ 在底曲面 Γ_0 上滑动，即可得到镶嵌曲面 Γ_1 的参数方程

$$\vec{r}_g(\alpha, \beta) = \vec{r}(\alpha, \beta) + h\big(s_1(\alpha, \beta), s_2(\alpha, \beta)\big) \cdot \vec{n}(\alpha, \beta) \qquad (29)$$

在具体计算中，$s_1(\alpha, \beta)$ 和 $s_2(\alpha, \beta)$ 按照注 30-5 中的公式（26）和（27）计算，$\vec{v}_1(\alpha, \beta)$、$\vec{v}_2(\alpha, \beta)$ 和 $\vec{n}(\alpha, \beta)$ 可以按如下方法计算。

（1）**计算 $\vec{v}_1(\alpha, \beta)$ 和 $\vec{v}_2(\alpha, \beta)$**

记号同注 30-5，则有

$$\vec{v}_1(\alpha, \beta) = \frac{\vec{r}_1(\alpha, \beta)}{\big|\vec{r}_1(\alpha, \beta)\big|} \qquad (30)$$

$$\vec{v}_2(\alpha, \beta) = \frac{\vec{r}_2(\alpha, \beta)}{\big|\vec{r}_2(\alpha, \beta)\big|} \qquad (31)$$

（2）**计算 $\vec{n}(\alpha, \beta)$**

按照公式（8）（10）或（11）计算 $\vec{v}_1(\alpha, \beta)$ 和 $\vec{v}_2(\alpha, \beta)$ 的叉积并单位化

$$\vec{n}(\alpha, \beta) = \frac{\vec{v}_1(\alpha, \beta) \times \vec{v}_2(\alpha, \beta)}{\big|\vec{v}_1(\alpha, \beta) \times \vec{v}_2(\alpha, \beta)\big|} \qquad (32)$$

注 30-6：从算法的输出可以看出，用算法 30-2 所得的镶嵌曲面 Γ_1 也可以用球坐标参数表示。

注 30-7：在算法 30-2 中，单位切方向 $\vec{v}_1(\alpha,\beta)$、$\vec{v}_2(\alpha,\beta)$ 和单位法方向 $\vec{n}(\alpha,\beta)$ 各有两个方向可供选择，分别对应着两套不同的定向规则。但是在（30）（31）（32）的计算公式下，$\vec{v}_1(\alpha,\beta)$、$\vec{v}_2(\alpha,\beta)$ 和 $\vec{n}(\alpha,\beta)$ 构成右手系，且 $\vec{n}(\alpha,\beta)$ 指向曲线不同于坐标原点的外侧。注意到 $\vec{v}_1(\alpha,\beta)$、$\vec{v}_2(\alpha,\beta)$ 和 $\vec{n}(\alpha,\beta)$ 为互相垂直的单位向量，且符合右手系定向，并且 $\vec{v}_1(\alpha,\beta)$ 和 $\vec{v}_2(\alpha,\beta)$ 沿着测地线方向，因此活动向量组

$$\big\{\vec{v}_1(\alpha, \beta), \vec{v}_2(\alpha, \beta), \vec{n}(\alpha, \beta)\big\} \qquad (33)$$

也被称为曲面 Γ_0 的"**测地活动标架**"。

图 30-3 给出了一片纹理曲面在球体表面的镶嵌效果。

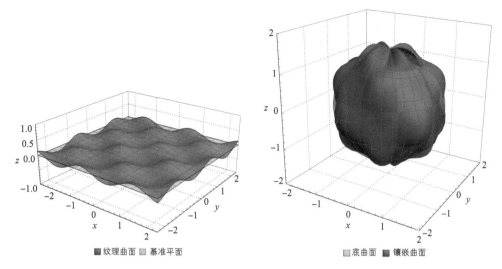

■纹理曲面 ■基准平面　　　　　　　□底曲面 ■镶嵌曲面

图 30-3　纹理曲面 $h(x, y) = \dfrac{1}{6} \sin(\pi x) \sin(\pi x)$（左图）镶嵌在底曲面 $x^2 + y^2 + z^2 = \dfrac{9}{4}$ 上的效果（右图）

4. 一些有趣的例子

下面举一些曲线和曲面镶嵌的既有趣又美丽的例子，读者可以自己构造更多例子。

例 30-1：彩虹花环（图 30-4）

纹理曲线：$h(x) = \dfrac{1}{4} \sin\left(10 \sin(10x)\right)$。

底曲线：$x^2 + y^2 = 4$。

将底曲线分为 $y = -\sqrt{4 - x^2}$ 和 $y = \sqrt{4 - x^2}$ 两个函数图像，分别镶嵌纹理曲线后，再将其描绘在同一个平面直角坐标系中，即可得到图 30-4 中的镶嵌结果。

颜色空间：ColorFunction → "DarkRainbow"，先镶嵌后染色。

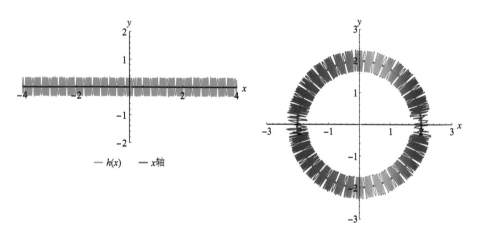

— $h(x)$　— x轴

图 30-4　"彩虹花环"的纹理曲线（左）及镶嵌曲线（右）

例 30-2：藤蔓植物（图 30-5）

纹理曲线：$h(x) = \dfrac{1}{10}\sin\big(20\sin(10x)\big)$。

底曲线：$f(x) = 2\cos\big(4\sin^2(10x)\big)$ 和 $f(x) = -2\cos\big(4\sin^2(10x)\big)$。

颜色搭配：底曲线为棕色，纹理曲线为绿色。

调整纹理曲线及底曲线的各个参数，可以将图 30-5 左图中"爬满藤蔓的栅栏"增密或变疏。

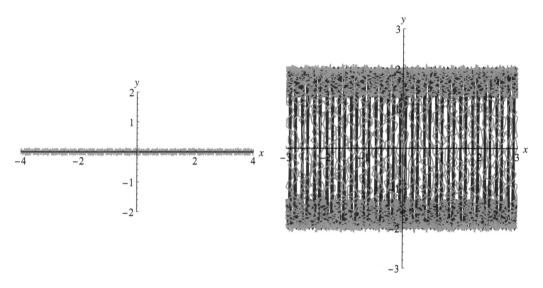

图 30-5 "藤蔓植物"的纹理曲线（左）及镶嵌曲线（右）

例 30-3：波动的鹦鹉螺（图 30-6、图 30-7）

纹理曲面：$h(x, y) = \dfrac{1}{6}\sin(2\pi x)\sin(2\pi y)$。

底曲面：

$$\vec{r}(\alpha, \beta) = \big(\rho(\alpha, \beta)\sin\alpha\sin\beta,\ \rho(\alpha, \beta)\sin\alpha\cos\beta,\ \rho(\alpha, \beta)\cos\alpha\big)$$

其中

$$\rho(\alpha, \beta) = 3\left(\frac{\sin\alpha}{3} + \frac{1}{2}\right)\left(\frac{\sin\beta}{3} + \frac{1}{2}\right)$$

颜色搭配：底曲面调色为 RGBColor[0.1, 0.9, 1]，纹理曲面调色为 RGBColor[1, 0.6, 0.1]。

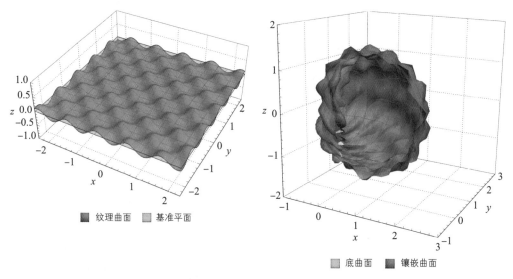

图 30-6 "波动的鹦鹉螺"的纹理曲面（左）及镶嵌曲面（右）

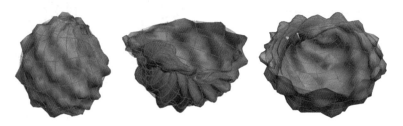

图 30-7 "波动的鹦鹉螺"不同角度的观察

话题 31:
社会发展与二八定律

意大利经济学家帕累托（Pareto）在 1897 年研究 19 世纪英国人的财富和收益情况时，发现社会财富的大部分流到了少数人手中。经过对大量具体历史数据的观察和分析，帕累托提出了著名的二八定律（也称为二八法则或帕累托法则）：社会上 20% 的人占有 80% 的社会财富[1]。本讲从微分动力学角度来研究二八定律对社会财富总量的影响，以及对于不同阶层人民幸福感的影响。我们将证明：社会财富的再分配比例，与财富总量的绝对增长共同影响了所有阶层的幸福感。这也为财富再分配的宏观把握给出了一定的理论依据。同时在本讲，我们还将再次看到双指数型函数在社会和经济领域的重要应用。

本讲适合在讲授或学习完高中数学的基本初等函数、平面向量、导数和解析几何章节后，作为数学建模素材在日常教学中讲授或学习。本讲部分内容需要用到矩阵的知识，但是没有这些知识也可以读懂其余内容。本讲内容包括但不限于：

1. 产生二八定律的社会学分析；
2. 建立一般情况下的财富分配不均的动力学模型；
3. 分析财富分配比例对社会精英和大众阶层的幸福感的影响；
4. 财富相位曲线的推导及其与内禀增长率的无关性。

二八定律的产生有深刻的社会学原因，有人将其产生原因归纳为三点，并认为重要性依次递减[2]：

（1）人要获取资源来满足自身的需求；

（2）资源具有反馈作用与扩张优势；

（3）资源是有限的。

参考文献 [2] 还从 S 型曲线的角度对二八定律进行了分析。具体地说，因为某个企业或行业在从零到巅峰的过程中，其财富的积累会经历三个阶段——初期缓慢增长阶段、中期快速增长阶段和后期缓慢趋顶阶段。这实际上基于一个基本假设——财富的相对增长率（即财富增长速度与当前财富量之比）递减。设财富随时间变化的对应关系为函数，则 $f(t)$ 符合微分方程

$$\begin{cases} f'(t) = \rho \left(1 - \dfrac{f(t)}{M}\right) f(t) \\ f(t_0) = \dfrac{M}{2} \end{cases}$$

其中 $\rho > 0$ 为内禀增长率，M 为财富总量的最大极限。该微分方程解得（不会解微分方程的读者可以将下面的函数代入上面的方程验证）

$$f(t) = \frac{M}{1 + e^{-\rho(t-t_0)}}$$

函数 $f(t)$ 的图像型如图 31-1 所示。

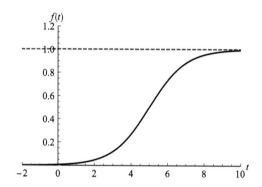

图 31-1 $M = 1$、$t_0 = 5$、$\rho = 1$ 参数取值下的 $f(t)$ 函数图像

除此之外，我们注意到

$$f'(t) = -\frac{\rho}{M} f(t)^2 + \rho f(t)$$

为开口向下的抛物线，于是当 $f(t) = \dfrac{M}{2}$ 时，$f'(t)$ 达到唯一极大值，即最大值。这意味着，当财富积累到财富总量极限的一半时，是财富增长速度最快的时候。并且大多数时候，财富增长的速度是缓慢而非快速的，参考文献 [2] 认为这也是造成宏观上二八定律现象的原因。

上面的这些讨论无论是否是严密的，总之可以启发我们如下三点，它们也是本讲后面所建立的数学模型的基本假设：

基本假设 1：财富不会固定在某个阶层，而是会在阶层之间流动。

基本假设 2：流动到某个阶层的社会财富会形成该阶层下一阶段社会财富增长的基础。

基本假设 3：社会财富在再分配时会偏向某个阶层。

我们下面将社会按照财富流动的情况分为两个阶层——相对优势阶层（简称为对象 A）

和相对弱势阶层（简称为对象 B），它们各自的财富总量随时间的变化情况分别用函数 $S_1(t)$ 和 $S_2(t)$ 来表征，并假设 $S_1(t) > 0$、$S_2(t) > 0$，它们都是关于时间 t 的连续可导函数。

依照基本假设 1~3，假设社会财富会按照图 31-2 中的比例再分配，即：

（1）对象 A 的财富以 λ 的比例自留，以 $1-\lambda$ 的比例变为对象 B 的财富；

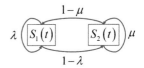

（2）对象 B 的财富以 μ 的比例自留，以 $1-\mu$ 的比例变为对象 A 的财富；

图 31-2　财富的流动动力学模型

（3）无论是（1）还是（2），财富流向对象 A 的比例均大于财富流向对象 B 的比例。

再考虑到社会资源总量还有一个自然的增长率，则 $S_1(t)$ 和 $S_2(t)$ 满足微分方程组

$$\begin{cases} S_1'(t) = k\left(\lambda S_1(t) + (1-\mu) S_2(t)\right) \\ S_2'(t) = k\left((1-\lambda) S_1(t) + \mu S_2(t)\right) \end{cases} \tag{1}$$

其中 $k \in (0, +\infty)$ 为社会资源总量的内禀增长率；$\lambda \in \left(\dfrac{1}{2}, 1\right)$，$\mu \in \left(0, \dfrac{1}{2}\right)$ 为关联转换率，分别代表对象 A 和对象 B 的财富对自身财富发展的支持率。方程组（1）在相平面内的平衡直线由使得 $S_1'(t) = 0$ 和 $S_2'(t) = 0$ 的相平面内的点的轨迹组成，分别为

$$l_1: \lambda S_1(t) + (1-\mu) S_2(t) = 0$$

$$l_2: (1-\lambda) S_1(t) + \mu S_2(t) = 0$$

它们分别对应两条正比例直线，这两条直线在相平面 $S_1\text{-}o\text{-}S_2$ 的第一象限没有交点，在第一象限内，动点 $(S_1(t), S_2(t))$ 具有水平方向向右、竖直方向向上的运动趋势。

取值 $k = 1$、$\lambda = 0.8$、$\mu = 0.2$，用 Mathematica 对（1）的向量场和流绘图，可得图 31-3。

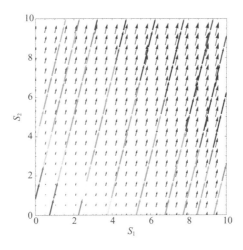

图 31-3　计算机描绘微分方程组（1）的向量场和流，其中 $\lambda = 0.8$，$\mu = 0.2$

一般参数取值情形下，（1）式的矩阵形式为

$$\begin{pmatrix} S_1'(t) \\ S_2'(t) \end{pmatrix} = k \begin{pmatrix} \lambda & 1-\mu \\ 1-\lambda & \mu \end{pmatrix} \begin{pmatrix} S_1(t) \\ S_2(t) \end{pmatrix} \qquad (2)$$

设矩阵

$$M = \begin{pmatrix} \lambda & 1-\mu \\ 1-\lambda & \mu \end{pmatrix}$$

可计算其行列式为 $|M| = \lambda + \mu - 1$，其特征值为 1、$\lambda + \mu - 1$，对应的特征向量分别为

$$\vec{e_1} = (1-\mu, \ 1-\lambda) \ 、 \ \vec{e_2} = (-1, \ 1)$$

设矩阵

$$P = \begin{pmatrix} 1-\mu & -1 \\ 1-\lambda & 1 \end{pmatrix}, \quad K = \begin{pmatrix} 1 & 0 \\ 0 & \lambda+\mu-1 \end{pmatrix}$$

则有 $M = PKP^{-1}$，即

$$\begin{pmatrix} S_1'(t) \\ S_2'(t) \end{pmatrix} = kPKP^{-1} \begin{pmatrix} S_1(t) \\ S_2(t) \end{pmatrix}$$

$$P^{-1} \begin{pmatrix} S_1'(t) \\ S_2'(t) \end{pmatrix} = k \cdot K \cdot P^{-1} \begin{pmatrix} S_1(t) \\ S_2(t) \end{pmatrix} \qquad (3)$$

计算可得

$$P^{-1} = \frac{1}{2-\lambda-\mu} \begin{pmatrix} 1 & 1 \\ \lambda-1 & 1-\mu \end{pmatrix}$$

进而

$$\begin{pmatrix} 1 & 1 \\ \lambda-1 & 1-\mu \end{pmatrix} \begin{pmatrix} S_1'(t) \\ S_2'(t) \end{pmatrix} = k \cdot K \cdot \begin{pmatrix} 1 & 1 \\ \lambda-1 & 1-\mu \end{pmatrix} \begin{pmatrix} S_1(t) \\ S_2(t) \end{pmatrix}$$

即

$$\begin{pmatrix} S_1'(t) + S_2'(t) \\ (\lambda-1)S_1'(t) + (1-\mu)S_2'(t) \end{pmatrix} = k \cdot K \cdot \begin{pmatrix} S_1(t) + S_2(t) \\ (\lambda-1)S_1(t) + (1-\mu)S_2(t) \end{pmatrix} \qquad (4)$$

设 $S(t) = S_1(t) + S_2(t)$、$U(t) = (\lambda - 1)S_1(t) + (1 - \mu)S_2(t)$，上式即为

$$\begin{pmatrix} S'(t) \\ U'(t) \end{pmatrix} = k \cdot K \cdot \begin{pmatrix} S(t) \\ U(t) \end{pmatrix} = k \begin{pmatrix} 1 & 0 \\ 0 & \lambda + \mu - 1 \end{pmatrix} \begin{pmatrix} S(t) \\ U(t) \end{pmatrix}$$

于是可得

$$\begin{cases} S'(t) = kS(t) \\ U'(t) = k(\lambda + \mu - 1)U(t) \end{cases} \tag{5}$$

解得

$$\begin{cases} S(t) = C_1 \mathrm{e}^{kt} \\ U(t) = C_2 \mathrm{e}^{k(\lambda + \mu - 1)t} \end{cases} \tag{6}$$

进而可得

$$\begin{cases} S_1(t) + S_2(t) = C_1 \mathrm{e}^{kt} \\ (\lambda - 1)S_1(t) + (1 - \mu)S_2(t) = C_2 \mathrm{e}^{k(\lambda + \mu - 1)t} \end{cases} \tag{7}$$

解得

$$\begin{cases} S_1(t) = C_1 \dfrac{1 - \mu}{2 - \lambda - \mu} \mathrm{e}^{kt} - C_2 \dfrac{1}{2 - \lambda - \mu} \mathrm{e}^{k(\lambda + \mu - 1)t} \\ S_2(t) = C_1 \dfrac{1 - \lambda}{2 - \lambda - \mu} \mathrm{e}^{kt} + C_2 \dfrac{1}{2 - \lambda - \mu} \mathrm{e}^{k(\lambda + \mu - 1)t} \end{cases} \tag{8}$$

其中 C_1、C_2 为任意实数。由此可知 $S_1(t)$ 和 $S_2(t)$ 均为**双指数型函数**。由（8）式可得

$$\frac{S_1(t)}{S(t)} = \frac{(1 - \mu)}{2 - \lambda - \mu} - \frac{C_2 / C_1}{2 - \lambda - \mu} \mathrm{e}^{k(\lambda + \mu - 2)t} \tag{9}$$

注意到 $\lambda + \mu - 2 < 0$，两边取极限可得

$$\lim_{t \to +\infty} \frac{S_1(t)}{S(t)} = \frac{1 - \mu}{2 - \lambda - \mu} > 0 \tag{10}$$

同时对（8）式求导，可得 $S_1(t)$ 和 $S_2(t)$ 的增长速度，

$$\begin{cases} S_1'(t) = \left(C_1 \dfrac{1 - \mu}{2 - \lambda - \mu} \mathrm{e}^{kt} - C_2 \dfrac{\lambda + \mu - 1}{2 - \lambda - \mu} \mathrm{e}^{k(\lambda + \mu - 1)t} \right) \cdot t \\ S_2'(t) = \left(C_1 \dfrac{1 - \lambda}{2 - \lambda - \mu} \mathrm{e}^{kt} + C_2 \dfrac{\lambda + \mu - 1}{2 - \lambda - \mu} \mathrm{e}^{k(\lambda + \mu - 1)t} \right) \cdot t \end{cases} \tag{11}$$

下面我们考虑对象 A 和 B 的"幸福指数"。大多数人（包括大多数富人和穷人，以及大多数不穷也不富的人）的幸福感其实来自与自己和与他人的对比——即，穷人的幸福感来自与富人的对比，富人的幸福感来自与穷人的对比，同时双方的幸福感也来自与自己的对比。对比什么呢？对比各自财富的相对增长速度之差。举一个例子，虽然张三可能没有李四富有，但是张三的财富的增长速度大于李四的增长速度，那么张三就会对未来充满希望。同时即使张三的收入增长的绝对速度很小，但是他本来就很贫穷，那么他的幸福感也不一定会很低。当然，这里没有考虑财富的人均水平对各阶层购买力的影响，而购买力对幸福感的影响也显而易见，但是因为我们考虑的是整个阶层的幸福指数，所以各阶层人均购买力的增减可通过该阶层财富总量的增减予以展现。

这样的幸福观或许有些市侩，但我们仅讨论背后的数学。为了反映这种"幸福观"，我们定义对象 A 和 B 在 t 时刻的"相对幸福指数" $\delta_1(t)$ 和 $\delta_2(t)$ 分别为

$$\begin{cases} \delta_1(t) = \dfrac{S_1'(t) - S_2'(t)}{S_1(t)} \\[3mm] \delta_2(t) = \dfrac{S_2'(t) - S_1'(t)}{S_2(t)} \end{cases} \tag{12}$$

代入计算可得

$$\begin{cases} \delta_1(t) = \dfrac{2C_2(1-\lambda-\mu)\mathrm{e}^{k(\lambda+\mu-2)t}}{C_1(1-\mu) + C_2(1-\lambda-\mu)\mathrm{e}^{k(\lambda+\mu-2)t}} \cdot k \\[3mm] \delta_2(t) = -\dfrac{2C_2(1-\lambda-\mu)\mathrm{e}^{k(\lambda+\mu-2)t}}{C_1(1-\lambda) - C_2(1-\lambda-\mu)\mathrm{e}^{k(\lambda+\mu-2)t}} \cdot k \end{cases} \tag{13}$$

从（13）式可以看到，由于 $\lambda + \mu - 2 < 0$，因此无论 $\lambda + \mu$ 和 1 的大小关系如何，当 t 充分大时均有

$$C_1(1-\lambda) - C_2(1-\lambda-\mu)\mathrm{e}^{k(\lambda+\mu-2)t} > 0$$

$$C_1(1-\lambda) + C_2(1-\lambda-\mu)\mathrm{e}^{k(\lambda+\mu-2)t} > 0$$

且

$$\lim_{t \to +\infty} \delta_1(t) = \lim_{t \to +\infty} \delta_2(t) = 0$$

于是可得，当 t 充分大时：

（a）若 $\lambda + \mu < 1$，$\delta_1(t) > 0$ 且 $\delta_2(t) < 0$，此时对象 A 感觉幸福，但对象 B 感觉糟糕；

（b）若 $\lambda + \mu > 1$，$\delta_1(t) < 0$ 且 $\delta_2(t) > 0$，此时对象 A 感觉糟糕，但对象 B 感觉幸福；

（c）若 $\lambda + \mu = 1$，$\delta_1(t) = \delta_2(t) = 0$，此时对象 A 和对象 B 既不会感觉幸福，也不会感觉糟糕；

（d）无论哪种情况，对象 A 和对象 B 的幸福感和不幸感都会在 $t \to +\infty$ 时趋于零，即双方都会趋于麻木。

这意味着：假如人们在财富角度的幸福感来自社会对比，其产生的幸福感与社会的整体财富的增值比率和财富的分配比例密切相关。在社会发展过程中，为了社会稳定，需要照顾到不同类型人群的感受，于是各国每隔一段时间就需要宏观调节，以促进或改变财富流动的比例，借此调节各阶层人民的切身感受。

除此之外，我们还能够获得相平面内动点 $(S_1(t), S_2(t))$ 所满足的轨迹方程。实际上，由（7）式和（8）式可得

$$
\begin{cases}
(2-\lambda-\mu)S_1(t) = (1-\mu)(S_1(t)+S_2(t)) - C_2 \left(\dfrac{S_1(t)+S_2(t)}{C_1} \right)^{\lambda+\mu-1} \\
(2-\lambda-\mu)S_2(t) = (1-\lambda)(S_1(t)+S_2(t)) + C_2 \left(\dfrac{S_1(t)+S_2(t)}{C_1} \right)^{\lambda+\mu-1}
\end{cases}
\tag{14}
$$

设 $K = C_2 C_1^{1-\lambda-\mu}$，则（14）式可变为

$$
\frac{(1-\mu)S_2(t) - (1-\lambda)S_1(t)}{(S_1(t)+S_2(t))^{\lambda+\mu-1}} = K
\tag{15}
$$

方程（15）在平面直角坐标系 $S_1\text{-}o\text{-}S_2$ 中反映为一条平面曲线，这条曲线即为动点 $(S_1(t), S_2(t))$ 的轨迹，我们称这条曲线为"财富相位曲线"，它反映了随着 t 的变化，对象 A 和对象 B 的财富变化情况。从（15）式中可以看到，财富相位曲线和内禀增长率 k 无关。

例：当 $\lambda = \dfrac{4}{5}$、$\mu = \dfrac{1}{5}$ 时，（15）式可变为

$$
4S_2 - S_1 = 5K
\tag{16}
$$

这是相平面内第一象限内的一条射线。

当 $\lambda = \dfrac{7}{8}$、$\mu = \dfrac{3}{8}$ 时，（15）式可变为

$$
(5S_2 - S_1)^4 = 4096K^4(S_1 + S_2)
\tag{17}
$$

这是相平面内第一象限内的一条四次曲线，如图 31-4 所示。

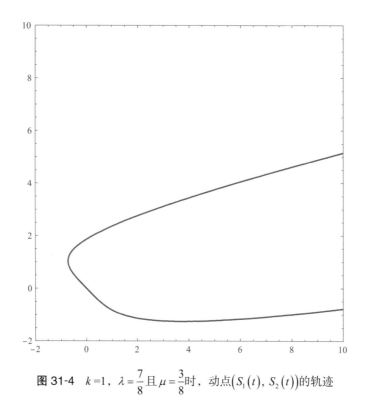

图 31-4 $k=1$，$\lambda = \dfrac{7}{8}$ 且 $\mu = \dfrac{3}{8}$ 时，动点 $\big(S_1(t),\ S_2(t)\big)$ 的轨迹

当然，人们的幸福感以及生活质量还包括精神生活以及其他很多方面。以城市居民为例，城市居民生活的方方面面可以被划分为三个维度[3]：客观的物质生活条件（包括就业收入、居住条件、城市公共服务、社会保障、健康休闲）、主观的精神生活质量（包括社会安全、社会治理、社会认可、教育程度、心理预期）、生活水准的阶段层级（包括贫穷、温饱、小康、富裕四个阶段层级）。感兴趣的读者可以从这些细分维度分别建立新的数学模型，以对此深入分析。

话题 32：
墨菲定律与行业创新的推动策略

对于任何行业来说，"创新"都是被关注和讨论的热点词之一。不仅从业者可能在保守阵营和创新阵营之间互相转移，行业外的人们也会基于行业的情况选择加入保守阵营或创新阵营。同时，政策、法规甚至举办的短期社会活动，对于行业创新也会有明显的推动和促进作用。本讲将同时考虑墨菲定律和宏观调控影响，来分析行业创新的未来前景。本讲将用数学模型证明：为了推动某个行业的创新发展，最好的办法是将长期激励政策和短期激励行动相结合，这样可以用较少的成本和代价达到100%的转换率。

本讲适合在讲授或学习完高中数学的函数、数列、导数和定积分章节后，作为数学建模素材在日常教学中讲授或学习。本讲内容包括但不限于：

1. 墨菲定律、随机性与趋利避害；

2. 行业期待值子模型；

3. 保守阵营和创新阵营的转移方程；

4. 不同程度的激励行为对行业创新发展的不同影响。

回顾人类文明的发展，展现在我们眼前的是一幅壮丽的历史画卷，在这幅画卷上的每个角落，都有不计其数的先贤和百姓前仆后继地推动社会进步和科学、文化、经济、政治发展——这些人的出现自然有其偶然性，但是主要还是受当时的社会环境所影响。我们经常说"以史为鉴"，是希望从历史中为继往开来获得一些经验和教训。我个人对历史中偶然性与必然性之间的关系，以及宏观推动对社会与行业创新中所起到的作用很感兴趣，本讲就将尝试用数学的方法来讨论时代迭代进步的必然性规律。本讲的结果符合人们对于历史发展的直观经验和感受，是在后文中基本假设（即作者观点）下的一种基于数学的演绎推理。

对基本假设的厘定需要基于对社会发展的观察。社会学中著名的"墨菲定律"[1]告诉我们，无论是什么时候面对什么选择，只要有可能，各种选项都会有人去做，无论做了之后会带来好的还是坏的后果——这其实是基于庞大的人口基数在时间上的累积所形成的人口红利和概率理论。根据概率论，因为人数众多，一件事情只要可能发生，无论发生的概率多小，只要大于零，就一定会在某些人身上应验；由于"子子孙孙无穷匮"，即使这一代人中没人应验，以后的某代人中也会有人应验。

所以墨菲定律成立的前提有两个：庞大的人口基数和无限的时间。这两个前提将作为我们的基本假设中的两条。

另一条基本假设来自人性本身的"趋利避害"——根据达尔文的进化论，这是人类在千百万年进化中保留下来的性格"基因"。在蛮荒时代，那些不懂得趋利避害的"人类"都已经消亡了。趋利避害的体现之一，就是我们在中文语境下常说的"随大流"。无论是在哪里，"随大流"或许都是一个普遍的现象。虽然我们有的时候会抨击这种现象，不过有的时候团结一致一条心却是好事情。很多事情都有两面性，"随大流"这一点也是一样的。

但深入社会生活的某个局部去看，我们又会发现另一种奇妙的现象——当进入一个领域的人充分多的时候，往往利润会被稀释，所剩的利润空间也会被加速蚕食，这时候很多人就会选择不去凑这个热闹——房地产市场的起伏沉降、更广泛的价值与价格理论，以及某种商品的供需关系，就是这个现象在不同方面的诠释和证据。

也就是说，在某个领域，在初期阶段，进入的人越多，人们对这个行业的期待值就越高；但是当行业内的人数到达某个水平后，人们对这个行业的期待值就会降低。

我们总结一下前面提到的三条基本假设。

基本假设 1：社会的人口基数庞大。我们可以认为人口数量是一个连续变化的量，因为单位变化量 1 人，相较于人口基数的比值小于小数点后 8 位，已经小于我们大多数时候研究问题要考虑的近似精度和误差水平。

基本假设 2：时间是无限的。我们暂不认为人类会在将来的某一天灭亡，但是我倒是相信人类的存在形式可能会发生一些改变。

基本假设 3：在某个领域的初期阶段，进入这个行业的人越多，人们对这个行业的期待值就越高；当行业内人数到达某个水平后，人们对这个行业的期待值就会降低。

基于上面的基本假设，我们来建立数学模型，以演绎将会发生的现象。为方便起见，我们设人口数量的单位为人口总数，即人口总数永远为 1，这样就不用考虑人口的增长所带来的影响。考虑某个行业（或产业、方向、领域，均可等同考虑，下同），根据墨菲定律，无论风险多大，总会有一批人锐意创新，而其他人选择观望。由于创新和观望的人数比例是随时间变化的量，因此我们设在这个行业里勇于创新的人数为关于时间 t（单位：月）的连续函数 $y(t)$，而观望人数为 $x(t)$。显然 $x(t)+y(t)=1$。

设人们对于行业创新的期待值为 $f(u)$，其中 u 为当前行业内的人数，根据基本假设 3，存在 $L \in (0,1)$，使得：当 $x < L$ 时，$f'(u) > 0$；当 $x > L$ 时，$f'(u) < 0$。而且，对行业的期待值的变化，基于当前的期待程度相对当前期待值升高或减少，于是可得微分方程

$$\frac{f'(u)}{f(u)} = k(L-u)$$

其中 $k>0$ 为待定的比例系数，用以协调等式两边的单位。

人们对行业创新和观望都有各自的期待值，人们从保守阵营进入创新阵营的欲望其实并不会与各自阵营的期待值直接相关，而是与期待值的变化速率相关。举一个例子：股票市值反映了人们对某家公司或者某个行业的预期，当某家公司的股价攀升最快时，意味着人们对该公司未来的预期增长速度最快，而非预期最好，大量的股民也会在此时购入股票，而非在股价即预期达到峰值时买入——如果真在股价高峰时买入的话，连没有炒过股的人也知道会赔钱。基于这个道理，可得微分方程

$$y'(t)=\left(\mu\left(f'(y)-f'(x)\right)+h\right)x(t)$$

其中参数 $\mu, h>0$。该方程中含有参数 h 是因为墨菲定律——即使 $\left(f'(y)-f'(x)\right)=0$，也会有一定比例的人从保守阵营转投创新阵营去冒险。当然，有时候 h 也会来自政策推动和资金支持，这也是后文将讨论的重点。

将前面的几个方程汇总到一起，就得到了下面的微分方程组

$$\begin{cases} y'(t)=\left(\mu\left(f'(y)-f'(x)\right)+h\right)x(t) & （1） \\ f'(u)=k(L-u)f(u) & （2） \\ x(t)+y(t)=1 & （3） \end{cases}$$

由（2）式很容易解出函数 $f(u)$ 的解析式。实际上由（2）式可得

$$\left(\ln f(u)\right)'=-ku+kL$$

进而可得

$$\ln f(u)=-\frac{k}{2}u^2+kLu+C$$

其中 C 为积分常数。于是可得

$$f(u)=C_0\mathrm{e}^{-\frac{k}{2}u^2+kLu} \qquad （4）$$

其中 $C_0=\mathrm{e}^C>0$ 为正常数。通过复合函数的单调性分析，容易得知：$f(u)$ 在 $u<L$ 时单调递增，在 $u>L$ 时单调递减，在 $u=L$ 时取最大值 $f(L)=C_0\mathrm{e}^{\frac{k}{2}L^2}$。图 32-1 中给出了不同参数取值下 $f(u)$ 的函数图像。可以看到，通过控制参数的取值，函数的最值位置和陡峭程度是可以调整的。

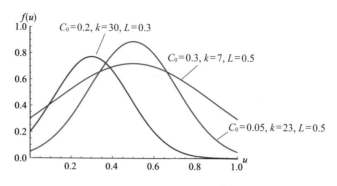

图 32-1 不同参数取值下 $f(u) = C_0 e^{-\frac{k}{2}u^2 + kLu}$ 的函数图像

但是因为其非线性程度较高，且含有隐函数成分，所以从微分方程组中解出函数 $x(t)$ 和 $y(t)$ 的解析式是十分困难的，不过我们可以利用微分方程本身的特点去分析它们。

由（3）式可得 $x(t) = 1 - y(t)$，代入（1）式可得

$$y' = \left(\mu \left(f'(y) - f'(x) \right) + h \right)(1 - y)$$

变形可得

$$\frac{y'}{1 - y} = \mu \left(f'(y) - f'(x) \right) + h$$

进而有

$$-\ln(1 - y) = \int_0^t \mu \left(f'(y) - f'(x) \right) \mathrm{d}t + ht + C \tag{5}$$

其中 C 为积分常数，变形可得

$$y = 1 - C_1 e^{-\int_0^t \mu \left(f'(y) - f'(x) \right) \mathrm{d}t - ht} \tag{6}$$

其中 $C_1 = e^{-C}$ 为正常数。

注意到 $\left| f'(u) \right| = \left| k(L - u) f(u) \right| < kC_0 e^{\frac{k}{2}L^2}$，可得

$$\left| f'(y) - f'(x) \right| \leqslant \left| f'(y) \right| + \left| f'(x) \right| \leqslant 2 \underset{u}{\mathrm{Max}} \left| f'(u) \right| < 2kC_0 e^{\frac{k}{2}L^2} \tag{7}$$

于是可得

$$\left| \int_0^t \mu \left(f'(y) - f'(x) \right) \mathrm{d}t \right| \leqslant \int_0^t \left| \mu \left(f'(y) - f'(x) \right) \right| \mathrm{d}t < 2\mu kC_0 e^{\frac{k}{2}L^2} t \tag{8}$$

于是可得如下命题。

命题 32-1：当 $h > 2\mu k C_0 \mathrm{e}^{\frac{k}{2}L^2}$ 时，微分方程（1）的解 $y(t)$ 满足 $\lim\limits_{t \to +\infty} y(t) = 1$。

证明：在（6）式两边同时取极限 $\lim\limits_{t \to +\infty}$，由于 $h > 2\mu k C_0 \mathrm{e}^{\frac{k}{2}L^2}$，可知右端极限为 $+\infty$，

证毕。

这证明了：只要 h 充分大，即政策倾斜足够大，则在充分长的时间后，几乎所有的人都会逐步加入创新阵营当中。

所以主要的问题在于当 h 并不那么大时，即政策倾斜并不大，或者根本没有政策倾斜，仅依靠墨菲定律提供的微弱可能性时，又会发生什么现象？

继续分析微分方程（1）的解的性质，会遇到繁杂的分类讨论。为简便起见，我们进一步限制一些参数。

基本假设 4：公平起见，认为 $L = 0.5$，即认为行业内人数达到总人数一半时，人们对行业的期待值最大，且最大期待值为 1；同时认为行业内从业人数很少时，人们的期待值 $C_0 < 0.5$。

这样一来，就可以得到方程组

$$\begin{cases} C_0 \mathrm{e}^{\frac{k}{2}L^2} = 1 \\ L = 0.5 \end{cases} \qquad (9)$$

解得

$$k = -8\ln C_0 \qquad (10)$$

不仅如此，根据函数 $f(u)$ 的图像关于直线 $x = L$ 的对称性，再由（3）式，可知 $f(1-u) = f(u)$，即 $f(x) = f(y)$，于是可得 $f'(x) = -f'(y)$。进而微分方程（1）可简化为

$$y' = (2\mu f'(y) + h)(1 - y) \qquad (11)$$

上面这个微分方程组依然无法求出解析解，但是可以通过离散化的方法来研究其解的性态。

实际上，由导数的定义，可得

$$y'(t) = \lim\limits_{\Delta t \to 0} \frac{y(t + \Delta t) - y(t)}{\Delta t}$$

于是当 Δt 很小时，有近似关系

$$y'(t) \approx \frac{y(t + \Delta t) - y(t)}{\Delta t}$$

代入（11）式可得

$$y(t + \Delta t) \approx y(t) + \left(2\mu f'(y(t)) + h\right)(1 - y(t))\Delta t \tag{12}$$

设 $n = \left[\dfrac{t}{\Delta t}\right] \in \mathbb{N}^*$，此处"[ ]"为高斯取整函数。记 $b_n = y(n\Delta t)$，并设 $\Delta t = 0.01$，则（12）式变为如下的数列 $\{b_n\}$ 的递推关系

$$b_{n+1} \approx b_n + 0.01\left(2\mu f'(b_n) + h\right)(1 - b_n) \tag{13}$$

这个数列是一个非线性递推数列，一般来说没有办法求它的通项，不过我们可以使用"图上演化"的方法来观察这个数列的收敛情况。

首先，设函数 $g(u) = u + 0.01\left(2\mu f'(u) + h\right)(1 - u)$，并将其与 $y = u$ 描绘在同一平面直角坐标系中，如图 32-2 所示。

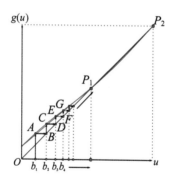

图 32-2　数列 $b_{n+1} = b_n + 0.01\left(2\mu f'(b_n) + h\right)(1 - b_n)$ 的图上演化法分析

在横坐标轴上选取 b_1，过 b_1 作横轴的垂线，交函数 $g(u)$ 的图像于点 A，则点 A 的坐标为 $(b_1, g(b_1))$，即 (b_1, b_2)。再过点 A 作横轴平行线，交函数 $y = u$ 的图像于点 B，则点 B 的坐标为 (b_2, b_2)。再过点 B 作横轴的垂线，交函数 $g(u)$ 的图像于点 C，则点 C 的坐标为 $(b_2, g(b_2))$，即 (b_2, b_3)。再过点 C 作横轴平行线，交函数 $y = u$ 的图像于点 D，则点 D 的坐标为 (b_3, b_3)。如此继续，可依次得到函数 $g(u)$ 函数图像上的点列 A、C、E……，这些点的横坐标依次为 b_1、b_2、b_3……，即为数列 $\{b_n\}$。从图 32-2 中容易看到，当函数 $y = g(u)$ 与 $y = u$ 在区域 $[0, 1] \times [0, 1]$ 中相交于两点 P_1 和 P_2（不妨设 P_1 在 P_2 左侧）时，无论 b_1 在 $(0, 1)$ 中的任何位置，数列 $\{b_n\}$ 的极限均为点 P_1 的横坐标。

然而不幸的是，不见得在所有参数取值情况下均有图 32-2 的形式。实际上，函数

$y = g(u)$ 与 $y = u$ 的图像在区域 $[0, 1] \times [0, 1]$ 内的交点个数可能为 1、2 或 3，这要取决于参数 μ、h、C_0 之间的大小关系。

为了分类讨论这些情况，我们需要将函数 $y = g(u)$ 与 $y = u$ 联立解方程

$$\begin{cases} y = u + 0.01\left(2\mu f'(u) + h\right)(1 - u) \\ y = u \end{cases} \tag{14}$$

消元后，可知 P_1 和 P_2 的横坐标为如下方程的根

$$\left(2\mu f'(u) + h\right)(u - 1) = 0 \tag{15}$$

显然方程（15）有一根必为 $u_1 = 1$，其他根必满足

$$f'(u) = -\frac{h}{2\mu} \tag{16}$$

所以 $u_1 = 1$ 之外的根是否存在，取决于导函数 $f'(u)$ 在区间 $u \in (0, 1)$ 上的最小值与 $-\dfrac{h}{2\mu}$ 之间的大小关系。实际上，设 $h(u) = f'(u)$，则由于基本假设 4（$L = 0.5$），可得

$$h(u) = C_0 k\left(\frac{1}{2} - u\right) e^{-\frac{k}{2}u^2 + \frac{k}{2}u} \tag{17}$$

其中 $k = -8\ln C_0 > 8\ln 2 > 5$。进而对其求导，可得

$$h'(u) = C_0 k^2 e^{-\frac{k}{2}u^2 + \frac{k}{2}u}\left[\left(u - \frac{1}{2}\right)^2 - \frac{1}{k}\right] \tag{18}$$

注意到 $k > 5$，于是 $h'(u) = 0$ 的根 $\dfrac{1}{2} - \dfrac{1}{\sqrt{k}}$、$\dfrac{1}{2} + \dfrac{1}{\sqrt{k}}$ 均位于区间 $(0, 1)$ 中，可得函数 $h(u)$ 在 $(0, 1)$ 上的单调性如表 32-1 所示。

表 32-1　函数 $h(u)$ 在 $(0, 1)$ 上的单调性

u	$\left(0, \dfrac{1}{2} - \dfrac{1}{\sqrt{k}}\right)$	$\dfrac{1}{2} - \dfrac{1}{\sqrt{k}}$	$\left(\dfrac{1}{2} - \dfrac{1}{\sqrt{k}}, \dfrac{1}{2} + \dfrac{1}{\sqrt{k}}\right)$	$\dfrac{1}{2} + \dfrac{1}{\sqrt{k}}$	$\left(\dfrac{1}{2} + \dfrac{1}{\sqrt{k}}, 1\right)$
$h'(u)$	+	0	−	0	+
$h(u)$	↗	极大值	↘	极小值	↗

再注意到 $h(0) = \dfrac{1}{2}C_0 k = -4C_0 \ln C_0 > 0$，$h(1) = -\dfrac{1}{2}C_0 k = 4C_0 \ln C_0 < 0$，于是可知

$$h(u)_{\max} = h\left(\frac{1}{2} - \frac{1}{\sqrt{k}}\right) = \sqrt{\frac{k}{e}} \tag{19}$$

$$h(u)_{\min} = h\left(\frac{1}{2} + \frac{1}{\sqrt{k}}\right) = -\sqrt{\frac{k}{e}} \tag{20}$$

- **情形 1：** 当 $0 > -\dfrac{h}{2\mu} \geqslant 4C_0 \ln C_0$ 即 $0 < h < \mu k C_0$ 时，函数 $f'(u) + \dfrac{h}{2\mu}$ 在区间 $(0, 1)$ 上有且仅有一个变号零点 $\dfrac{1}{2} < u_2 < 1$（图 32-3），此时数列 $\{b_n\}$ 的图上演化对应图 32-2，从图中可以看出，此时 $\lim\limits_{n \to +\infty} b_n = u_2$。

- **情形 2：** 当 $4C_0 \ln C_0 > -\dfrac{h}{2\mu} > -\sqrt{\dfrac{k}{e}}$ 即 $\mu k C_0 < h < 2\mu\sqrt{\dfrac{k}{e}}$ 时，方程（16）在区间 $(0, 1)$ 上有且仅有两个变号零点 $\dfrac{1}{2} < u_2 < u_3 < 1$（图 32-4），此时数列 $\{b_n\}$ 的图上演化对应图 32-5。

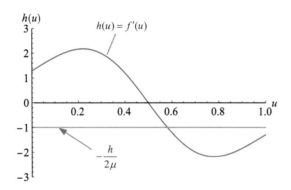

图 32-3 当 $0 > -\dfrac{h}{2\mu} \geqslant 4C_0 \ln C_0$ 时，函数 $f'(u) + \dfrac{h}{2\mu}$ 在区间 $(0, 1)$ 上有且仅有一个变号零点

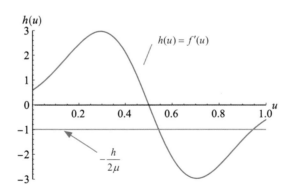

图 32-4 当 $4C_0 \ln C_0 > -\dfrac{h}{2\mu} > -\sqrt{\dfrac{k}{e}}$ 时，函数 $f'(u) + \dfrac{h}{2\mu}$ 在区间 $(0, 1)$ 上有且仅有两个变号零点

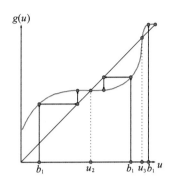

图 32-5 当 $4C_0 \ln C_0 > -\dfrac{h}{2\mu} > -\sqrt{\dfrac{k}{e}}$ 时，数列 $\{b_n\}$ 在不同初始值下的图上演化示意图

由图 32-5 容易看出，在这种情况下，若 $0 < b_1 < u_3$，则 $\lim\limits_{n\to+\infty} b_n = u_2$；若 $b_1 > u_3$，则 $\lim\limits_{n\to+\infty} b_n = 1$；若 $b_1 = u_3$，则 $b_n = u_3$ 为常数列。其中又由收敛方向可知，u_2 和 1 为稳定平衡点，u_3 为不稳定平衡点——这意味着，b_n 在 u_2（或 1）周围发生小的扰动时，会重新回到 u_2（或 1），但是如果在 u_3 周围发生小的扰动，则 b_n 会越来越远离 u_3。

- **情形 3**：当 $-\dfrac{h}{2\mu} = -\sqrt{\dfrac{k}{e}}$ 时，方程（16）在区间 $(0, 1)$ 上有且仅有一个非变号零点 $u_2 = \dfrac{1}{2} + \dfrac{1}{\sqrt{k}}$（图 32-6），此时数列 $\{b_n\}$ 的图上演化对应图 32-7 的情况。

由图 32-7 容易看出，在这种情况下，若 $0 < b_1 < u_2$，则 $\lim\limits_{n\to+\infty} b_n = u_2$；若 $u_2 < b_1 < 1$，则 $\lim\limits_{n\to+\infty} b_n = 1$；若 $b_1 = u_2$，则 $b_n = u_2$ 为常数列。其中又由收敛方向可知，u_2 为半稳定平衡点——这意味着，当 b_n 小于 u_2 时，将逐渐靠近 u_2；一旦 b_n 大于 u_2，则会远离 u_2 并逐步收敛到 1。

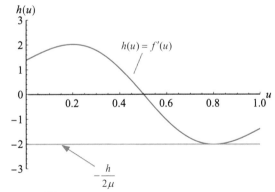

图 32-6 当 $-\dfrac{h}{2\mu} = -\sqrt{\dfrac{k}{e}}$ 时，函数 $f'(u) + \dfrac{h}{2\mu}$ 在区间 $(0, 1)$ 上有且仅有一个非变号零点

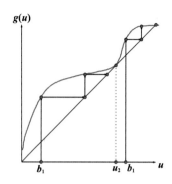

图 32-7 当 $-\dfrac{h}{2\mu}=-\sqrt{\dfrac{k}{e}}$ 时，数列 $\{b_n\}$ 在不同初始值下的图上演化示意图

● **情形 4：** 当 $-\dfrac{h}{2\mu}<-\sqrt{\dfrac{k}{e}}$ 时，方程（16）在区间 $(0,1)$ 上没有零点（图 32-8），此时数列 $\{b_n\}$ 的图上演化对应图 32-9 的情况。

由图 32-9 容易看出，在这种情况下，对所有的 $b_1\in(0,1)$，均有 $\lim\limits_{n\to+\infty} b_n=1$。

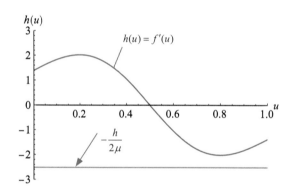

图 32-8 当 $-\dfrac{h}{2\mu}<-\sqrt{\dfrac{k}{e}}$ 时，函数 $f'(u)+\dfrac{h}{2\mu}$ 在区间 $(0,1)$ 上没有零点

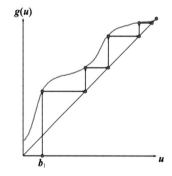

图 32-9 当 $-\dfrac{h}{2\mu}<-\sqrt{\dfrac{k}{e}}$ 时，数列 $\{b_n\}$ 在不同初始值下的图上演化示意图

我们将上面各情况的讨论结果汇总到表 32-2 中。

表 32-2　参数 C_0、μ、h 不同取值下模型解的极限状态分类汇总

参数关系 （其中 $k = -8\ln C_0$）	平衡点 1	平衡点 1 类型	平衡点 2	平衡点 2 类型	平衡点 3	平衡点 3 类型
$0 < h < \mu k C_0$	$u_1 = 1$	不稳定 平衡点	$u_2 > \dfrac{1}{2}$	稳定 平衡点	无	/
$\mu k C_0 < h < 2\mu\sqrt{\dfrac{k}{e}}$	$u_1 = 1$	稳定 平衡点	$u_2 > \dfrac{1}{2}$	稳定 平衡点	$1 > u_3 > u_2$	不稳定 平衡点
$h = 2\mu\sqrt{\dfrac{k}{e}}$	$u_1 = 1$	稳定 平衡点	$u_2 > \dfrac{1}{2}$	半稳定 平衡点	无	/
$h > 2\mu\sqrt{\dfrac{k}{e}}$	$u_1 = 1$	稳定 平衡点	无	/	无	/

注意到，参数 μ、k 及 C_0 均为常数，反映了人们对于某个行业所持心态的客观规律，换句话说，这三个参数反映了"人性"。我们经常说："人性是不可改变的。"意思是，如果要推动一项社会改革或行业改革，仅靠改变人们固有的心理特点是无力的。但是参数 h 则不同：在没有干预的情况下，参数 h 是墨菲定律的体现；而当存在宏观推动行业发展的因素的时候，参数 h 就主要反映了这种推动的力度。

表 32-2 的结果具有定性的现实意义：当没有宏观推动力或很少推动某行业的创新时，人们也会逐渐从该行业的保守阵营转移到创新阵营，但是转移率无法达到 100%，对应情形 1；当存在宏观推动该行业创新的推动力，但是推动力度尚不足时，转移率也无法达到 100%，但是当某些突发性因素（如线上教学）使得转移率强行突破 u_3 后，保持原来的推动力度，转移率就会自动上升到 100%；当宏观权力推动时，转移率达到 100%，对应情形 3。

也就是说，为了宏观上推动某个行业的创新发展，实现新旧产业的更迭，最好的办法是将长期激励政策和短期激励活动相结合，这样可以用相对较少的成本和代价推动达到 100% 的转换率。

当然上述模型尚有不明确之处，下列若干问题留给读者作为思考。

（1）比较不同情形下达到接近稳定转化率所用的时间长短。

（2）本讲中的模型仅考虑一个行业，如果考虑不同行业之间的相互影响又会怎样？

（3）基本假设 4 是一个强假设，如果去掉这个假设，分类情况将骤然增多，这又会引出哪些可能的情形？

话题 33：
概率对决策的影响——确定性的丧失与均衡的建立

在通常情况下，人们凭经验认为随机性带来了确定性的丧失，势必会引发混乱，但是这并非放之四海而皆准。随机性并非洪水猛兽，它也有善良的一面：首先，随机性的引入可以通过"破坏"确定系统的陈腐结构诱发新的可能；其次，引入随机性不见得一定导致随机的后果，也可能使得原来无法确定的事情变得更加确定，仿佛一只"看不见的手"在左右决策；最后，若随机性作为确定系统中各个对象之间博弈行为的内在关联而被引入，则往往可以发现本来在确定系统中无法发现的结构，在当代"关系本体论"的研究范式下，这些结构往往反映了整个系统作为一个整体更本质的属性。本讲就将以生活中的简单例子为载体来说明上述各观点。

本讲适合在讲授或学习完高中数学的基本初等函数、概率统计以及解析几何章节后，作为数学建模素材在日常教学中讲授或学习。本讲内容包括但不限于：

1. 从混乱的无序到均衡的产生——以投球手击球手模型为例；
2. 确定性的丧失和重构——以夫妻刷碗模型为例；
3. 旧秩序的破坏和新结构的诞生——再谈夫妻刷碗模型；
4. 确定性和随机性杂谈。

1. 从混乱的无序到均衡的产生——以投球手击球手模型为例

在下面的例子中，我们将看到：在一个问题中引入随机性，有可能会从原来无序的混乱局面中孵化出一个稳定的均衡。

在棒球比赛中，击球手和投球手是对立的双方。投球手可能投出快球和弧线球，击球手也会做出预判，判断投球手是要投快球还是弧线球。投球手的投球策略与击球手的预判策略会影响双方的得分。

现在学校要举办运动会，其中 X 同学要参加一场棒球比赛，在比赛中，他的角色是击球手，他的对手 Y 同学为投球手。根据双方之前的比赛历史跟踪记录，我们提供如表 33-1 所示的数据。

表 33-1　根据历史跟踪数据得到的各种情况下击球手的平均得分规律

各种情况下 **击球手**的 平均得分		投球手	
		投出快球	投出弧线球
击球手	预判为快球	0.4 分	0.2 分
	预判为弧线球	0.1 分	0.3 分

一个直接的问题是：我们能否为投球手和击球手各自设计出最优的预判策略？这个最优策略又是否是稳定的？

首先我们不引入随机性来分析这个问题，此时需要的就是经典的"表上趋势分析"技术。注意到投球手希望击球手的平均得分尽可能低，而击球手希望自己的平均得分尽可能高，我们用空心箭头方向代表投球手的意愿转移方向，用实心箭头方向代表击球手的意愿转移方向，便可得到表 33-2 中所示的趋势图。

表 33-2　投球手和击球手各自的意愿转移趋势

各种情况下 **击球手**的 平均得分		投球手	
		投出快球	投出弧线球
击球手	预判为快球	0.4 分　⇨	0.2 分　⬇
	预判为弧线球	⬆　0.1 分　⇦	0.3 分

从表 33-2 中的箭头方向可以看到，用这种方法分析出的结果当中不会出现均衡，而是会出现循环。更特别的是，双方都不会选择停留在当前的决定超过两球，这是因为这种停留行为会为对方占优提供机会——假设本球投球手投出快球，如果下一球投球手依然投出快球，那么击球手就能够打出 0.4 分的平均得分，而非投球手希望的 0.1 分；同理，假设击球手本球预判为快球，那么如果下一球持续预判快球，就会给投球手以可乘之机，使得击球手的得分从平均 0.4 分滑落到平均 0.1 分，而这显然是击球手所不愿看到的。

也就是说，按照表 33-2 的方法来分析，二者状态的切换难以避免，这样就会产生一个有趣的现象——二者对战的各球得分情况被第 1 球中二者的选择所确定了，例如：如果第 1 球投球手选择投出快球，而击球手预判为弧线球，那么击球手本球的平均得分为 0.1 分；下一球投球手和击球手都不愿再停留在这个位置，就会转移自己的状态，从而第 2 球投球手将选择投出弧线球，而击球手将预判为快球，即第 2 球击球手平均得分为 0.2 分；如此往复，可得以后各球击球手的平均得分为 0.1 分、0.2 分、0.1 分、0.2 分循环。如果第 1 球中投球手和击球手都选择快球，那么同理可得，各球中击球手的平均得分为 0.4 分、0.3 分、0.4 分、0.3 分循环。于是二者对战的各球得分情况就被第 1 球中二者的选择无情地确定了。但是，这显然并非是现实中发生的情况，因为如果真的是这样的话，棒球比赛只需要打一球就可以了，这种宿命论的比赛肯定无法承载体育精神，更没有观众愿意看。

之所以会出现如上的分析结果，其实是基于一条隐含的假设，那就是投球手和击球手双方持有的都是确定无疑的"制度化"的策略——我的下一球要么一直和当前球的选择不同，要么与之相同，但是只要确定"不同"或"相同"，以后各球的选择就都不允许更改。

但是现实中往往并非这样。《孙子兵法·始计篇》里讲"兵者，诡道也"，说的就是"用兵之道在于千变万化、出其不意"。所以下一球双方到底如何选择，并非是按照一个指定的时间序列而展开的，而是具有一定的随机性。当然，引入了随机性之后，每一球双方的选择就不再是一个确定的变量了，而成为一个随机变量。此时选手的决策就变为随机变量的分布列。那么一个自然的问题就诞生了：投球手和击球手是否都具有作为最优策略的分布列？这个最优策略分布列是否是稳定的？

解决这两个问题需要三个标准工具：随机变量的期望、平面线性规划和空间解析几何。我们对平面线性规划和空间解析几何的使用会尽可能直观且简单，以方便缺少相关知识的读者理解这个例子想要传达的核心思想。

先来为击球手设计预判策略，设击球手以概率 x（$0 \leqslant x \leqslant 1$）预判为快球，而以概率 $1-x$ 预判为弧线球。此时投球手只可能选择两种策略：投出快球或投出弧线球。

当投球手投出快球时，击球手以概率 x 获得 0.4 分，以概率 $1-x$ 获得 0.1 分；当投球手投出弧线球时，击球手以概率 x 获得 0.2 分，以概率 $1-x$ 获得 0.3 分；击球手预判快球和预判弧线球为互斥事件，如图 33-1a 所示。

假设击球手保有保守策略（认为自己有可能发挥失常，但不会发挥超常），无论在何种情况下，击球手得分 A 不会超过各自情形中击球手平均得分的期望值，于是有

$$\begin{cases} A \leqslant 0.4x + 0.1(1-x) \\ A \leqslant 0.2x + 0.3(1-x) \\ 0 \leqslant x \leqslant 1 \end{cases}$$

既然我们希望找到满足上述条件的适当的 x，以使得 A 尽可能大，问题就转化为如下线性规划。

$$\max \quad A$$

$$\text{s.t.} \begin{cases} A \leqslant 0.3x + 0.1 \\ A \leqslant -0.1x + 0.3 \\ 0 \leqslant x \leqslant 1 \end{cases}$$

以 x 为横轴，以 A 为纵轴，将约束区域描绘出来，如图 33-1b 所示。

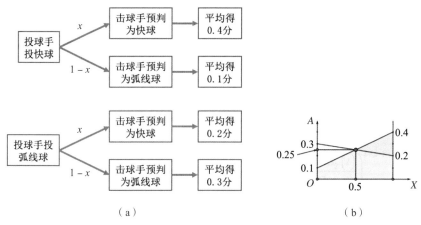

（a）　　　　　　　　　　　　（b）

图 33-1　击球手预判策略的选择是一个线性规划问题

从图 33-1b 很容易看出，当 $x = 0.5$ 时，A 可能取得最大值 0.25 分。即，无论投球手选择投出快球还是弧线球，击球手只要以 0.5 的概率随机地预判为快球，以 0.5 的概率随机地预判为弧线球，则可以保证拿到最高 0.25 分的平均击球得分。

上述分析是从两种"极限情况"着手讨论的，投球手要么每次都投出快球，要么每次都投出弧线球。有的读者可能会觉得，要是投球手不这么"傻"，而是以概率 y（$0 \leqslant y \leqslant 1$）投出快球，以概率 $1 - y$ 投出弧线球，那么最后的平均得分还能维持 0.25 分吗？

答案是肯定的。实际上，假设投球手投何种球和击球手预判为何种球为相互独立事件，则根据乘法原理，可知：击球手拿到 0.4 分（即投球手投出快球，且击球手也预判为快球）的概率为 $0.5y$，击球手拿到 0.1 分（即投球手投出快球，而击球手预判为弧线球）的概率为 $0.5y$，击球手拿到 0.2 分（即投球手投出弧线球，而击球手预判为快球）的概率为 $0.5(1-y)$，击球手拿到 0.3 分（即投球手投出弧线球，且击球手预判为弧线球）的概率为 $0.5(1-y)$。此时击球手得分 A 的期望为

$$A = 0.4 \times 0.5y + 0.1 \times 0.5y + 0.2 \times 0.5(1-y) + 0.3 \times 0.5(1-y) = 0.25 \text{ 分}$$

为与 y 无关的定值。

这意味着，无论投球手以何种概率投出快球或弧线球，击球手只要维持 $x = 0.5$ 的策略，就都可以得到最多 0.25 的平均击球得分。你瞧，这就是保守策略的好处！后面我们将会看

到，这其实是一种称为"鞍点"的几何结构的功劳！

再来为投球手设计预判策略，设投球手选择以概率 y（$0 \leqslant y \leqslant 1$）投出快球，而以 $1-y$ 投出弧线球。此时击球手只可能有两种预判：快球或弧线球。

当击球手预判为快球时，则投球手的决策会使得击球手以概率 y 获得 0.4 分，以概率 $1-y$ 获得 0.2 分；当击球手预判为弧线球时，投球手的决策会使得击球手以概率 y 获得 0.1 分，以概率 $1-y$ 获得 0.3 分；投手投出快球和投出弧线球为互斥事件，如图 33-2a 所示。

这回站在投球手的角度采取保守策略，投球手会认为，击球手不会失误，但是有可能超常发挥。所以投球手会觉得击球手的得分 A 不会低于各情形中击球手平均得分的期望值，于是有

$$\begin{cases} A \geqslant 0.4y + 0.2(1-y) \\ A \geqslant 0.1y + 0.3(1-y) \\ 0 \leqslant y \leqslant 1 \end{cases}$$

投球手自然希望找到使得 A 尽可能小的 y 的取值，问题转化为如下线性规划。

$$\min \ A$$
$$\text{s.t.} \begin{cases} A \geqslant 0.2y + 0.2 \\ A \geqslant -0.2y + 0.3 \\ 0 \leqslant y \leqslant 1 \end{cases}$$

同样以 y 为横轴，以 A 为纵轴，将约束区域描绘出来，如图 33-2b 所示。

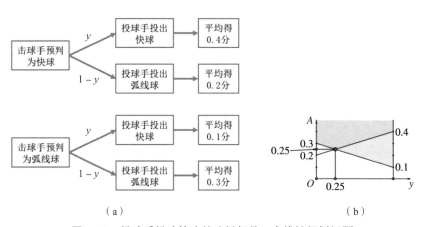

（a） （b）

图 33-2 投球手投球策略的选择仍是一个线性规划问题

从图 33-2b 很容易看出，当 $y = 0.25$ 时，A 可能取得最小值 0.25 分。即，无论击球手预判为快球还是弧线球，投球手只要以 0.25 的概率随机地投出快球，以 0.75 的概率随机地投出弧线球，则可以使得一个稳定发挥的击球手拿到最低的平均得分 0.25 分。

假设投球手投何种球和击球手预判为何种球为相互独立事件，如果击球手选择混合策略，以概率 x 预判为快球，以概率 $1-x$ 预判为弧线球，则击球手拿到 0.4 分（即投球手投出快球，且击球手也预判为快球）的概率为 $0.25x$，击球手拿到 0.2 分（即投球手投出快球，而击球手预判为弧线球）的概率为 $0.75x$，击球手拿到 0.1 分（即投球手投出弧线球，而击球手预判为快球）的概率为 $0.25(1-x)$，击球手拿到 0.3 分（即投球手投出弧线球，且击球手预判为弧线球）的概率为 $0.75(1-x)$。此时击球手得分 A 的期望仍为

$$A = 0.4 \times 0.25x + 0.2 \times 0.75x + 0.1 \times 0.25(1-x) + 0.3 \times 0.75(1-x) = 0.25 \text{ 分}$$

这是与 x 无关的定值。

这意味着，无论击球手以何种比例预判快球或弧线球，投球手只要维持 $y = 0.25$ 的策略，就都可以使得击球手的得分尽可能低。

如果同时考虑投球手和击球手的策略，并假设击球手的得分 A 就等于其平均得分的期望，则

$$A = 0.4xy + 0.2x(1-y) + 0.1(1-x)y + 0.3(1-x)(1-y)$$
$$= 0.4xy - 0.1x - 0.2y + 0.3$$

将 A 看作 x、y 的二元函数，可以在空间直角坐标系 x-y-A 中画出其函数图像，如图 33-3 所示。

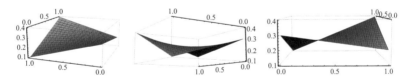

图 33-3 二元函数 $A(x, y) = 0.4xy - 0.1x - 0.2y + 0.3$ 不同角度的图像

如果观察二元函数 $A(x, y) = 0.4xy - 0.1x - 0.2y + 0.3$ 的函数图像，我们将会看到，这个曲面其实由无数条直线"拼装"而成——每确定一个 y 值，比如 $y = y_0$，则

$$A(x, y_0) = (0.4y_0 - 0.1)x - (0.2y_0 - 0.3)$$

可以被看成关于 x 的一次函数，它的图像是一条直线，不妨记为 l_{y_0}。不同的 y_0 的取值会得到不同的直线，而所有这些直线的并集就是曲面 $A(x, y)$。像这样可以被看成无数条直线的并集所形成的曲面（或平面），被称为**直纹面**。

曲面 $A(x, y)$ 作为直纹面还有其他特点，我们从图 33-4b 中可以看到，这个曲面的形状特别像马鞍：两角翘起来，另两角折下去。一般地，曲面

$$z(x, y) = axy + bx + cy + d \ （a > 0）$$

也会有这样的性质。我们从数学上分析这到底是怎么一回事。记

$$\mu = \frac{b}{a}, \ \lambda = \frac{c}{a}, \ h = \frac{ad - bc}{a}$$

则 $z(x, y) = a(x + \lambda)(y + \mu) + h$。于是这个曲面可以被看成将曲面 $z(x, y) = axy$ 沿着 x 轴和 y 轴负方向分别平移 λ 和 μ 个单位，再沿着 z 轴正半轴平移 h 个单位得到的。

若再做换元 $u = \frac{x+y}{2}$，$v = \frac{x-y}{2}$，则有

$$\begin{cases} x = u + v \\ y = u - v \end{cases}$$

这样曲面 $z(x, y) = axy$ 就变为空间直角坐标系 u-v-s 中的曲面 $s(u, v) = a(u^2 - v^2)$，它被平面 $v = v_0$ 所截得的曲线为一条抛物线 $s = au^2 - av_0^2$，此时，当 $u = 0$ 时，s 有最小值；被平面 $u = u_0$ 所截得的曲线为开口方向相反的另一条抛物线 $s = -av^2 + au_0^2$，此时，当 $v = 0$ 时，s 有最大值。这样一来，点 $(0, 0, 0)$ 在平面 $v = 0$ 内，是曲面 $s(u, v) = a(u^2 - v^2)$ 在此平面内截线的最低点；同时点 $(0, 0, 0)$ 在平面 $u = 0$ 内，又是曲面 $s(u, v) = a(u^2 - v^2)$ 在此平面内截线的最高点。像这样在不同截面内，有时为最高点，有时也为最低点的点被称为曲面的"**鞍点**"。通过前面的讨论可知，曲面 $z(x, y) = axy + bx + cy + d$ （$a > 0$）存在鞍点，且其鞍点的坐标为

$$P\left(-\frac{c}{a}, \ -\frac{b}{a}\right)$$

于是曲面 $A(x, y) = 0.4xy - 0.1x - 0.2y + 0.3$ 的鞍点坐标为 $P(0.5, 0.25)$。细心的读者可能已经发现，这个点的横、纵坐标的数值不正分别对应着之前所求的击球手、投球手的最优策略吗？这种现象并非偶然。下面我们将会看到，在类似的问题中，鞍点往往对应着一种"**均衡**"。

表 33-3 是曲面 $A(x, y) = 0.4xy - 0.1x - 0.2y + 0.3$ 上不同的 x、y 值所对应的 $A(x, y)$ 值。从中可以看到，若击球手不采取 $x = 0.5$ 的策略，则投球手完全可以通过调整其策略 y 的取值，使得击球手得分的期望值低于 0.25，而只要维持 $x = 0.5$，则击球平均得分的期望值就不受 y 值变化的影响；无独有偶，若投球手不采用 $y = 0.25$ 的策略，则击球手也可以通过调整策略 x 的取值，使得击球平均得分的期望值高于 0.25，只要维持 $y = 0.25$，则击球平均得分的期望值也不受 x 值变化的影响。于是在这场博弈中，无论是击球手，还是投球手，只要双方都持有保守策略，则会不约而同地一直保持着 $x = 0.5, y = 0.25$。

表 33-3 曲面 $A(x, y) = 0.4xy - 0.1x - 0.2y + 0.3$ 上不同 x, y 值对应的 $A(x, y)$ 值（局部）

x \ y	0	0.05	0.1	0.15	0.2	0.25	0.3	0.35	0.4	0.45	0.5
0	0.3000	0.2900	0.2800	0.2700	0.2600	**0.2500**	0.2400	0.2300	0.2200	0.2100	0.2000
0.05	0.2950	0.2860	0.2770	0.2680	0.2590	**0.2500**	0.2410	0.2320	0.2230	0.2140	0.2050
0.1	0.2900	0.2820	0.2740	0.2660	0.2580	**0.2500**	0.2420	0.2340	0.2260	0.2180	0.2100
0.15	0.2850	0.2780	0.2710	0.2640	0.2570	**0.2500**	0.2430	0.2360	0.2290	0.2220	0.2150
0.2	0.2800	0.2740	0.2680	0.2620	0.2560	**0.2500**	0.2440	0.2380	0.2320	0.2260	0.2200
0.25	0.2750	0.2700	0.2650	0.2600	0.2550	**0.2500**	0.2450	0.2400	0.2350	0.2300	0.2250
0.3	0.2700	0.2660	0.2620	0.2580	0.2540	**0.2500**	0.2460	0.2420	0.2380	0.2340	0.2300
0.35	0.2650	0.2620	0.2590	0.2560	0.2530	**0.2500**	0.2470	0.2440	0.2410	0.2380	0.2350
0.4	0.2600	0.2580	0.2560	0.2540	0.2520	**0.2500**	0.2480	0.2460	0.2440	0.2420	0.2400
0.45	0.2550	0.2540	0.2530	0.2520	0.2510	**0.2500**	0.2490	0.2480	0.2470	0.2460	0.2450
0.5	**0.2500**	**0.2500**	**0.2500**	**0.2500**	**0.2500**	**0.2500**	**0.2500**	**0.2500**	**0.2500**	**0.2500**	**0.2500**
0.55	0.2450	0.2460	0.2470	0.2480	0.2490	**0.2500**	0.2510	0.2520	0.2530	0.2540	0.2550
0.6	0.2400	0.2420	0.2440	0.2460	0.2480	**0.2500**	0.2520	0.2540	0.2560	0.2580	0.2600
0.65	0.2350	0.2380	0.2410	0.2440	0.2470	**0.2500**	0.2530	0.2560	0.2590	0.2620	0.2650
0.7	0.2300	0.2340	0.2380	0.2420	0.2460	**0.2500**	0.2540	0.2580	0.2620	0.2660	0.2700
0.75	0.2250	0.2300	0.2350	0.2400	0.2450	**0.2500**	0.2550	0.2600	0.2650	0.2700	0.2750
0.8	0.2200	0.2260	0.2320	0.2380	0.2440	**0.2500**	0.2560	0.2620	0.2680	0.2740	0.2800
0.85	0.2150	0.2220	0.2290	0.2360	0.2430	**0.2500**	0.2570	0.2640	0.2710	0.2780	0.2850
0.9	0.2100	0.2180	0.2260	0.2340	0.2420	**0.2500**	0.2580	0.2660	0.2740	0.2820	0.2900
0.95	0.2050	0.2140	0.2230	0.2320	0.2410	**0.2500**	0.2590	0.2680	0.2770	0.2860	0.2950
1	0.2000	0.2100	0.2200	0.2300	0.2400	**0.2500**	0.2600	0.2700	0.2800	0.2900	0.3000

相较于这个问题一开始的"表上趋势分析"的方法，刚才引入随机性的方法显然更贴近现实，也更具有指导意义。我们从它们的对比中看到：随机性的引入非但没有增加系统的混乱程度，反而带来了稳定的均衡。这本质上是因为随机性在上面的分析中充当了击球手和投球手影响对方的"介质"——双方的行为靠概率相互影响制约，且"随机性"本身使得这种"介质"并非与行为绑定——即使前后两球对应的决策概率值不变，双方的行为也不见得保持不变——这正是随机性带来的好处。我们可以想象一堆撒在某个凹凸不平的盘子表面的沙子，如果我们随机地晃动盘子，这些沙子最终就会以统计意义趋向稳定的状态，如果我们再摇晃盘子，单粒沙子的位置会发生变化，但是沙子的总体分布会保持稳定。

2. 确定性的丧失和重构——以夫妻刷碗模型为例

下面这个例子会带给我们反直觉的感受——有时候随机性不仅不会使得确定性丧失，反而会为某些混乱状况带来饶有依据的确定性。

这个例子源自我自己的真实家庭生活场景。我和我的爱人（下称张老师）对待刷碗的态度截然不同：张老师很希望和我一起刷碗，从这种合作中，她会获得家庭生活的巨大幸福感；但是我比较喜欢自己刷碗，因为我觉得张老师在我身边走来走去降低了刷碗的效率，而且我有个"怪癖"，就是特别享受作为曲面的抹布在水流的冲击下滑过陶瓷碗的半球面内壁时的感觉；我作为处女座男生，无法忍受无人刷碗后的碗筷堆积，但是张老师则可以忍受短时间的这种小小不言的杂乱。没错！我们家就是这样奇妙的组合。

将上面的情景用表格呈现，即为表 33-4，其中数字代表心情指数：数字越大越开心，数字越小越不开心。在表 33-4 的有序数中，第一个数代表我（朱老师）的心情指数，第二个数代表张老师的心情指数。

表 33-4　在家庭刷碗活动中面对各种情况时，我和张老师的心情指数

家庭刷碗活动 的心情指数		张老师	
		刷碗	不刷碗
朱老师	刷碗	(2, 5)	(5, 4)
	不刷碗	(4, 1)	(1, 3)

首先我们依然使用"表上趋势分析"的方法，得到表 33-5 所示的趋势图。其中空心箭头方向代表张老师的意愿转移方向，实心箭头方向则代表我的意愿转移方向。

表 33-5　我和张老师各自的意愿转移趋势

家庭刷碗活动 的心情指数		张老师	
		刷碗	不刷碗
朱老师	刷碗	(2, 5) ⇐	(5, 4)
	不刷碗	(4, 1) ⇒	(1, 3) ⬆

从趋势图中可以很明确地看到，按照这种情况下去，谁去刷碗这件事会变成一件很混乱的事情，并不会趋向某个稳定的状态。但是现实中，只要我没有特别的事情要忙，基本上都是我来刷碗，所以上面的分析结果并不符合实际。

如果我们引入随机性来分析，结果就会大相径庭。设我的心情指数为 A，张老师的心情指数为 B，设我选择刷碗的概率为 x，张老师选择刷碗的概率为 y，则我和张老师选择不刷碗的概率分别为 $1-x$ 和 $1-y$。

和之前的投球手击球手模型一样，为了得到我的最优策略，需要考虑张老师刷碗和不刷碗两种情况：如果张老师刷碗，那么我的心情指数的期望值即为 $2x+4(1-x)$；如果张老师不刷碗，那么我的心情指数的期望值即为 $5x+(1-x)$。假设我持有保守策略，即不认为心情指数会凭空高于期望值，即可得到如下的线性规划模型

$$\max A$$

$$\begin{cases} 2x + 4(1-x) \geqslant A \\ 5x + (1-x) \geqslant A \\ 0 \leqslant x \leqslant 1 \end{cases}$$

容易解得最优解为 $x = 0.5$。这意味着对于我来说，最优策略是自由选择刷碗或不刷碗！

为了得到张老师的最优策略，需要考虑我刷碗和不刷碗两种情况：如果我刷碗，那么张老师的心情指数的期望值即为 $5y + 4(1-y)$；如果我不刷碗，那么张老师的心情指数的期望值即为 $y + 3(1-y)$。假设张老师也持有保守策略，即可得到如下的线性规划模型

$$\max B$$

$$\begin{cases} 5y + 4(1-y) \geqslant B \\ y + 3(1-y) \geqslant B \\ 0 \leqslant y \leqslant 1 \end{cases}$$

容易解得最优解为 $y = 0$。这意味着对于张老师来说，最优策略就是不刷碗！

如果同时考虑 x、y 的变化，可得我的收益和张老师的收益期望分别为

$$E(A) = 2xy + 5x(1-y) + 4(1-x)y + (1-x)(1-y)$$

$$E(B) = 5xy + 4x(1-y) + (1-x)y + 3(1-x)(1-y)$$

可惜的是，上面的两个期望所对应的曲面并非都在 $[0, 1] \times [0, 1]$ 范围内存在鞍点（图 33-4）。实际上曲面 $E(A)$ 存在鞍点，而曲面 $E(B)$ 不存在鞍点。这意味着，曲面 $E(A)$ 和 $E(B)$ 不可能具有共同的鞍点，也就是说，并不存在像投球手击球手模型中鞍点所对应的稳定均衡状态。

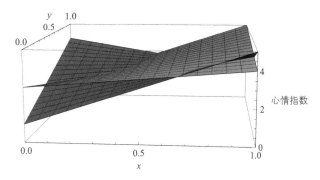

图 33-4 曲面 $E(A)$（红）和 $E(B)$（绿）并非具有相同的鞍点，所以不会出现稳定均衡

所以这个问题中不会出现像投球手击球手模型一样"谁都不愿离开的稳定策略"。实际上，因为张老师的最优策略是"不刷碗"，且张老师对没人刷碗的忍耐力较高，所以对于张

老师来说，这个结果是没什么问题的，但是对于我来说，则不可能选择"不刷碗"，因为首先，我的策略中对于是否刷碗这件事的最优策略为 $x = 0.5$，并没有偏向哪一方；其次，我对没人刷碗这件事的忍耐力很低，所以最后我一定会选择"刷碗"，这样就会皆大欢喜——这也正是我们家面对刷碗问题的一般处理办法。

你看，在"家庭刷碗活动"这个问题中，随机性的引入不仅能消除原来决策的混乱局面，而且还指向了唯一确定的结果。不仅如此，这个结果还能使得双方的心情指数之和达到全局最优（5+4=9）！所以谁又能说随机性的引入只能带来确定性的丧失呢？！

3. 旧秩序的破坏和新结构的诞生——再谈夫妻刷碗模型

如果我和张老师对刷碗的态度不像刚才那样，而是如表 33-6 所示（显然在这种情形下张老师更勤快，而我更懒），又会发生什么呢？

表 33-6 换一种面对刷碗活动的心情指数配置

家庭刷碗活动的心情指数		张老师	
		刷碗	不刷碗
朱老师	刷碗	(2, 3)	(3, 4)
	不刷碗	(4, 5)	(1, 3)

首先使用"表上趋势分析"的方法，得到表 33-7 所示的趋势图。其中空心箭头方向代表我的意愿转移方向，实心箭头方向代表张老师的意愿转移方向。

表 33-7 我和张老师各自的意愿转移趋势

家庭刷碗活动的心情指数		张老师	
		刷碗	不刷碗
朱老师	刷碗	(2, 3) ⇒	(3, 4) ⬇ ⬆
	不刷碗	(4, 5) ⬇ ⇐	(1, 3)

从趋势图中可以很明确地看到，最终会出现两种情况，都对应有且只有一人刷碗。

如果我们引入随机性来分析，又会出现什么结果呢？依然设我的心情指数为 A、张老师的心情指数为 B，设我选择刷碗的概率为 x，张老师选择刷碗的概率为 y，则我和张老师选择不刷碗的概率分别为 $1-x$ 和 $1-y$。

如果张老师刷碗，那么我的心情指数的期望值即为 $2x+4(1-x)$；如果张老师不刷碗，那么我的心情指数的期望值即为 $3x+(1-x)$。假设我持有保守策略，即不认为心情指数会凭空高于期望值，即可得到如下的线性规划模型。

$$\max A$$
$$\begin{cases} 2x+4(1-x) \geqslant A \\ 3x+(1-x) \geqslant A \\ 0 \leqslant x \leqslant 1 \end{cases}$$

容易解得最优解为 $x=0.75$。这意味着对于我来说，最优策略是以 $\dfrac{3}{4}$ 的概率选择刷碗！

为了得到张老师的最优策略，需要考虑我刷碗和不刷碗两种情况：如果我刷碗，那么张老师的心情指数的期望值即为 $3y+4(1-y)$；如果我不刷碗，那么张老师的心情指数的期望值即为 $5y+3(1-y)$。假设张老师也持有保守策略，即可得到如下的线性规划模型

$$\max B$$
$$\begin{cases} 3y+4(1-y) \geqslant B \\ 5y+3(1-y) \geqslant B \\ 0 \leqslant y \leqslant 1 \end{cases}$$

容易解得最优解为 $y=\dfrac{1}{3}$。这意味着对于张老师来说，最优策略是以 $\dfrac{1}{3}$ 的概率选择刷碗！

如果同时考虑 x、y 的变化，可得我的收益和张老师的收益期望分别为

$$E(A) = 2xy + 3x(1-y) + 4(1-x)y + (1-x)(1-y)$$

$$E(B) = 3xy + 4x(1-y) + 5(1-x)y + 3(1-x)(1-y)$$

曲面 $E(A)$ 和曲面 $E(B)$ 的图像如图 33-5 所示。可以看到，两个曲面依然不存在公共鞍点，所以也不会出现稳定均衡。

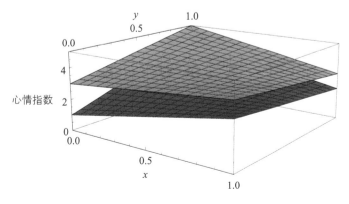

图 33-5 曲面 $E(A)$（红）和 $E(B)$（绿）并非具有相同的鞍点，所以也不会出现稳定均衡

但是我们从这个结果中可以看到，当天没有人刷碗的概率为 $\left(1-\dfrac{3}{4}\right)\left(1-\dfrac{1}{3}\right)=\dfrac{1}{6}$，有人刷碗的概率为 $1-\dfrac{1}{6}=\dfrac{5}{6}$。如果我们设"直到第 K 天才有人刷碗"，那么随机变量 K 的分布列如表 33-8 所示。

表 33-8 "直到第 K 天才有人刷碗"的随机变量 K 的分布列

K	1	2	3	4	⋯
P	$\dfrac{5}{6}$	$\dfrac{5}{6}\times\dfrac{1}{6}$	$\dfrac{5}{6}\left(\dfrac{1}{6}\right)^2$	$\dfrac{5}{6}\left(\dfrac{1}{6}\right)^3$	⋯

K 的期望值为

$$E(K)=\sum_{k=1}^{+\infty}k\frac{5}{6}\left(\frac{1}{6}\right)^{k-1}=\frac{5}{6}\sum_{k=1}^{+\infty}k\left(\frac{1}{6}\right)^{k-1}$$

利用数列求和方法配合数列极限，容易求得 $E(K)=\dfrac{6}{5}$。结合前面的表上趋势分析的结果，这意味着在此情况下，我和张老师平均每 1.2 天就会有人刷碗，且刷碗时只有一人刷碗。

从这个例子中我们可以看到，随机性的引入再一次改变了确定性分析方法的结论——按照表上趋势分析的结果，不可能出现某天没人刷碗的情况，只可能是有且只有一人刷碗，但是按照引入随机性后的分析结果，可能出现某一天没人刷碗的情况。这意味着，随机性的引入还可能改变原有的确定性思维演绎出的结果，以新的几何与代数结构反映出系统内信息的交互作用，从而诱发新的可能性。

4. 确定性和随机性杂谈

数学中有三对矛盾：几何与代数、连续与离散、统计与因果。这三对矛盾既贯穿于数学发展的全过程，也贯穿于个人的数学学习生涯的始终。矛盾并不意味着对立，矛盾意味着选择——有的问题适合用几何方法处理，有的适合用代数方法处理；有的问题在局部上适合用连续方法解决，但是在整体上是使用代数方法将局部的连续结构"粘连"起来；还有的问题无法经分析得到因果关系，只能得到统计关联，而如何从统计关联跨越到因果关系一直是哲学和科学所关注的核心。明确三对矛盾，并在学习和研究过程中有意识地选用不同的方面，甚至交叉融合出新的方法，是大有裨益的。

有的读者可能会觉得这三对矛盾概括不全面，因为本讲讨论的就是确定性和随机性之间的矛盾，为何不把这对矛盾也添加进来呢？但是仔细想来，确定性和随机性之间的矛盾，不正是通过上述的三对矛盾所展现的吗？

例如，当我们把一个粒子当作动点，对其行进轨迹进行离散采样时，自然可以得到若干离散的点，但是注意，测量是有误差的，如果没有系统误差的存在，且周围环境的影响包括读数误差都是按照正态分布产生的（所谓的白噪声），那么根据大数定律，当观测的次数足够多时，观测结果的平均位置就会以任意给定的精度逼近真实位置。但是如果我们反过来预测，那么这个真实位置不见得一定是粒子的真实位置，因为粒子在运动时势必会受到环境的随机干扰，所以正如图 33-6 所示，粒子可能出现的位置会以类似于正态分布的概率密度分布在平均位置周围，这样一来，离散的预测点序列也就变为若干具有面积的区域，如果这些区域有所重叠，那么就连成了一个连续的"通带"。从这个角度来理解，随机性是跨越离散与连续的一座桥梁。

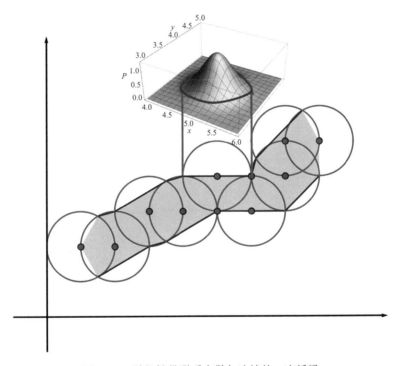

图 33-6 随机性是联系离散与连续的一座桥梁

再比如，当我们用表上趋势分析的方法去分析博弈情形时，决策的转移趋势可以通过对称群对所有可能的结构分类，每一类结构只相差一个几何上的对称结构。这样一来，我们的分析就可以简化到每一类的代表元上，工作量得以大大减少，甚至可以编写算法去实现整个分析过程。但是，如果我们引入了随机性，这种群作用就将变得扑朔迷离。包括波利亚计数定理在内，很多确定性的分析方法使用群作用作为工具，是因为群作用下被研究的对象确定地分布于若干"轨道"上；而且分析得以成功的重要仰仗是，这些轨道只能在极为特殊的地方（如单位元处）才能交会。但是随机性的引入会使得原本牢不可破的仰仗变为空中楼阁，因为每个群操作都可能会使得输出结果位于任何轨道上，其运行模式为概率的线性结构所左右。在这种时候，纯代数的分类办法将变得失去意义，所以就需要使用几何的方式去研究，例如研究由各个轨道借由概率分布所扩张形成的流形上的测地线和联络——人们总是喜欢以最小代价从一个结果转移到另一个结果，即使在概率的世界里也一样。在这种分析中，流形的光滑程度将取决于随机行为的熵。

除此之外，确定的函数关系一直以来都是数学使用演绎法的前提，也是各种定理、定律得以有效使用的基础。但是随机性的出现打乱了原本确定的因果关系。设想一个运动速度极快的钟锤，它敲击钟面使其发声，但是因为我们在观测时无法避免随机性，所以观测到的数据可能会由于必然存在的那些细微偏差，以仿佛很有说服力的方式告诉我们：钟是先响的，在钟响之前，钟锤并没有被观测到抵达钟面。这个例子看起来很荒诞，但是，其实现代科学中的很多结论建立在类似的混沌的生活经验的基础上。所以想要充分分析和理解因果关系与统计关联的矛盾现象，试图避开随机性也是行不通的。

所以，与其说想要在数学的三对矛盾中增加一对确定性和随机性之间的矛盾，倒不如说整个数学都处于这两片乌云之下，乌云之中电闪雷鸣。但是正如亿万年前地球上曾经发生过的事情一样，雷雨交加并不一定会带来毁灭，也可能会创造生命。

参考文献及延伸阅读

话题 1

[1] John A. Adam, 张慧增等译 . 城市生活中的数学建模 [M]. 机械工业出版社 .

[2] William P., Giordano, Frank R. A First Course in Mathematical Modeling[M]. Thomson, 2013.2.

话题 2

[1] 人民教育出版社课程教材研究所中学数学教材研究组 . 普通高中教科书 _ 数学 _ 必修第三册 . 北京：人民教育出版社 , 2020.7, 105－123 页 .

[2] 人民教育出版社课程教材研究所中学数学教材研究组 . 普通高中教科书 _ 数学 _ 必修第三册 . 北京：人民教育出版社 , 2020.7, 40－41 页 .

[3] 乔鑫 . 股票的交易数据拟合与聚类研究 [D]. 哈尔滨工业大学 , 2012.

[4] 赵银刚 , 刘庆杰 , 王晨 , 庞晶源 . 基于线性回归分析的主余震相关关系 [J]. 地震地磁观测与研究 , 2017, 38(02)：71－76.

[5] 吴果 . 基于自适应空间光滑模型和三维断层模型的概率地震危险性分析方法研究 [D]. 中国地震局地质研究所 , 2018.

话题 3

[1] 中华人民共和国统计局 , 中国统计年鉴 2017 年 , 中国统计出版社 .

[2] Cristian Candia, C. Jara Figueroa, et al. The Universal Decay of Collective Memory and Attention[J], Nature, Human Behaviour.

话题 4

[1] Ulrich Pinkall, Konrad Polthier, Computing Discrete Minimal Surfaces and Their Conjugates[J], Experimental Mathematics, 1993.

话题 5

[1] Karl Sigman, Discrete‑time Markov Chains[A], Columbia University, 2009.

话题 6

[1] Max Welling, Support Vector Machines, University of Toronto, welling@cs.toronto.edu.

话题 7

[1] Li Bai-Lian, Fractal Dimensions, Encyclopedia of Environ Metrics, John Wiley & Sons, Ltd, Chichester, 2002, Volume 2: 821–825.

话题 8

[1] 詹生不等式的证明，参见 Wikipedia 英文版。

[2] Jin Yanghua, Zhang Jiakai, etc. Create Anime Characters with A.I., 2017.

话题 9

[1] Arseniy V. Akopyan, Combinatorial Generalizations of Jung's Theorem[J], Discrete Computational Geometry (2013) 49:478–484.

[2] Radon's theorem, Wikipedia, 2019.3.29, 13:36.

[3] Helly's theorem, Wikipedia , 2019.3.29, 13:36.

话题 10

[1] R.C. Churchill, Liouville's Theorem on Integration in Terms of Elementary Functions, Kolchin Seminar on

Differential Algebra, 2006.

话题 11

[1] George W. Tokarsky, Polygonal Rooms Not Illuminable from Every Point[J], The American Mathematical Monthly, Vol. 102, No. 10 (Dec., 1995): 867－879.

[2] Martin Aigner , Günter M. Ziegler. Proofs from THE BOOK[M]. Springer, 2009. 10. 13.

[3] Eidenbenz, S., Stamm, C., and Widmayer, P., Inapproximability Results for Guarding Polygons and Terrains. Algorithmica, Vol. 31 (2001): 79－113.

话题 12

[1] 姜伯驹 , 绳圈的数学 [M]. 大连理工大学出版社 , 2011 年 5 月 .

[2] [美] 克利福德·皮寇弗 著 , 陈以礼 译 . 数学之书 [M]. 重庆大学出版社 , 2015 年 9 月 .

话题 13

[1] Lih-Yuan Deng, Dennis K. J. Lin. Random number generation for the new century[J]. The American Statistician, 2000, 50(2): 145－150.

[2] 廖晓峰 , 肖迪等 . 混沌密码学原理 [M]. 北京：科学出版社 , 2009, 第 1 版：92－106.

[3] 张宝荣 . 线性伪随机序列的综合与产生 [J]. 微电子技术 , 2005(18)：94－95.

[4] 赵学龙 , 王庆梅 等 . 基于一维扩展元胞自动机的伪随机数发生器研究 [J]. 计算机科学 , 2005，32(4)：137－139.

[5] 胡海朋 . 一种新的伪随机数产生方法及其统计性能分析 [D]. 博士：国防科学技术大学 , 2007.

[6] 王莱 . 高质量伪随机数发生器及其谱测试 [J]. 核电子学与探测技术 , 1998, 18(5)：336－390.

[7] Zhu L. P., Lin L. N. Evaluating the Randomness Based on Spectral Density[J]. Chinese Journal of Applied Probability and Statistics, 2009, 25(2): 185－191.

[8] 潘承洞 . 潘承彪，初等数论 [M]. 北京：北京大学出版社 , 1992, 第 1 版：232－269.

[9] 游宏 , 刘文德 . 代数学 [M]. 北京：科学出版社 , 2009：32－41.

[10] Sergey Brin, Rajeev Rastogi. Mining Optimized Gain Rules for Numeric Attributes[J]. IEEE Transitions on Knowledge and Data Engineering, 2003, 15(2): 324－338.

[11] 祝跃飞 , 张亚娟 . 椭圆曲线公钥密码导引 [M]. 北京：科学出版社 , 2006, 第 1 版 , 129－132.

[12] Don Johnson, Alfred Menezes, The Elliptic Curve Digital Signature Algorithm[Z], 1999.

[13] Horster P, Michels M. Petersen H. Meta-ElGamel signature schemes based on the discrete logarithm problem[J]. Technical Report TR-94-6, Theoretical Computer Science and Information Security, TU Chemnitz-Zwichau, June, 1994.

[14] Jian Zhao, Eckhard Koch. Embedding robust labels into images for copyright protection[J]. In: Proc. of the Int. Congress on Intellectual Property Rights for Specialized Information, Knowledge and New Technologies, Vienna, August 1995.

延伸阅读

FIPS.FIPS140－142: Security requirements for Cryptographic Modules.

A statistical test suite for random and pseudorandom number generators for cryptographic applications. NIST Special Publication 800－822, 2001.

杨自强 , 魏公毅 . 常见随机数发生器的缺陷及组合随机数发生器的理论与实践 [J]. 数理统计与管理 , 2001, 20(1)：45－51.

话题 14

[1] Evans M. Harrell, A direct proof of a theorem of Blaschke and Lebesgue, arXiv:math/0009137 [math.MG], Thu, 14 Sep 2000.

延伸阅读

Lucie Paciotti, Curves Of Constant Width And Their Shadows, May 14, 2010.

话题 15

[1] André Thiaville, Extensions of the geometric solution of the two dimensional coherent magnetization rotation model[J], Journal of Magnetism and Magnetic Materials, Volume 182, Issues 1–2, 1 February 1998: 5－18.

[2] 美国专利局关于 4987984 号专利 .Charles H. McCreary, U.S. Patent 4987984, Jan. 29, 1991.

话题 16

[1] 钱学森 . 工程控制论 [M]. 科学出版社，2018.7.

话题 17

[1] Jacob D. Haqq-Misra, Seth D. Baum, The Sustainability Solution to The Fermi Paradox, JBIS, Vol. 62: 47－51, 2009.

[2] Claudio Maccone, The Statistical Drake Equation, Acta Astronautica, Acta Astronautica, Volume 67, Issues 11–12, December 2010: 1366－1383.

[3] Hart, Michael H. Explanation for the Absence of Extraterrestrials on Earth. Quarterly Journal of the Royal Astronomical Society, Vol. 16: 128.

[4] 刘慈欣 . 三体 2: 黑暗森林 . 中国 : 重庆出版社 , 2008: 200.

[5] 亚当·斯密 . 道德情操论 . 商务印书馆 , 1997－12.

[6] 让－雅克·卢梭 . 社会契约论 . 译林出版社 , 2014－3.

话题 18

[1] 网页 : Fourier Transform Applied to Differential Equations.

延伸阅读

Lecture: A "Brief" Introduction to the Fourier Transform.

Lecture: PHYS 7221-The Three-Body Problem, Special Lecture: Wednesday October 11, 2006, Juhan Frank, LSU.

话题 19

[1] Stuart Hollingdale, Makers of Mathematics[M], Dover Publications, 2014.6.

话题 20

延伸阅读

范晓鹏，朱枫 . 人眼灰度感知建模及其在图像增强中的应用 [J]. 计算机工程与应用杂志 , 2018(13).（这篇论文在本讲方法的基础上增添了对人眼灰度感知的考虑。）

赵立龙，方志良，顾泽苍 . 基于人眼视觉的对不良照明图像的二值化方法 [J]. 光子学报 , 2009, 38(5).（这篇论文利用人眼的灰度识别特性，将图片分割为不同的区域，用不同的方法处理。）

话题 21

[1] 高嵩，张金炜，戎辉，王文扬，郭蓬，何佳 . 基于贝塞尔曲线的无人车局部避障应用 [J]. 现代电子技术 , 2019, 42(09):163－166.

延伸阅读

陈鸣芳，陈哲，何炎平，孟龙 . 贝塞尔曲线在浮式风力机模型试验中的应用 [J]. 中国设备工程 , 2018(21):114－115.

张明，丁华，刘建成 . 贝塞尔曲线插值下的聚焦形貌恢复 [J]. 机械设计与制造 , 2018(09):175－177+181.

话题 22

[1] 曹佳 . 运用 DFFD 与刚体运动的三维人脸造型及动画技术研究 [D]. 中山大学 : 计算数学 , 2005.

[2] 钟华超 . 基于 Dirichlet 自由变形算法的人脸情感模拟的研究 [D]. 武汉理工大学 , 2018.

延伸阅读

杨璞，易法令，刘王飞，杨远发 . 使用 Dirichlet 自由变形算法实现三维人脸及其变形 [J]. 计算机技术与发展 ,2006(11):131－133.

王洵，董兰芳，万寿红 . 基于 MPEG-4 的真实感人脸技术 [J]. 计算机工程与应用 , 2003(22):65－67.

话题 23

延伸阅读

William P., Giordano, Frank R. A First Course in Mathematical Modeling[M]. Thomson, 2013.2.

郭治华，曹华荣. 具有年龄结构的 Lotka-Volterra 竞争系统行波解的稳定性 [J]. 应用数学和力学，2018,39(09):1051−1067.

杨静，陆征一. Lotka-Volterra 系统与 Kolmogorov 系统极限环的存在性与中心焦点的算法化判定 [J]. 应用数学，2016, 29(04):731−737.

话题 24

延伸阅读

Lenka Bubniaková, "The Mathematics of Infectious Diseases", Faculty of Mathematics, Physics and Informatics, Comenius University, Bratislava, 2007.

Asmaidi, Paian Sianturi, Endar Hasafah Nugrahani. "A SIR Mathematical Model of Dengue Transmission and Its Simulation", *IOSR Journal of Mathematics (IOSR-JM)*, Volume 10, Issue 5 Ver. II (Sep−Oct. 2014): 56−65.

Biao Tang, Xia Wang, etc. "Estimation of the Transmission Risk of 2019-nCov and Its Implication for Public Health Interventions", Posted: 27 Jan 2020.

话题 25

[1] 李贤平. 概率论基础 [M]. 北京：高等教育出版社，2010.4.

话题 26

[1] 顾险峰，丘成桐. 计算共形几何 [M]. 北京：高等教育出版社，2020 年 5 月第 1 版.

话题 27

[1] 顾险峰，丘成桐. 计算共形几何 [M]. 北京：高等教育出版社，2020 年 5 月第 1 版.

延伸阅读

方企勤. 复变函数教程 [M]. 北京大学出版社，1996.12.01.

话题 28

[1] 曲吉林，寇纪淞，李敏强，et al. 一种确定点集最远点对的最优算法 [J]. 模式识别与人工智能，2006,19(1):27−30.

[2] 金文华，何涛. 基于有序简单多边形的平面点集凸包快速求取算法 [J]. 计算机学报，1998(6).

话题 29

[1] 朱浩楠. 面向建模的数学 [M]. 清华大学出版社，2020 年 9 月第 1 版.

[2] 麦应潮，陈云华，张灵. 具有生物真实性的强抗噪性神经元激活函数 [J]. 计算机科学，2019, 46(07):206−210.

[3] 牟晋娟. 深度神经网络中激活函数的研究 [J]. 电脑编程技巧与维护，2019(12):59−61.

话题 30

[1] P. 格列菲斯. 代数曲线 [M]. 北京大学出版社，2000.6.

[2] 陈维桓. 微分几何 [M]. 北京大学出版社，2006.6.

延伸阅读

王风涛. 基于高级几何学复杂建筑形体的生成及建造研究 [D]. 清华大学，2012.

话题 31

[1] [美] 克里斯·安德森，乔江涛译. 长尾理论 [M]. 中信出版社，2006 年 12 月.

[2] 谈二八定律，知乎专栏.

[3] 向宁. 城市居民生活品质评价模型构建初探 [J]. 科技中国，2020(04):39−44.

话题 32

[1] 公隋. 世界上最神奇的社会学定律 [M]. 新世界出版社，2011.5.